影像诊断学

贾海涛　郭丽丽　司晓辉　主编

U0286085

中国纺织出版社有限公司

图书在版编目（CIP）数据

影像诊断学 / 贾海涛，郭丽丽，司晓辉主编.-- 北京：中国纺织出版社有限公司，2023.9
ISBN 978-7-5229-0739-0

Ⅰ.①影… Ⅱ.①贾…②郭…③司… Ⅲ.①影像诊断—教材 Ⅳ.①R445

中国国家版本馆CIP数据核字（2023）第126737号

责任编辑：傅保娣　　责任校对：高　涵　　责任印制：王艳丽

中国纺织出版社有限公司出版发行
地址：北京市朝阳区百子湾东里A407号楼　邮政编码：100124
销售电话：010—67004422　传真：010—87155801
http://www.c-textilep.com
中国纺织出版社天猫旗舰店
官方微博 http://weibo.com/2119887771
三河市宏盛印务有限公司印刷　各地新华书店经销
2023年9月第1版第1次印刷
开本：787×1092　1/16　印张：27.5
字数：620千字　定价：138.00元

凡购本书，如有缺页、倒页、脱页，由本社图书营销中心调换

主 编 简 介

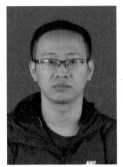

贾海涛，男，1989年出生，毕业于长治医学院临床医学专业，医学学士学位。山西省晋城市人民医院医学影像科主治医师。从事医学影像诊断工作9年。临床上，对颅脑病变的影像诊断有较深的研究。

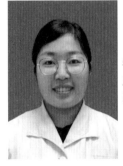

郭丽丽，女，1987年出生，毕业于天津医科大学医学影像学专业，医学学士学位。山西省晋城市人民医院医学影像科主治医师。从事影像科工作10余年。临床上，对影像科各种常见病、多发病的诊断与鉴别诊断有丰富经验，对中枢神经系统疾病的诊断有着独到见解。

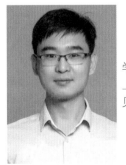

司晓辉，男，1985年出生，毕业于山西医科大学医学影像学专业，医学学士学位。山西省晋城市人民医院主治医师。从事医学影像诊断工作10余年。临床上，对影像科常见病、多发病的诊断有丰富的经验，尤其对肺部疾病诊断有独到见解。

编 委 会

前　　言

随着医学科技的不断进步,高端医学影像设备越来越多地在临床得到普及、应用和推广,促进了医学影像技术向更科学、更严谨的专业化方向发展。在现代医学领域,疾病预防、诊断、治疗和康复的完整医疗行为链条中,影像诊断学的重要性日益受到重视,尤其近年来,人们对疾病诊断水平提出了更高的要求,而且出现了许多新的影像检查技术和先进的医学影像设备,说明正确的影像诊断在精准医疗中有着举足轻重的作用。

《影像诊断学》从各个系统的角度展开,在编写内容上,注重把握继承、发展与创新的关系,有所侧重,有所发展,有所创新,重视提高教学效果,增加新概念和新分类病种的介绍,使其更加符合实际工作的需要。在编写方式上,注重知识的全面性、代表性、系统性,结合近年来影像新技术组织素材,使本教材更加实用、有效,从而帮助教师和学生更好地学习医学影像诊断学专业知识。

尽管编者已尽全力,但由于影像技术的不断进步以及篇幅的限制,不能面面俱到,会有一些无法避免的缺点和疏漏,恳请广大读者批评和指正。

编者

2023 年 3 月

目　　录

第一章 总论

第一节 医学影像学发展简史及临床地位与作用

一、医学影像学发展简史

1895年，德国物理学家伦琴在研究阴极射线时，偶然发现一种能穿透物体并能使荧光物质发光、胶片感光的射线，因当时不知其性质，故命名为"X射线"。伦琴为其夫人拍摄了世界上第一张手的X线照片，标志着人类无须解剖就可以在活体观察体内结构。该发现创造了一门新的医学学科——放射学，1901年，伦琴也成为首位诺贝尔物理学奖获得者。

1957年，美国物理学家 Allan M. Cormack 建立了人体组织对X线吸收量的数学计算模型，并在1963年制造了X线断层成像原型机。1967年，英国工程师 Godfrey N. Hounsfield 萌生了X射线计算机体层摄影（CT）成像的想法，并在1972年实现了人脑的CT成像。为此，Allan M. Cormack 和 Godfrey N. Hounsfield 荣获了1979年诺贝尔生理学或医学奖。

1946年，美国物理学家 Felix Bloch 和 Edward Purcell 发现了磁共振现象。1971年，美国 Raymond Damadian 教授报道了大鼠的正常组织与肿瘤组织存在磁共振信号差异。1973年，美国化学家 Paul C. Lauterbur 和英国物理学家 Peter Mansfield 提出了应用梯度场获取磁共振信号的方法。1976年，首次实现了活体手指磁共振成像（MRI）；1980年，实现了人类头部磁共振成像。为此，Paul C. Lauterbur 和 Peter Mansfield 荣获了2003年诺贝尔生理学或医学奖。

20世纪80年代，研究者们研发出具有光电转换特性的非晶硒成像板，从而诞生了不以X线胶片为成像载体的数字X射线摄影（DR）技术。DR的出现不仅使图像质量提高、辐射剂量降低，更重要的是使医学影像学全面进入数字化时代。

现代医学影像学成像手段包括常规X线成像、计算机X线成像（CR）、DR、数字减影血管造影（DSA）、CT、MRI、超声成像（USG）、单光子发射计算机体层成像（SPECT）、正电子发射体层成像（PET）、PET-CT和PET-MRI等。这些医学成像技术在临床疾病诊断中发挥着不可替代的作用。

介入放射学是指在医学成像技术引导下，应用介入器材对人体疾病进行微创性诊断和治疗的医学学科。目前，介入放射学已经渗透到临床医学的各个学科，成为人类疾病微创性诊断和治疗的重要手段。

医学图像数字化不仅推动了图像存储与传输系统（PACS）的发展，也推动了信息放射学（info - RAD）和远程放射学等新兴学科的成立，这标志着医学影像学已经率先进入数字化时代和互联网时代。

自改革开放以来，我国引进了大量先进的医学影像学设备，配备于我国不同级别的医疗机构，实现了与世界发达国家的同步发展。目前，我国自主研发的高端 DR、USG、CT 及 MRI 等设备相继问世，推动了我国医学影像学的快速发展。

二、医学影像学的临床应用价值

1.影像诊断学的临床应用价值

随着医学影像设备和检查技术的不断创新与发展，影像学检查在临床疾病诊断中的作用愈发重要。其应用价值主要体现在以下几个方面：①临床上仅据患者的临床表现及实验室检查，难以明确诊断时（如急性脑血管疾病、胸痛三联征等），经常需要借助影像学检查，以明确病变的性质和类型，这对于患者尤其是急诊患者是否能够获得及时有效治疗至关重要；②临床上疑似或需除外某些疾病时（如创伤后的骨折、肺癌的脑转移等），也常依赖影像学检查；③临床已确诊的疾病（如经实验室检查诊断的急性胰腺炎、经支气管镜活检诊断的中心型肺癌等），影像学检查可以进一步明确病变的范围、类型和分期，以利于制订合理的治疗方案及评估预后；④某些疾病（如骨折、胃癌等）在治疗中或治疗后，影像学检查对于评估疗效、判断肿瘤有无复发和转移，具有重要价值；⑤对于易发某些疾病的高危人群（如肝硬化患者、重度吸烟者、遗传性肾癌综合征的家族成员等），定期影像学检查有助于疾病（肝细胞癌、肺癌、肾细胞癌等）的早期发现和早期治疗；⑥影像学检查也常用于健康体检，能够早期发现病变尤其是某些恶性肿瘤（如早期肾细胞癌、早期乳腺癌），这对于疾病的及时治疗、改善预后均具有重要的临床意义；⑦影像学检查时，偶可意外发现未曾怀疑且具有重要临床意义的病变（如冠状动脉 CTA 检查时意外发现周围型肺癌）。

综上所述，影像学诊断具有很高的临床应用价值，然而，还存在一些局限性：①影像学诊断的主要依据是图像上的异常表现，而这些异常表现大多反映的是病变的大体形态学改变，并非组织病理学所见，往往缺乏特异性，致使某些疾病（如孤立性肺结节）的诊断和鉴别诊断常发生困难；②一些疾病发生、发展至产生异常影像学表现，需要一定的时间（如急性骨髓炎），从而使得这部分疾病的早期检出和诊断受到限制；③影像学检查并非适用于所有疾病诊断，某些疾病并不具有确切的异常影像表现（如急性肾小球肾炎）；④影像学检查的应用还有一定的禁忌证，如孕妇和儿童应慎用或禁用 X 线和 CT 检查，肾功能严重受损者则禁用含碘对比剂检查。应当指出，随着成像技术和检查方法的不断创新，上述的一些局限性正在不断被克服，如 MRI 的扩散加权成像对超急性期脑梗死的诊断、磁敏感加权成像对脑内小静脉发育畸形的检出、磁共振波谱对前列腺癌的诊断、超声弹性成像对乳腺病变的鉴别诊断等，这就进一步扩大了影像诊断学的应用领域，显著提升了其临床应用价值。

2.介入放射学的临床应用价值

近年来，介入放射学作为微创诊疗的主要方法，以其创伤小、并发症少、适应证广、疗效确切等优势,迅速发展为继内、外科之后的第三大临床治疗手段,并且在肿瘤及血管与非血管腔道疾病的诊断及治疗中发挥着越来越重要的作用。其主要临床应用价值为:①对于一些已不适合行手术治疗的疾病或患者(如中晚期肿瘤、患有某些疾病的高龄体弱者等),介入治疗依然可以发挥较好的治疗作用;②对于某些不愿意或不宜接受手术治疗的患者(如某些主动脉夹层、腹主动脉瘤、颈腰椎间盘脱出、子宫肌瘤等),介入治疗可作为一种损伤小、疗效确切的有益选择;③某些暂时不适合外科手术治疗的疾病(如中晚期肝癌等),经介入治疗后可为二期外科手术治疗创造良好的条件;④临床应用证实,某些疾病的介入治疗效果已经等同或优于其他治疗方法,如布加综合征、动脉硬化闭塞症、某些脑动脉瘤、颈内动脉海绵窦瘘等,介入治疗已成为这些疾病的首选治疗手段;⑤对于某些急性疾病,如深静脉血栓形成合并肺栓塞、支气管扩张咯血、化脓性胆囊炎/胆管炎等,介入治疗也已经成为首选治疗;⑥穿刺活检作为介入诊断学的重要组成部分,可为一些临床上难以确定性质病变的病理诊断提供确切的组织病理学标本,这对于最终明确诊断和选择治疗方案具有重要意义。

综上可知,介入诊疗与内、外科治疗已经成为三足鼎立的重要临床手段,明显扩大了临床治疗的适应证范围,并显示出很大的临床应用价值。然而,介入放射学作为一门新兴学科,依然存在许多亟待完善和解决的问题,特别是某些疾病介入治疗的中远期疗效尚有一定的限度:①恶性肿瘤的介入治疗(如原发性肝细胞癌),尽管有许多介入治疗新技术相继用于临床,并取得良好的近期临床效果,但都因存在治疗的不彻底性而于治疗后不同程度地出现复发或转移,因此需要进行反复多次的重复治疗;②某些狭窄、闭塞性血管疾病的介入治疗,尽管可以收到立竿见影的效果,但因存在一定程度的"治疗后管腔再狭窄"问题而影响中远期疗效;③对于某些恶性肿瘤(如食管癌和胆管癌等),以往的一些介入治疗技术仅仅是改善患者症状的姑息疗法,而对疾病本身并无治疗作用。

三、如何学习和运用医学影像学

就临床医师培养而言,认真学习并正确掌握和运用医学影像学对于实现培养目标,具有十分重要的意义。

1.如何学习和运用影像诊断学

与培养从事影像诊断专业的医师不同,在临床医师培养中,学习影像诊断学应有如下侧重点:①熟悉各种成像技术的基本原理及检查方法,明确其各自的优势和不足,以便在临床工作中进行合理选用;②掌握各种成像技术和检查方法的图像特点,识别图像,即明确其属于何种成像技术和检查方法的基础;③熟悉不同成像技术和检查方法所获取图像上的正常所见和异常表现,这是进行影像诊断的主要依据,也是临床医师依影像诊断报告在图像上进行比对的关键;④重点掌握各系统部位的一些常见病和多发病的影像诊断要点,不但有利于理解影像诊断报告的内容,而且可依据图像上的表现评估疾病的严重程度和预后,以便及时与患者及其家属进行沟通。

申请影像学检查时,选择成像技术和检查方法是临床医师运用影像诊断学的首要环节,进行合理地选择,无疑能为临床医师及时提供重要的诊断资料,且可获得最佳经济/诊断效能比,反之亦然。而这种合理的选择,就需要全面掌握各种成像技术和检查方法的适用范围及限度。如何正确对待影像诊断报告是临床医师运用影像诊断学的另一重要环节,影像诊断报告的结果可与临床最初拟诊的疾病相同或者相佐,甚至不能作出诊断。这就需要临床医师结合患者临床具体情况并参考这一诊断结果,必要时应及时与影像诊断专业医师进行沟通,以便在疾病后续临床处理中最大限度地发挥影像诊断的作用。

2.如何学习和运用介入放射学

对于临床医师来说,学习介入放射学应主要侧重于全面了解和熟悉介入放射学所包含的各种诊疗技术的基本概念与基本原理、适应证与禁忌证、常见并发症与临床疗效,以及与其他临床治疗方法相比的优势与特点等,以便在临床工作中根据不同疾病及其不同病期,科学合理地选择适宜的介入诊疗方法,提出并确定最优治疗方案,使患者获得最佳治疗效果。

（贾海涛）

第二节　常用成像方法和临床应用

一、常规 X 线图像特点和临床应用

1.常规 X 线的图像特点

基于 X 线的穿透性和人体组织器官密度及厚度的差异,X 线穿透人体不同组织会发生不同程度的衰减,在胶片、荧光屏、成像板或平板探测器上形成不同灰度的影像,从而让我们能够分辨器官的界限以及正常组织与病变组织的差别。因此,X 线图像是模拟灰度图像,人体组织器官密度和厚度的差别是产生影像对比的基础。

不同密度的人体组织在 X 线图像上具有不同的表现(图 1-1):①高密度的骨组织和钙化灶在 X 线图像上表现为白影;②中等密度的肌肉、软骨、实质器官、结缔组织和体液在 X 线图像上表现为灰影;③低密度的脂肪组织和气体在 X 线图像上表现为黑影。当病变与正常组织密度差别较大时,X 线检查可以显示病变,例如,实变的肺组织表现为密度增高,坏死的骨组织表现为密度减低。由此可见,要识别出组织器官的病变,首先应熟悉正常组织器官的 X 线解剖和密度特点,结合病理学知识解释 X 线图像上的改变并密切结合临床表现才能作出正确诊断。

人体空腔脏器在 X 线图像上显示不佳,但引入人工对比剂可显示其形态与功能。依据原子序数,对比剂可分为高密度对比剂和低密度对比剂。医用硫酸钡是高密度对比剂,主要用于食管和胃肠道造影检查。水溶性有机碘是最常用的高密度对比剂,分为离子型和非离子型。碘对比剂可引起不良反应,因此,肝肾功能严重受损、甲状腺功能亢进、恶病质、婴幼儿、高龄者和过敏体质者应慎用。空气、氧气、二氧化碳是常用的低密度对比剂。

对比剂的引入方式分为直接引入法和间接引入法。直接引入法包括:①通过口服引入钡剂的消化道造影;②通过灌肠引入钡剂的结肠造影;③通过肛门插管引入钡剂和气体的结肠气钡双重造影;④通过穿刺胆管注入碘对比剂的胆道造影;⑤通过穿刺血管注入碘对比剂的血管

造影。间接引入法是利用器官对碘剂的特异性排泄和浓聚来显示器官的形态和功能,例如,排泄性尿路造影通过注入含碘对比剂可显示泌尿系统的形态,再根据对比剂排泄的程度和速度大致评估肾脏的功能。

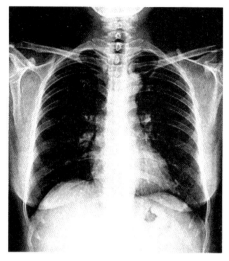

图 1-1　胸部后前位 X 线图像

　　注　X 线图像为模拟灰度图像,肋骨、锁骨等骨组织密度高,呈白影;纵隔内的心脏和大血管密度较高,也呈白影;肺组织密度低,呈黑影;两侧乳房密度中等,呈灰影。

　　2.X 线摄影检查的临床应用

　　普通 X 线摄影主要的适用范围:①具有良好自然对比的器官和部位所发生的病变,如胸部、骨关节和乳腺疾病等;②与周围结构有明显密度对比的病变,如胆系和泌尿系统阳性结石、气腹和肠梗阻等。X 线造影主要适用于消化系统、泌尿系统和心血管系统疾病的诊断。影像数字化是 X 线成像最新及最重要的进展,目前,以模拟图像为特点的传统 X 线成像已经逐渐过渡为数字化成像,计算机 X 线摄影(CR)和数字 X 线摄影(DR)是主要的 X 线数字化成像方式。

二、CT 图像的特点和临床应用

(一)CT 图像的特点

　　1.CT 图像是数字化模拟灰度图像

　　CT 图像上的灰度代表组织和病变的密度,反映的是 X 线吸收系数。含气的肺组织吸收 X 线少,在 CT 图像上呈黑影,即低密度;肌肉等软组织吸收中等剂量的 X 线,呈灰影,即中等密度;骨组织吸收 X 线多,呈白影,即高密度。

　　2.CT 图像具有较高的密度分辨力

　　CT 图像的密度分辨力明显高于常规 X 线图像,可区分对 X 线吸收差别较小的软组织,能清楚显示脑、肝、胰、脾、肾等软组织器官及其病变。虽然 CT 图像的空间分辨力不及常规 X 线图像,但是高密度分辨力所产生的诊断价值远远超过空间分辨力不足的负面影响。CT 增强检查是通过静脉注射高密度碘对比剂以增加病变与周围组织结构的密度对比,有利于病变的检出和诊断。

3.CT 图像的密度能够进行量化评估

CT 图像上组织器官和病变的密度可以用 X 线吸收系数量化评估,临床上常用 CT 值表示,单位为亨氏单位(HU)。X 线吸收系数与 CT 值的换算关系如下:水的吸收系数为 1,CT 值定为 0HU;人体内密度最高的骨皮质吸收系数为 2,CT 值定为 +1000HU;人体内密度最低的气体吸收系数为 0,CT 值定为 −1000HU,因此,人体组织的 CT 值位于 −1000~+1000HU 的 2000 个分度之间。临床上常使用窗技术,通过调整窗宽和窗位,以最佳显示组织和病变。提高窗位,荧光屏上所显示的图像变黑;降低窗位,则图像变白。增大窗宽,图像的层次增多,组织间对比度下降;缩小窗宽,图像的层次减少,组织间对比度增加。

4.CT 图像为断层图像

CT 图像是横轴位断层图像,各组织结构影像无重叠,提高了病灶的检出率。然而,断层图像不利于器官和病灶的整体显示。CT 断层图像是由一定厚度的组织结构重建而成的图像。当一个扫描层面厚度内只含有一种组织时,所测量的 CT 值代表该组织的密度。但是,在一个扫描层面的厚度内同时含有两种或两种以上不同密度的组织时,其所显示的密度并不代表任何一种组织,所测得的 CT 值为平均值。这种现象被称为部分容积效应或部分容积现象,可影响微小病变的显示和诊断。可采用更薄的准直、更小的重建层厚和特殊算法进行图像重建,如高分辨率 CT(HRCT),以利于微小结构和病变的显示。

(二)CT 检查的临床应用

CT 检查的密度分辨力高,易于发现病变;检查时间短,增加了受检者的流动量,尤其对危重患者更为适用;能一次快速完成全身扫描,实现运动器官的成像和动态观察;经过计算机后处理后,可行图像的三维重建;静脉注射对比剂后,可连续动态观察感兴趣区内组织结构多期相表现特征;CT 灌注成像可评估正常和病变组织的血流灌注状态,目前主要适用于急性和超急性脑缺血的诊断、脑梗死后缺血半暗带的诊断及肿瘤新生血管的观察、疾病治疗后疗效的评估等;能谱 CT 成像可行物质的定性、定量分析,有助于鉴别肿瘤的良、恶性以及积液性质的量化成分;低剂量 CT 成像已逐渐应用于肺癌、结肠癌、冠心病等多种疾病的筛查。CT 检查的临床应用较广,包括人体多个系统和解剖部位,其中在中枢神经系统、头颈部、胸部、心血管系统、腹盆腔和骨骼肌肉系统等应用较为广泛。

三、MRI 图像的特点和临床应用

(一)MRI 图像的特点

1.MRI 图像是数字化模拟灰度图像

MRI 图像上的灰度代表组织和病变的信号强度,反映的是弛豫时间的长短。

2.MRI 图像具有多个成像参数

MRI 成像参数主要包括 T_1 弛豫时间、T_2 弛豫时间和质子密度弛豫时间,反映相应弛豫时间差别的 MRI 图像分别称为 T_1 加权像(T_1WI)、T_2 加权像(T_2WI)和质子密度加权像(PdWI)。人体不同组织及其病变具有不同的弛豫时间,因此,在相应加权像上产生不同的信号强度,表现为不同的灰度。因此,正常组织与病变之间弛豫时间的差别是磁共振成像诊断疾病的基础。在 T_1WI 和 T_2WI 上,T_1 和 T_2 弛豫时间与信号强度的关系不同:短的 T_1 值(简称为短 T_1)呈高信号,如脂肪组织;长的 T_1 值(简称长 T_1)呈低信号,如脑脊液;短的 T_2 值(简称短 T_2)呈低信号,如骨皮质;长的 T_2 值(简称长 T_2)呈高信号,如脑脊液(图1-2)。表1-1列举了一些正常组织和病理组织在 T_1WI 和 T_2WI 上的信号强度。

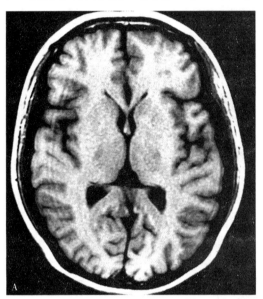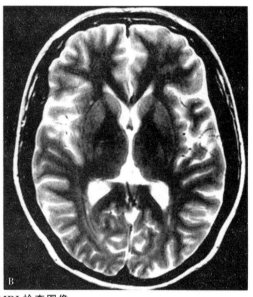

图 1-2　颅脑 MRI 检查图像

注　A.自旋回波(SE)T_1WI 检查,脑白质和脑灰质分别为中高和中低信号,脑脊液为低信号;B.SE T_2WI 检查,脑白质和脑灰质分别为中低和中高信号,脑脊液为高信号。

表 1-1　人体正常组织和病理组织的信号强度

组织	T_1WI	T_2WI
脑白质	中高	中低
脑灰质	中低	中高
脑脊液	低	高
脂肪	高	中高
骨皮质	低	低
水肿	低	高
含水囊肿	低	高
亚急性血肿	高	高
瘤结节	中低	中高
钙化	低	低

　　MRI增强检查通过静脉注射对比剂,改变组织与病变在 T_1WI 或 T_2WI 图像上的信号强度对比,以利于病变的检出和诊断。MRI常用对比剂为含钆(Gd)的顺磁性螯合物,主要缩短 T_1 值,增加 T_1WI 图像上病变的信号强度,提高与正常组织间的信号强度对比。

3.MRI 图像具有多种成像序列

最常用的 MRI 成像序列是自旋回波序列和快速自旋回波序列,梯度回波、反转恢复和平面回波成像等成像序列也经常应用。这些成像序列具有不同的成像速度和不同的组织对比,因此具有不同的临床应用价值(图 1—3)。

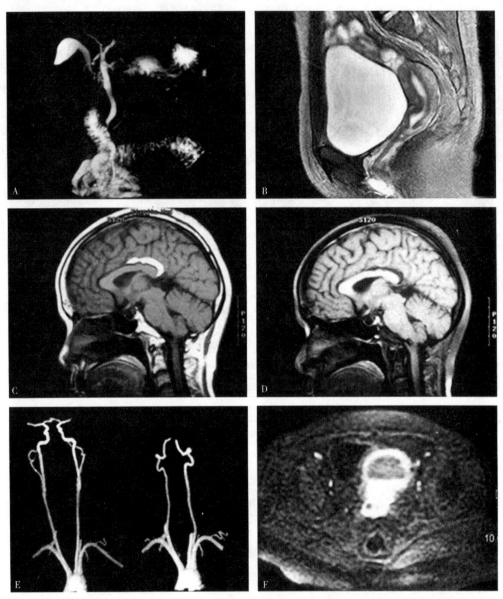

图 1—3 MRI 的检查技术和图像特点

注　A.正常磁共振胆管成像(MRCP),胆囊、左右肝管、肝总管、胆总管、主胰管显影,未见异常;B.盆腔矢状面脂肪抑制 T_2WI,清楚显示子宫各解剖带及子宫与膀胱关系;C、D.胼胝体脂肪瘤,常规 $T_1WI(C)$胼胝体体部及压部上方可见弯曲条带状高信号,于脂肪抑制 $T_1WI(D)$上高信号脂肪被抑制成低信号;E.正常颈部MRA,双侧颈总动脉、颈内动脉颈段、双侧锁骨下动脉近段、双侧椎动脉颅内段走行自然,信号均匀,管腔未见局限性狭窄、扩张;F.宫颈癌,子宫颈于扩散加权成像(DWI)上可见团块状高信号,是由于肿瘤内水分子扩散运动受限所致。

4.MRI 图像为直接获取的多方位断层图像

MRI 检查可以根据需要,直接进行横轴位、冠状位、矢状位以及其他方位的斜面断层成像(图 1-3B)。获得的多方位图像有利于显示组织结构间的解剖关系,也有利于明确病变的起源部位及范围。

5.MRI 图像具有较高的软组织分辨力

在不同成像序列所获得的 MRI 图像上,不同组织和病变具有不同的信号强度,不仅有助于病变的检出,还有助于确认病变的组织学类型。例如,亚急性出血和脂肪组织在 T_1WI、T_2WI 上均呈高信号,在脂肪抑制序列图像上,脂肪组织呈低信号(图 1-3C、D),而亚急性出血依然为高信号。

6.MRI 图像受流动效应影响

血液、脑脊液等流动液体的 MRI 信号表现复杂,与流速、流动类型和成像序列等因素有关。例如,在自旋回波(SE)序列图像上,高速血流由于流空效应表现为低信号;而在梯度回波脉冲(GRE)序列图像上,血流因流入相关增强效应而呈高信号。此外,流体的流速还可诱导流动的质子发生相位改变。流入相关增强效应和流速诱导的流动质子的相位改变分别为磁共振血管成像(MRA)时间飞跃法和相位对比法成像的物理基础。MRA 检查不仅能显示血管形态,还能提供血流方向和流速信息(图 1-3E)。

7.MRI 图像可显示组织磁敏感性差异

梯度回波序列和磁敏感加权成像(SWI)可显示正常组织之间或组织与病变之间磁敏感性的差异。可用于显示小静脉、微出血、铁沉积和钙化等。

8.MRI 图像可直接显示含水的管道系统

磁共振水成像可以利用重 T_2WI 序列,无须使用对比剂,就能显示含有液体的管道系统。例如,MR 胰胆管成像(MRCP)可以显示胆总管、胰管、胆囊、胆囊管及肝内、外胆管的管腔形态;MR 尿路成像(MRU)可显示肾盂、肾盏、输尿管及膀胱的形态。

9.MRI 可活体检测组织化学成分

磁共振波谱成像(MRS)是利用化学位移现象来测定活体组织化学成分和含量的检查方法,常用的是氢质子(^1H)波谱技术。由于不同化合物中 ^1H 的共振频率存在差异,导致其在 MRS 谱线中共振峰的位置不同,据此可判断化合物的性质;峰下面积反映了化合物的浓度,据此可进行定量分析。

10.MRI 图像可显示水分子扩散运动

扩散加权成像(DWI)是通过特定成像序列对组织和病变内水分子扩散运动及其受限程度进行成像的方法(图 1-3F)。扩散张量成像(DTI)可更全面、准确地显示水分子的扩散运动,亦可用于重建脑白质纤维束。

11.MRI 图像可反映组织血流灌注信息

动态磁敏感对比(DSC)和动脉自旋标记(ASL)是目前常用的两种 MRI 灌注加权成像(PWI)方法。前者需要注射对比剂,利用顺磁性对比剂所引起的磁敏感效应进行成像;后者无须注射对比剂,通过标记动脉内 ^1H 进行成像。

12.MRI 图像可显示脑区功能与连接

功能磁共振成像（fMRI）可反映人脑功能信息以及病变导致的功能变化,包括任务态 fMRI 和静息态 fMRI。前者显示特定任务所引起的脑区激活,临床上常被用于运动和语言区定位;后者可通过分析脑区之间活动的相关性研究脑区之间的功能连接。

（二）MRI 检查的临床应用

MRI 检查的组织分辨力高,对于病变的检出和特征显示有一定优势,且可行弥散成像、灌注成像、氢质子磁共振波谱（^1H-MRS）成像、MR 波谱成像和磁敏感加权成像检查,极大地拓展了其临床应用范围。目前临床上主要用于:①中枢神经系统、头颈部、乳腺、纵隔、心脏大血管、腹盆腔、肌肉软组织和骨髓等病变的诊断和鉴别诊断;②一些 X 线、CT 和超声检查难以发现的疾病,如脑内微小转移瘤、骨挫伤、关节软骨退变和韧带损伤;③fMRI 和 ^1H-MRS 成像有利于疾病的早期发现、诊断及鉴别诊断,如应用 DWI 早期检出超急性期脑梗死、鉴别脑脓肿和脑转移瘤,应用 ^1H-MRS 成像诊断及鉴别前列腺疾病等。

（贾海涛）

第三节　医学影像学新进展

一、分子影像学的发展概况

分子影像学是在活体状态下,运用影像学技术对细胞、亚细胞和分子水平的生物学事件进行成像,直观反映活体内基因、蛋白质等分子水平的变化,对相应的病理生理改变进行定性和定量研究的一门新学科,是医学影像学技术与分子生物学、病理学、化学、物理学和计算机科学相结合的产物。分子影像学技术包括成像技术和分子探针技术。成像技术包括放射性核素成像、CT、磁共振成像、超声成像、光学成像以及由上述成像模态组合而成的多模态成像。分子探针是指能与靶分子或靶细胞特异性结合,经过标记后可被特定成像技术显示的分子,如核素标记分子探针、荧光标记分子探针、超声微泡标记分子探针、金属纳米颗粒标记分子探针等。分子影像学已广泛应用于肿瘤、心血管疾病、神经系统疾病等多个领域的研究。

与传统分子生物学技术相比,分子影像学具有如下特征与优势:①直观,可以将复杂的分子生物学信息转换成直观的图像呈现;②动态,可以在同一活体中连续多次观察生物学事件的发生、发展过程;③空间定位,利用图像融合技术,可以同时定位生物学事件的解剖位置和范围。与传统影像学相比,分子影像学不仅可以提供形态学信息,还可以对活体内特定的生物学事件进行成像,可用于疾病的超早期诊断、分子分型、精确分期、靶向治疗、药物疗效预测和治疗效果监测等。

分子影像学可以在分子水平上对活体直观、动态地显示疾病病理生理改变中的关键生物学事件,为疾病的发生、发展研究及早期精准诊疗提供重要的工具,并有利于缩短新药的研发进程,降低研发成本。但是,分子影像学的大多数技术尚处于实验阶段,需要加速研究,并促进其临床转化。

二、分子影像学的应用与展望

分子影像学主要用于肿瘤、神经系统疾病和心血管系统疾病的研究。放射性核素显像尽管空间分辨力低,但敏感性高,已在临床诊断中应用。MRI 技术具有无电离辐射、成像深度不受限、超高软组织分辨力等优点,在分子影像学中显示出独特的价值。MRI 分子成像技术是利用 MR 成像技术在活体状态下对正常或病变生物组织的基因表达、代谢活性及生理功能进行定性、定量评价。

1.无须使用分子探针的 MRI 技术

(1)磁共振波谱成像(MRS):以生物体内固有分子作为探针,可以直接观测到许多与生理病理过程有关的代谢物或化合物及其体内分布。MRS 是 MRI 特有的一种简单的分子影像学方法,在临床有广泛应用。例如,^1H-MRS 可以无创检测脑内 N-乙酰天冬氨酸、肌酸、胆碱、乳酸、2-羟基戊二酸等代谢产物的浓度,用于颅内占位病变的诊断、鉴别诊断以及脑胶质瘤的分子分型;$^{31}P-MRS$ 可以检测磷酸肌酸、三磷酸腺苷、无机磷酸等代谢物的浓度和分布,用于脑、肝、心脏及肿瘤的能量代谢研究。

(2)化学交换饱和转移(CEST):通过饱和脉冲预饱和内源性分子中的氢质子,使被饱和的氢质子通过化学交换进入周围自由水中,从而导致其磁共振信号减低,据此推断内源性化合物的成分与浓度。CEST 技术可以对内源性蛋白质、糖原等进行成像,也可以对局部内环境的 pH 值进行成像。

2.使用内源性分子探针的 MRI 技术

将编码可被 MRI 检测的蛋白质的基因作为报告基因转入特定细胞的基因组中,通过 MR 信号显示细胞中报告基因产物的活性水平,可以间接反映驱动报告基因表达的内源性信号。常见的内源性分子探针系统如下。

(1)酶相关报告基因系统:包括肌酸激酶、酪氨酸酶和 β-半乳糖苷酶报告基因系统。例如,酪氨酸酶报告基因系统可以加速黑色素生成,而黑色素在 T_1WI 上表现为高信号。

(2)铁相关报告基因系统:主要包括铁蛋白和转铁蛋白报告基因系统。铁蛋白是细胞内储存铁的主要形式,而转铁蛋白是介导铁蛋白从胞外进入胞内的膜蛋白。转入过量表达的铁蛋白和转铁蛋白基因可以增加细胞对铁离子的摄取,从而在 MR 上产生明显的 T_2 低信号。该技术可用于干细胞的活体示踪。

3.使用外源性分子探针的 MRI 技术

由于 MRI 检测的敏感性较低,很多生物学事件难以直接观测,因此需利用外源性物质增强 MRI 检测的敏感性。设计特异性的分子探针是 MR 分子影像学的重要研究内容。常见的外源性 MRI 分子影像探针如下。

(1)顺磁性分子探针:将含有钆、锰等顺磁性物质的大分子螯合物或纳米颗粒连接到叶酸等靶点亲和组件,构成靶点特异性的分子探针。该探针可以选择性结合靶分子,实现对靶分子含量较高的组织或细胞成像,表现为 T_1WI 高信号。目前该技术已经成功应用于实验动物的肿瘤叶酸受体靶向成像和血管内血栓靶向成像。

（2）超顺磁性分子探针：将超顺磁性氧化铁颗粒或超微顺磁性氧化铁颗粒连接到靶点亲和组件，进而实现靶分子成像，表现为 T_2WI 低信号。如标记 RGD 多肽的超顺磁性氧化铁颗粒可以靶向脑胶质瘤细胞，用于监测肿瘤治疗效果。氧化铁纳米颗粒由于 T_2 弛豫率极高，是一种较理想的可用于细胞示踪的对比剂。

此外，外源性分子探针还包括 [19]F 类探针、CEST 探针、超极化探针等，用于提高 MRI 的敏感性和特异性。随着探针制备技术的发展，分子影像研究也不再局限于单一模态和单一功能，如：多模态分子探针可以整合不同成像模态的优势，弥补单一模态成像的局限；诊疗一体化探针可以在成像的同时对病灶进行治疗。

总之，MR 分子影像技术目前仍处在发展初期阶段，实际应用还有待进一步深入探索。分子探针不仅可以进行超声、MRI、核医学、光学等单模态成像，还可以进行多模态成像，未来可能在研究疾病发生机制、精准诊疗以及疗效评估等方面发挥重要作用。

（贾海涛）

第二章　中枢神经系统

第一节　检查技术的应用

一、颅脑

（一）X线检查

1.头颅平片

一般采用正、侧位像。主要用于颅骨外伤和颅骨畸形的诊断，也可发现颅内异常钙化和颅压增高。但目前随着 CT 和 MRI 的普及，使用已越来越少。

2.脑血管造影

脑血管造影是通过注入碘对比剂显示脑血管的检查方法，根据脑血管的分布、形态、位置等变化可以判断颅内疾病，并可经导管行介入治疗。脑血管造影包括椎动脉造影和颈动脉造影，主要用于判断动脉瘤、血管畸形和血管狭窄、闭塞等，也可用于了解脑肿瘤的供血情况。由于 CT、MRI 的发展，目前脑血管造影的应用已明显减少。

（二）CT检查

1.CT平扫

颅脑 CT 检查以横断面为主，扫描基线为眦耳线（眼外眦与耳道中心连线）或眶耳线（眦耳线向后倾 20°），自下而上连续扫描。CT 冠状面和矢状面重建可多方位显示病变，如鞍区病变常使用冠状面。CT 平扫对急性脑出血的敏感性较高，对脑积水、脑萎缩、颅内疾病等也大多能明确诊断。

2.CT增强扫描

颅内肿瘤、炎症、动脉瘤、血管畸形等需要同时行增强扫描。根据病变有无增强及增强的程度和方式，可进一步明确病变的性质。

3.CT血管造影（CTA）

CTA 是指注入对比剂后，对比剂通过脑血管时进行 CT 扫描，将原始数据重建得到三维的脑血管或颈部血管图像的检查方式。CTA 主要用于脑血管疾病如动脉狭窄和闭塞、动脉瘤、血管畸形等检查。

4.CT灌注成像（CTP）

CTP 是指经静脉团注对比剂，在同一区域行重复快速的 CT 扫描，建立动脉、组织、静脉的时间—密度曲线,通过数学模型计算出灌注参数图像,对组织的灌注量及毛细血管通透性作出评价。CTP 主要用于急性脑卒中的诊断。

(三)MRI 检查

1.MRI 平扫

常规使用自旋回波(SE)或快速自旋回波(FSE)序列 T_1 加权像(T_1WI)及 T_2 加权像(T_2WI),T_1WI 显示解剖结构较清晰,而 T_2WI 显示病变较为敏感,水抑制成像(FLAIR)也较常应用。常规使用横断面、冠状面和(或)矢状面。对于中线结构、颅后窝病变首选矢状面;颅底、桥小脑角及天幕区病变辅以冠状面;垂体及鞍区需加冠状面及矢状面扫描。一般先做平扫,再根据病情选择是否进行增强扫描。

2.MRI 增强检查

利用对比剂二乙烯三胺五乙酸钆(Gd-DTPA)行 T_1WI 增强检查(CE-T_1WI),通过增强正常脑与病变组织的对比,以助病变的定性诊断和鉴别诊断的 MRI 检查方式。

3.MR 血管造影(MRA)

MRA 属无创伤检查,一般无须应用对比剂,利用 MR 流动效应即可显示颅内大血管,MRA 现已成为脑血管疾病的筛选检查方式,在临床得到了较为广泛的应用。常用于脑血管狭窄和闭塞、动脉瘤、血管畸形等检查,并可用于显示肿瘤与血管的关系。

4.MR 功能成像

MR 功能成像主要包括弥散加权成像(DWI)、脑灌注加权成像(PWI)、磁共振波谱成像(MRS)技术和血氧水平依赖(BOLD)成像等。DWI 主要显示组织中水分子的扩散运动,对急性脑梗死的早期诊断有很高的价值。PWI 用来显示脑组织微循环的分布及血流灌注情况,评估局部组织的活力和功能,主要用于脑血管性疾病及肿瘤良、恶性的鉴别。MRS 技术是目前唯一能无损伤检测活体组织化学特性的方法,可以提供组织成分和代谢信息,有助于评估肿瘤和癫痫患者脑组织代谢情况。BOLD 是通过脑动脉内去氧血红蛋白的含量变化对脑皮质局部功能活动进行成像,主要用于研究视觉、听觉、运动、感觉及认知功能,临床用于定位脑功能区,指导神经外科手术前设计入路,是目前研究的热点之一。

5.磁敏感成像(SWI)

SWI 是利用不同组织间磁化率的差异产生图像对比,对静脉系统、出血后的代谢产物以及铁含量的变化具有很高的敏感度,因此,SWI 在脑血管性疾病、脑肿瘤、脑外伤等疾病的临床诊断中具有重要的应用价值。

二、脊髓

(一)X 线检查

1.脊柱平片

通常摄取正、侧位片,若观察椎间孔或椎弓,可加照左、右斜位片。平片可较好地显示椎骨病变,但对脊髓病变的诊断价值非常小。

2.脊髓造影

将碘对比剂注入蛛网膜下腔内,观察椎管内病变的方法。随着 CT、MRI 的发展,目前已基本不用。

3.脊髓血管造影

脊髓血管造影主要用于显示脊髓血管畸形,是目前显示和诊断脊髓血管畸形的可靠方法,也是介入治疗所用的方法。

(二)CT 检查

1.CT 平扫

常规选用横断面扫描,必要时可行矢状位和冠状位重组及立体三维重组,以确定病变位置,了解病变与邻近组织的解剖空间关系。CT 平扫对观察脊椎骨病变有一定价值,但观察脊髓有困难。

2.CT 脊髓造影(CTM)

CTM 是将碘对比剂注入蛛网膜下腔内行 CT 扫描。在高密度蛛网膜下腔的衬托下,可清楚显示硬脊膜囊、脊髓及硬膜外病变的情况,但该项技术在实际工作中应用较少。

(三)MRI 检查

1.MRI 平扫及增强扫描

一般以矢状面扫描为基础,辅以病变区横断面,有时也用冠状面扫描。MRI 能够显示脊髓及其邻近结构的解剖,确切显示脊髓大小、形态,是目前检查脊髓病变的最佳方法。常规获取 SE 或 FSE 序列 T_1WI 及 T_2WI,脂肪抑制短 TI 反转恢复(STIR)序列也常使用。一般先做平扫,根据病情再选择做增强,以提高病变的检出率和诊断的正确性。

2.MR 脊髓成像(MRM)

MRM 又称脊髓水成像,它是利用重 T_2 加权快速自旋回波序列加脂肪抑制技术,获得脊髓蛛网膜下腔脑脊液影像,类似脊髓造影效果,目前已基本替代脊髓造影和 CT 脊髓造影。

(贾海涛)

第二节　正常影像学表现

一、颅脑正常表现

(一)X 线表现

颈动脉 DSA 检查,正常脑血管造影的动脉期表现如图 2-1 所示。颈内动脉经颅底入颅后,先后发出眼动脉、脉络膜前动脉和后交通动脉。终支为大脑前、中动脉:①大脑前动脉的主要分支依次是额极动脉、胼缘动脉、胼周动脉等;②大脑中动脉的主要分支依次是额顶升支、顶后支、角回支和颞后支等。这些分支血管多相互重叠,结合正侧位造影片容易辨认。正常脑动脉走行迂曲、自然,由近及远逐渐分支、变细,管壁光滑,分布均匀,各分支走行较为恒定。

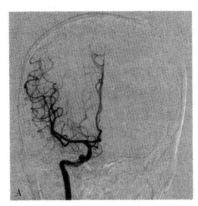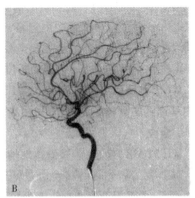

图 2－1　正常颈内动脉 DSA 表现

注　A.后前位；B.侧位。

(二)CT 表现

1.CT 平扫

正常脑 CT 平扫表现如图 2－2 所示。

(1)颅骨：颅骨为高密度，颅底层面可见其中低密度的颈静脉孔、卵圆孔、破裂孔等。鼻窦及乳突内气体呈极低密度。

(2)脑实质：分大脑额、颞、顶、枕叶及小脑、脑干。皮质密度略高于髓质，分界清楚。大脑深部的灰质核团密度与皮质相近，在髓质的对比下显示清楚：①尾状核头部位于侧脑室前角外侧，体部沿丘脑和侧脑室体部之间向后下走行；②丘脑位于第三脑室的两侧；③豆状核位于尾状核与丘脑的外侧，呈楔形，自内而外分为苍白球和壳核；苍白球可钙化，呈高密度；④豆状核外侧近岛叶皮质下的带状灰质为屏状核。尾状核和丘脑与豆状核之间的带状髓质结构为内囊，自前向后分为前肢、膝部和后肢；豆状核与屏状核之间的带状髓质结构为外囊。内、外囊均呈略低密度。

(3)脑室系统：包括双侧侧脑室、第三脑室和第四脑室，内含脑脊液，为均匀水样低密度。双侧侧脑室对称，分为体部、三角区和前角、后角、下角。

(4)蛛网膜下腔：包括脑沟、脑裂和脑池，充以脑脊液，呈均匀水样低密度。脑池主要有鞍上池、环池、桥小脑角池、枕大池、外侧裂池和大脑纵裂池等；其中鞍上池在横断位上表现为蝶鞍上方的星状低密度区，多呈五角形或六角形。

2.CT 增强扫描

(1)CT 增强检查：正常脑实质仅轻度强化，与正常脑灰白质比较，血管结构、垂体、松果体及硬脑膜呈显著强化。

(2)CTA 检查：脑动脉主干及分支明显强化，MIP 上所见类似正常脑血管造影的动脉期表现。

(3)CT 灌注成像检查：可获得脑实质各种灌注参数图，其中皮质和灰质核团的血流量和血容量均高于髓质。

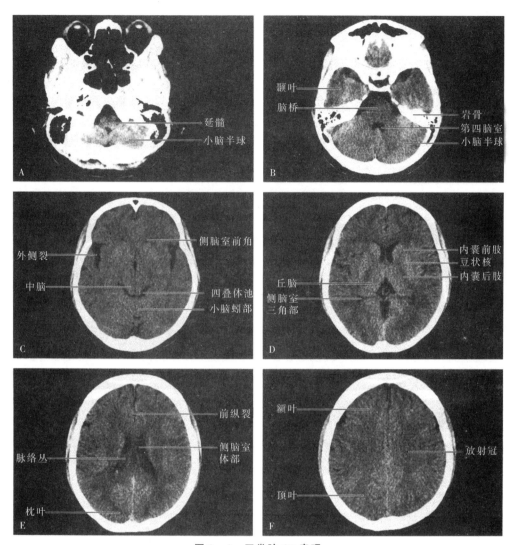

图 2 - 2 正常脑 CT 表现

注 A.延髓层面;B.脑桥层面;C.中脑层面;D.丘脑层面;E.侧脑室体部层面;F.放射冠层面。

（三）MRI 表现

1.MRI 普通检查

正常脑 T_1WI 和 T_2WI 表现如图 2 - 3 所示。

（1）脑实质:脑髓质组织结构不同于皮质,其 T_1 和 T_2 值较短,故 T_1WI 脑髓质信号稍高于皮质,T_2WI 脑髓质信号则稍低于皮质。脑内灰质核团的信号与皮质相似。

（2）含脑脊液结构:脑室和蛛网膜下腔含脑脊液,信号均匀,T_1WI 为低信号,T_2WI 为高信号,水抑制 T_2WI(FLAIR)呈低信号。

（3）颅骨:颅骨内外板、钙化和脑膜组织的水和氢质子含量很小,T_1WI 和 T_2WI 均呈低信号。颅骨板障和颅底骨内黄骨髓组织在 T_1WI 和 T_2WI 上均为高信号。

（4）血管:血管内流动的血液因"流空效应",在 T_1WI 和 T_2WI 上均呈低信号;当血流缓慢时,则呈高信号。

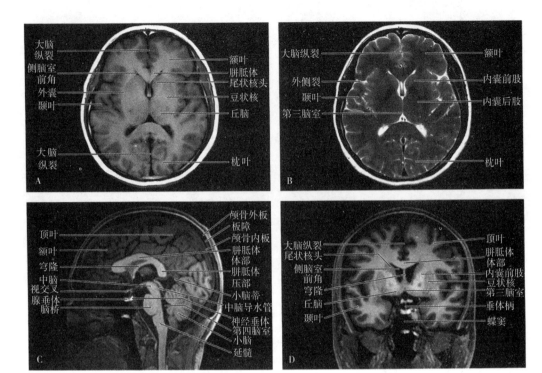

图 2-3 正常脑 MRI 表现

注 A.横断位 T_1WI；B.横断位 T_2WI；C.矢状位 T_1WI；D.冠状位 T_1WI。

2.MRI 增强检查

脑组织的 MRI 强化表现与 CT 增强表现相似。

3.MRA 检查

表现类似正常脑血管造影所见。

4.^1H-MRS 检查

正常脑实质在 ^1H-MRS 的谱线上，位于 2.02ppm 的 N-乙酰天门冬氨酸(NAA,为神经元标志物)的峰要显著高于 3.2ppm 的胆碱复合物(Cho,参与细胞膜的合成和代谢)峰和 3.03ppm 的肌酸(Cr,为脑组织能量代谢物)峰。

5.DWI 和 DTI 检查

在 DWI 上，正常脑实质除额极和岛叶皮质、内囊后肢和小脑上脚可呈对称性略高信号外，其余部分均为较低信号，无明显高信号区；此外，还可通过计算获取脑实质各部水分子运动的量化指标，即表观扩散系数(ADC)值以及重组的 ADC 图。在 DTI 上，可见用不同色彩标记的不同走向的白质纤维束；纤维束成像则可显示其分布和走向。

6.PWI 检查

表现类似正常脑 CT 灌注检查所见。

二、正常脊椎、脊髓表现

(一)X 线表现

脊柱 X 检查位置包括正位(前后位)、侧位和斜位。

正位片上,椎体呈长方形,四周骨皮质轮廓清楚。椎体两侧有横突,横突内侧可见环状致密影,为椎弓根。在椎弓根的上、下方可见上、下关节突。椎弓由椎弓根和椎板构成,椎板向后融合成棘突。各棘突连线在一条直线上。

侧位片上,脊柱存在4个生理性弯曲,颈、腰曲凸向前,胸、骶曲凸向后。椎体呈长方形,椎弓居其后方。椎体和椎弓围成椎管,容纳脊髓,呈半透明区。上、下关节突起源于椎弓根,上关节突与上一椎体的下关节突形成椎小关节。颈、胸椎的椎小关节侧位显示清楚,腰椎的椎小关节正位及斜位显示清楚。相邻两椎体之间为椎间隙,内为椎间盘,呈半透明影。

左、右斜位片上,不同的部位显示的内容有所不同。在颈椎,主要显示椎间孔的大小、形态、钩椎关节以及椎小关节等结构。在腰椎,则主要显示椎小关节以及椎弓峡部有无不连接的情况。

需要注意以下结构:①寰枢关节,在正位开口位片上,齿状突居中,寰椎侧块至齿状突侧缘的距离相等,侧块与枢椎上关节面间隙左右对称,枢椎棘突尖部指向齿状突中轴线;②钩椎关节,第3～7颈椎椎体上面两侧缘的骨性突起称为钩突,分别与上一椎体的后下缘形成钩椎关节,在正位和斜位片上显示清楚。

(二)脊柱 CT 表现

CT 平扫脊柱的正常表现与扫描层面和位置有关,大致可分为通过椎弓根、椎间孔和椎间盘层面。

1.椎弓根层面

可见椎管结构,正常椎管呈类圆、椭圆或近似三角形,由椎体、椎弓根、椎板和棘突围成。各段椎管前后径不同,平均为 16～17mm,下限 11.5mm;横径 20～24mm,下限 16mm。正常椎体骨皮质完整,椎体内可见均匀分布的稍高密度点条状骨小梁影。

2.椎间孔层面

椎间孔呈裂隙状,位于椎管前外侧,前为椎体,后为椎小关节,上、下为椎弓根,内与侧隐窝相连,有脊神经根通过。硬膜囊在周围脂肪衬托下显影,呈圆形或椭圆形,囊内含脊髓,平扫二者不能区分。神经根为直径 1～3mm 的圆形影,位于硬膜囊前外方的侧隐窝内。侧隐窝呈漏斗状,其前后径不小于 5mm,内有脊神经通过。

3.椎间盘层面

椎间盘呈软组织样密度影,CT 值为 80～120HU,不能区分髓核和纤维环,其后方可见椎小关节及其关节面。黄韧带位于椎板和小关节突的内侧面,厚为 2～4mm,超过 5mm 为黄韧带肥厚。在椎间盘平面,后纵韧带和纤维环融合;但在椎体水平,韧带增厚并借脂肪与椎体分开。椎小关节在颈椎近于水平排列,在胸椎近于冠状排列,在腰椎近于矢状排列。正常关节面光滑、完整,关节间隙为 2～4mm。

(三)脊椎和脊髓 MRI 表现

1.脊椎

脊椎正常结构以 SE 序列矢状面 T_1WI 显示较好。①椎体与附件:在 T_1WI 上,椎体呈中等信号,其内黄髓分布不均常导致信号不均,在 T_2WI 上信号减弱。椎体和椎弓表面的骨皮质在 T_1WI 和 T_2WI 上均呈低信号。在旁正中矢状面上,椎间孔内有脂肪组织充填而呈高信号,其内低信号的圆形或椭圆形影为脊神经根。②椎间盘:椎间盘的信号强度和椎体相似或略低。髓核在矢状面 T_2WI 上呈较高信号,椎间盘周边 Sharpey 纤维和上、下缘透明软骨在 T_1WI 和 T_2WI 上均为低信号。

2.脊髓

正常 MRI 表现:具体如下。①矢状面:可以连续显示脊髓及椎管内外的病变。在 T_1WI 或 T_2WI 上,脊髓位于椎管中心,呈中等信号的带状影,周围有脑脊液环绕。②冠状面:用于观察脊髓两侧的神经根和脊髓病变的形态,以鉴别病变的部位是在髓内还是在髓外,以及病变的浸润范围。③横断面:在 T_1WI 上,脊髓呈较高信号,位于低信号的蛛网膜下腔内。蛛网膜下腔周围的静脉丛、纤维组织和骨皮质均为低信号。在 T_2WI 上,脊髓与脑脊液形成良好的对比,脑脊液呈高信号,而脊髓呈较低信号。横断面还可清楚显示硬膜囊及脊神经根(图 2-4、图 2-5)。

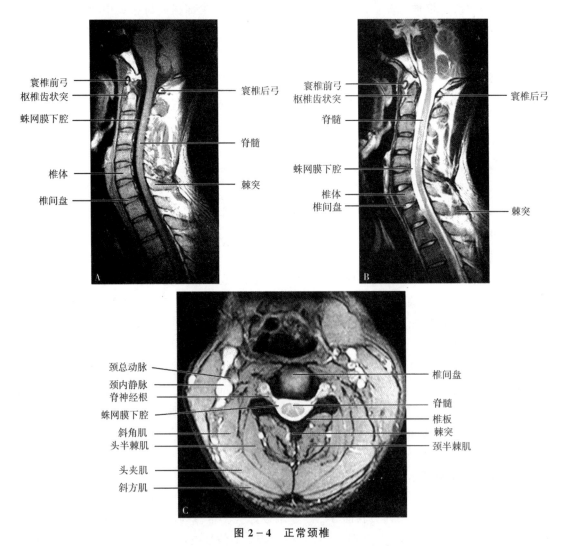

图 2-4 正常颈椎

注 A.矢状面 MRI T_1WI 表现;B.矢状面 MRI T_2WI 表现;C.颈椎间盘横断面 MRI T_2WI 表现。

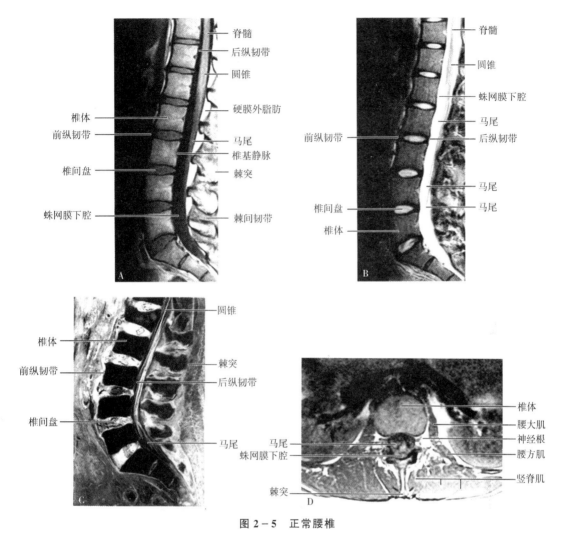

图 2 - 5　正常腰椎

注　A.矢状面 MRI T_1WI 表现；B.矢状面 MRI T_2WI 表现；C.矢状面标本图；D.横断面 MRI T_1WI 表现。

（贾海涛）

第三节　基本病变的影像学表现

一、X 线表现

（一）头颅 X 线平片

1.颅内高压征

颅内高压征是颅内病变常见的共同表现。在儿童表现为头颅增大，囟门增宽，颅板变薄，颅缝分离和脑回压迹增多；在成人主要是蝶鞍改变，表现为蝶鞍增大，鞍底和鞍背骨质模糊或消失。

2.颅内肿瘤定位征

(1)局限性颅骨变化:表现为颅骨的局限性增生、破坏或结构改变,见于脑表面或靠近颅骨的肿瘤。增生多见于脑膜瘤,岩骨尖破坏、缺损多见于三叉神经瘤,内耳道扩大多见于听神经瘤。

(2)蝶鞍改变:鞍内型,蝶鞍气球样膨大,见于垂体瘤;鞍上型,蝶鞍扁平,鞍背缩短,见于鞍上肿瘤;鞍旁型,鞍底受压下陷,形成双鞍底,前床突上翘或破坏,见于鞍旁肿瘤。

(3)钙化:肿瘤钙化比例为 3%～15%,根据钙化表现可初步判断肿瘤的部位和性质;根据松果体钙化的移位情况可推断肿瘤的大致部位。

(二)脑血管造影

1.脑血管移位

颅内占位病变及周围的水肿可使脑血管移位,移位的程度取决于病灶的大小与位置。

2.脑血管形态改变

可表现为脑动脉增粗、迂曲,可有均匀或不均匀性狭窄、痉挛或走行僵硬,常见于脑血管性疾病、肿瘤等。

3.脑血管循环改变

有助于定位和定性诊断。颅内压升高时,脑循环减慢;良性肿瘤常可见局部循环时间延长,而恶性肿瘤则局部血液循环加速。

4.肿瘤血管的形态与分布

良性肿瘤的新生血管较为成熟,粗细均匀,轮廓清楚,瘤内小动脉显影如网状。恶性肿瘤的新生血管粗细不均匀,密度不均匀,分布弥漫,呈模糊的小斑点状表现。

(三)脊髓造影

脊髓造影检查用以明确椎管内占位所在部位及同脊髓与脊膜的关系。

1.脊髓内占位

造影剂在病变处出现不全梗阻或完全梗阻,梗阻面呈"大杯口"状,两侧蛛网膜下腔均匀变窄或闭塞。常见于室管膜瘤和星形细胞瘤。

2.脊髓外硬膜内占位

脊髓受压变窄并侧移,受压侧蛛网膜下腔增宽,梗阻面呈"小杯口"状,对侧蛛网膜下腔变窄。常见于神经鞘瘤、神经纤维瘤和脊膜瘤。

3.硬膜外占位

脊髓及两侧蛛网膜下腔均受压侧移,梗阻面较平直。常见于转移瘤和淋巴瘤。

二、CT 表现

(一)头颅

1.脑实质密度改变

病灶的密度变化可分为以下 4 种类型。

(1)高密度病灶:密度高于正常脑组织的病灶,CT 值常大于 40HU,如钙化、出血、肿瘤等。

（2）等密度病灶：密度类似于正常脑组织的病灶，CT值常在28～40HU，如亚急性出血、脑肿瘤、脑梗死模糊效应期等。可根据脑室、脑池及中线结构的移位和变形或周围水肿带的衬托来判断病灶的存在。

（3）低密度灶：密度低于正常脑组织的病灶，CT值常小于28HU，如脑梗死、囊肿、脑肿瘤、陈旧性出血、脑水肿、炎症或脑脓肿等。

（4）混杂密度灶：同时存在两种或两种以上密度的病灶，如颅咽管瘤、恶性胶质瘤和畸胎瘤等。

2.占位效应

由于颅腔容积固定，所有肿瘤、出血等占位性病变及其引起的周围脑组织水肿均可有占位效应，常见占位征象如下。

（1）中线结构的移位：正常中线结构包括大脑镰、松果体、第三脑室、第四脑室及透明隔等，一侧占位性病变可使这些结构向对侧移位。

（2）脑室、脑池与脑沟的改变：脑室与脑池外占位性病变可引起脑室与脑池的移位与变形，甚至闭塞。脑室与脑池内占位性病变及其导致的脑积水可引起脑室与脑池扩大。脑内占位性病变常因推压周围脑组织致邻近脑沟变窄、闭塞。

3.脑积水

脑积水是因脑脊液产生和吸收失衡或脑脊液循环通路障碍所致的脑室系统异常扩大。因脑脊液产生过多或吸收障碍而形成的脑积水称为交通性脑积水，表现为脑室系统普遍扩大，脑沟正常或消失（图2-6）；因脑室系统或第四脑室出口处阻塞而形成的脑积水称为梗阻性脑积水，表现为梗阻近端脑室系统扩大积水，远端正常或缩小。

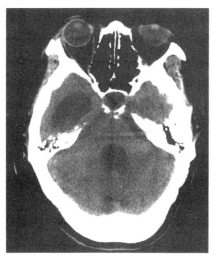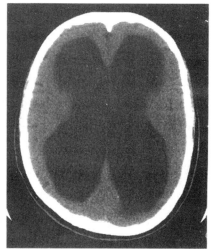

图2-6　脑积水CT表现

4.脑萎缩

脑萎缩是各种原因所引起的脑组织减少而继发的脑室和蛛网膜下腔扩大。表现为脑沟、脑池增宽和脑室扩大，脑沟宽度大于5mm可认为扩大（图2-7）。常见于老年脑萎缩、退行性脑病等。

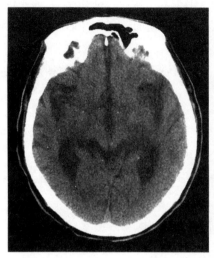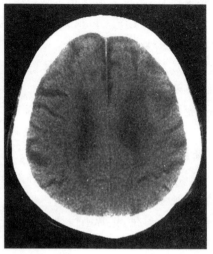

图 2 - 7　脑萎缩 CT 表现

5.颅骨改变

骨肿瘤可表现为骨质破坏、软组织肿块;脑膜瘤还可出现邻近颅骨骨质增生、变厚;骨折常表现为骨连续性中断,有时需要与正常颅缝区别。

6.增强改变

增强后病灶是否强化以及强化的程度,与病变组织血供是否丰富以及血脑屏障被破坏的程度有关。强化程度因病变性质不同有很大差异,分为明显强化,轻、中度强化和无强化等。强化形式又分为均匀强化、斑片状强化、环形强化、不规则强化及脑回状强化。均匀强化常见于脑膜瘤、生殖细胞瘤、髓母细胞瘤等,斑片状强化常见于血管畸形、星形细胞瘤、脱髓鞘疾病、炎症等,环形强化常见于脑脓肿、脑转移瘤、星形细胞瘤等,不规则强化常见于恶性胶质瘤等,脑回状强化多见于脑梗死。

(二)脊髓

平扫可显示脊髓肿胀、断裂、萎缩、脊髓肿瘤和脊髓空洞症等。电子计算机断层扫描脊髓造影(CTM)有助于病灶的定位。脊髓血管病变及肿瘤常需进行对比增强检查。

三、MRI 表现

(一)头颅

1.脑实质信号异常

(1)长 T_1、长 T_2 信号:在 T_1WI 上呈低信号,T_2WI 上呈高信号,见于大多数的脑肿瘤、脑梗死、脱髓鞘病变、脑脓肿及脑炎等。

(2)长 T_1、短 T_2 信号:在 T_1WI、T_2WI 上均为低信号,见于动脉瘤、动静脉畸形(AVM)、钙化、纤维组织增生等。

(3)短 T_1、长 T_2 信号:在 T_1WI、T_2WI 上均为高信号,见于脑出血的亚急性期、含脂肪类肿瘤等。

(4)短 T_1、短 T_2 信号:在 T_1WI 上呈高信号,T_2WI 上呈低信号,见于急性出血、黑色素瘤、肿瘤内出血等。

(5)混杂信号:动脉瘤出现湍流现象,AVM 伴血栓形成,肿瘤合并坏死、囊变、钙化、出血等,表现为混杂信号。

2.形态、结构异常

MRI 的软组织分辨力较 CT 更高,且可以行多方位成像和功能成像,可清楚显示颅内病变与邻近结构的关系,有利于颅内各种病变的定位和定性诊断。

3.脑血管改变

脑动脉走行僵硬、节段性狭窄、分支减少,多见于动脉硬化;脑动、静脉狭窄或中断,多见于脑血管栓塞、脑梗死;脑血管扭曲成团并见供血动脉与引流静脉,多见于脑动静脉畸形;脑动脉局部增粗或向外突出,多见于动脉瘤;脑动脉移位,多见于肿瘤、血肿等占位性病变。

4.增强改变

与 CT 相同。

(二)脊髓

1.脊髓增粗

局部脊髓宽度超过相邻脊髓,呈梭形,相应的蛛网膜下腔发生对称性狭窄乃至闭塞。常见于脊髓炎症、肿瘤、外伤、脊髓血管畸形等,后者常伴有迂曲、粗大的流空血管影。

2.脊髓变细

矢状面上均可直接观察脊髓萎缩的程度与范围,常见于脊髓损伤后期、髓外硬膜内肿瘤、脊髓空洞症等。

3.脊髓信号异常

(1)髓内长 T_1、长 T_2 信号:在 T_1WI 上呈低信号,T_2WI 上呈高信号,常见脊髓缺血、感染及脱髓鞘病变、肿瘤等。

(2)长 T_1、短 T_2 信号:在 T_1WI、T_2WI 上均为低信号,常见于脊髓血管畸形、钙化、纤维组织增生等。

(3)短 T_1、长 T_2 信号:在 T_1WI、T_2WI 上均为高信号,见于亚急性期出血、肿瘤内出血等。

4.脊髓移位

髓外硬膜内占位,脊髓局部移位较为明显,常伴有病灶一侧上、下方蛛网膜下腔的显著增宽。硬膜外占位,脊髓轻度移位,但移位范围常较长,常伴有病灶上、下方蛛网膜下腔的变窄。椎间盘向后突出,对硬膜囊前缘形成局限性压迫,脊髓局部受压移位。纤维性椎管狭窄显示韧带肥大、增厚,使硬膜囊变窄,脊髓也受压移位并发生形态改变。

(贾海涛)

第四节　颅脑先天性畸形及发育异常

一、脑膜膨出和脑膜脑膨出

脑膜膨出和脑膜脑膨出是一种颅内结构经过颅骨缺损处疝出颅外的先天性发育异常。原因不明,可能与胚胎时期神经管闭合不全,中胚叶发育停滞,形成先天性颅骨缺损有关。可伴有颅脑其他发育异常。

(一)临床与病理

脑膜膨出:膨出囊由软脑膜和蛛网膜组成,硬脑膜常缺如。囊内充满脑脊液,不含脑组织。

脑膜脑膨出:膨出囊内含有脑组织、软脑膜和蛛网膜,有时尚包含部分扩张的脑室,局部脑组织受压变薄。通常好发于中线部位,以枕囟最为常见。

临床表现为与头部相连的囊性肿物,出生时即可发现,也可于出生后几个月或几年发现,哭闹或咳嗽时肿物增大。局部可扪及骨缺损的边缘。一般无明显的神经系统症状,也可表现为智力低下、抽搐及脑损害。

(二)影像学表现

1.X 线表现

X 线平片可见软组织肿物和头颅相连,基底可宽可窄,在与软组织肿块相连的颅骨中,可见骨质缺损,呈圆形、卵圆形或梭形,常位于颅骨的中线。

2.CT 表现

CT 显示颅骨缺损和由此向外膨出的具有脑脊液密度的囊性肿物,如合并脑膨出,则为软组织密度,脑室受牵拉、变形,并移向患侧。

3.MRI 表现

MRI 显示颅骨存在缺损,有脑脊液样信号强度的囊性物向外膨出,如有脑膨出,则伴脑组织信号,膨出的包块呈圆形或椭圆形,基底部可宽可窄。脑室受牵拉、变形,并移向患侧。

(三)诊断与鉴别诊断

诊断要点是中线区颅骨缺损和通过缺损处疝出于颅外的囊性肿物,诊断并不困难。发生于颅底部的脑膜膨出或脑膜脑膨出容易漏诊,应与鼻息肉或鼻咽部肿瘤相鉴别。MRI 对颅骨缺损的显示不如 CT,但对膨出内容物的显示优于 CT。

二、先天性脑积水

先天性脑积水又称婴儿性脑积水、积水性无脑畸形,是指婴儿时期由于脑脊液循环受阻、吸收障碍或分泌过多,使脑脊液大量积聚于脑室系统或蛛网膜下腔,引起头颅过大、颅内压过高及脑功能障碍的疾病。导水管狭窄较常见,可能与调节大脑生长和发育的基因有关。

(一)临床与病理

先天性脑积水可造成脑组织大体结构改变和超微结构改变,前者表现为脑室系统的扩大,后者主要是脑室表面室管膜内层的损坏。临床表现为出生后数周或数月的患儿出现前囟大、颅缝增宽、头围增大、头发稀少、额颞部头皮静脉怒张。晚期出现眶顶受压变薄和下移、眼球运动失调、两眼下视呈落日征以及反复呕吐、进食困难、深反射亢进等。颅骨透光试验阳性。

(二)影像学表现

1.CT 表现

可直接显示脑室扩大程度,内为脑脊液密度。大脑镰、基底节、小脑及脑干结构一般正常。

2.MRI 表现

扩张脑室内为脑脊液信号，T_1WI 为低信号，T_2WI 为高信号，DWI 呈低信号。皮质脑沟消失，胼胝体拉长、变薄、移位，严重者额、顶、颞叶脑实质几乎完全消失或极少残留。部分枕叶、基底节及丘脑保存。小脑和脑干发育一般正常，第四脑室位置、形态无异常改变。所有病例中均可见到正常的大脑镰结构。

（三）诊断与鉴别诊断

根据临床表现及影像所见，诊断不难，但需与以下疾病鉴别。

1.重度脑积水

由于脑室极度扩张，脑实质极度变薄，但仍可见脑室的轮廓，枕叶实质也变薄。而先天性脑积水大脑结构几乎完全消失，无脑室残留征象，枕叶一般相对完整。

2.慢性双侧性巨大硬膜下血肿或水瘤

表现为极度扩张的硬膜下腔，其内充满脑脊液。脑实质内移，脑室受压变窄，向中线内聚。

3.脑严重缺氧

脑严重缺氧可出现脑组织广泛变性，CT 平扫脑组织密度减低，但高于脑脊液密度，脑室轮廓基本保持。

三、小脑扁桃体下疝畸形

本病又称阿诺尔德—基亚里（Arnold－Chiari）畸形，为小脑先天性发育异常，扁桃体延长，经枕骨大孔疝入上颈段椎管内，部分延髓和第四脑室同时向下延伸，常伴脊髓空洞症、脊髓纵裂、脑积水和颅颈部畸形等。一般认为小脑扁桃体低于枕骨大孔 3mm 以内为正常，低于 3～5mm 可疑异常，低于 5mm 以上可诊断为小脑扁桃体下疝畸形。

临床主要表现为锥体束征、深感觉障碍及共济失调，合并脑积水时有颅内压增高症状。

（一）影像学表现

脑桥偏右侧 MRI 矢状位显示病变最清晰。小脑扁桃体下缘变尖，位于枕骨大孔之下超过 5mm，延髓及第四脑室位置下移（图 2－8）。20%～25%合并有脊髓空洞，有时可见幕上脑积水及其他颅颈交界畸形，如寰椎枕骨化、颅底凹陷征、寰枢关节脱位、颈椎融合畸形等。

（二）诊断与鉴别诊断

小脑扁桃体下疝畸形应与颅内压增高所致的小脑扁桃体枕骨大孔疝鉴别。前者扁桃体下缘变尖下移，常合并其他多种畸形；后者扁桃体呈圆锥状下移，嵌入枕骨大孔，且伴有颅内占位病变及颅内压增高征象。

四、先天性第四脑室中孔和侧孔闭锁

先天性第四脑室中孔和侧孔闭锁又称丹迪—沃克（Dandy－Walker）畸形、丹迪—沃克综合征，为先天性脑发育畸形，常见于婴儿和儿童，有家族史。它是由于小脑发育畸形和第四脑室中、侧孔闭锁，引起第四脑室囊性扩大和继发梗阻性脑积水。

（一）临床与病理

病理改变主要有小脑蚓部不发育或发育不全，伴颅后窝囊肿。其囊壁由下髓帆组成，囊肿壁中央与小脑蚓部残留组织相连,两侧和小脑半球相邻。囊肿的大小变化很大,囊壁可发生钙化;常合并不同程度的脑积水;还可见颅后窝扩大,颅板变薄,窦汇、横窦和天幕上移;还可合并其他脑发育异常及其他系统的畸形。临床可见头颅明显扩大和面部不相称,前后径增宽,以枕部膨隆为著,眼睛向下倾斜,一般智力尚可。

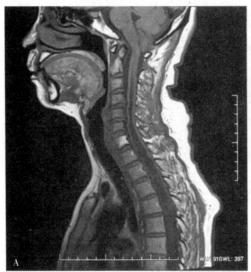
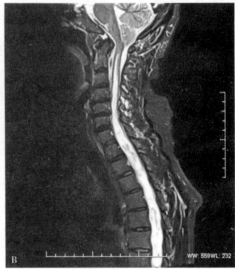
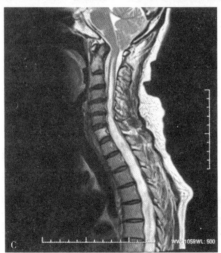

图 2 - 8 小脑扁桃体下疝畸形 MRI 表现

注 MRI 平扫示小脑扁桃体变尖、下移(A、B、C),紧贴延髓及上颈段脊髓后方;脊髓内见脊髓空洞,呈 T_1WI 低信号(A)和 T_2WI 高信号(B、C)。

(二)影像学表现

1.CT 表现

第四脑室扩大,颅后窝扩大,其内主要为液性密度,枕骨变薄。直窦与窦汇上移至人字缝以上,小脑蚓部缺如及小脑发育不全等,并发脑积水。

2.MRI 表现

MRI 能更清楚地显示颅后窝增大,其内为液体信号,直窦与窦汇上移至人字缝以上。小脑半球体积小,蚓部缺如或缩小。第四脑室向后扩大,形成小脑后囊肿。脑干前移,桥前池及桥小脑角池消失。常合并幕上畸形,如脑积水(75%)、胼胝体发育不全(25%)、枕部脑膨出(5%)、神经元移行异常(5%~10%)。

(三)诊断与鉴别诊断

根据典型表现,本病诊断不难。应与颅后窝巨大蛛网膜囊肿鉴别,后者不与第四脑室相通,可压迫第四脑室,使其变小和向前移位,幕上脑室对称性扩大积水,但脑积水程度较前者轻,且无小脑发育畸形。巨大枕大池也应与本病区别,它是一种发育变异,根据其完整的小脑蚓部、小脑半球可伴有受压萎缩、第四脑室位置正常、桥前池和桥小脑角池可显示正常等,可与本病区别。

五、脑灰质异位

(一)临床与病理

脑灰质异位是成神经细胞在胚胎发育过程中未能移至皮质表面,而聚集在室管膜与皮质之间的一种先天性畸形。病灶小可无症状或有癫痫发作,病灶大则常有癫痫、精神呆滞和脑发育异常。根据灰质异位分布形态及受累程度分为3种类型:Ⅰ型,结节型,位于室管膜下或脑室周围的灰质异位,最常见;Ⅱ型,板层型,位于白质区,最易并发脑裂畸形;Ⅲ型,带状型,位于侧脑室和灰质间对称分布的灰质带,内外均有白质,呈四层结构,常被称为"双白质带"。可并发其他类型脑发育异常。

(二)影像学表现

1.CT 表现

CT 可在白质内发现异位灰质灶,平扫或增强时 CT 值均与正常灰质相近。

2.MRI 表现

MRI 可清楚显示与灰质信号相同的异位灰质居于白质内,多位于半卵圆中心,可有轻度占位效应,也可位于脑室周围,呈结节状或突入侧脑室,还可显示并发的其他颅脑畸形。

(三)诊断与鉴别诊断

根据 CT 和 MRI 表现,结合临床,诊断不难,但需与颅内肿瘤鉴别,增强检查有助于病变性质的鉴别。

六、结节性硬化

(一)临床与病理

1.病因、病理

结节性硬化是常染色体显性遗传病,因胚胎各胚层的分化发生紊乱所致。男性发病率为女性的2~3倍。该病以不同器官形成错构瘤为其特点。

该病的脑部病理特征为皮层和室管膜下的白色结节。结节由神经胶质细胞和各种奇特的异常神经细胞构成,内有钙盐沉积,偶有囊变。皮质结节以额叶为多。室管膜下的小结节最易钙化,可阻塞脑脊液通路,形成脑积水。该病易伴发室管膜下巨细胞型星形细胞瘤。可合并身体其他部位的错构瘤。

2.临床表现

特征性表现为癫痫、智力障碍和皮脂腺瘤。皮肤改变主要是棕色痣呈蝶翼状分布于鼻、颊、颏部。常伴发纤维瘤等多种畸形。

(二)影像学表现

1.X 线表现

X 线平片有时可见颅内散在钙化点和颅骨内板局限性骨质增生。钙化斑块多位于基底节区、蝶鞍区和脉络丛,也可见于脑实质,大小不等。

2.CT 表现

(1)CT 平扫:可见室管膜下与脑室周围多发高密度结节或钙化,呈类圆形或不规则形,病灶为双侧对称分布。皮质或白质内有时可见多发小结节状钙化,其密度比脑室壁钙化低,边界不清(图 2-9A)。如发生在小脑,可呈广泛结节状钙化。可出现脑萎缩和脑积水。

(2)CT 增强扫描:室管膜下、皮质、皮质下结节无强化,室管膜下巨细胞型星形细胞瘤强化明显。

3.MRI 表现

(1)MRI 平扫:早期表现为脑皮质形态不正常,以后出现皮髓质界线不清,白质内可出现长 T_1、长 T_2 脱髓鞘斑。较大结节在 T_1WI 上呈等或低信号,T_2WI 及 FLAIR 呈高信号。结节在 DWI 上多为低信号,但伴发的室管膜下巨细胞型星形细胞瘤 DWI 上为高信号。可见脑积水、脑萎缩征象(图 2-9B)。MRS 皮质结节的 NAA/Cr 下降。

(2)MRI 增强扫描:大部分室管膜下结节可出现强化,但常不均匀,若结节出现明显强化,提示恶变可能;皮质及皮质下结节不强化(图 2-9C)。

(三)诊断与鉴别诊断

根据颜面部皮脂腺瘤、癫痫、智力发育障碍的临床特点,结合 CT 和 MRI 上,室管膜下、皮质、皮质下结节,部分伴钙化,可诊断为结节性硬化。该病应与其他原因引起的多发性钙化相鉴别,鉴别诊断如下。

1.脑囊虫病

脑囊虫病的钙化一般位于脑实质的皮髓质交界区,室管膜下较少发生。

2.甲状旁腺功能减退

甲状旁腺功能减退的钙化以两侧基底节和(或)小脑齿状核为主,形态不规则。

七、胼胝体发育不全

(一)临床与病理

1.病因、病理

胼胝体发育不全是常见的颅脑发育畸形,包括胼胝体完全缺如和部分缺如,常合并脂肪瘤、纵裂囊肿等其他颅脑发育畸形。

2.临床表现

本病轻者无明显症状,可有视觉、触觉障碍,重者出现智力障碍、癫痫及脑积水。

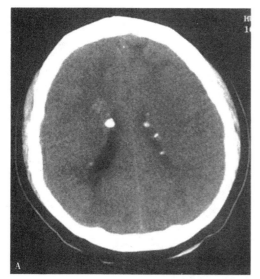
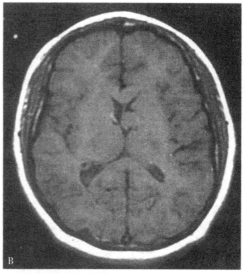
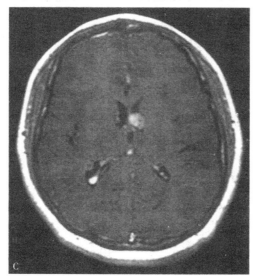

图 2-9 结节性硬化

注 A.CT 平扫:示双侧侧脑室壁有数个钙化结节,右额叶深部近脑室区密度增高;B.MRI 平扫:T_1WI 示室间孔区有一个 1cm 大小的结节影,与脑白质信号相似,在右侧侧脑室前角和三角区的脑室壁有两个等信号小结节影突入脑室;皮质和白质区未见明显异常信号;C.MRI 增强扫描:T_1WI 示室间孔区结节明显强化,余结节无强化。

(二)影像学表现

1.CT 表现

两侧侧脑室室间距加宽、分离,后角扩张,呈"八"字形外观,第三脑室扩大上移,插入两侧侧脑室体部之间,甚至可上移到两侧半球纵裂的顶部。

2.MRI 表现

矢状面 T_1WI 可清晰显示胼胝体部分或全部缺如,以压部畸形最常见,横断面及冠状面 T_1WI 显示两侧侧脑室体部明显分离,体部正常弧度消失、外凸,与后角呈微抱球状,后角相对扩大,第三脑室位置上抬,居两侧侧脑室之间(图 2-10)。

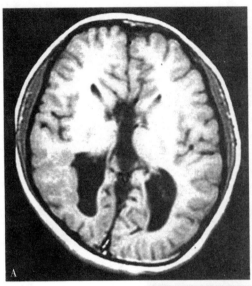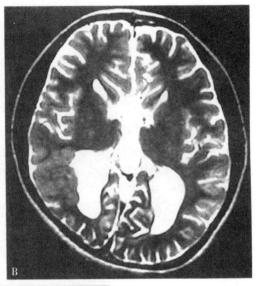

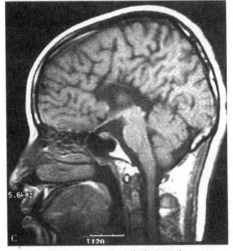

图 2-10　胼胝体发育不全

注　A、B.MRI 轴位平扫:T₁WI 和 T₂WI 示透明中隔缺如,两侧侧脑室后部明显扩大;C.MRI 矢状正中位:T₁WI 示胼胝体几乎完全无发育。

(三)诊断与鉴别诊断

根据 MRI 正中矢状面显示胼胝体形态异常,CT 及 MRI 横断面及冠状面显示两侧侧脑室体部明显分离等征象,可明确诊断胼胝体发育不全。胼胝体发育不全伴发纵裂囊肿时,需要与前脑无裂畸形鉴别:前脑无裂畸形无正常的大脑镰结构,丘脑呈融合状,往往伴有面部畸形;胼胝体发育不全时丘脑明显分离,并有其他典型表现。

八、蛛网膜囊肿

(一)临床与病理

1.病因、病理

蛛网膜囊肿是脑脊液在脑外异常的局限性积聚,分为原发性和继发性两种。原发性多见于儿童,继发性由外伤、感染、手术等原因所致,多见于中青年。

原发性多属于蛛网膜内囊肿,囊肿与蛛网膜下腔不交通,又称蛛网膜内囊肿、非交通性囊肿,好发于侧裂池、大脑半球凸面、鞍上池及枕大池。继发性蛛网膜囊肿的囊腔多数情况下与总的蛛网膜下腔之间存在狭窄的通道相连,实际上是蛛网膜下腔的局部扩大,又称蛛网膜下囊肿,多见于较大的脑池处,如鞍上池、枕大池、侧裂池和四叠体池。

2.临床表现

部分患者无任何症状,部分患者可出现头痛、癫痫发作等。

(二)影像学表现

1.X 线表现

小的囊肿平片常无异常改变,大的囊肿可见局部颅板变薄、外突。

2.CT 表现

(1)CT 平扫:可见蛛网膜囊肿位于脑外,边界清楚、光滑,与脑脊液密度完全一致,囊肿壁不显示。囊肿较大时可造成局部颅骨变薄、膨隆,局部脑组织推压移位,甚至出现脑萎缩。

(2)CT 增强扫描:病灶无强化。

3.MRI 表现

(1)MRI 平扫:蛛网膜囊肿在 T_1WI 上呈低信号,T_2WI 上呈高信号,与脑脊液信号完全一致,但当囊液内蛋白和脂类比例较高时,在 T_1WI 和 T_2WI 上信号均可稍高于脑脊液,FLAIR 和 DWI 上呈低信号。

(2)MRI 增强扫描:病灶无强化。

(三)诊断与鉴别诊断

根据脑外边缘锐利的圆形或卵圆形脑脊液密度/信号的病灶,局部颅板变薄,增强后无强化,可确诊为蛛网膜囊肿。有时需要与表皮样囊肿和囊性肿瘤鉴别,鉴别诊断如下。

1.表皮样囊肿

①边缘呈扇贝样;②沿脑池匍匐生长;③具有包绕血管或神经的趋势;④FLAIR 序列为高信号;⑤DWI 上为高信号。

2.囊性肿瘤

边缘可有强化。

九、神经皮肤综合征

神经皮肤综合征是一组起源于外胚层组织和器官的常染色体显性遗传性疾病的统称,常导致神经系统、皮肤和眼同时受累。常见的有神经纤维瘤病、结节性硬化、脑颜面血管瘤病等。

(一)神经纤维瘤病

神经纤维瘤病分为Ⅰ、Ⅱ两型,两者发生病变的部位和性质有所不同。其中Ⅰ型又称 von Recklinghausen病,占 90%,好发于儿童;Ⅱ型又称双侧听神经鞘瘤,好发于成年人。

1.临床与病理

病理特点为神经外胚层结构的异常增生和肿瘤形成,可伴中胚层组织发育异常。特征是多发性神经纤维瘤和皮肤棕色色素斑(咖啡牛奶斑),Ⅰ型可见 Lisch 结节,是一种起源于神经脊组织的色素细胞虹膜错构瘤样病变。神经纤维瘤多见于脊神经,分布于颈和四肢神经干,呈串珠状或丛状。中枢性神经纤维瘤以听神经、三叉神经和马尾神经常见,皮肤多发结节与多发色素斑并存。本症常并发脑膜瘤、神经鞘瘤和胶质瘤等其他脑肿瘤,也可并发先天畸形。男性多见。约 1/2 病例有骨骼改变,少数神经纤维瘤可恶变,还可并发甲状旁腺功能亢进和肢端肥大症。

2.影像学表现

CT 和 MRI 均可发现多发性神经纤维瘤的瘤体及肿瘤所引起的占位征象,本病常并发脑和脊髓肿瘤、脑发育异常及脑血管异常等。脑神经肿瘤多为听神经瘤,发病年龄多较小,且多为双侧,其次为三叉神经和颈静脉孔神经纤维瘤。脑膜瘤多起于大脑镰,其次为岩嵴与鞍结节,约半数病例为多发。Ⅰ型常并发视神经胶质瘤。脑发育异常可为大脑畸形、胼胝体发育不全、小脑扁桃体下疝、巨脑回畸形、灰质异位等。脑血管异常可见动脉瘤、动静脉畸形(AVM)和动静脉瘘等。眶内肿瘤可为视神经纤维瘤、脑膜瘤或胶质瘤。脊髓肿瘤可以是马尾神经纤维瘤、脊膜瘤和室管膜瘤。在 CT 与 MRI 上出现相应的改变。

3.诊断与鉴别诊断

根据典型临床及影像学表现,本病诊断不难。CT 对颅骨和脊椎的发育缺陷显示清晰,行三维重组可显示其全貌,如颅底骨缺损,包括眶骨及蝶骨大翼的缺损;岩骨的发育不全和内耳道的扩大;脊柱侧弯以及半椎体等异常。MRI 对神经纤维瘤本身及其伴发肿瘤的显示具有优势。

(二)结节性硬化

结节性硬化又称 Bourneville 病,为常染色体显性遗传性疾病,是以不同器官错构瘤为特点的疾病。可为家族性发病,也可散发。男性发病率比女性高 2～3 倍。

1.临床与病理

病理特征主要为皮质及皮质下结节、白质内异位细胞团和室管膜下小结节。皮质结节多见于额叶,也可发生在丘脑、基底节、小脑和脑干。结节可单发,亦可多发,大小不等。结节内含致密的胶原纤维、胶质细胞或不典型的神经元,结节内可有钙盐沉积,偶有囊变,白质内异位细胞团也是由胶质细胞和神经节细胞组成,分布在脑室和皮质之间。室管膜下小结节呈蜡烛油泪滴状,最易钙化,可阻塞脑脊液通路而形成脑积水。易伴发室管膜下巨细胞型星形细胞瘤,亦可伴有视网膜的错构瘤及其他内脏肿瘤。皮脂腺瘤由皮脂腺、增生的结缔组织与血管组成,常见于面部皮肤。

主要临床表现是癫痫、智力障碍和面部皮脂腺瘤,痉挛状态和其他脑性麻痹征象也不少见。皮肤改变主要是棕色痣呈蝶翼状分布于鼻、颊、颏部,常有多发皮脂腺瘤。可并发纤维瘤、先天性视网膜肿瘤、多指及并指畸形等。

2.影像学表现

(1)CT 检查:可显示结节性硬化的小结节和钙化。①结节或钙化多位于室管膜下和脑室周围,呈类圆形或不规则形高密度,双侧多发;②增强扫描,结节显示更清楚,钙化无强化;③皮质或白质内有时见多发小结节状钙化,其密度比脑室壁钙化低,边界不清楚;④如发生在小脑,可呈广泛结节状钙化；⑤阻塞脑脊液通道，可出现脑积水；⑥部分病例有脑室扩大及脑萎缩；⑦少数病例可合并有室管膜下巨细胞型星形细胞瘤。

（2）MRI 检查：早期表现为脑皮质形态异常，后出现皮髓质界限不清。较大的结节在 T_1WI 呈等信号或低信号，T_2WI 呈高信号，DWI 呈等信号，有时结节周围有厚薄不一的高信号环绕。脑积水、脑萎缩征象与 CT 所见一致。

3.诊断与鉴别诊断

根据面部皮脂腺瘤、癫痫、智力发育障碍的临床特点，结合 CT 和 MRI 表现特征，诊断并不困难。鉴别诊断应与脑囊虫病区别，后者虽然也可表现为钙化或非钙化的结节或小囊，但其分布多见于脑实质内，偶尔也可在脑室内形成囊肿，两者仍可区别。

（三）脑颜面血管瘤病

脑颜面血管瘤病即脑颜面三叉神经区血管瘤病，又称软脑膜血管瘤或斯德奇—韦伯（Sturge - Weber）综合征，是先天性神经皮肤血管发育异常。好发于儿童，多于 10 岁前发病。

1.临床与病理

一侧颜面三叉神经分布区有紫红色血管瘤，出生时即可存在，以眼支分布区最明显，并常伴有同侧枕、顶区软脑膜血管瘤，血管瘤以静脉为主，患侧大脑发育不良或萎缩。临床表现有面部血管瘤、对侧痉挛性偏瘫和麻痹、智力发育障碍等。约 30% 的患者可发生青光眼与脉络膜血管瘤。

2.影像学表现

（1）CT 检查：平扫可显示患侧大脑半球顶枕区表面有弧带状或锯齿状钙化，钙化周围可见脑梗死灶，偶见脑内出血灶，伴随脑发育不全时相邻脑沟增宽、脑室扩大、同侧颅腔缩小、颅板增厚。增强扫描显示脑回状强化。

（2）MRI 检查：平扫显示患侧大脑半球顶枕区沿脑回、脑沟有条状低信号，代表钙化存在，但软脑膜的异常血管亦呈扭曲的低信号，如有静脉血栓形成使血流缓慢，则呈团簇状高信号。增强扫描可显示皮质表面软脑膜的异常血管呈脑回状或扭曲状强化，并有向深部引流的扭曲静脉。

3.诊断与鉴别诊断

根据临床表现、头颅 CT 及 MRI 表现，大多数患者可以明确诊断。

（贾海涛）

第五节　颅脑损伤

一、颅骨骨折

颅骨骨折绝大多数由直接撞击引起，在颅脑外伤中较为常见。

（一）临床与病理

1.病理

按骨折部位分为颅盖骨折和颅底骨折，其中颅盖骨折最常见，约占 80%；按骨折形态分为线样骨折、凹陷骨折、粉碎骨折和穿入骨折,各种骨折类型可并存。颅骨骨折多合并颅内其他损害。

2.临床表现

可表现为头颅局部肿胀、压痛。颅底骨折可出现脑脊液鼻漏、耳漏等症状。合并颅内其他损害可出现不同程度头痛、头晕及呕吐等。

(二)影像学表现

1.X线表现

(1)线样骨折:为最常见的类型,表现为边缘清晰的线样透亮影(骨折线),方向不定,长度和宽度各异,边缘锐利,无硬化。位于颅盖骨者显示清晰,但位于颅底骨者由于组织重叠和缺乏对比,显示不佳。

(2)凹陷骨折:表现为颅骨内、外板或仅内板骨折,并向颅内凹陷,呈环形或星形,凹陷骨片的边缘可以和正常颅骨重叠而形成线条或带状致密影,切线位可确切显示骨片的凹陷深度。婴幼儿颅骨弹性好,属青枝骨折,凹陷边缘无骨折线。

(3)粉碎骨折:多发生在暴力直接撞击区,可见多块碎骨片分离、陷入或重叠,典型表现为多数骨裂纹以撞击部位为中心向外散射,形成星状图案。

(4)穿入骨折:是由锐器或枪弹导致的穿通伤,表现为颅骨局限性缺损,骨碎片向颅内移位并伴有异物存留。

(5)颅缝分离:较骨折少见,可单独发生或与骨折并发,常见于儿童及少年。表现为两侧颅缝不对称,当两侧颅缝宽度相差1mm以上或一侧颅缝宽度超过1.5mm时即可诊断。

(6)颅底骨折:骨折的直接征象常显示不清,但可见间接征象,表现为颅内积气、鼻窦及乳突气房浑浊,前者为鼻窦、乳突气房内气体经骨折线进入颅内形成,后者则为颅底骨折出血或脑脊液漏入所致。

2.CT表现

(1)颅骨骨折需用骨窗观察,其各型表现与X线平片相同。

(2)CT能更清晰地显示骨折的部位、骨折碎片分布及骨折凹陷程度,更重要的是CT能够显示颅骨骨折继发和并发的颅内损伤。

(3)颅底骨折:必须采用高分辨力扫描才能显示骨折线,与X线平片一样,颅内积气、窦腔积液是颅底骨折的间接征象,常提示颅底骨折的存在。

(三)诊断与鉴别诊断

常规X线及CT显示颅骨骨折较为容易,但颅底骨折有时需综合间接征象或薄层CT扫描加以确定。颅骨骨折一般首选X线平片检查,之后行CT扫描了解颅内情况,有时根据病情可首选CT检查。颅骨骨折的骨折线要与正常颅缝相鉴别。正常颅缝有固定的位置和走行,且两侧对称。

二、硬膜外血肿

硬膜外血肿是指外伤后血液积聚于颅骨内板与硬脑膜之间。

（一）临床与病理

1.病理

硬膜外血肿多为急性（3天内），亚急性（3天至3周）和慢性（3周以上）少见。硬膜外血肿大多是由于颅骨骨折伤及脑膜动脉所致，最常见于脑膜中动脉或脑膜前、后动脉破裂，少数为静脉出血。因硬脑膜与颅骨粘连紧密，故血肿范围局限，形成双凸透镜形。硬膜外血肿可多发，多不伴脑实质损伤。

2.临床表现

多发生于头颅直接损伤部位，常为加速性头颅伤所致，局部常伴骨折。因血肿部位不同，临床表现不尽相同。典型意识变化为：外伤后原发昏迷→中间清醒期→继发性昏迷。其他症状包括头痛、呕吐等颅内高压表现，严重者可出现脑疝症状。

（二）影像学表现

1.X线表现

（1）X线平片：可见颅骨骨折，其诊断价值较小。

（2）X线血管造影：可确定硬膜外血肿部位及大致范围。表现为：①对比剂由血管破裂处外溢；②脑膜中动脉或上矢状窦受血肿压迫而远离颅骨内板；③血肿推挤脑血管支离开颅骨内板，形成局限性梭形或半月形无血管区。

2.CT表现

（1）急性硬膜外血肿：典型表现为颅骨内板下方梭形或双凸透镜形高密度区，边界光滑锐利，范围一般不超过颅缝（图2-11），如果骨折超越颅缝，则血肿也可超越颅缝。血肿多在骨折部位下方，开放性骨折可出现血肿内积气。可见邻近皮质出现受压内移，皮髓质界面内移以及中线结构移位、侧脑室受压等占位效应和其他颅内损伤。

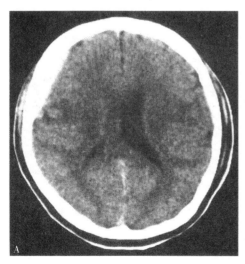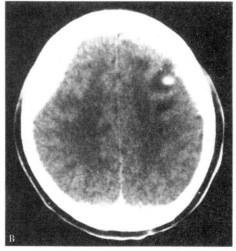

图2-11 脑挫裂伤合并硬膜外血肿

注 男，32岁。左额脑挫裂伤、右额硬膜外血肿。CT平扫左额叶可见小片状出血及周围脑组织水肿，右额颅骨内板下梭形高密度影。

（2）亚急性、慢性硬膜外血肿:表现为颅骨内板下方的梭形或双凸透镜形等、低密度区,增强扫描可见血肿内缘的包膜强化。

3.MRI 表现

血肿的 MRI 信号演变同脑内血肿(图 2-12):①急性期血肿 T_1WI 等信号,T_2WI 低信号;②亚急性期血肿 T_1WI 及 T_2WI 均呈高信号;③慢性期血肿 T_1WI 逐渐呈低信号,T_2WI 高信号,周边呈低信号(含铁血黄素沉积所致)。

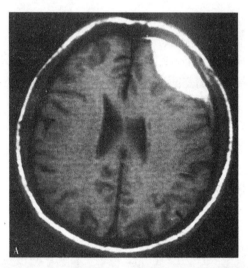

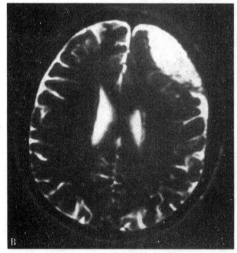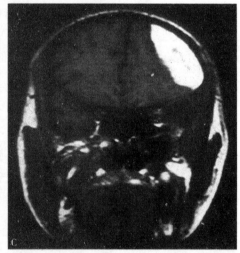

图 2-12 亚急性期硬膜外血肿

注 A.T_1WI 轴位,左额颅骨内板下梭形短 T_1 信号影,边界清楚;B.T_2WI 轴位,上述病变呈梭形长 T_2 信号;C.T_1WI 冠状位,上述病变也呈梭形短 T_1 信号,信号稍不均匀。

（三）诊断与鉴别诊断

硬膜外血肿患者有明确的颅脑外伤史,有昏迷→清醒→昏迷三步曲及颅内压增高表现。本病主要与硬膜下血肿相鉴别。

三、硬膜下血肿

硬膜下血肿是指发生于硬脑膜与蛛网膜之间的血肿。

(一)临床与病理

1.病理

外伤或非显著外伤致脑对冲伤处的静脉窦或窦旁桥静脉或皮质小血管破裂,血液流入硬膜与蛛网膜之间的硬膜下间隙,形成血肿。因蛛网膜柔软、无张力,血液可沿脑表面分布到硬膜下腔的广泛间隙,形成较大范围的血肿,多为额、顶和颞叶同时受累。硬膜下血肿常与脑挫裂伤同时存在,可视为脑挫裂伤的一种并发症,称为复合性硬膜下血肿。根据血肿形成时间,分为急性(3 天以内)、亚急性(3 天至 3 周)和慢性硬膜下血肿(3 周以上)。

2.临床表现

硬膜下血肿常为减速性头外伤所致。急性硬膜下血肿病情危重,发展较快。多为持续性昏迷,且进行性加重,脑疝和颅内压增高出现较早。亚急性硬膜下血肿与急性硬膜下血肿相似,仅症状出现较晚。慢性硬膜下血肿有轻微头部外伤史,症状轻,病程发展较慢,可有头痛、头晕、轻偏瘫等表现,也可无明显症状。

(二)影像学表现

1.X 线表现

X 线脑血管造影可确定硬膜外血肿的部位及大致范围,表现如下。

(1)对比剂由血管破裂处外溢。

(2)脑膜中动脉或上矢状窦受血肿压迫而远离颅骨内板。

(3)血肿推挤脑血管支离开颅骨内板,形成局限性梭形或半月形无血管区。

2.CT 表现

(1)急性硬膜下血肿:①颅骨内板下可见新月形高密度区,血肿范围广泛,不受颅缝限制(图 2-13);②血肿密度不均匀系蛛网膜破裂,脑脊液混入血肿所致;③占位效应明显,表现为脑皮质受压向内侧移位,局部脑沟消失,同侧侧脑室受压变形移位,中线结构向对侧移位。

(2)亚急性硬膜下血肿:根据病程长短不同而表现各异,早期仍呈高密度,随着血红蛋白逐渐破坏、溶解和吸收,可呈均匀等密度或分为沉淀下层的血细胞和上浮的血清,表现为新月形血肿的上半部为低密度、下半部呈高密度,两层之间以平面分界清晰,晚期血肿可呈不均匀密度,占位效应明显。

(3)慢性硬膜下血肿:呈梭形、新月形低密度影,有占位效应。少数慢性硬膜下血肿其内可形成分隔,可能是由于血肿内机化粘连所致。慢性硬膜下血肿还可形成"盔甲样脑",即大脑由广泛的钙化壳包绕,此征象临床少见。

(4)CT 增强扫描:仅用于亚急性或慢性硬膜下血肿,特别是对诊断等密度硬膜下血肿有帮助。可见远离颅骨内板的皮质和静脉强化,也可显示连续或断续的线状强化血肿包膜(由纤维组织及毛细血管构成),有助于清楚地勾画出等密度血肿在内的硬膜下血肿轮廓。

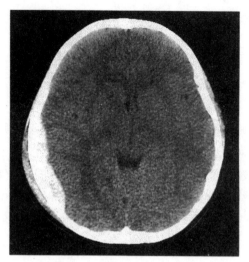

图 2-13　急性硬膜下血肿

注　CT 平扫示左侧额颞部及右侧额部颅骨内板下方新月形高密度影,以左侧为著,左侧侧脑室受压移位变形,中线结构向右侧移位。

3.MRI 表现

(1)MRI 显示血肿的形态与 CT 表现相同。

(2)MRI 上血肿信号改变与不同时期的出血密切相关:①急性期血肿 T_1WI 等信号, T_2WI 低信号;②亚急性期血肿 T_1WI 与 T_2WI 均呈高信号;③慢性期硬膜下血肿内的高铁血红蛋白逐步变成含铁血黄素, T_1WI 信号低于亚急性期,但仍高于脑脊液, T_2WI 仍为高信号,但最终转为低信号。

(三)诊断与鉴别诊断

急性硬膜下血肿有明确的外伤史,严重的意识障碍,明显的颅内压增高症状,CT 可见颅骨内板下新月形或半月形高密度影,MRI 图像 T_1 等信号、 T_2 低信号。慢性硬膜下血肿多位于额顶颞凸面,CT 表现为颅骨内板下新月形混杂密度或等密度影,有占位表现,MRI 表现与 CT 表现的形态相似, T_1 信号高于脑脊液, T_2 高信号。本病主要与硬膜外血肿相鉴别。

四、外伤性脑内血肿

颅脑外伤后,脑实质内出血形成血肿称为脑内血肿,约占颅脑外伤的 1%,占颅内血肿的5%。常位于受力点或对冲性部位,多发生于额、颞叶,其次为额颞或颞顶交界区,常伴发脑挫裂伤。

(一)临床与病理

1.病理

血肿多位于脑白质内,但也可通过挫裂伤进入脑室内。血肿形成 4～5 天后,挫裂的脑组织软化,血块分解成棕黄色液体,局部胶原纤维和神经胶质细胞增生;2～3 周血肿周围形成假包膜;随着血肿周围血液循环将血肿逐渐吸收,残留脑内囊肿样结构。

2.临床表现

外伤性脑内血肿与急性硬膜下血肿相似,表现为不同程度的意识障碍和神经系统症状。

(二)影像学表现

1.X 线表现

X 线脑血管造影:可见占位表现,与肿瘤的占位表现类似。①血肿区血管稀少、痉挛,局部脑血管变细,呈对称性、波浪状收缩;②血肿周围血管被推移、拉直或呈弧形包绕血肿。

2.CT 表现

(1)CT 平扫:①圆形或不规则形的高密度肿块,CT 值 50～90HU,周围可见低密度水肿区及占位效应;②随着血红蛋白的崩解,血肿密度逐渐减低,呈向心性缩小;③发病后 2～4 周血肿可为等密度,4 周后可为低密度。血肿体积较小及小儿患者的血肿吸收速度可较快。

(2)CT 增强扫描:慢性期血肿周围包膜形成后可行 CT 增强扫描,表现为血肿中心呈稍高或等密度,外围呈低密度,周围环形强化。若形成囊肿后则为均匀低密度区,无强化效应。

3.MRI 表现

与高血压脑内出血相同,信号演变情况与病期有关。

(三)诊断与鉴别诊断

患者有明确的外伤史,脑血管造影显示局部无血管区及周围血管包绕。CT 可显示血肿呈不规则的高密度区,周围可见低密度水肿带,有明显的占位效应,随血肿被逐步吸收,其密度发生相应变化。外伤后颅内血肿形态及信号变化与高血压脑出血相似,需要鉴别。

五、脑挫裂伤

脑挫裂伤是指颅脑外伤所致的脑组织器质性损伤,分为脑挫伤和脑裂伤。脑挫伤是指外伤颅骨内面脑组织的横向运动擦伤脑组织所致的局灶性微小脑出血灶;脑裂伤是指脑、软脑膜血管的断裂。脑挫伤和脑裂伤常同时发生,称为脑挫裂伤。本病常发生于着力点及其附近,也可发生于对冲部位,且常并发蛛网膜下腔出血。

(一)临床与病理

1.病理

包括脑外伤引起的局部脑水肿、坏死、液化和多发散在小灶出血等改变,常伴蛛网膜下腔出血、脑内血肿、脑外血肿和颅骨骨折等。脑挫裂伤好发于额叶底部和颞极,病理上可分为 3期:急性损伤及挫伤液化伴水肿发生期、修复期、坏死组织崩解和囊腔形成期。

2.临床表现

与脑挫裂伤的部位、范围和程度相关,可表现为头痛、恶心、意识障碍等。

(二)影像学表现

1.X 线表现

(1)X 线脑血管造影早期脑挫裂伤局部血管痉挛,但无明显移位。

(2)严重脑挫裂伤致颅内压增高时,可致颈内动脉在颅底部痉挛阻断,呈鼠尾状改变。

(3)脑水肿可引起脑血管拉直,各支血管彼此分散。

2.CT 表现

(1)典型表现:为形态不一、大小不一的低密度区,边界不清,灰白质常同时受累,低密度区中可见散发点片状高密度出血(图2-14),有时灶状出血可融合为较大血肿。约1/3为多发病变。

(2)有占位效应:表现为同侧侧脑室受压,中线结构移位,重者出现脑疝。

(3)可并发脑内和脑外血肿、蛛网膜下腔出血、颅骨骨折、颅内积气等。

(4)晚期可形成软化灶:表现为局部水样低密度灶,邻近脑沟增宽,脑室扩大。

3.MRI 表现

(1)脑挫裂伤的MRI表现与脑水肿、出血和脑挫裂伤的程度有关。

(2)早期 T_1WI 呈片状低信号,T_2WI 呈片状高信号,病变信号可不均匀(病变内出血与水肿混杂所致),有占位效应;病变内点片状出血与脑出血信号变化一致。

(3)晚期软化灶表现为 T_1WI 低信号,T_2WI 高信号,由于其中含有含铁血黄素沉积,表现为 T_2WI 的高信号病变内散在的低信号区,伴局部脑萎缩表现,即脑室扩大,脑沟增宽。脑挫裂伤也可以完全愈合,不留痕迹。

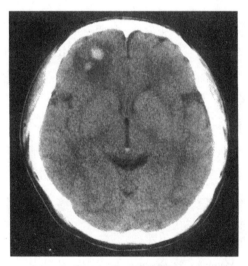

图2-14 脑挫裂伤

注 男,26岁。CT平扫右额叶内可见小片状高密度影,周围有低密度脑水肿区。

(三)诊断与鉴别诊断

脑挫裂伤患者有明显的头颅外伤史,典型的CT表现为低密度水肿区多发散在斑点状高密度出血灶,可融合。若CT仅表现为低密度水肿,而无高密度出血灶,则诊断为脑挫伤。对于急性脑外伤出血,CT较MRI显示效果更佳,对亚急性和慢性脑挫裂伤的显示MRI优于CT。

(贾海涛)

第六节　脑血管疾病

一、脑梗死

脑梗死是一种缺血性脑血管疾病,其发病率在脑血管病中占首位,常见为腔隙性脑梗死和脑动脉闭塞性脑梗死。

(一)临床与病理

1.病理

由于脑血管壁粥样硬化或血管炎等疾病,继发血管内血栓形成或其他部位的栓子脱落,流向脑动脉,造成血管堵塞,导致脑供血障碍,继而出现该病变供血动脉的脑细胞缺血、变性、坏死和软化,从而出现一系列脑功能障碍。

(1)超急性期脑梗死:发病6小时内,病变脑组织变化不明显,可见部分血管内皮细胞、神经细胞及星形胶质细胞肿胀,线粒体肿胀空化。

(2)急性期脑梗死:一般为发病6～72小时,缺血区脑组织苍白,伴轻度肿胀,神经细胞、胶质细胞及内皮细胞呈明显水肿、缺血改变。其中发病24～48小时内达到高峰,此期大量神经细胞脱失,胶质细胞坏变,中性粒细胞、淋巴细胞及巨噬细胞浸润,脑组织明显水肿。

(3)亚急性期脑梗死:发病3～11天,病变脑组织液化、变软,坏死组织开始吸收。

(4)慢性期脑梗死:发病11天后进入此期。液化坏死脑组织被吞噬细胞清除,脑组织萎缩,小病变形成胶质瘢痕,大病变形成软化灶。此期持续数月至2年。

按脑梗死范围不同,分为脑动脉闭塞性梗死和腔隙性脑梗死。

2.临床表现

静止情况下急性起病,好发于中老年人,患者通常有未加注意的前驱症状(如头晕、头痛等),部分患者有脑血管硬化、高血压等病史。表现为感觉运动障碍,严重者可导致意识障碍甚至死亡。

(二)影像学表现

1.脑动脉闭塞性梗死

(1)CT表现。

1)CT平扫:典型的CT表现在发病24小时后显示清楚,表现为脑内低密度病变,好发于大脑皮髓交界区,形态常与病变区供血动脉的分布一致,呈楔形或扇形,范围大者,可有轻微的占位效应。两支脑动脉交界区,常常是供血最少的区域,容易导致脑梗死,故又称分水岭区脑梗死(图2-15)。根据发病时间不同,CT的形态和密度略有差异:①发病24小时内,CT显示不清,当病变范围较大,如仔细观察,隐约可见病变部位密度略低,脑沟变浅、变窄,如不仔细观察,容易漏诊,结合临床症状和体征,有助于明确诊断;②发病24小时后,CT表现典型;③发病时间超过3周后,病变逐步软化,密度逐渐变低,似水样,并周围脑萎缩;④若软化病变范围大,可将脑室与蛛网膜下腔穿通,形成脑穿通畸形。

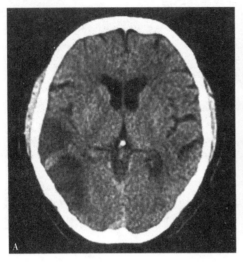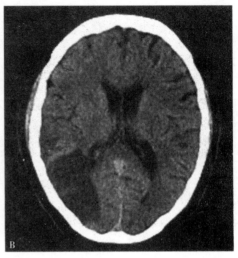

图 2－15　右侧颞枕叶分水岭区脑梗死 CT 表现

　　注　发病第 5 天 CT 检查。可见右侧颞枕叶交界区(大脑中动脉和后动脉分水岭区)脑实质楔形分布的密度减低区。

　　2)CT 增强扫描:一般无强化,周边可有轻微强化。CTA 可显示脑动脉狭窄甚至闭塞的直接征象。

　　(2)MRI 表现。

　　1)MRI 平扫:典型的 MRI 表现一般在发病 6 小时,甚至更早时间出现,表现为脑内长 T_1、长 T_2 信号病变,T_2 压水像显示更清楚,形态与分布常与供血动脉的分布一致,呈楔形或扇形,范围大者,可有轻微的占位效应(图 2－16A、B、C)。而发病半小时后,DWI 即可显示高信号病变,明显早于常规 MRI 序列和 CT 检查,是早期诊断脑梗死的有效检查技术。

　　2)MRA:可以无创地显示脑血管狭窄和闭塞情况(图 2－16D),由于是依靠 MRI 的流空效应,细节显示不如 CTA 图像清楚。

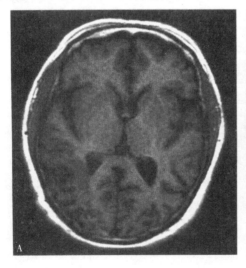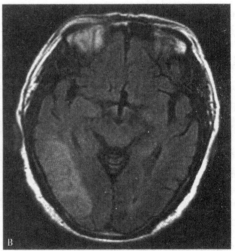

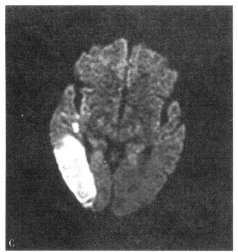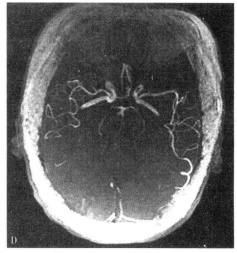

图 2－16　脑梗死 MR 表现

注　与图 2-15 为同一患者。A、B、C、D 分别为发病当天 MR 检查（T_1WI、FLAIR、DWI、MRA）。MRI 清楚显示右侧颞顶叶交界区（大脑中动脉和后动脉分水岭区）脑实质楔形分布的 T_1WI 低信号，T_2WI 稍高信号，DWI 明显的高信号，且有轻微占位征象。MRA 示右侧大脑中动脉远段分支明显减少。

3）慢性期：表现为脑软化，长 T_1、长 T_2 信号，T_2 压水像呈低信号，可出现负占位效应，即病变周围的脑沟和脑室扩大。

（3）其他检查技术：除以上检查外，CT 和 MR 灌注成像，也可以反映低灌注状态的脑缺血情况（图 2－17）。数字减影血管造影（DSA）可更加细节地显示脑动脉闭塞病变。扩散张量成像（DTI）可显示神经纤维束的损伤情况。

2.腔隙性脑梗死

当病变直径小于 1.5cm 时，称为腔隙性脑梗死。好发于基底节区，临床症状较轻，甚至症状不明显。

（1）早期表现：发病 24 小时之内，CT 平扫不易发现，主要靠 DWI 序列进行早期诊断，表现为高信号。

（2）晚期表现：24 小时后典型 CT 表现为低密度灶（图 2－18A），典型的 MR 表现为长 T_1、长 T_2 信号（图 2－18B、C），DWI 高信号（图 2－18D）。

（3）MRA：常很难发现异常或动脉略显僵硬和粗细不均。

（三）诊断与鉴别诊断

基底节区、丘脑区或脑干类圆形小病变，表现为 CT 低密度，MR 长 T_1、长 T_2 信号，DWI 高信号，占位效应不明显，MRA 或 CTA 可见血管僵硬或闭塞，结合临床急性起病，诊断不难。

有时需要与脑炎鉴别。脑炎患者多伴有头痛、发热等临床表现，结合典型的影像学征象等可以鉴别。

二、颅内血肿

颅内出血主要包括高血压性脑出血、动脉瘤破裂出血、脑血管畸形出血和脑梗死或脑血管栓塞后再灌注所致的出血性脑梗死等。出血可发生于脑实质内、脑室内和蛛网膜下腔,也可同时累及上述部位。年龄较大的儿童和青壮年以脑血管畸形出血多见,中年以动脉瘤破裂出血多见,而老年人则以高血压性脑出血最常见。颅内出血多起病急,病情重,仅根据临床表现常难与缺血性脑血管病相鉴别。腰椎穿刺脑脊液检查虽然能证实蛛网膜下腔出血,但对脑实质内出血的定位、定量诊断无实际帮助,且有诱发脑疝的危险,因而诊断主要依靠影像学检查。

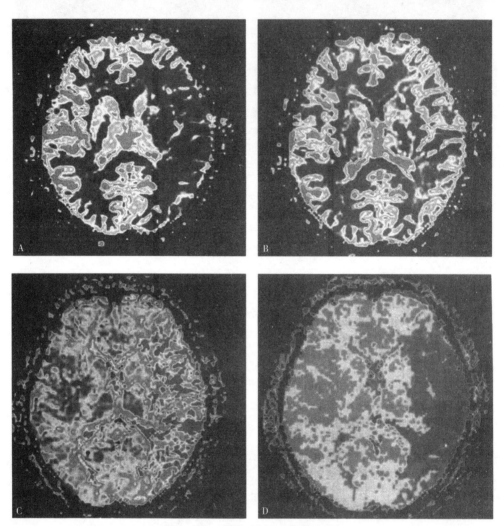

图 2-17 急性脑梗死 CT 灌注图

注 A.梗死区脑血流量(CBF)下降;B.脑血容量(CBV)下降;C.平均通过时间(MTT)延长;D.达峰时间(TTP)延长。

(一)高血压性脑出血

脑出血是指非外伤性脑实质内的自发性出血,绝大多数是高血压引起动脉硬化的小血管破裂所致,又称高血压脑出血。男女发病率相近,多见于 50 岁以上成人,冬、春季易发,是中老年人常见的急性脑血管病,其病死率占脑血管病首位。

1.临床与病理

临床表现为剧烈头痛、头晕、恶心、呕吐,并逐渐出现一侧肢体无力、意识障碍等;出血部位常见于基底节、大脑半球、脑干及小脑等。脑内血肿在不同时期有不同的病理学改变。

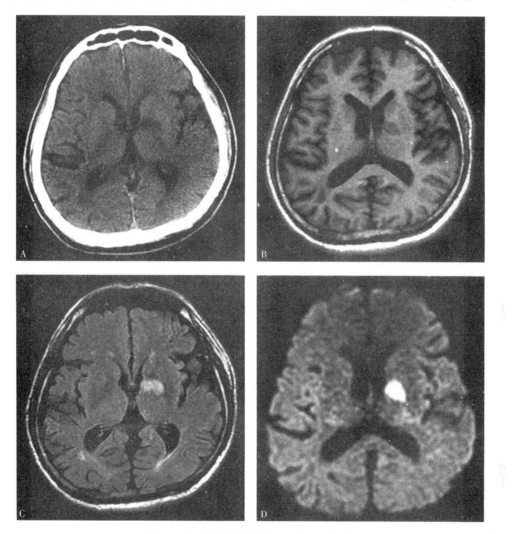

图 2-18 腔隙性脑梗死 CT 和 MR 表现

注 左侧基底节区腔隙性脑梗死。A.CT 呈低密度病变；B.MR T_1WI 呈低信号；C.MR FLAIR 呈高信号；D.MR DWI 呈高信号。

(1)超急性期(<6 小时)：血肿内红细胞完整，主要含有氧合血红蛋白，3 小时后出现灶周水肿。

(2)急性期(6~72 小时)：血凝块形成，红细胞明显脱水、萎缩，棘突红细胞形成，氧合血红蛋白逐渐变为脱氧血红蛋白，灶周水肿、占位效应明显。

(3)亚急性期(3 天至 2 周)：亚急性早期(3~6 天)从血肿的外周向中心发展，红细胞内的脱氧血红蛋白转变为正铁血红蛋白；亚急性晚期(1~2 周)红细胞皱缩、溶解，正铁血红蛋白被释放到细胞外，血肿周围出现炎性反应，有巨噬细胞沉积，灶周水肿、占位效应减轻。

(4)慢性期(2 周后)：血块周围水肿消失，反应性星形细胞增生，巨噬细胞内含有铁蛋白和含铁血黄素；坏死组织被清除，缺损部分由胶质细胞和胶原纤维形成瘢痕；血肿小，可填充，血肿大,则遗留囊腔,成为囊变期。血红蛋白产物可长久残留于瘢痕组织中,使该组织呈棕黄色。

2.影像学表现

(1)CT表现。

1)急性期(包括超急性期):脑内圆形、类圆形或不规则形高密度灶,CT值在50~80HU,灶周出现水肿,血肿较大者可有占位效应(图2-19A)。

2)亚急性期:血肿密度逐渐降低,灶周水肿由明显到逐步减轻;血肿周边被吸收,中央仍呈高密度,出现"融冰征"(图2-19B);增强扫描病灶呈环形强化,呈现"靶征"。

3)慢性期:病灶呈圆形、类圆形或裂隙状低密度影,病灶大者呈囊状低密度区。

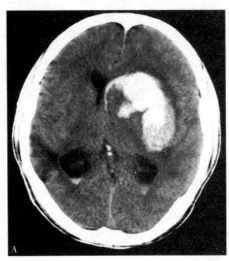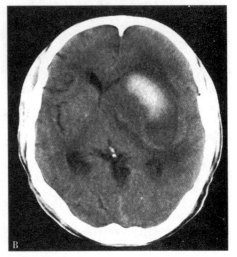

图2-19 急性、亚急性脑出血的CT表现

注 A.急性期脑出血:左侧基底节区不规则高密度灶,灶周低密度水肿带,脑室内少量积血;B.亚急性期出血:与A为同一病例,10天后复查,血肿密度逐渐降低,中央仍呈高密度,出现"融冰征"。

其他表现:①血液破入脑室,量多时将脑室填满,呈铸型;少量时出现沉淀分层,下为血液,上为脑脊液;血肿压迫室间孔、中脑导水管或第四脑室阻塞脑脊液通路,从而引发脑室扩大,甚至脑积水;②血液进入蛛网膜下腔,表现为脑沟(池)等密度或高密度影。

(2)MRI表现:MRI在显示出血、判定出血时间方面有独特的优势,其信号强度与血肿内成分的演变有关;可反映血肿内氧合血红蛋白(OxyHb)、脱氧血红蛋白(DeoxyHb)、正铁血红蛋白(MetHb)、含铁血黄素的演变过程。

1)超急性期:血肿内红细胞完整,含有氧合血红蛋白和类似血液的蛋白溶液,在高场强MR成像时,T_1WI呈等信号,T_2WI呈高信号;在低场强MR成像时,T_1WI可能为高信号,这可能与低场强设备对蛋白质的作用较为敏感有关。出血3小时可出现灶周水肿,血肿较大时也会出现较明显占位效应。

2)急性期:完整的红细胞内氧合血红蛋白变为脱氧血红蛋白,为顺磁性,造成局部磁场不均匀,由于磁敏感效应加快了质子失相位,能显著缩短T_2值;血肿在T_1WI为等或略低信号,T_2WI为低信号。

3)亚急性期:早期细胞内的脱氧血红蛋白渐变为正铁血红蛋白,为顺磁性,T_1WI、T_2WI

均为周边环形高信号、病灶中心低信号或等信号；随着红细胞溶解，出现游离正铁血红蛋白，脑血肿在 T_1WI 及 T_2WI 上均为高信号(图 2-20)。

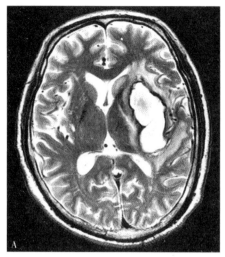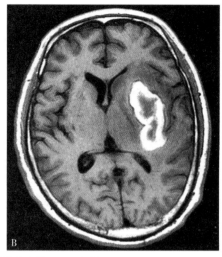

图 2-20 亚急性期脑出血的 MRI 表现

注 A.T_2WI 表现：左侧基底节区病灶的周边为薄层低信号，其内为高信号，病灶中心呈等或低信号，灶周有水肿，占位效应较明显；B.T_1WI 表现为环形高信号，血肿中心部位为低信号。

4)慢性期：正铁血红蛋白演变为含铁血黄素，为顺磁性物质，产生 T_2 缩短效应，血肿由游离稀释的正铁血红蛋白和周边的含铁血黄素构成，信号表现为：①T_1WI 和 T_2WI 表现为高信号，血肿周围包绕一圈低信号环；②血肿充分吸收，T_1WI 和 T_2WI 均表现为斑点样不均匀略低或低信号影；③软化灶形成，T_1WI 低信号，T_2WI 高信号，周边为低信号影环绕(图 2-21)。

有些高血压患者 SWI 可显示脑内微小出血灶，表现为直径 1~5mm 的低信号(图 2-22)，而这些病灶用 CT 或 MRI 其他序列均难以显示。DWI 联合 SWI 序列诊断急性期脑出血敏感度、准确率高。

3.诊断与鉴别诊断

高血压脑出血多见于 50 岁以上的高血压患者，有其好发部位，CT 为高密度，MRI 信号随血肿演变而多变，结合临床较易诊断。

CT 是脑出血的主要检查手段，尤其在超急性期和急性期，显示直观，诊断准确率高；但吸收期血肿需与胶质瘤、脑梗死及脑脓肿等鉴别，囊变期血肿与脑梗死后遗症则很难鉴别。MRI 因其特征性信号改变，对亚急性及慢性期血肿的鉴别有一定帮助。

高血压脑出血与外伤性脑内血肿、动脉瘤和动静脉畸形(AVM)破裂形成的脑内血肿具有相似的演变规律，其辨别除外伤史外，血肿的位置对鉴别诊断有一定帮助。外伤性脑出血常与外伤着力点有关，且较浅；MRI 检查动脉瘤显示流空效应，且颅内血管瘤破裂常可见蛛网膜下腔出血；AVM 则表现为蜂窝状或蚯蚓状异常血管团，血管造影和 MRA 常可显示其引流静脉和增粗的供血动脉。SWI 对于出血中的脱氧血红蛋白、含铁血黄素成分极其敏感，能够提供出血、血管畸形及铁沉积的确切信息。

(二)蛛网膜下腔出血

蛛网膜下腔出血(SAH)是由于颅内血管破裂，血液进入蛛网膜下腔所致。有外伤性和自发性,自发性 SAH 以颅内动脉瘤(51%)、高血压动脉硬化(15%)和 AVM(6%)最多见。以下主要叙述自发性 SAH。可发生于任何年龄,成人多发,其中 30~40 岁年龄组发病率最高。

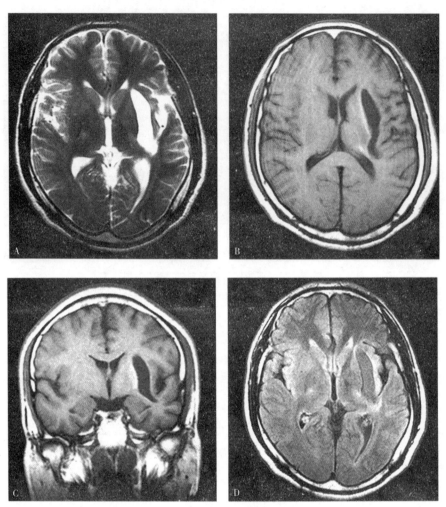

图 2-21　慢性期脑出血的 MRI 表现

注　A.左侧基底节区 T_2WI 高信号影,边界清楚,无灶周水肿,无占位效应;B、C.T_1WI 表现为边界清楚的低信号灶,邻近脑沟增宽,脑回变窄;D.T_2-FLAIR 呈低信号,周边为更低信号影环绕。本例为陈旧性脑出血后遗改变,形成软化灶。

1.临床与病理

血液进入蛛网膜下腔后,血染脑脊液,可激惹脑膜,引起无菌性脑膜炎;激惹血管,可引起脑血管痉挛,使脑组织水肿,重者发生梗死、软化。随时间推移,由于阻塞蛛网膜颗粒,脑脊液回流不畅,可引起脑积水。临床表现为三联征:剧烈头痛、脑膜刺激征、血性脑脊液。

2.影像学表现

(1)CT 表现:头颅 CT 平扫是临床诊断 SAH 的首选检查,SAH 的直接征象为脑沟、脑池密度增高,出血量大时呈铸型。大脑前动脉破裂,血液多积聚于视交叉池、纵裂池前部;大脑中动脉破裂,血液多积聚于一侧的外侧裂池,也可向内流;颈内动脉破裂,血液也多积聚于大脑外侧裂池;椎—基底动脉破裂血液主要积于脚间池和环池。间接征象有脑积水、脑水肿、脑梗死、脑内血肿、脑室内出血、脑疝等。使用 CTA 可对 SAH 患者进行病因学筛查。

（2）MRI 表现：24 小时内的急性 SAH 在 T_1WI 上信号略高于脑脊液，T_2WI 信号略低于脑脊液，亚急性期可在蛛网膜下腔内出现局灶性 T_1WI 高信号影。慢性期则在 T_2WI 上出现含铁血黄素沉积形成的低信号影，较具特征性。但是常规 T_1WI 和 T_2WI 对 SAH 的敏感性较差。FLAIR 序列可抑制游离脑脊液信号，使脑沟中出血灶的显示更加清楚。SWI 序列对 SAH 显示敏感，可提高 SAH 的检出率，可作为诊断 SAH 的常规序列应用。

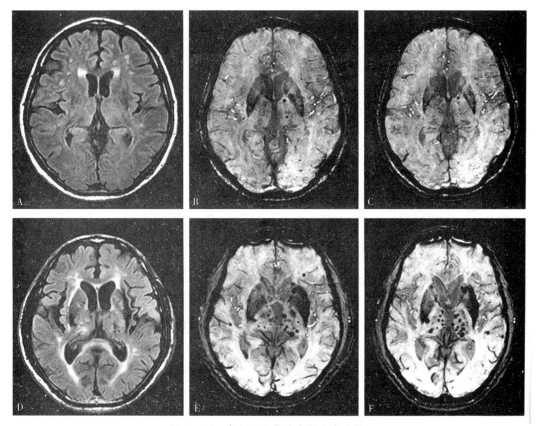

图 2 − 22　高血压患者脑内微小出血灶

注　SWI 检查（B、C、E、F），病灶以基底节区为主，为 1～5mm 大小低信号；T_2 − FLAIR 序列（A、D）均未能显示病灶。

3.诊断与鉴别诊断

根据典型 CT 和 MRI 表现，结合头痛、脑膜刺激征和血性脑脊液三联征的临床特点，诊断 SAH 不难。当仅少量蛛网膜下腔出血时，CT 和 MRI 可无阳性发现，但腰椎穿刺脑脊液可为血性。对于急性期 SAH，CT 较 MRI 敏感，而亚急性和慢性期，则 MRI 优于 CT。

三、脑血管畸形

脑血管畸形系先天性脑血管发育异常。一般分为 4 种基本类型：动静脉畸形（AVM）、毛细血管扩张症、海绵状血管瘤和静脉畸形，其中 AVM 最多见。毛细血管扩张症一般需要病理诊断，CT 和 MRI 显示困难。

（一）动静脉畸形

AVM可发生于任何年龄,约72%在40岁前起病,男性略多于女性。约85%发生于幕上,15%发生于颅后窝,绝大多数(98%)为单发,多发者可见于奥斯勒—韦伯—朗迪(Osler-Weber-Rendu)综合征和威布恩—马森(Wyburn-Mason)综合征。

1.临床与病理

AVM可发生于颅内任何部位,多位于大脑半球,也可见于丘脑、基底节或脑干,直径数毫米至数厘米不等。AVM是由粗大的供血动脉、引流静脉及畸形血管团构成,动、静脉之间直接交通,无毛细血管,形成动静脉瘘,可引起盗血现象,邻近软组织因供血不足萎缩、软化。

AVM的主要临床表现为出血、头痛和癫痫。此外,尚可见颅内压增高征象、颅内血管杂音、突眼、精神症状和脑神经症状等。

2.影像学表现

(1)X线表现:平片诊断价值有限。脑血管造影是诊断AVM最可靠、最准确的方法,典型表现为:①畸形血管团,是特征性表现,呈一团相互纠缠的迂曲扩张血管;②异常粗大的供血动脉和引流静脉,为局部血流短路的表现;③血流分流征象,对比剂随血流经畸形血管的短路大量流入静脉,血管畸形因血流量增加,显影十分清楚。

(2)CT表现:平扫表现为边界不清的混杂密度病灶,其中可见等或高密度点状、线状血管影及高密度钙化和低密度软化灶。无出血时病变周围无脑水肿及占位表现。周围脑组织经常有脑沟增宽等脑萎缩改变。增强扫描可见点、条状血管强化影,也可以显示粗大引流血管(图2-23)。少数病例平扫未见异常,增强才显示异常血管和引流血管。邻近脑室的AVM可突入脑室中,类似脑室内占位病变。AVM出血位置表浅,形态不规则。出血也可进入蛛网膜下腔。出血后,畸形血管常被血肿湮没,且因受到压迫而强化效果不佳;但有的病例仍可显示强化。CTA可准确定位病变部位、病灶大小及畸形血管的供血动脉、引流静脉。

(3)MRI表现:AVM的异常血管团在T_1WI和T_2WI均表现为低或无信号区;AVM的引流静脉由于血流缓慢,T_1WI为低信号,T_2WI为高信号;供血动脉表现为低或无信号区;Gd-DTPA增强能更清楚地显示AVM。病变区内常可见到新鲜或陈旧的局灶性出血信号,周围脑组织萎缩,其中的长T_2信号多为脑组织退变或胶质增生灶。MRA可直接显示出AVM的供血动脉、异常血管团、引流静脉及静脉窦。SWI表现为呈团状及索条状低信号的畸形血管团、粗大的供血动脉及引流静脉,较常规MR序列可发现更多的引流静脉存在,对于显示不典型、体积较小的血管畸形具有独特优势。

3.诊断与鉴别诊断

AVM的CT特征性表现为脑表浅部位不规则形混杂密度病灶,增强扫描显示点状或弧线状血管影。MRI特征性表现为毛线团状或蜂窝状血管流空影。根据上述表现,均可作出诊断。当CT表现不够典型或病变位置深在时,常需与脑梗死、软化灶及脑肿瘤进行鉴别。脑血管造影仍是诊断AVM的重要方法。但MRI和CT对颅内AVM的诊断有其特有的优势,它们可以显示病灶本身及其周围脑组织情况,并可反映畸形血管内血流状况,区别出血与钙化、血肿与水肿,即使是隐匿性AVM,MRI也能清楚显示。对于颅后窝病灶,由于MRI无颅骨伪影干扰,其诊断价值明显优于CT,但对钙化的显示MRI不如CT。

（二）海绵状血管瘤

海绵状血管瘤在临床上少见,其发生率约占脑血管畸形的7%。

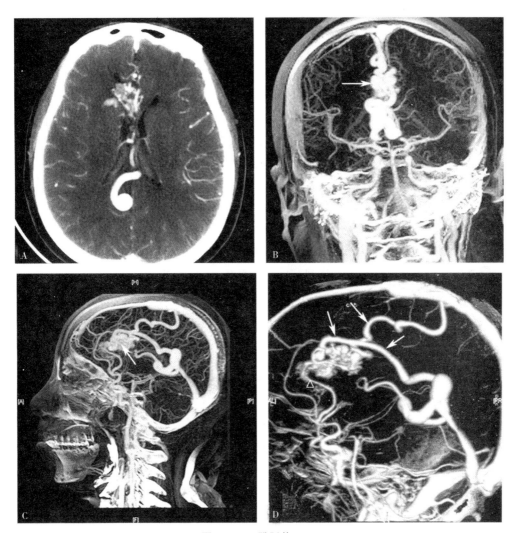

图 2-23　胼胝体 AVM

注　CT 增强扫描(A)和 CTA(B、C、D)显示胼胝体膝部和体部排列紊乱的异常血管团(B、C，↑)，并可见增粗的供血动脉(D，△)和迂曲扩张的引流静脉(D，↑)。

1.临床与病理

海绵状血管瘤由扩张、衬有内皮细胞的窦样间隙构成,间隙排列紧密,无正常脑组织间隔,病变呈圆形或分叶状,几乎都有瘤内出血。约 80% 发生于幕上,最常见于额、颞叶深部髓质区、皮髓质交界区和基底节区,也可发生于小脑、脑干和脊髓,约 50% 病例多发。临床可无任何症状和体征,或表现为癫痫、头痛等。

2.影像学表现

(1)X 线表现:脑血管造影常无异常发现,偶尔在毛细血管晚期或静脉早期病变有浅淡染色。

(2)CT 表现:平扫表现为一边缘清楚的圆形或类圆形高密度病灶,密度可均匀一致,但多数密度不均匀。合并出血时,病灶可短时间内增大,出现明显占位征象,新鲜出血表现为病灶内均匀一致的高密度。常伴钙化,严重者可全部钙化。增强扫描无或轻度强化。

（3）MRI 表现：在常规自旋回波序列上显示为边界清楚的混杂信号病灶，周围有完整的低信号含铁血黄素环，使病变呈爆米花状，具有特征性。增强扫描无或轻度强化。病灶内不同阶段的出血常常导致信号不均匀。病灶在 SWI 序列中显示尤为清楚，常为多发低信号灶，且对常规 MR 检查不易发现的微小病灶及伴随的脑静脉畸形的显示具有明显优势。

3.诊断与鉴别诊断

脑血管造影、CT 和 MRI 诊断海绵状血管瘤均有一定困难，但 CT 敏感性高于血管造影，可根据其结节状高密度影、周围无脑组织水肿及占位征象、钙化较明显、增强扫描无或轻度强化等作出诊断。MRI 诊断较 CT 敏感，并可帮助明确病灶内出血情况。鉴别诊断方面主要需与脑膜瘤、胶质瘤等鉴别。

（三）静脉畸形

静脉畸形主要包括静脉性血管瘤和大脑大静脉畸形。脑静脉性血管瘤较常见。大脑大静脉畸形（Galen 静脉瘤）是由于脑的大动脉和 Galen 静脉直接交通，大量血流进入 Galen 静脉，造成该静脉瘤样扩张所致。约占颅内血管畸形的 5%。

1.临床与病理

（1）静脉性血管瘤：病理上表现为大脑或小脑深部髓质内多支扩张并呈放射状排列的髓质静脉，汇入一支增粗的中央静脉，向皮质表面和静脉窦或向室管膜下引流，可同时伴有海绵状血管瘤。临床常无症状，偶因伴发的海绵状血管瘤出血引起癫痫等症状。

（2）Galen 静脉瘤：病理上分两型。一是动静脉瘘型，即一支或多支动脉与大脑大静脉系统的深静脉间直接交通；二是 AVM 型，即丘脑或中脑 AVM 经大脑大静脉引流。两型均引起大脑大静脉显著扩张，压迫第三脑室后部，引起梗阻性脑积水。临床上动静脉瘘型在出生时常表现为充血性心力衰竭、颅内血管杂音和脑积水；AVM 型常见于小儿，常有发育迟缓和视觉异常症状。两型均可出现头部血管杂音、局限性神经症状、癫痫和颅内出血所致的症状。

2.影像学表现

（1）X 线表现：脑血管造影检查，静脉性血管瘤在动脉期、毛细血管期均无异常表现，在静脉期可见畸形的静脉血管贯穿脑实质，流入静脉窦、浅静脉或深静脉。许多髓静脉呈轮辐状集中，呈伞状或水母状表现，较具特征性。

Galen 静脉瘤 X 线平片检查可显示颅内压增高征象，也可见瘤壁钙化。

（2）CT 表现：静脉性血管瘤 CT 平扫可无异常表现，增强扫描可显示出有强化的点、线状髓质静脉及增粗的中央静脉影。

Galen 静脉瘤的 CT 表现具有特征性，平扫显示四叠体池内边界清楚的圆形或三角形略高密度影，其 CT 值与血液相似，可有病灶边缘钙化，如供血动脉粗大，也可在平扫时显示。增强扫描病灶呈边缘清楚的均匀强化，有时可显示多支螺旋状增粗的供血动脉和引流静脉。常伴发脑积水。

（3）MRI 表现：静脉性血管瘤 MRI 见扩张的髓质静脉及中央静脉可因血管流空或流入相关增强而显影，髓质静脉呈放射状或星芒状排列，增强扫描显示更清楚。病变血管周围可有出血信号灶。SWI 可显示扩张的髓静脉及其引流静脉形成的特征性"海蛇头"征象，可作为诊断的首选检查序列。

Galen 静脉瘤 MRI 表现为四叠体池内边界清楚的圆形或三角形信号不均匀的病灶，其中血流较快的表现为流空现象,湍流和血液淤滞表现为 T_1WI 呈低或等信号,T_2WI 呈稍高信号,附壁血栓在 T_1WI 和 T_2WI 上均为高信号。MRA 可直接显示供血动脉、扩张的大脑大静脉及引流的静脉窦。

3.诊断与鉴别诊断

静脉性血管瘤的 CT 表现缺乏特征性,临床不能据此确诊,但增强扫描病灶出现圆形或条形线状强化往往能提示诊断。MRI 表现常具有特征性,尤其 SWI 常可作出明确诊断。Galen 静脉瘤影像学表现较典型,根据其部位、形态,增强前后表现及脑积水表现,易于诊断。静脉性血管瘤需与脑肿瘤鉴别。较大的 Galen 静脉瘤需与脑膜瘤鉴别。

(贾海涛)

第七节　颅内肿瘤

一、弥散性星形细胞瘤

弥散性星形细胞瘤是原发颅内肿瘤最常见的类型,约占 60%。肿瘤可发生在中枢神经系统的任何部位,成人多见于幕上,儿童多见于幕下。发生在幕上者多见于额叶及颞叶,顶叶次之,也可累及 2 个以上脑叶,双侧大脑半球多发者少见;幕下者则多位于小脑,也可见于脑干。

(一)临床与病理

肿瘤主要位于白质内,向外可侵及皮质,向内可破坏深部结构,也可经胼胝体越过中线侵犯对侧大脑半球,形成所谓蝶翼状生长。分为 Ⅱ～Ⅳ 级:Ⅱ级为弥散性星形细胞瘤(DA);Ⅲ级为间变性星形细胞瘤(AA);Ⅳ级为胶质母细胞瘤或称为多形性胶质母细胞瘤(GBM)。临床表现为肿瘤所致定位体征和颅内高压症状,主要包括偏瘫、头痛、呕吐、视神经盘水肿、视力视野改变、癫痫、复视等。

(二)影像学表现

1.CT 表现

(1)Ⅱ级星形细胞瘤:平扫表现为脑内均匀或不均匀低密度病灶,多数病灶周围无水肿带,占位效应轻,一般无强化或轻度强化。

(2)Ⅲ、Ⅳ级星形细胞瘤:间变性星形细胞瘤表现为低、等或混杂密度影,周围水肿较重,边界常不清楚,占位效应明显,多数出现不均匀强化。胶质母细胞瘤多表现为混杂密度,多数与邻近组织分界不清;单个或多个脑叶受累;易出血,常有重度水肿;增强扫描时,肿瘤的实质部分常呈明显强化,形态多不规则或呈花环状。

2.MRI 表现

(1)一般表现:Ⅱ级星形细胞瘤信号强度较均匀,T_1WI 呈低信号,T_2WI 呈高信号,周围水肿轻,注射 Gd-DTPA 后肿瘤无强化或轻度强化(图 2-24)。Ⅲ～Ⅳ级星形细胞瘤 T_1WI 呈以低信号为主的混杂信号,间以更低或高信号,体现了瘤内坏死或出血;T_2WI 呈不均匀高信号;增强扫描呈斑块状、花环状或结节状强化(图 2-25);周围水肿和占位效应明显。PWI 和动态对比增强 MRI 能反映肿瘤微血管的密度和通透性,有助于肿瘤的病理分级。

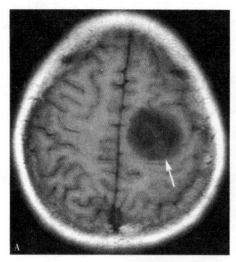
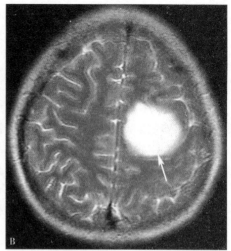
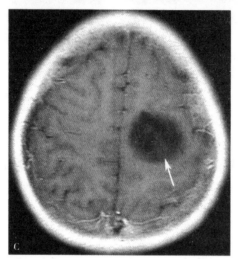

图 2 – 24 左侧额叶弥散性星形细胞瘤 MRI 表现

注 左侧额叶病灶,T₁WI(A)呈低信号(↑),T₂WI(B)呈高信号(↑),无瘤周水肿,占位效应轻,增强后(C)无强化(↑)。

(2)MRS:各级星形细胞瘤中,氢质子磁共振波谱(¹H – MRS)均有异常表现。肿瘤中 N –乙酰天冬氨酸(NAA)含量明显降低,胆碱(Cho)含量增高,肌酸(Cr)、肌醇(MI)含量轻度下降;Cho/Cr 比值上升,且肿瘤级别越高,Cho/Cr 比值越大。

(3)DWI 和 DTI:星形细胞瘤恶性程度越高,细胞数目越多,细胞间隙越小,核质比增大,水分子扩散更加受限。研究表明,表观扩散系数(ADC)值测量有助于评估肿瘤分级,ADC 值越低,提示肿瘤恶性程度越高。DTI 能清楚地显示瘤体与白质纤维束间关系及白质纤维束的破坏情况,对肿瘤的术前计划、术中处理和术后评估起着重要的作用。

(三)诊断与鉴别诊断

根据病变发生的部位、密度和信号强度及强化特点,诊断星形细胞瘤并不困难,但是由于同一肿瘤内细胞分化程度不一,各级别肿瘤影像征象互相重叠,影像分级有时仍较困难。

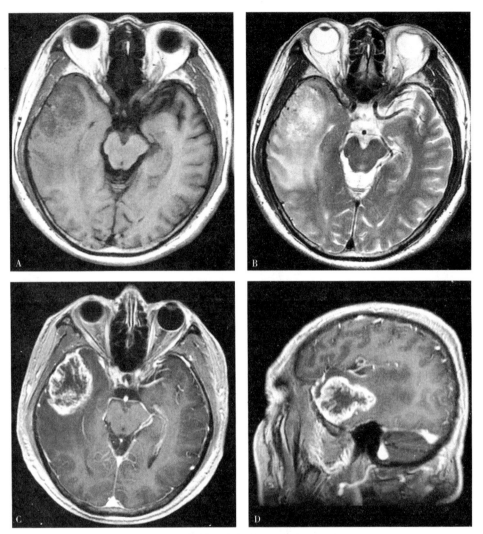

图 2 - 25　右侧颞叶胶质母细胞瘤 MRI 表现

注　右侧颞叶占位性病变,边界不清,$T_1WI(A)$呈混杂低信号,$T_2WI(B)$呈混杂高信号,增强横断面和矢状面(C、D)病灶呈明显花环状强化。

1.诊断要点

①肿瘤直接造成的密度和信号强度改变以及占位征象;②Ⅱ级星形细胞瘤坏死囊变少,占位征象轻,强化程度低;③Ⅲ、Ⅳ级星形细胞瘤密度和信号多不均匀,坏死囊变多,占位征象重,肿瘤强化明显。

2.鉴别诊断

幕上星形细胞瘤需与无钙化的少突胶质细胞瘤、单发转移瘤、新发脑梗死、脑脓肿、恶性淋巴瘤鉴别;幕下星形细胞瘤需与髓母细胞瘤、室管膜瘤及血管母细胞瘤鉴别。

3.诊断价值比较

CT 和 MRI 对星形细胞瘤定性准确率达 85% 以上;对幕下肿瘤的显示,MRI 明显优于CT;^1H - MRS、DWI 和 PWI 有助于肿瘤的病理分级,DTI 能显示白质纤维束与肿瘤的关系。

二、少突胶质细胞瘤

少突胶质细胞瘤占原发颅内肿瘤的1.3%～4.4%,占颅内神经上皮肿瘤的5%～10%。国内报道男女发病比例为2.1:1。绝大多数(95.9%)发生在幕上,极少数(4.1%)发生在幕下。少突胶质细胞瘤的恶性型称为间变性少突胶质细胞瘤。

(一)临床与病理

少突胶质细胞瘤一般为实体性肿块,色粉红,质硬、易碎,边界可辨,但无包膜。肿瘤向外生长,有时可与脑膜相连。肿瘤深部可囊变,出血、坏死不常见,约70%的肿瘤内有点状或结节状钙化。少突胶质细胞瘤大多生长缓慢,病程较长。临床表现与肿瘤部位有关,50%～80%有癫痫,1/3有偏瘫和感觉障碍,1/3有颅内高压征象,还可出现精神症状等。

(二)影像学表现

1.CT 表现

钙化是少突胶质细胞肿瘤的特征,约70%病例有钙化,间变性少突胶质细胞瘤患者中存在钙化的比例较低。钙化可呈局限点片状、弯曲条带状、不规则团块状(图2-26)。少突胶质细胞瘤多呈类圆形,边界不清楚。可为混杂密度、低密度、高密度和等密度。肿瘤周边水肿占37.9%,多为轻度水肿,但间变性者易发生周围水肿,且占位效应明显。少突胶质细胞瘤一般无强化或轻度强化,间变性少突胶质细胞瘤多为斑片状中度强化,强化不均匀。

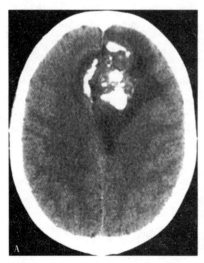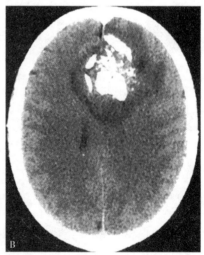

图 2-26 额叶少突胶质细胞瘤 CT 表现

注 CT平扫(A、B)显示额叶混杂密度病灶,病灶内见多发片状、条带状和团块状钙化,占位效应轻。

2.MRI 表现

少突胶质细胞瘤 T_1WI 为低信号, T_2WI 为高信号。钙化在 T_1WI 与 T_2WI 上多为低信号。肿瘤位置表浅,多累及皮质。Ⅱ级者肿瘤边界清楚、锐利,周围无水肿或仅有轻度水肿,占位征象轻(图2-27);间变性者瘤周水肿与占位征象较明显。无论低级别还是高级别,少突胶质细胞瘤在 PWI 上均表现为高灌注。

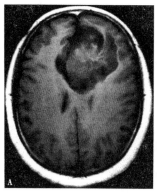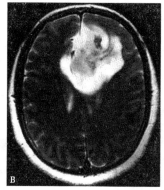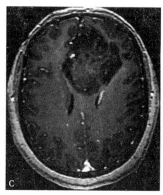

图 2－27　额叶少突胶质细胞瘤 MRI 表现

注　额叶病灶,轻度占位效应,$T_1WI(A)$呈低信号,$T_2WI(B)$呈高信号,增强横断面(C)肿瘤轻度强化,边界清楚。

(三)诊断与鉴别诊断

1.诊断要点

①本病好发于成人,病程进展缓慢,以癫痫及神经功能障碍为主要表现;②肿瘤多发生于幕上,CT 表现以混杂密度多见,水肿轻,强化程度低;钙化是少突胶质细胞肿瘤的特征,表现为点片状、条索状或团块状;③肿瘤在 T_1WI 上为低信号,T_2WI 为高信号;④间变性少突胶质细胞瘤钙化少,水肿重,可有囊变,中度强化。

2.鉴别诊断

需与星形细胞瘤、钙化性脑膜瘤、室管膜瘤、钙化性动静脉畸形及结核球等鉴别。

3.诊断价值比较

CT 显示少突胶质细胞瘤钙化比 MRI 直观,MRI 则更利于肿瘤部位和范围的判断。

三、毛细胞型星形细胞瘤

毛细胞型星形细胞瘤(PA)占所有原发脑肿瘤的 $2\%\sim6\%$,约占儿童大脑星形细胞瘤的 10% 和小脑星形细胞瘤的 85%。好发年龄为 $5\sim15$ 岁。在儿童,最常发生在小脑;约 30% 起源于视神经通路和下丘脑。

(一)临床与病理

肿瘤分为实性、囊实性和囊性,其中囊实性最常见;实性者瘤体呈暗红色,鱼肉样,质脆软,无包膜或有胶质组织形成的包膜样结构;囊实性者瘤体呈灰红色或灰黄色,边界清,无明显包膜,质地较硬,囊变部分将瘤体推向一侧,形成壁结节。

临床表现取决于肿瘤的发生部位,小脑肿瘤由于继发第四脑室梗阻导致的脑积水,可表现出头痛、恶心、呕吐、共济失调等;视觉通路的毛细胞型星形细胞瘤可导致视觉损害和下丘脑功能障碍。

(二)影像学表现

1.CT 表现

毛细胞型星形细胞瘤好发于小脑和下丘脑区,常伴有不同程度的囊变,平扫呈低密度,增强后肿瘤囊壁及实性部分强化,瘤周水肿轻,第四脑室常受压。

2.MRI 表现

肿瘤边界清楚,常为囊实性,囊内可有分隔,囊壁和实性部分 T_1WI 呈低信号、T_2WI 呈高信号,增强后囊壁、分隔和实性成分多明显强化(图 2-28);DWI 上肿瘤实性部分呈稍高信号。

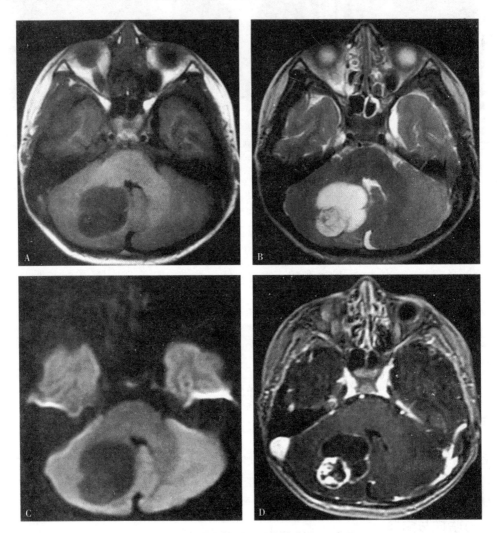

图 2-28 毛细胞型星形细胞瘤 MRI 表现

注 肿瘤位于右侧小脑半球,$T_1WI(A)$ 和 $T_2WI(B)$ 示病灶呈囊实性,T_1WI 呈低信号,T_2WI 呈高信号,DWI(C)示肿瘤实性部分呈等信号,增强扫描横断面(D)显示,肿瘤实性部分、囊壁及分隔明显强化。

(三)诊断与鉴别诊断

1.诊断要点

①肿瘤位于小脑半球或下丘脑区视神经通路,边界清楚;②多为囊实性;实性部分 CT 上呈低密度,T_1WI 呈低信号,T_2WI 呈高信号;③增强后,囊壁、间隔及实性部分多有明显强化。

2.鉴别诊断

小脑毛细胞型星形细胞瘤需与小脑半球血管母细胞瘤鉴别,典型血管母细胞瘤呈大囊小结节样改变,增强扫描结节明显强化,囊壁无强化。下丘脑区毛细胞型星形细胞瘤需与生殖细胞瘤鉴别,生殖细胞瘤 CT 上呈高密度,T_1WI 和 T_2WI 呈等信号,密度和信号均匀,增强后均匀强化。

3.诊断价值比较

MRI 多平面成像更利于肿瘤定位和范围显示,有助于肿瘤的定性诊断,优于 CT。

四、室管膜瘤和间变性室管膜瘤

室管膜瘤和间变性室管膜瘤为起源于室管膜细胞的肿瘤,少见。发病高峰年龄为 1～5 岁,也可见于成人。可发生于脑室系统的任何部位,以第四脑室最为多见。幕上室管膜肿瘤约半数位于脑实质内。

(一)临床与病理

肿瘤大体形态可呈结节状或分叶状,常随肿瘤所在空间的形状而变化。肿瘤可膨胀性生长,界限较清楚;也可浸润生长,界限不清楚。肿瘤可有玻璃样变、出血、坏死和囊变,偶可形成大囊。可因肿瘤细胞脱落或手术种植而发生转移。

临床表现常有头痛、恶心、呕吐、共济失调和眼球震颤等,缺乏特异性的临床表现,癫痫和颅内高压征象常见,脑室内的肿瘤缺乏定位体征。

(二)影像学表现

1.CT 表现

CT 平扫为等密度或稍高密度,其内可有散在低密度囊变区和高密度钙化。CT 增强扫描,80% 肿瘤发生不均匀性强化。脑室内肿瘤无瘤周水肿,脑实质内肿瘤则有轻度瘤周水肿。

2.MRI 表现

室管膜肿瘤在 T_1WI 上为低信号或等信号,T_2WI 为高信号;注射 Gd－DTPA 后,肿瘤有明显强化,囊变区无强化;可有梗阻性脑积水(图 2－29)。

大脑半球间变性室管膜瘤多位于顶颞枕叶交界处及额叶,与侧脑室关系密切。在小儿及青少年,肿瘤内可有大的囊变和钙化,偶尔可有瘤内出血;成人囊变和钙化不常见(图 2－30)。

(三)诊断与鉴别诊断

1.诊断要点

①多见于小儿及青少年,颅内高压及定位体征不定;②肿瘤多位于第四脑室,也可见于侧脑室、第三脑室和脑实质内;③CT 平扫肿瘤为等密度和高密度,散在低密度囊变区和点状钙化;MRI 显示肿瘤 T_1WI 为低信号或等信号,T_2WI 为高信号;增强扫描实性部分强化明显。

2.鉴别诊断

①第四脑室室管膜肿瘤需与髓母细胞瘤、脉络丛乳头状瘤鉴别;②侧脑室室管膜肿瘤需与脉络丛乳头状瘤、星形细胞瘤、中枢性神经细胞瘤鉴别;③大脑半球室管膜肿瘤需与星形细胞瘤、转移瘤鉴别。

3.诊断价值比较

CT 和 MRI 对幕上肿瘤均有较好的诊断价值。幕下肿瘤(特别是靠近颅底者)应首选 MRI 检查。

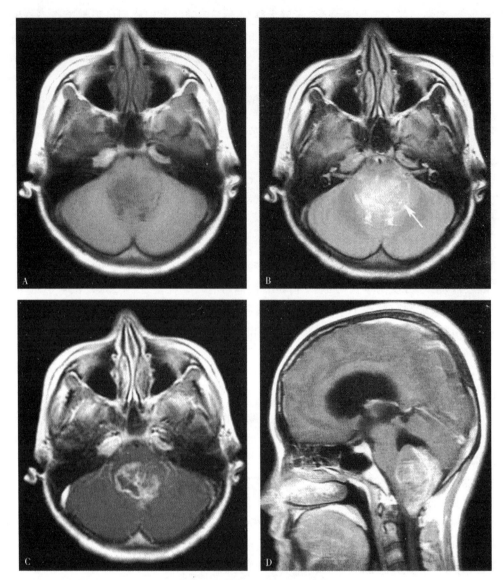

图 2-29 室管膜瘤 MRI 表现

注 肿瘤位于第四脑室，$T_1WI(A)$呈低信号，$T_2WI(B)$为混杂高信号(↑)，内可见多个片状囊变区；增强扫描横断面及矢状面(C、D)显示肿瘤实性部分明显强化，囊变区无强化。

五、髓母细胞瘤

髓母细胞瘤属于胚胎性肿瘤，占颅内神经上皮肿瘤的 4%～8%，占原发颅内肿瘤的 2%～7%。可发生在任何年龄，其中 75% 在 15 岁以内，4～8 岁为发病高峰，男女比例为(2～3)：1。

（一）临床与病理

髓母细胞瘤是一种恶性肿瘤，主要发生在小脑蚓部，容易突入第四脑室。成人易发生在小脑半球。肿瘤生长迅速，易发生脑脊液播散，广泛种植于脑室系统、蛛网膜下腔和椎管内。肿瘤质脆软似果酱，呈浸润生长，边界不清楚，但有时有假包膜而边界清楚。肿瘤囊变、钙化、出血均少见。临床常见躯体平衡障碍、共济运动差及颅内高压症状。

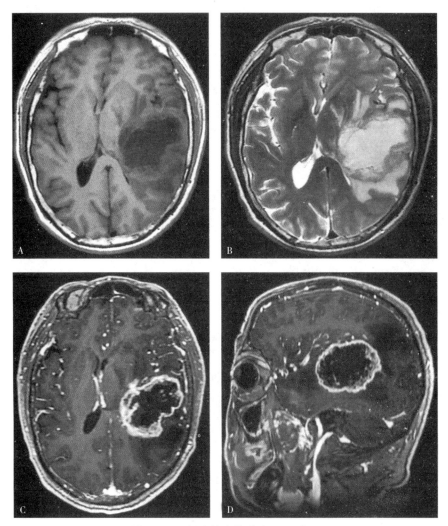

图 2 - 30 间变性室管膜瘤 MRI 表现

注 肿瘤位于左侧颞枕叶交界处,T_1WI(A)呈低信号,T_2WI(B)为混杂高信号,内可见多个片状囊变区及坏死区;增强扫描横断面及矢状面(C、D)显示,肿瘤实性部分明显强化,囊变区及坏死区无强化。

(二)影像学表现

1.CT 表现

肿瘤常位于小脑蚓部,边界清楚。CT 平扫多呈略高密度,少数为等密度,低密度罕见。46%的肿瘤周围有水肿。CT 增强扫描,肿瘤常呈不均匀显著强化。

2.MRI 表现

肿瘤在 T_1WI 上为低信号,T_2WI 为等或高信号,其前方可见脑脊液信号。Gd - DTPA 增强,多为不均匀性强化(图 2 - 31)。肿瘤阻塞第四脑室时导致第三脑室及侧脑室扩大。

(三)诊断与鉴别诊断

儿童颅后窝中线区实性肿块,增强检查明显强化,多为髓母细胞瘤。但需与星形细胞瘤、室管膜瘤鉴别,肿瘤位于小脑蚓部是与其他肿瘤鉴别的关键点。

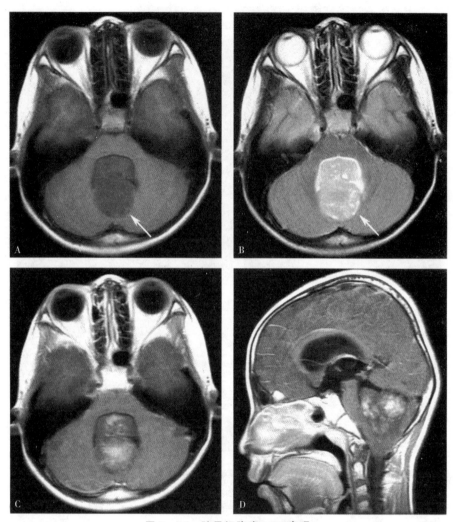

图 2-31 髓母细胞瘤 MRI 表现

注 肿瘤位于小脑蚓部,$T_1WI(A)$呈低信号(↑),$T_2WI(B)$呈高信号(↑),内见多个小囊变区,增强扫描横断面及矢状面(C、D)肿瘤呈轻到中度不均匀强化,第四脑室受压,幕上梗阻性脑积水。

CT 和 MRI 对髓母细胞瘤定位和定性均有很高的价值,评估肿瘤与小脑蚓部关系时 MRI 优于 CT。

六、脑膜瘤

(一)临床与病理

1.病因、病理

脑膜瘤起源于脑膜,位居颅内肿瘤的第二位,占颅内肿瘤的 15%~20%。多见于 40~60 岁的中年人,女性发病率约为男性的 2 倍。大多数为良性,极少为恶性。

脑膜瘤的发病部位与蛛网膜分布有关,典型部位按频率顺序为矢状窦旁、大脑镰、脑凸面、嗅沟、鞍结节、蝶骨嵴、三叉神经半月节、小脑幕、脑桥小脑三角区、斜坡颅颈连接处。多为单发,偶为多发,并可与听神经瘤或神经纤维瘤并发。肿瘤有完整包膜,多为结节或颗粒状,可有钙化或骨化,少数可出现囊变、坏死和出血。肿瘤生长缓慢,可长大嵌入脑内,造成脑皮质受压,但除恶变者外,一般不会浸润至脑实质内,极少数可恶变成脑膜肉瘤。脑膜瘤因紧邻颅骨,易引起颅骨增生、破坏或变薄。肿瘤多数由脑膜动脉分支供血,血运丰富。

2.临床表现

起病缓慢,病程长,可有头痛、头晕,位于大脑凸面者常有皮质缺血或癫痫发作,位于功能区的脑膜瘤,可有局限性体征及神经功能障碍。

(二)影像学表现

1.X 线表现

平片常见颅内压升高和松果体钙化斑块移位。可见颅骨骨质增生、破坏、肿瘤钙化和血管压迹增粗等。脑血管造影可显示肿瘤引起的脑血管移位,动脉期可见来自颈外动脉和颈内动脉的脑膜分支,毛细血管期或静脉期可见肿瘤染色,肿瘤周围的正常脑血管受压变形。

2.CT 表现

(1)CT 平扫:肿瘤呈圆形或类圆形,边界清晰,呈等或略高密度(图 2 - 32A),以广基底靠近颅板或硬脑膜,瘤体可见钙化。可见瘤周水肿,程度不一,多较轻。占位征象明显。有时可见颅板增厚、破坏等。出血、坏死和囊变少见。

(2)CT 增强扫描:多呈明显均匀强化(图 2 - 32B),边缘锐利,未强化区代表坏死、囊变。

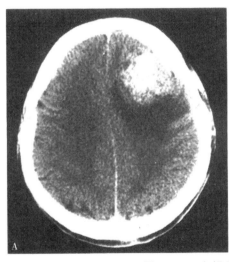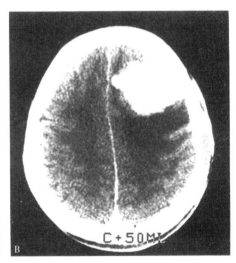

图 2 - 32　左额凸面脑膜瘤 CT 表现

注　A.CT 平扫:肿瘤密度略高,边界清,周围水肿明显;B.CT 增强扫描:肿瘤明显均匀强化。

3.MRI 表现

(1)MRI 平扫:信号多与脑灰质接近,T_1WI 多为等信号,T_2WI 及 FLAIR 多为等或稍高信号(图 2 - 33A、B)。内部信号可不均匀,囊变呈长 T_1、长 T_2 信号,钙化在 MRI 上无信号。肿瘤周围可见低信号环,以 T_1WI 明显,介于肿瘤与水肿之间,称为肿瘤包膜。肿瘤侵及颅骨时,正常的颅骨结构消失,骨结构不规则。DWI 上脑膜瘤的表现较为多样,可表现为稍高、等或稍低信号。由于脑膜瘤属于脑外肿瘤,不含正常神经元,MRS 表现为 NAA 峰缺乏,Cho 峰升高,Cr 峰下降,可出现丙酸(Ala)峰。

(2)MRI 增强扫描:肿瘤多呈明显均一强化,出现囊变、坏死时强化不均匀。相邻脑膜可呈鼠尾状强化,称为"脑膜尾征"(图2-33C)。MRA可显示肿瘤血供,并可帮助了解肿瘤与大血管的细致关系。

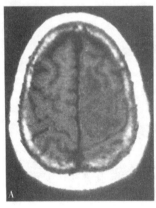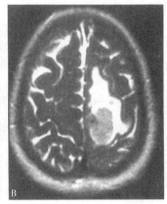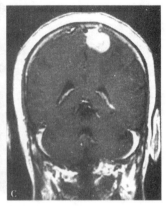

图 2-33　左额顶部脑膜瘤 MRI 表现

注　A.MRI平扫:T₁WI左侧额顶部等信号类椭圆形占位性病变;B.MRI平扫:T₂WI为稍高信号,信号欠均匀,周围脑水肿明显;C.MRI增强扫描:冠状位肿瘤均匀显著强化,肿瘤与脑膜广基底相连,并可见"脑膜尾征"。

(三)诊断与鉴别诊断

矢状窦旁、大脑镰、脑凸面等蛛网膜分布区域见等密度、等信号的肿块,增强扫描明显强化,且见"脑膜尾征",可诊断脑膜瘤。脑膜瘤需要与星形细胞瘤鉴别(参见星形细胞瘤的鉴别诊断);脑桥小脑三角区脑膜瘤要与听神经瘤鉴别(参见听神经瘤的鉴别诊断);鞍区脑膜瘤要与颅咽管瘤鉴别(参见颅咽管瘤的鉴别诊断);脑室内脑膜瘤要与室管膜瘤鉴别(参见室管膜瘤的鉴别诊断)。

七、垂体腺瘤

(一)临床与病理

1.病因、病理

垂体腺瘤是鞍区最常见的肿瘤,占颅内肿瘤的第三位。本病成人多见,男女发病率相等,但分泌催乳素的微腺瘤多为女性。

根据有无激素分泌,可分为功能性(75%)和无功能性(25%)两类。前者包括催乳素腺瘤、嗜酸细胞瘤和嗜碱细胞瘤等,后者为嫌色细胞瘤。根据其大小可分为微腺瘤(≤10mm)和大腺瘤(>10mm)。垂体腺瘤属于脑外肿瘤,包膜完整,与周围组织界线清楚。肿瘤较大时,可出现出血、坏死和囊变。偶可钙化。

2.临床表现

临床表现多样,与肿瘤类型和肿瘤对周围结构的压迫有关。催乳素腺瘤出现闭经、泌乳,生长激素腺瘤出现肢端肥大,促肾上腺皮质激素腺瘤出现库欣综合征等。巨大垂体腺瘤可出现压迫症状,如视力障碍、垂体功能低下、头痛等。

（二）影像学表现

1.X 线表现

蝶鞍扩大,前后床突骨质吸收、破坏,鞍底下陷。部分患者可见颅内高压征象及颅骨增厚等。

2.CT 表现

(1)垂体大腺瘤。

1)CT 平扫:示鞍区等密度或稍高密度肿块,呈圆形或椭圆形,边缘光滑,密度均匀或不均匀,蝶鞍扩大,鞍背变薄后移。肿瘤可侵犯四周结构,向上突入鞍上池,侧方可侵及一侧或双侧海绵窦,冠状位扫描显示肿瘤呈哑铃状。

2)CT 增强扫描:多为均匀强化或周边强化。动态 CT 扫描时垂体腺瘤使垂体内毛细血管床受压、移位,称为血管丛征。

(2)垂体微腺瘤。

1)CT 平扫:冠状位薄层扫描约半数患者无异常表现,有时可见垂体高度增加(正常垂体高度男性<7mm,女性<9mm),上缘膨隆,垂体柄偏移及鞍底骨质变薄、凹陷等。

2)CT 增强扫描:必须行冠状位薄层增强扫描,快速注入对比剂后迅速扫描,肿瘤为低密度,延迟扫描为等密度或高密度。

3.MRI 表现

(1)垂体大腺瘤。

1)MRI 平扫:矢状、冠状或横断位可见鞍区内肿块,T_1WI 呈较低或等信号,T_1WI 及 FLAIR 呈等或较高信号,信号均匀或不均匀,若肿瘤内部发生囊变或坏死,在 T_1WI 上,肿瘤内部出现更低信号,T_2WI 则呈更高信号,伴出血则在 T_1WI、T_2WI 上均呈高信号。正常垂体多不能显示。DWI 上,肿瘤可表现为弥散运动受限或不受限。肿瘤可侵犯四周,向上生长,由于受鞍膈束缚,可见"束腰征"。

2)MRI 增强扫描:呈均一强化,坏死、囊变、出血和钙化部分不强化。磁共振血管成像(MRA)可显示肿瘤对 Willis 环的形态和血流的影响。

(2)垂体微腺瘤。

1)MRI 平扫:冠状位及矢状位薄层扫描时,T_1WI 呈低信号,伴出血为高信号;T_2WI 及 FLAIR 呈高信号或等信号。肿瘤通常位于垂体一侧,可见垂体高度增加,上缘局部膨隆,垂体柄偏移,鞍底下陷或局部骨质吸收破坏。

2)MRI 增强扫描:肿瘤早期信号强度低于正常垂体,1 小时后高于正常垂体。

（三）诊断与鉴别诊断

鞍内或鞍上类圆形略高或等密度肿块,MRI 上 T_1WI 为等信号,T_2WI 为高信号,均一或周边强化,伴蝶鞍扩大、破坏等影像学改变,结合内分泌紊乱可诊断垂体大腺瘤。垂体内低密度或 T_1WI 低信号小病灶,伴垂体柄偏移,增强后强度低于正常垂体,结合内分泌紊乱可诊断垂体微腺瘤。

大腺瘤需要与发生于鞍区的其他肿瘤进行鉴别,如脑膜瘤、颅咽管瘤及动脉瘤等,能否见到正常垂体为主要鉴别点。微腺瘤需要与青春期或哺乳期妇女正常垂体鉴别,后者也可表现为垂体高度增加,垂体饱满,上缘局部膨隆,但垂体左右对称,垂体柄居中,鞍底无下陷。

八、颅咽管瘤

(一)临床与病理

1.病因、病理

颅咽管瘤是小儿的常见颅内肿瘤,也可发生于成人。大多数发生在鞍区,多为单或多房囊性,少数为实质性,实质部分和囊壁常发生钙化。

2.临床表现

最常见的临床表现是导致梗阻性脑积水后的头痛、视力下降,也可以出现内分泌紊乱的表现,如尿崩、肥胖、身材矮小等。

(二)影像学表现

1.CT 表现

CT 平扫可见鞍上池内以囊性为主的肿块,囊壁多有斑点状或蛋壳样钙化,也可同时见到囊和实质肿块(图 2-34)。CT 增强扫描可见到囊壁、囊内分隔和实质部分的强化。多数肿瘤突入第三脑室,形成梗阻性脑积水。

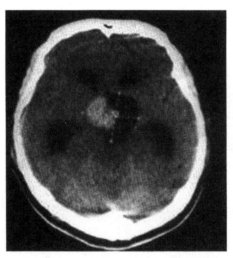

图 2-34　颅咽管瘤 CT 表现

2.MRI 表现

MRI 平扫囊性部分大多表现为 T_1WI 低信号,T_2WI 高信号;如果囊内容物为浓度较高的蛋白或有正铁血红蛋白时,T_1WI 则为高信号,囊壁和实质部分无论 T_1WI 还是 T_2WI,多为等信号,增强扫描明显强化。

(三)诊断与鉴别诊断

1.诊断要点

①位于鞍上池内的囊性或囊实性肿块,伴有斑点状或蛋壳样钙化;②增强扫描,囊壁、囊内分隔和实质部分明显强化。

2.鉴别诊断

垂体腺瘤,多为实质性,伴有蝶鞍扩大。

3.检查方法的比较

CT 是首选影像学检查方法。

九、听神经瘤

(一)临床与病理

1.病因、病理

听神经瘤大多起源于听神经前庭部分的神经鞘,绝大多数为神经鞘瘤。

2.临床表现

临床首发症状为听觉障碍直至耳聋,伴有眩晕或有颅内压增高的表现。

(二)影像学表现

CT 与 MRI 表现如下。

1.肿瘤本身的改变

肿瘤位于桥小脑角区,CT 平扫瘤体呈略低或等密度,部分呈混杂密度,肿瘤呈圆形、椭圆形或分叶状,边缘不锐利。CT 增强扫描可见瘤体的实性部分明显强化,使肿瘤的边缘锐利、光滑、平整。囊变较大的瘤体可以呈环状强化。

MRI 的 T_1WI 中,瘤体呈略低信号或等信号,坏死囊变区域呈更低信号;T_2WI 呈明显高信号。MRI 增强扫描可见实性部分明显强化(图 2－35)。

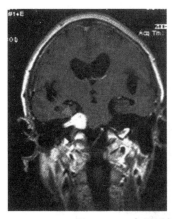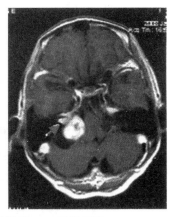

图 2－35 右侧听神经瘤 MRI 增强扫描

2.内听道的改变

由于大部分肿瘤起源于听神经的远侧端,内听道的扩大和(或)骨质破坏成为听神经瘤最常见、最有诊断价值的阳性表现。

(三)诊断与鉴别诊断

1.诊断要点

①桥小脑角池内低或略低密度肿块;②增强扫描肿块明显强化,边缘光滑整齐;③同侧内听道扩大,同侧桥小脑角池增宽,对侧变窄。

2.鉴别诊断

脑膜瘤,宽基底附着在岩骨内缘,内听道不扩大,增强扫描几乎没有坏死部分。

3.检查方法的比较

CT可检出绝大多数肿瘤。MRI的最大优势是能够通过增强扫描发现和确认位于内听道内的小听神经瘤。

十、转移瘤

(一)临床与病理

1.病因、病理

转移瘤是颅内常见肿瘤之一,多发生于脑实质,且大多为多发。

2.临床表现

临床表现主要是局部神经症状和颅内压增高症状,如头痛、恶心、肢体轻偏瘫等。

(二)影像学表现

1.CT 表现

瘤体大多数为脑实质内圆形病灶,也可以是椭圆形结节,脑膜的转移瘤大多是宽基底附着在脑膜上。CT 图像上肿瘤可以是等密度,也可以是低密度或者高密度。瘤体内部可以是均质实性,也可以是混杂密度。有些瘤体表现为囊性。CT 增强扫描可见肿瘤的实质部分都有比较明显的强化(图 2-36)。转移瘤周围水肿面积较大,即使是很小的肿瘤也可以见到非常明显的水肿。

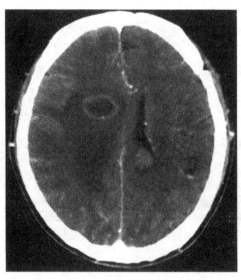

图 2-36　脑转移瘤

注　增强 CT 显示右额叶环状强化结节,左侧脑室内后实性强化结节。

2.MRI 表现

T_1WI 上,瘤体大多为略低信号,T_2WI 表现为略高信号或高信号,与更高信号的瘤周水肿对比明显。MRI 增强扫描可以见到肿瘤的强化,这样可以发现那些没有瘤周水肿的较小肿瘤。

(三)诊断与鉴别诊断

1.诊断要点

①转移瘤为多发;②瘤体多为圆形或椭圆形;③瘤体周围水肿非常明显;④增强后瘤体明显强化;MRI 多为 T_2WI 高信号,T_1WI 信号多样。

2.检查方法的比较

由于软组织分辨力的不足及岩骨之间骨性伪影的存在,CT 对后颅凹转移瘤的敏感性不及 MRI,后者尤其适合后颅凹内转移瘤的显示。

（贾海涛）

第八节 颅内感染性疾病

一、脑脓肿

(一)临床与病理

1.临床表现

多数患者有感染病史,但部分患者可无确切感染病史。发生脑炎、脑膜炎或脓肿形成后,多有畏寒、高热、头痛、呕吐、抽搐、意识障碍和脑膜刺激征。

2.病理

脑脓肿可单发,也可多发、多房,多有显著的占位效应和周围水肿。脑脓肿可分 3 个时期:①急性脑炎或脑膜炎期;②化脓期;③包膜形成期。

(二)影像学表现

脑脓肿不同分期的影像学表现各有特点,见表 2-1 及图 2-37。

表 2-1 脑脓肿不同分期的 CT、MRI 表现

分期	CT 表现	T_2WI	增强扫描	DWI
脑炎期	稍低密度,周围水肿明显	较高信号,周围水肿明显	无或轻度脑回样强化	稍高
化脓期	中心为稍低密度,外有等密度包绕,最外为周围水肿	高信号,周围水肿	边缘不完整强化	稍高
包膜形成期	中心为稍低密度,包膜呈等密度,周围水肿减轻	中央高信号,周边低信号带(包膜),周围水肿减轻	环形强化	中央显著高信号

若脓肿破溃进入脑室,可引起室管膜炎,表现为室管膜增厚、强化。慢性期可见脑积水。

(三)诊断与鉴别诊断

根据脑脓肿影像学表现,结合全身或感染情况等可作出诊断,但不典型者需与星形细胞瘤及转移瘤相鉴别。

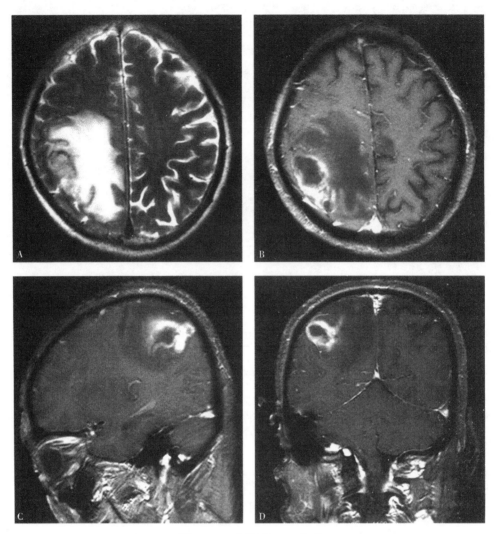

图 2-37 脑脓肿 MRI 表现

注 患者高热、寒战、中性粒细胞明显增多。A.T₂WI 轴位像；B.CE-T₁WI 轴位像；C.CE-T₁WI 矢状位像；D.CE-T₁WI 冠状位像。图 A 为 MRI 平扫,见右侧顶叶类圆形 T₂WI 像稍高信号,周围见稍低信号环及大片状水肿带;图 B、C、D 为 MRI 增强扫描,示病变明显不均匀强化。

二、结核性脑膜炎

(一)临床与病理

1.病理

由结核菌引起的脑膜炎症,蛛网膜下腔多有大量炎性渗出物黏附,渗出物积聚,尤以脑底部为著;脑膜面及脑实质内可有小结核结节形成。

2.临床表现

多出现全身中毒症状、脑膜刺激征、颅压增高征、癫痫、意识障碍等,脑脊液压力增高,细胞及蛋白质含量中度增加。

（二）影像学表现

1.X线表现

可见颅内压增高表现，后期可见蝶鞍上方附近钙化斑，主要在环池和鞍上池附近。

2.CT表现（图2-38）

（1）渗出物：CT平扫，蛛网膜下隙的脑脊液密度消失，呈等或高密度，以脑底部脑池、外侧裂显著。CT增强扫描呈明显不规则强化。

（2）粟粒样结核结节：CT平扫，脑膜上、大脑及小脑实质内粟粒样等或低密度结节。CT增强扫描，小结节明显强化。

（3）可出现脑积水、脑水肿，局限性脑缺血及脑梗死。

3.MRI表现（图2-38）

（1）MRI平扫：蛛网膜下隙，特别是脑底部脑池、外侧裂在T_1WI、T_2WI和FLAIR上脑脊液信号明显增高。

（2）MRI增强扫描：蛛网膜下腔明显强化。CT增强扫描，蛛网膜下腔明显强化，偶可见以脑膜强化为主的病变。

（三）诊断与鉴别诊断

结核性脑膜炎是由结核杆菌引起的脑膜弥散性炎症，可波及脑实质，多发于颅底池，结核性脑膜渗出和结核型肉芽肿为其典型表现，结合临床症状可作出诊断。

三、脑囊尾蚴病

（一）临床与病理

1.病因

活动性和过渡性囊虫按照发病部位分为：①脑实质型；②脑室型；③脑膜型。

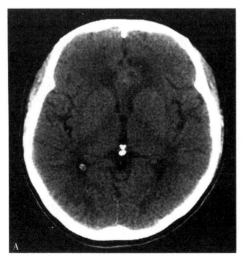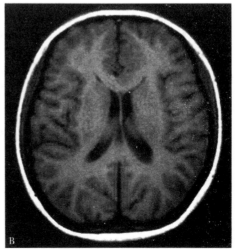

图2-38

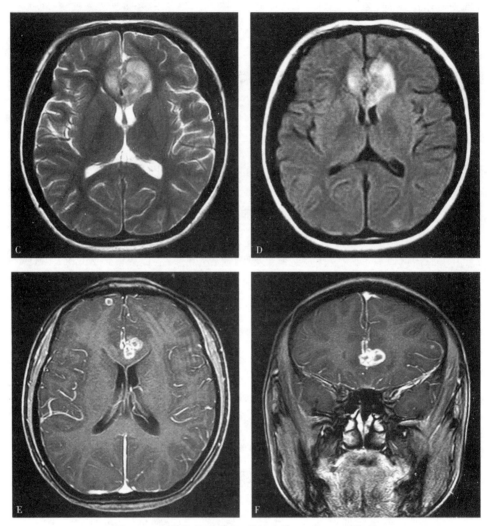

图 2 - 38　结核性脑膜炎、结核瘤的 CT 和 MRI 表现

　　注　A.CT 轴位像；B.MR T$_1$WI 轴位像；C.MR T$_2$WI 轴位像；D.MR FLAIR 轴位像；E.MR CE - T$_1$WI 轴位像；F.MR CE - T$_1$WI 冠状位像。图 A 示双侧扣带回及胼胝体膝部密度略减低，邻近蛛网膜下腔显示不清；图 B、C、D 示双侧扣带回及胼胝体膝部片状 T$_1$WI 稍低信号，T$_2$WI 及 FLAIR 稍高信号，邻近蛛网膜下腔 T$_2$WI 及 FLAIR 信号增高，左侧侧脑室前角受压；图 E、F 为 MRI 增强扫描，示双侧扣带回、右侧额叶及胼胝体膝部多个类圆形强化影，邻近脑膜可见增厚强化。

　　2.临床表现

　　脑囊尾蚴病多起病缓慢，最常见症状是癫痫发作，其他症状包括头痛、局限性神经功能障碍以及精神障碍等。

　　（二）影像学表现

　　1.X 线表现

　　可有颅内压增高表现，少数可见钙化斑，圆形，直径为 3～5mm，可多发，也可单发。

　　2.脑实质型

　　（1）CT 表现。

1)CT 平扫:脑内散在多发低密度小囊,多位于皮髓质交界区;囊腔内见致密小点为头节。

2)CT 增强扫描:结节有轻度强化。囊虫坏死后呈钙化小点,CT 显示敏感。

(2)MRI 表现。

1)MRI 平扫:MRI 表现典型,小囊主体 T_1WI 呈低信号,T_2WI 呈高信号,多见直径 2~3mm 的壁结节,其代表头节。

2)MRI 增强扫描:囊壁及头节轻度强化。

3.脑室型

以第四脑室多见,CT 及 MRI 直接征象有限,多以局部脑室扩大、合并脑积水等间接征象为主;囊壁、头节可有强化(图 2-39)。

4.脑膜型

病变多位于蛛网膜下腔,与脑膜粘连,CT 及 MRI 表现与脑室型相似,局部脑室扩大,邻近脑实质受压及脑膜强化等。

(三)诊断与鉴别诊断

根据上述脑囊尾蚴病影像学表现,结合患者绦虫病病史、囊虫补体结合试验阳性可作出诊断,不典型者需与其他脑炎、脑梗死等相鉴别。

四、病毒性脑炎

(一)临床与病理

1.病理

主要为病毒对脑实质的损害,确诊需要依靠对病毒的分离和血清学检查。脑部病理改变呈弥散性,多位于两侧大脑半球、额叶、顶叶、颞叶及岛叶等,但并不完全对称,颞叶为最常见部位,其次是额叶。

2.临床表现

好发于儿童,也可见于成年人,呈散发,无季节性和地方性。发病前多有发热、头痛、全身不适和上呼吸道感染等前驱症状。

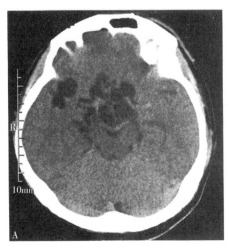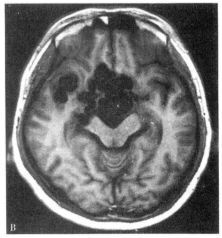

图 2-39

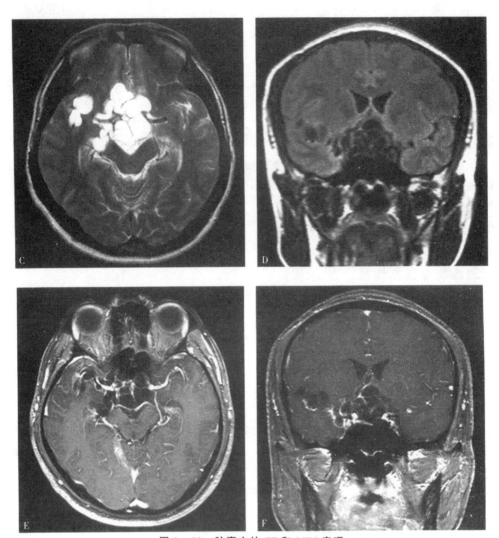

图 2-39 脑囊虫的 CT 和 MRI 表现

注　A.CT 轴位像;B.MR T_1WI 轴位像;C.MR T_2WI 轴位像;D.MR FLAIR 冠状位像;E.MR CE-T_1WI 轴位像;F.MR CE-T_1WI 冠状位像。患者有吃"米猪肉"史。图 A 示鞍区及右侧外侧裂池有多个不规则形囊状低密度影,其内见分隔,壁薄厚不均,脑干呈受压改变;图 B、C、D 示鞍区及右侧外侧裂池见多个不规则形囊状 T_1WI 及 FLAIR 稍低信号,T_2WI 呈高信号,壁薄厚不均,囊壁 T_1WI 及 FLAIR 呈等信号,脑干受压;图 E、F 为 MRI 增强扫描,示病变囊性成分不强化,囊壁呈环形强化。

(二)影像学表现

1.CT 表现

(1)CT 平扫:单发或多发片状低密度影,伴轻度占位效应。

(2)CT 增强扫描:不均匀强化。

2.MRI 表现

(1)MRI 平扫:①多见于双颞叶底面、内侧面及岛叶,单发或多发病变,T_1WI 略低信号区,周围环绕线状稍高信号影;②T_2WI 高信号,T_2WI 的高信号逐渐向岛叶扩散(图 2-40)。

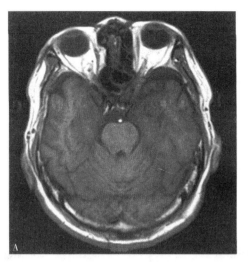

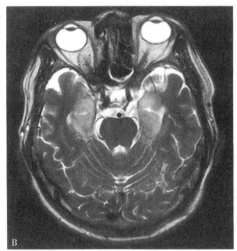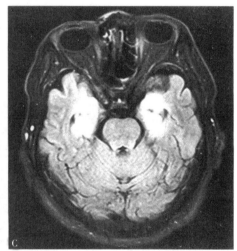

图 2 - 40　病毒性脑炎 MRI 表现

注　A.T₁WI 轴位像;B.T₂WI 轴位像;C.FLAIR 轴位像。患者有上呼吸道感染史,出现头痛及脑膜刺激症状。MRI 平扫双侧海马形态饱满,双侧颞叶内侧或海马均可见片状稍长 T₁、稍长 T₂ 异常信号,FLAIR 呈稍高信号,界限不清。

(2)MRI 增强扫描:呈点状、斑片状强化或弥漫型脑回样强化,也可无强化。

(三)诊断与鉴别诊断

根据上述病毒性脑炎影像学表现,结合脑脊液病毒特异性抗体试验阳性及临床表现可作出诊断,但需与细菌性脑炎、早期脑脓肿等相鉴别。

(贾海涛)

第九节　脊髓疾病

一、椎管内肿瘤

椎管内肿瘤约占中枢神经系统肿瘤的 15%,可发生在椎管内的各个部位。以 20～40 岁成人多见。

（一）临床与病理

椎管内肿瘤的病理类型与其部位有关：髓内肿瘤，以室管膜瘤和星形细胞瘤常见；髓外硬膜内肿瘤，多为神经源性肿瘤和脊膜瘤；硬膜外肿瘤，常见为转移瘤。临床上主要表现为肿瘤平面以下肢体运动、感觉以及括约肌功能障碍。

（二）影像学表现

1.X 线和 CT 表现

脊椎平片有可能提示椎管内占位病变，但价值有限；CT 对局限于椎管内肿瘤的检出和诊断有价值，但价值不高。

2.MRI 表现

MRI 能直观地显示椎管内肿瘤及其与周围组织的关系，作出肿瘤的定位、定量乃至定性诊断，是目前诊断椎管内肿瘤的可靠方法。普通检查即可确定肿瘤的位置：①髓内肿瘤，常显示脊髓增粗，周围蛛网膜下腔对称性变窄、闭塞（图 2-41）；②髓外硬膜内肿瘤，表现为患侧蛛网膜下腔增宽，而对侧变窄，脊髓受压，向对侧移位（图 2-42）；③硬膜外肿瘤，常表现为蛛网膜下腔变窄和脊髓受压移位。椎管内肿瘤在 T_1WI 上常呈等或稍低信号，T_2WI 上呈等或高信号；Gd-DTPA 增强检查，不同类型肿瘤常有不同程度和形式的强化，且显示更清楚（图 2-41～图 2-43）。

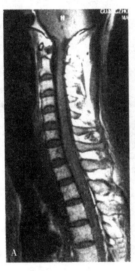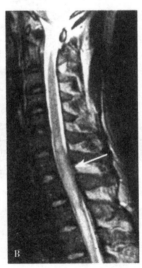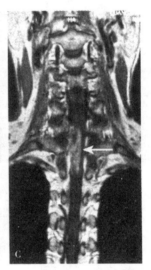

图 2-41 脊髓室管膜瘤

注 A.MRI T_1WI，下颈段及上胸段脊髓增粗，信号略低；B.T_2WI 肿瘤呈稍高信号，周围蛛网膜腔变窄（↑）；C.T_1WI 增强冠状位，肿瘤呈不均匀强化（↑）。

（三）诊断与鉴别诊断

对于椎管内肿瘤，根据 MRI 表现及发病部位、临床表现等，诊断多无困难。

二、脊髓损伤

脊髓损伤是一种非常严重的损伤，占全身损伤的 0.2%～0.5%。

（一）临床与病理

脊髓损伤分为出血性和非出血性损伤，后者仅表现为脊髓水肿和肿胀，预后较好。脊髓横断损伤可为部分性或完全性,伴有出血。损伤后期合并症包括脊髓软化、囊性变、蛛网膜粘连和脊髓萎缩等。

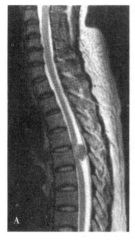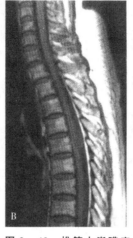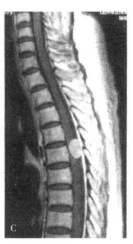

图 2－42　椎管内脊膜瘤

注　A.MRI T_2WI,肿瘤与脊髓信号相等,肿瘤同侧蛛网膜腔增宽,提示肿瘤位于髓外硬膜内;B.T_1WI,肿瘤呈等信号;C.T_1WI增强,肿瘤强化明显,脊髓前移。

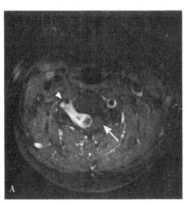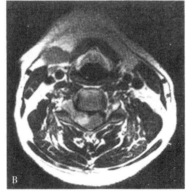

图 2－43　椎管内外神经鞘瘤

注　A.MRI T_1WI横断位增强扫描,肿瘤呈哑铃状,延伸至椎间孔外(△),明显强化,脊髓被推向左侧(↑);B.T_2WI横断位,肿瘤呈不均匀高信号。

(二)影像学表现

1.X 线表现

脊椎 X 线平片可发现椎骨骨折、椎体滑脱和椎管连续性中断。

2.CT 表现

CT 平扫可见呈高密度的脊髓内出血或硬膜内、外出血,还可清楚显示骨折块的移位及对脊髓的压迫。

3.MRI 表现

可直观显示外伤性椎管狭窄,脊髓损伤的类型、部位、范围和程度。①脊髓损伤出血,在 T_1WI 上可呈高信号;②脊髓水肿,T_1WI 上呈低或等信号,T_2WI 上呈高信号;③脊髓软化、囊变、空洞形成和粘连性囊肿,均呈 T_1WI 低信号、T_2WI 高信号(图 2-44);④脊髓萎缩,表现脊髓局限或弥散性缩小,伴或不伴信号异常。

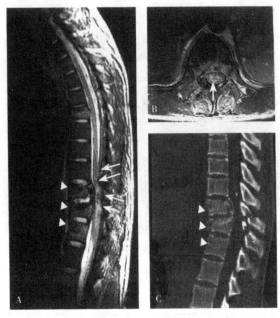

图 2-44　脊髓损伤

注　A.MRI T_2WI 矢状位,可见胸 11、胸 12 及腰 1 椎体骨折(△),相应层面脊髓挫伤呈高信号(↑);B.MRI T_2WI 横断位,可见脊髓内挫伤呈高信号影(↑);C.CT 矢状位重建显示胸 11、胸 12 及腰 1 椎体骨折(△)、椎管狭窄。

(三)诊断与鉴别诊断

根据明确的外伤史和典型的 MRI 表现,脊髓损伤及其类型均不难诊断。

三、视神经脊髓炎

视神经脊髓炎(NMO)是好发于亚洲人群的一种脱髓鞘疾病,以视神经和脊髓损害为主,也可累及脑组织。

(一)临床与病理

视神经脊髓炎起病急,症状重,预后差;女性多见;少数呈单期病程,多数表现为反复发作。该病主要累及视神经和脊髓,少数患者也可累及脑组织。病理表现为多个脊髓节段的广泛脱髓鞘,可继发坏死和空洞形成。血液中 NMO-IgG 和 AQP-4 抗体多为阳性,是诊断视神经脊髓炎较为特异性的指标。

(二)影像学表现

1.CT 表现

CT 诊断价值不高。

2.MRI 表现

MRI 是诊断视神经脊髓炎的重要检查手段。脊髓病变:普通检查,多表现为长段脊髓受累,常大于3个椎体节段;急性期脊髓肿胀、增粗,内有T_1WI低信号、T_2WI高信号的病灶;增强扫描,病灶有不同程度强化。视神经病变:脂肪抑制成像对于显示视神经病变非常重要,在脂肪抑制T_2WI上病变表现为高信号;增强检查,急性期病变可以发生显著强化。

(三)诊断与鉴别诊断

视神经脊髓炎常为临床诊断,MRI检查在该病的诊断与鉴别诊断中具有重要价值。其诊断依据为:病灶以累及脊髓和视神经为主,脊髓病灶多表现为长段脊髓受累;脑多表现正常;血液中NMO-IgG与AQP-4抗体阳性。本病需与多发性硬化进行鉴别,后者脑内病灶多见,脊髓病灶长度常小于3个椎体节段,NMO-IgG与AQP-4抗体多为阴性。

四、脊髓空洞症

脊髓空洞症属于脊髓慢性退行性疾病,可为先天性,或者继发于外伤、感染和肿瘤。好发于25~40岁,男性略多于女性。

(一)临床与病理

脊髓空洞症在病理上包括中央管扩张积水和脊髓空洞形成两型。临床症状主要为分离性感觉异常和下运动神经元功能障碍。

(二)影像学表现

1.CT表现

CT价值有限。CT平扫,偶于上颈髓内见低密度囊腔,囊内蛋白含量高时可呈等密度。

2.MRI表现

矢状位上,易于确定囊腔的部位、大小及流体动力学变化,还可明确空洞症的病因。①普通检查,T_1WI上囊腔呈低信号,T_2WI上呈高信号(图2-45);若囊腔直接与蛛网膜下腔相通,脑脊液搏动使T_2WI高信号内出现不规则条状低信号影;②水抑制T_2WI,能够更敏感地显示小的脊髓空洞。

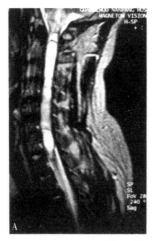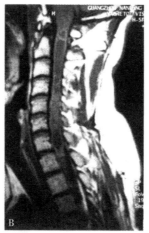

图2-45　脊髓空洞症

注　A.MRI T_2WI,脊髓增粗,空洞区呈不均匀高信号;B.T_1WI空洞区呈不均匀低信号。

（三）诊断与鉴别诊断

依据典型 MRI 表现并结合临床症状多可明确诊断脊髓空洞症，并有助于发现导致继发性脊髓空洞症的原因，如髓内肿瘤。

五、椎管内血管畸形

椎管内血管畸形系胚胎期脊髓血管的发育异常，可发生于脊髓各节段，脊髓内外可同时受累。好发于 20～60 岁，男性多于女性。

（一）临床与病理

本病类似脑血管畸形，包括数种类型，以动静脉畸形即脑动静脉畸形（AVM）最常见。AVM 依部位又可分为硬膜外和硬膜内两类。硬膜内 AVM 更重要，临床上有节段分布的疼痛和运动障碍。

（二）影像学表现

1.X 线表现

DSA 检查能够清楚显示脊髓 AVM 供血动脉的起源、畸形血管团及引流静脉走向，从而为介入治疗提供了明确的"路径图"。

2.CT 表现

①CT 平扫，可发现点状钙化影；②CT 增强检查，病变血管呈迂曲条状、团块状强化，有时可见增粗的供血动脉和引流静脉；③CTA 检查，能够较为清楚地显示 AVM 全貌。

3.MRI 表现

①MRI 普通检查，可见脊髓膨大，T_2WI 信号增高，脊髓内外的异常血管团呈流空信号，粗大的引流静脉常位于脊髓背侧；②MRI 增强检查，可检出小的 AVM；③MRA 检查，显示效果类似 CTA 检查。

（三）诊断与鉴别诊断

典型的椎管内 AVM 诊断不难，不典型者需与髓内肿瘤、海绵状血管瘤等鉴别。

（贾海涛）

第三章　呼吸系统

第一节　检查技术的应用

一、X 线检查

X 线检查包括传统胸部 X 线摄影、CR、DR、胸部 X 线透视和支气管造影。

（一）胸部 X 线摄影

胸部 X 线摄影能够显示呼吸系统的大部分疾病,且简单易行,价格便宜,常用于呼吸系统疾病的初查。正位(后前位)、侧位是胸部 X 线摄影最常见的投照体位。

（二）CR、DR 检查

胸部 CR、DR 在一些医院已替代了胸部 X 线摄影。

（三）胸部 X 线透视

胸部 X 线透视操作简单,可进行胸部多方位观察及胸部器官运动的显示,但空间及时间分辨力低,不能保留影像资料,多数医院已逐步淘汰。

（四）支气管造影

支气管造影既往用于观察支气管病变,目前已很少应用。

二、CT 检查

胸部 CT 检查是呼吸系统疾病最常用且有价值的影像检查方法。

（一）检查技术与参数

1.扫描范围

从肺尖至肋膈角。

2.窗宽、窗位

(1)窗宽:肺窗采用 1000～2000HU,纵隔窗采用 300～500HU。

(2)窗位:肺窗采用－800～－500HU,纵隔窗采用 30～50HU。

3.层厚、螺距

常规扫描采用 5～10mm 层厚,螺距 1.5。高分辨率 CT 采用 1～2mm 层厚,螺距 1.5。

（二）CT 平扫

1.常规 CT 平扫

常规 CT 平扫用于呼吸系统常见疾病的基本检查或体检。

2.特殊 CT 检查

(1)高分辨率 CT(HRCT):能够清晰地显示肺内细微结构,用于观察诊断弥散性病变(间质病变、肺泡病变、结节病变)、支气管扩张及肺小结节等。

(2)病灶的容积显示及多平面重建:层厚 0.5~2.0mm,能够多平面、多角度、立体显示肺内病灶的轮廓及与周围结构(如小血管和小支气管等)的关系,有利于计算病灶倍增时间及随诊观察,常用于观察诊断肺内结节或肿块。

(3)气管支气管的多平面重建、CT 仿真内镜:层厚 0.5~2.0mm;能显示气管及较大支气管,特异性、敏感性均较低,显示的小支气管形态容易失真,目前一般不用于细支气管的检查。可用于观察诊断气管支气管病变、评价支气管内支架的疗效。

(4)CT 肺功能成像:既能显示肺的形态学变化,又能定量测量肺功能。可用于诊断肺气肿,评估肺减容术的疗效等。

(5)低剂量 CT(LDCT):除管电流外,其他扫描参数同常规扫描。目前主要用于肺癌筛查。

(三)CT 增强扫描

1.普通 CT 增强扫描

用于鉴别肺门周围的血管断面与其周围肺内病灶、肺门或纵隔淋巴结断面,或判断胸部大血管受累情况。

2.动态 CT 增强扫描

注射对比剂后,在设定的时间范围内对某一选定层面进行动态连续扫描。常用于肺内孤立结节的定性诊断。

3.肺血管 CT 成像

肺血管 CT 成像也称肺 CTA,能够显示肺动脉及其大分支。可用于诊断肺血管病变(肺栓塞等),判断胸部大血管受累情况。

4.CT 灌注成像

多用于肺结节的鉴别诊断,临床上尚未普及推广。

(四)CT 引导肺穿刺活体组织检查

CT 引导肺穿刺活体组织检查可用于肺内病变的定性诊断,但可有假阴性出现。

三、MRI 检查

呼吸系统的 MRI 检查,应采用呼吸门控或平静浅呼吸进行扫描,以减少呼吸运动的影响。扫描范围从肺尖至肋膈角,以横断面扫描为主,依据病情加扫冠状面及矢状面。

肺实质成像一般采用 SE 序列 T_1WI、T_2WI 及 PDWI,使用 Gd-DTPA 作为对比剂的 T_1WI 增强扫描应用相对较少。

(一)MRI 平扫

常用于鉴别肺门血管断面与其周围肺结节、肺门纵隔淋巴结,或判断胸部大血管受累情况,诊断纵隔内病变。

（二）肺血管 MR 成像

肺血管 MR 成像也称肺 MRA，常用于检查近段肺动脉病变。

（三）MRI 肺功能成像

MRI 灌注成像可用于观察诊断肺栓塞、肺气肿、孤立肺结节；MRI 通气成像可用于观察诊断肺气肿、肺弥散性间质病、肺癌、肺栓塞等。以上两种技术目前尚处于临床研究阶段。

四、DSA 检查

胸部 DSA 检查分为选择性支气管动脉 DSA、选择性肺动脉 DSA 和选择性胸壁动脉 DSA 等。目前主要用于：①肺内血管性疾病的诊断或术前了解肺内血管状况，不作为呼吸系统疾病的主要诊断手段；②咯血患者术前确定出血部位或进行栓塞止血治疗；③支气管动脉灌注化疗。

五、放射性核素检查

肺通气—灌注显像是诊断肺血栓栓塞的首选方法，还可用于诊断慢性阻塞性肺疾病（COPD）等，测定肺肿瘤或肺气肿、肺大疱的术前肺功能。生长抑素受体显像用于检查诊断神经内分泌肿瘤。

六、PET 检查

通过显示肺内病变（结节、肿块）的代谢活性进行性质判断。可用于肺结节或肿块的良恶性诊断、肺癌的分期、肺癌的疗效评估及复发判断。但检查费用较为昂贵。

（贾海涛）

第二节　正常影像学表现

一、X 线表现

胸部常规拍摄正位片（后前位）（图 3-1A）和侧位片（图 3-1B），所以正常 X 线的表现主要是指正、侧位胸片上的表现。

（一）胸廓

胸廓包括软组织和骨骼，正常时胸廓应两侧对称。

1.软组织

（1）胸锁乳突肌：在两肺尖内侧形成外缘锐利、均匀致密的阴影。

（2）锁骨上皮肤皱褶：在锁骨上缘，与锁骨平行的 3～5mm 宽的薄层软组织影，系锁骨上皮肤与皮下组织的投影。

（3）胸大肌：胸大肌发达者，于两侧肺野中外带可形成扇形高密度影，下缘锐利，呈一条斜线,与腋前皮肤皱褶续连。两侧胸大肌影可不对称。

(4)乳房及乳头:女性乳房重叠于两肺下野,形成下缘清楚、上缘不清且密度逐渐变淡的半圆形高密度影,其下缘向外与腋部皮肤续连。乳头在两肺下野相当于第5前肋间处,形成小圆形致密影,多两侧对称。

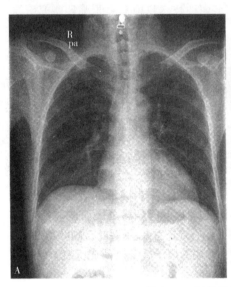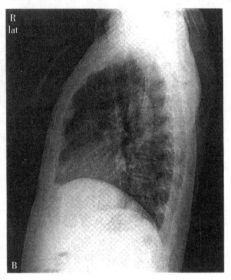

图 3-1 正常胸部正位片与侧位片

注 A.正常胸部正位片;B.正常胸部侧位片。

2.骨骼

骨性胸廓由胸椎、肋骨、胸骨、锁骨和肩胛骨组成。

(1)肋骨:肋骨后段呈水平向外走行,前段自外上向内下斜行。同一肋骨前后端不在同一水平,一般第6肋骨前端相当于第10肋骨后端的高度。前段肋骨扁薄,不如后段肋骨的影像清晰。第1~10肋骨前端有肋软骨与胸骨相连,因软骨不显影,肋骨前端呈游离状。成人肋软骨常见钙化,表现为与肋骨相连的不规则条状、斑片状、斑点状致密影,不应误认为肺内病变。肋骨及肋间隙是胸部病变的定位标志。肋骨有多种先天性变异,如叉状肋与肋骨融合。

(2)锁骨:锁骨位于两肺上野,外端与肩峰形成肩锁关节,内端与胸骨柄形成胸锁关节,正位片上两侧胸锁关节到中线的距离应该相等,否则为投照位置不正。锁骨内端下缘有时可见半月形凹陷,称为"菱形窝",为菱形韧带附着处,边缘不规则时,易被误认为是骨质破坏。

(3)胸骨:正位片上,胸骨几乎完全与纵隔影重叠,仅胸骨柄两侧外上角可突出于纵隔影。侧位及斜位片上胸骨可以全貌显示。

(4)胸椎:正位像上除第1~4胸椎可显示外,其余胸椎均与纵隔重叠,无法显示,有时胸椎横突可突出于纵隔影之外,与肺门重叠时易被误认为是肿大淋巴结。

(5)肩胛骨:位于两肺野外上方,有时肩胛骨内缘可与肺野外带重叠,不可误认为是胸膜病变。

(二)胸膜

胸膜分为脏、壁两层,包裹肺及叶间的部分为脏层,与胸壁、纵隔及膈肌相贴者为壁层,两者之间为潜在的胸膜腔。

正常胸膜菲薄,一般在平片上不显影。但叶间胸膜(斜裂和横裂)有时可显示,表现为细线状影。

1.斜裂

斜裂只能在侧位片上显示。右侧斜裂表现为自后上(第4、第5胸椎水平)斜向前下方的细线状致密影,在前肋膈角后2～3cm处与膈肌相连,左侧斜裂起点位置较高,在第3～4后肋端水平。

2.横裂(水平裂)

横裂位于右肺上叶和中叶之间,在正侧位上均可显示,表现为1～2mm宽的横行细线影,正位上从肺门角水平向外走行,侧位片上自斜裂中点水平向前走行达前胸壁。

(三)肺

1.肺野

充满气体的两肺在胸片上表现为均匀一致透明的区域称为肺野。为了便于指明病变的部位,通常将两侧肺野分别划分为上、中、下野和内、中、外带共9个区域。横的划分是分别在第2、4肋骨的前端下缘画一条水平线,将肺野分为上、中、下3个野;纵的划分是分别将两侧肺纵行分为3等份,将每侧肺野分为内、中、外3个带。

此外,习惯上将第1肋骨圈外缘以内部分称为肺尖区,锁骨以下至第2肋骨圈外缘以内的部分称为锁骨下区。

2.肺门影

肺门影是指肺动脉、肺静脉、支气管和淋巴组织在X线摄片上的总合投影(图3-2)。位于两肺中野的内带区域,一般左侧肺门较右侧高1～2cm。两肺门均可分为上、下两部,右肺门上、下两部之间相交形成的夹角,称为肺门角。

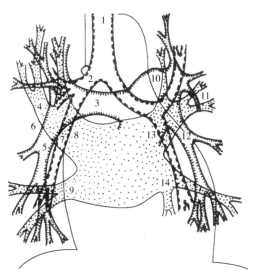

图3－2　肺门结构示意图

注　1.气管;2.右主支气管;3.右肺动脉;4.下后静脉干;5.右下肺动脉;6.肺门角;7.中间支气管;8.右上肺静脉;9.右下肺静脉;10.左肺动脉弓;11.舌叶动脉;12.左下肺动脉;13.左上肺静脉;14.左下肺静脉。

侧位时,两肺门大部分重叠呈逗号形状,右肺门略偏前,前缘为上肺静脉干,后上缘为左肺动脉弓,逗号拖长的尾巴由两下肺动脉干构成。

3.肺纹理

在胸片上自肺门向外呈放射分布的树枝状影,称为肺纹理,主要由肺动脉和肺静脉组成。肺动脉纹理影一般密度较高,分支逐渐变细,分支呈锐角,呈放射状走行;而肺静脉纹理影密度较淡,分支不均匀,分支角较大,略呈水平状走行。

4.肺叶

肺叶是解剖学概念,肺野是影像学概念。肺叶由叶间胸膜分隔而成,右肺分为上、中、下三叶,左肺分为上、下两叶。副叶是由副裂深入肺叶内形成的,属于肺分叶的先天变异,常见的有奇叶、下副叶(心后叶)等。

在胸部正位片上,上叶下部与下叶上部重叠,中叶与下叶下部重叠。侧位片上,上叶位于前上部,中叶位于前下部,下叶位于后下部,彼此无重叠。

5.肺段

每个肺叶由2～5个肺段组成。每个肺段有其单独的肺段支气管,肺段通常呈圆锥形,尖端指向肺门,底部朝向肺的外围,肺段之间无明显的边界。

肺段的名称与其相应的支气管名称一致,右肺上叶分为尖段、后段和前段,中叶分为外侧段和内侧段,下叶分为上段、内基底段、前基底段、外基底段和后基底段;左肺上叶分为尖后段和前段,舌叶分为上舌段和下舌段,下叶分为上段、前内基底段、外基底段和后基底段。

各肺段在其相应的肺叶中占据较为固定的位置,熟悉其位置有助于判断病变发生的解剖位置。

6.肺实质与肺间质

肺实质是指具有气体交换功能的含气间隙及结构,包括肺泡管、肺泡囊、肺泡及肺泡壁。肺间质是指肺的结缔组织所构成的支架和间隙,包括肺泡隔、小叶间隔、支气管、血管及其周围的结缔组织。

(四)气管和支气管

1.气管

气管呈低密度影,上缘相当于第6～7颈椎水平,起于喉部环状软骨下缘,下界相当于第5～6胸椎水平,分为左、右主支气管。气管长10～13cm,宽为1.5～2.0cm,气管分叉的角度为60°～85°,一般不应该超过90°。

2.支气管及分支

右侧主支气管较短粗,长1～4cm,走行较为陡直,与中线的夹角为20°～30°;左侧主支气管较细长,长4～7cm,与中线夹角为40°～55°。

(五)纵隔

纵隔位于胸骨之后,胸椎之前,介于两肺之间,上至胸廓入口,下达膈肌,两侧为纵隔胸膜和肺门,包括心脏、大血管、气管、主支气管、食管、淋巴组织、胸腺、神经及脂肪等。

纵隔的分区有助于判断纵隔病变的来源和性质。纵隔的分区方法有多种,目前多采用六分区法,即在侧位胸片上,从胸骨柄、体交界处至第4胸椎下缘画一水平线,将其分为上纵隔、下纵隔;以气管、升主动脉及心脏前缘的连线作为前、中纵隔的分界线,再以食管前壁及心脏后缘连线作为中、后纵隔的分界。从而将上、下纵隔各分为前、中、后 3 区,共 6 区(图 3-3)。

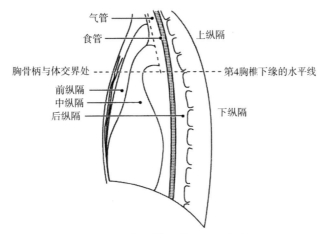

图 3-3 纵隔的六分区法示意图

(六)横膈

正位片上两侧横膈均呈圆顶状,内侧高,外侧低,膈内侧与心脏形成心膈角,外侧与胸壁间形成尖锐的肋膈角。侧位片上,横膈前面高,后面低,前端与前胸壁形成前肋膈角,后部明显向后、下倾斜,与后胸壁形成后肋膈角,位置低而深。

横膈一般位于第 9、第 10 后肋水平,相当于第 6 前肋间隙,通常右膈比左膈高 1~2cm。

平静呼吸状态下,横膈运动幅度为 1.0~2.5cm,深呼吸时可达 3~6cm,横膈运动两侧大致对称。

横膈的局部发育较薄弱或张力不均时,向上呈一半圆形凸起,称为局限性膈膨升,多发生于前内侧,右侧较常见,深吸气时明显,为正常变异。有时在深吸气状态下,横膈可呈波浪状,称为"波浪膈",系因膈肌附着于不同的肋骨前端,在深吸气时受肋骨的牵引所致。

二、CT 表现

胸部的组织复杂,有肺组织、脂肪组织、肌肉组织及骨组织。因为这些组织的密度差异很大,其 CT 值的范围广,所以在观察胸部 CT 时,至少需采用两种不同的窗宽和窗位,分别观察肺野与纵隔,有时还需采用骨窗,以观察胸部骨骼的改变。胸部 CT 图像是胸部不同层面的断层图像,常规 CT 只能进行胸部横断面成像,多层螺旋 CT 除横断面成像外,还可行冠状面及矢状面的重组成像。

(一)胸壁

前胸壁的外侧有胸大肌与胸小肌覆盖,在女性可见乳房,其内的腺体组织在脂肪影衬托下呈树枝状或珊瑚状致密影。后胸壁肌肉包括脊柱两旁的背阔肌、斜方肌、大小菱形肌、肩胛提肌以及肩胛骨周围的肩胛下肌、冈下肌等。

胸骨柄呈前凸后凹的梯形,胸骨体呈长方形,胸骨剑突多呈三角形致密影。胸椎在 CT 上可分辨为椎体、椎板、椎弓、椎管、横突、棘突、小关节和黄韧带。肋骨从椎体两侧发出,由后上向前下斜行,故在 CT 横断面上可同时显示多根肋骨的部分断面。第 1 肋软骨钙化影往往可突向肺野内,应注意鉴别,勿认为是肺内病变。肩胛骨于胸廓背侧呈长斜条状结构,前方可见喙突,后方可见肩峰及肩关节盂的一部分。螺旋 CT 三维重建可立体显示胸部骨骼。

(二)胸膜

正常胸膜由于菲薄,CT 上无法显示,但叶间胸膜可显示,是 CT 上划分肺叶的主要标志。在普通 CT 扫描时呈无肺纹理的"透明带"(图 3 - 4A),而在薄层扫描时呈高密度的线状影(图 3 - 4B)。

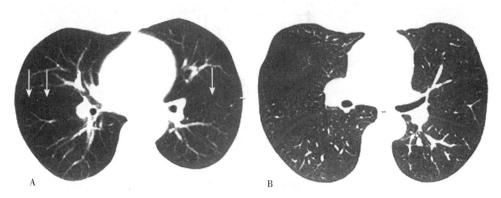

图 3 - 4　叶间裂的 CT 表现

注　A.普通 CT 扫描:两侧斜裂表现为无肺纹理的"透明带";B.HRCT 扫描:右水平裂为椭圆形无肺纹理的"透明带",两侧斜裂为高密度线状影。

(三)肺

两肺野表现为对称性低密度阴影,其中可见由中心向外围走行的高密度肺血管分支影,由粗变细,即肺纹理影;上下走行或斜行的血管纹理表现为圆形或椭圆形的断面影。肺动脉与同级别的支气管相伴走行,两者的断面直径相近。两侧主支气管、叶支气管、段支气管与部分亚段支气管表现为管状或条状的含气低密度影,可作为判断肺叶和肺段位置的标志之一(图 3 - 5)。

肺门影主要由肺动脉、肺叶动脉、肺段动脉以及伴行的支气管与肺静脉构成。分为右肺门与左肺门,右肺动脉在纵隔内分为上、下肺动脉,然后继续分出肺段动脉分支;左肺动脉跨越左主支气管分出左上肺动脉后延续为左下肺动脉。肺静脉包括两上肺静脉干和两下肺静脉干,均汇入左心房。

肺叶的位置靠叶间裂、肺叶支气管及伴行动脉来确定。肺段的位置根据肺段支气管及伴随的血管位置及其走行进行判断。肺段支气管及伴随的肺动脉位于肺段中心,而肺段静脉位于相邻肺段之间,肺段与肺段之间无明确分界。

肺小叶是肺组织的最小单位,包括小叶核心、小叶实质和小叶间隔 3 部分,小叶核心为小叶肺动脉和细支气管,直径约 1mm,小叶实质主要为肺腺泡结构,小叶间隔由结缔组织和其中小静脉组成,每个小叶的直径为 10~25mm。HRCT 上呈多边形或椎体形,底朝向胸膜,尖指向肺门。

(四)气管和支气管

在 CT 图像上,胸段气管呈圆形或椭圆形,与周围结构界线清楚。40 岁以上者气管壁软骨可发生钙化。部分气管的右侧后壁直接与肺相邻,此处气管壁厚度如超过 4mm 则视为异常。

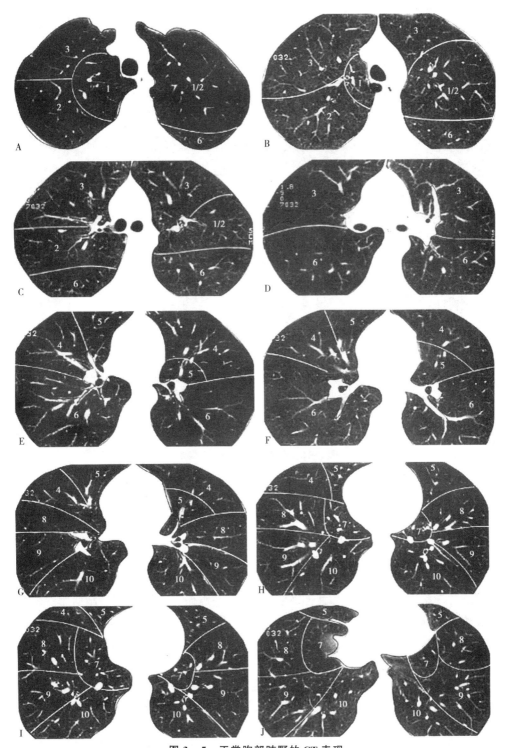

图 3 - 5 正常胸部肺野的 CT 表现

注 1.尖段;2.后段;3.前段;1/2.尖后段;4.外侧段(上舌段);5.内侧段(下舌段);6.上段;7.内基底段;8.前基底段;9.外基底段;10.后基底段。

右主支气管短而粗(直径约 15mm),左主支气管细而长(直径约 13mm)。支气管走行与

CT 扫描层面平行时在肺窗上呈条形低密度影,垂直时呈圆形影,斜交时呈卵圆形低密度影(图 3-6)。

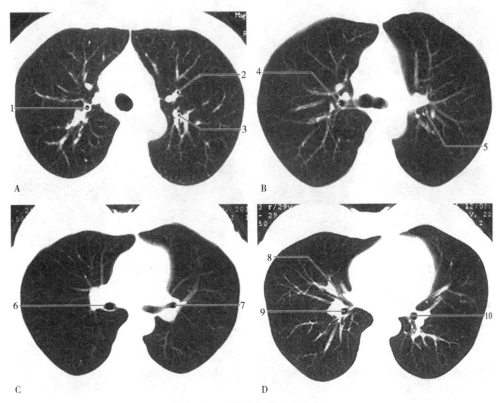

图 3-6 正常支气管的 CT 表现

注 1.右上叶尖段支气管;2.左上叶前段支气管;3.左上叶尖后段支气管;4.右上叶支气管;5.左上叶尖后段支气管;6.右中间段支气管;7.左舌叶支气管;8.右中叶支气管;9.右下叶支气管;10.左下叶支气管。

(五)纵隔

CT 显示纵隔内结构明显优于平片。主要通过纵隔窗来观察纵隔内的结构,也分为前、中、后纵隔 3 部分。

1.前纵隔

前纵隔位于胸骨后方,心脏大血管之前,主要有胸腺组织、淋巴组织、脂肪组织和结缔组织。胸腺位于上纵隔血管前间隙,分左、右两叶,形似箭头。10 岁以下胸腺外缘多隆起,10 岁以上外缘常凹陷,20~30 岁外缘平直,密度低于肌肉,30~40 岁胸腺密度明显降低。

2.中纵隔

中纵隔为心脏、主动脉及气管所占据的部位。中纵隔结构包括气管与支气管、大血管及其分支、膈神经及喉返神经、迷走神经、淋巴结及心脏等。心脏内血液与心肌密度相等,所以不能区分。在 CT 横断面上,心脏四腔的位置关系是,左心房位于心脏后上方,右心房居右,右心室居前,左心室位于前下偏左。在左、右心膈角区有时可见三角形心包脂肪垫影。

中纵隔淋巴结多数沿气管、支气管分布,主要有气管旁淋巴结、气管支气管淋巴结、奇静脉淋巴结、支气管肺淋巴结、隆突下淋巴结等。CT 可显示正常淋巴结,直径多小于 10mm。一般前纵隔淋巴结较多,隆突下淋巴结较大。通常将淋巴结直径 11~14mm 视为临界性,≥15mm

视为病理性,≥20mm 多为恶性或转移性。CT 不能显示走行于纵隔内的神经。

3.后纵隔

后纵隔为食管前缘之后、胸椎前及椎旁沟的范围。后纵隔内有食管、降主动脉、胸导管、奇静脉、半奇静脉及淋巴结等。

正常纵隔的 CT 代表性层面的表现见图 3-7。

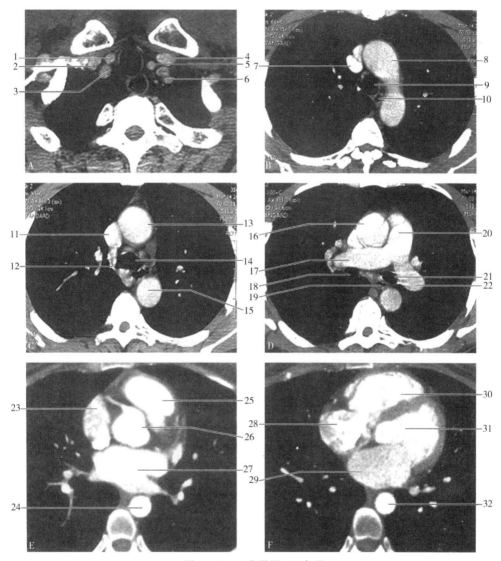

图 3-7 正常纵隔 CT 表现

注 A.胸腔入口层面:1.右颈总动脉;2.右头臂静脉;3.右锁骨下动脉;4.左头臂静脉;5.左颈总动脉;6.左锁骨下动脉;B.主动脉弓层面;7.上腔静脉;8.主动脉弓;9.气管;10.食管;C.主动脉窗层面;11.上腔静脉;12.奇静脉;13.升主动脉;14.气管;15.降主动脉;D.气管分叉层面;16.升主动脉;17.右肺动脉;18.右侧主支气管;19.食管;20.主肺动脉;21.左侧主支气管;22.左肺动脉;E.左心房层面;23.右心房;24.胸主动脉;25.肺动脉干;26.升主动脉;27.左心房;F.四心腔层面;28.右心房;29.左心房;30.右心室;31.左心室;32.胸主动脉。

(六)横膈

横膈的前部分附着于剑突与两侧肋骨上,呈光滑或波浪状线形影。横膈的后下部形成两侧膈肌脚,右侧附着于第 1～3 腰椎椎体的前外侧,左侧附着于第 1～2 腰椎椎体的前外侧。正常膈肌脚 CT 表现为椎体两侧弧形软组织影,有时右侧较厚。

三、MRI 表现

(一)胸壁

胸壁肌肉在 T_1WI 和 T_2WI 上均呈较低信号,显示为黑影或灰黑影。肌腱、韧带、筋膜氢质子含量很低,在 T_1WI 和 T_2WI 上均呈低信号。肌肉间可见线状脂肪影及流空的血管影。脂肪组织在 T_1WI 上呈高信号,显示为白影,T_2WI 上呈较高信号,显示为灰白影。

胸骨、胸椎、锁骨和肋骨的骨皮质在 T_1WI 和 T_2WI 上均显示为低信号,中心的骨松质含有脂肪,显示为较高信号。肋软骨信号高于骨皮质信号,低于骨松质信号。

(二)胸膜

MRI 上正常的胸膜不显影。

(三)肺

正常肺野基本呈黑影。肺纹理显示不如 CT,近肺门处可见少数由较大血管壁及支气管壁形成的树枝状结构。

由于肺血管的流空效应,肺动脉、肺静脉均呈管状无信号影,肺门部的支气管也呈无信号影,两者只能根据解剖关系进行分辨,但应用快速梯度回波序列时,则肺动、静脉均呈高信号影,有助于鉴别。

(四)气管和支气管

气管和支气管腔内为气体,不产生 MRI 信号。气管和支气管壁由软骨、平滑肌纤维和结缔组织等构成,由于管壁较薄,通常在 MRI 图像上不易分辨,但管腔周围可见由脂肪组织形成的高信号,可勾画出气管和支气管的大小与走行。

(五)纵隔

胸腺呈较均匀的信号,T_1WI 上信号强度低于脂肪,T_2WI 上信号强度与脂肪相似。纵隔内的血管由于流空,呈低信号,胸段食管多显示较好,食管壁的信号强度与胸壁肌肉相似。

淋巴结多易于显示,T_1WI 和 T_2WI 上均表现为中等信号的小圆形或椭圆形结构,正常时径线同 CT。通常前纵隔淋巴结、右侧气管旁淋巴结、右气管支气管淋巴结、左上气管旁淋巴结、隆突下淋巴结及主、肺动脉淋巴结较易显示,左下气管旁淋巴结及左主支气管周围淋巴结不易显示。

(六)横膈

冠状面及矢状面能较好地显示膈的高度和形态,其信号强度低于肝、脾的信号强度,表现为弧形线状影;横断面上膈脚显示清楚,呈较纤细、向后凹陷的曲线状软组织信号影,前方绕过主动脉,止于第 1 腰椎椎体的外侧缘。

(贾海涛)

第三节　基本病变的影像学表现

一、X线表现

(一)肺部病变

1.渗出性病变

渗出性病变指肺泡腔内的气体被血管渗出的液体、细胞成分所替代而导致的肺实变。X线表现特点为:①病变呈片状较高密度影,边缘模糊不清;②若扩展至叶间胸膜处则相应部位的边缘清晰、锐利;③当病变扩展至肺门附近时,可在实变的密度增高阴影中显示含气的支气管影,称为空气支气管征;④病变变化较快,经恰当治疗,1～2周内可吸收。多见于各种急性炎症、渗出性肺结核、肺出血及肺水肿等(图3-8)。

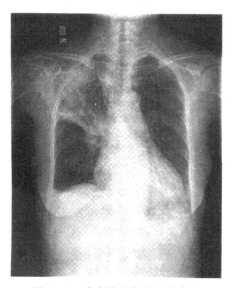

图3-8　渗出性病变的X线表现

注　右肺上叶显示致密影,下缘以水平叶间裂为界。

2.增殖性病变

增殖性病变为肺的慢性炎症在肺组织内形成的肉芽组织,其主要病理特点是以成纤维细胞、血管内皮细胞和组织细胞增生为主。X线表现:①病灶多呈小结节状;②密度较高,边缘清楚,无融合的趋势;③动态变化缓慢。见于各种慢性肺炎、肺结核等。

3.纤维性病变

纤维性病变为肺部慢性炎症或增殖性病变在修复愈合过程中,纤维成分逐渐替代细胞成分而形成的瘢痕,又称为纤维化。可分为局限性和弥散性两大类。局限性纤维化X线表现为结节、斑块或索条及线样僵直的高密度影;弥散性纤维化X线表现为弥散性分布的网状、线状及蜂窝样影,还可见到网状结节病变。局限性纤维化常见于慢性肺炎、肺结核,弥散性纤维化常见于慢性支气管炎、尘肺等。

4.钙化

受到破坏的组织内钙离子以磷酸钙或碳酸钙的形式沉积称为钙化,属于变质性病变,一般发生在退行性变或坏死组织内。多见于肺结核愈合阶段,也可见于某些肺肿瘤内。X线表现特点是病变密度很高,边缘清晰、锐利,大小及形状各不相同。肺结核及其淋巴结钙化多呈斑点或片状(图3-9);错构瘤钙化为"爆米花"样;矽肺淋巴结钙化呈蛋壳样。

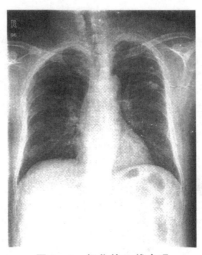

图3-9 钙化的X线表现

注 胸部正位片:左上肺可见结节状高密度钙化影。

5.结节与肿块

肺内病灶直径≤3cm者称为结节,直径>3cm者称为肿块。肺内结节或肿块可单发,也可多发。单发者常见于肺癌、结核球、炎性假瘤等,多发者见于肺转移瘤等。

良性肿块多有包膜,呈膨胀性生长,因此形态多呈球形,边缘清楚、光滑(图3-10A);恶性肿块呈浸润性生长,形状不规整,边缘可出现分叶征、毛刺征、胸膜凹陷征等(图3-10B),较大的恶性肿瘤中央易发生坏死、液化,形成厚壁空洞,以鳞癌多见。结核球易出现钙化,周围常有卫星病灶。

6.空洞与空腔

空洞是肺内病变组织发生坏死液化后,经引流支气管排出并吸入气体后形成的透亮区。空洞壁可由坏死组织、肉芽组织、纤维组织、肿瘤组织所形成,多见于肺结核、肺癌及肺脓肿。根据洞壁的厚度可分为无壁空洞、薄壁空洞与厚壁空洞。其X线表现如下。

(1)无壁空洞:又称虫蚀样空洞,为大片致密阴影中多发的边缘不规则的虫蚀状透亮区。常见于干酪样肺炎。

(2)薄壁空洞:洞壁厚度≤3mm,表现为圆形、椭圆形或不规则的薄壁透亮影,内壁多光整。常见于肺结核(图3-11A)。

(3)厚壁空洞:洞壁厚度>3mm,表现为圆形、椭圆形或不规则的厚壁透亮影,常见于周围型肺癌及肺脓肿。周围型肺癌的空洞壁外缘呈分叶状,可有毛刺,洞壁厚薄不一,内壁凹凸不平,有时可见壁结节(图3-11B)。肺脓肿空洞周围肺野可见边缘模糊的片状影,空洞内常有液平面。

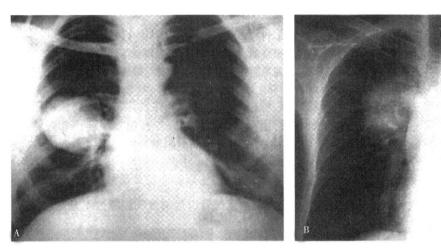

图3-10　良、恶性肿块的X线表现

注　A.右肺中野显示良性肿块,形态规则,呈圆形,边缘光滑、清晰;B.右上肺恶性肿块,形态不规则,边缘有分叶征及毛刺征。

空腔是指肺内生理腔隙发生病理性扩大,如肺大疱、含气肺囊肿及肺气囊等。X线表现为壁菲薄的无结构透明区,腔内一般无液体,囊壁周围肺野无实变。

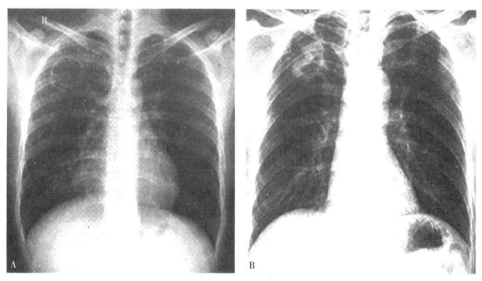

图3-11　空洞的X线表现

注　A.右上肺结核:可见薄壁空洞;B.右上肺癌:可见厚壁不规则空洞。

7.肺间质改变

肺间质改变是指以侵犯肺间质为主的病变,实际上常同时伴有肺实质的改变。肺间质的病理改变可以是渗出或漏出,伴炎症细胞或肿瘤细胞浸润与纤维结缔组织或肉芽组织增生。肺间质性病变X线表现:①较大支气管、血管周围间隙的病变表现为肺纹理增粗、模糊;②外围的间质改变表现为网状、细线状或蜂窝样影,有时可见到局限性线条状或索条状影。常见的肺间质病变有慢性支气管炎、特发性肺纤维化、癌性淋巴管炎、尘肺及结缔组织病等。

(二)支气管改变

支气管的改变主要是管腔狭窄和阻塞,可由腔内阻塞或外在性压迫所致。腔内阻塞的病因可以是异物、肿瘤、炎性狭窄、分泌物淤积、水肿,也可以是血块。外压性阻塞主要由邻近肿瘤或肿大淋巴结压迫所致。阻塞的病因、程度和时间的不同,可引起不同的阻塞改变。不完全性阻塞(狭窄)可引起阻塞性肺气肿,完全阻塞可引起阻塞性肺不张。X线检查多无法显示支气管管腔的情况,但可显示支气管狭窄和继发于阻塞的肺气肿和肺不张。

1.阻塞性肺气肿

阻塞性肺气肿是指终末细支气管以远的含气腔隙过度充气、异常扩大,可伴有不可逆性肺泡壁破坏,分为局限性和弥散性阻塞性肺气肿。

(1)局限性阻塞性肺气肿:因较大支气管部分性阻塞产生活瓣作用,吸气时支气管扩张,空气进入,呼气时空气不能完全呼出,致使阻塞远侧肺泡过度充气。其X线表现为肺部局限性透明度增加。其范围取决于阻塞的部位,一侧肺或一个肺叶的肺气肿表现为一侧肺或一叶肺的透明度增加,肺纹理稀疏。

(2)弥散性阻塞性肺气肿:终末细支气管慢性炎症与狭窄,形成活瓣性呼气性阻塞,终末细支气管以远的肺泡过度充气伴有肺泡壁破坏。X线表现:①桶状胸,肋骨平举,肋间隙增宽,胸廓前后径增宽;②两肺透明度增加,呼吸时肺的透明度改变不大;③肺纹理稀疏、纤细、变直;④膈肌低平,活动度明显减弱;⑤心影居中,狭长,呈垂位心型。

2.阻塞性肺不张

阻塞性肺不张系支气管完全阻塞后,相应肺部分或全部无气而不能膨胀,导致肺体积缩小的状态。可以发生在主支气管、叶和段支气管等。

(1)单侧肺不张:为一侧主支气管完全阻塞所致。X线表现为患侧肺野均匀致密,肋间隙变窄,纵隔向患侧移位,横膈升高。健侧有代偿性肺过度充气表现。

(2)肺叶不张:为肺叶支气管完全阻塞所致。不同的肺叶不张有不同的X线表现,共同的表现:①不张肺叶密度均匀增高;②肺叶体积缩小,表现为相邻叶间裂有患处移位;③纵隔及肺门可不同程度向患部移位;④邻近肺叶可出现代偿性肺过度充气(图3-12)。

(三)胸膜病变

1.胸腔积液

各种疾病累及胸膜均可产生胸腔积液。X线检查只能明确积液的存在,但不能鉴别积液的性质。

胸腔积液根据液体在胸膜腔内是否可以随体位移动,可分为游离性胸腔积液和局限性胸腔积液。

(1)游离性胸腔积液根据液体量的多少可分为以下3种。

1)少量积液:积液量在250mL左右,在立位片上仅表现为肋膈角变浅、变钝。液体上缘在第4肋前端以下。

2)中量积液:液体上缘在第4肋前端以上,第2肋前端以下。在立位片上,积液处表现为均匀一致的密度增高,其上缘呈典型的外高内低弧线影(图3-13A),即渗液曲线,是由于胸腔的负压、液体的重力、肺组织的弹性及液体的表面张力等因素共同作用而形成的。

3)大量积液:积液上缘达第2肋前端以上,表现为患侧肺野呈均匀高密度影,肋膈角消失,肋间隙增宽,纵隔向健侧移位(图3-13B)。

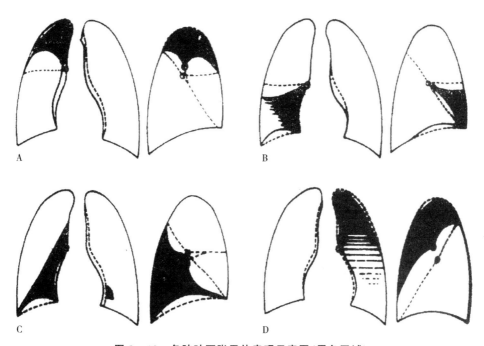

图3-12 各肺叶不张平片表现示意图(黑色区域)

注 A.右上叶肺不张;B.右中叶肺不张;C.右下叶肺不张;D.左上叶肺不张。

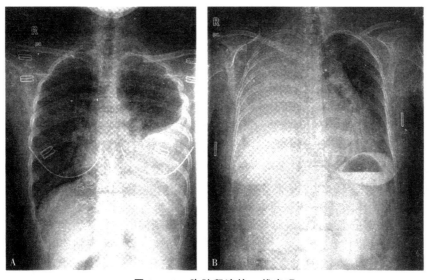

图3-13 胸腔积液的X线表现

注 A.左侧中等量胸腔积液:上缘呈外高内低弧线影;B.右侧大量胸腔积液:右侧胸腔致密阴影,肋间隙增宽,纵隔向健侧移位。

（2）局限性胸腔积液包括以下 3 种。

1）包裹性积液：脏、壁胸膜发生粘连，使积液局限于胸膜腔的某一部位，称为包裹性积液，多见于侧后胸壁。X 线表现为自胸壁向肺野突出的半圆形高密度影，上、下缘与胸壁呈钝角，边缘清晰，其内密度均匀。

2）叶间积液：液体局限于水平裂或斜裂的叶间裂内者称为叶间积液。表现为沿叶间裂方向走行分布的梭形阴影，密度均匀，边缘清楚。

3）肺底积液：液体位于肺底与膈之间的胸膜腔内者称为肺底积液，右侧多见。X 线表现为假性"膈升高"，其圆顶最高点位于偏外 1/3 处，立位时向一侧倾斜 60°或取仰卧位检查可见游离性积液的征象。

2.气胸与液气胸

空气进入胸膜腔称为气胸，是因胸膜破裂所致。X 线表现为胸壁与被压缩的肺脏边缘之间的条带状无肺纹理含气透亮区。

胸膜腔内液体与气体同时存在称为液气胸。立位 X 线胸片表现为横贯胸腔的气—液平面，内侧是被压缩的肺（图 3-14）。

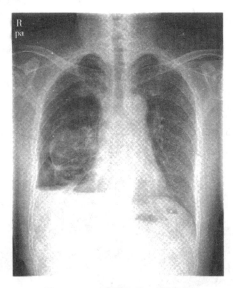

图 3-14　液气胸的 X 线表现

注　右侧胸腔显示气—液平面，肺组织被压缩。

3.胸膜肥厚、粘连及钙化

胸膜炎性纤维素渗出、肉芽组织增生、外伤出血机化均可引起胸膜肥厚、粘连及钙化。胸膜增厚与粘连常同时存在。

（1）轻度局限性胸膜肥厚、粘连：多发生在肋膈角区，表现为肋膈角变浅、变平，透视下膈肌的运动轻度受限。

（2）广泛胸膜增厚、粘连：表现为患侧密度增高，沿胸廓内缘可见条带状高密度影，胸廓塌陷，肋间隙变窄，膈顶升高、变平，运动明显受限。

（3）胸膜钙化：表现为肺野边缘片状、不规则点状及条状高密度影，边缘清楚。

4.胸膜肿块

胸膜肿块主要见于胸膜原发性肿瘤或转移性肿瘤。原发者多为胸膜间皮瘤,少数为来自结缔组织的纤维瘤、平滑肌瘤、神经纤维瘤等。胸膜肿瘤可为局限性或弥散性,弥散性均为恶性。可伴或不伴有胸腔积液,肿块合并胸腔积液多为恶性。X线表现为半球形、扁丘状或不规则形肿块,密度多均匀,边缘清楚,与胸壁呈钝角相交。可伴胸腔积液和肋骨破坏。

(四)纵隔改变

纵隔改变包括形态、密度、位置的改变。

1.形态改变

最常见的是纵隔影增宽,引起纵隔影增宽的病变可以是炎症、出血、肿瘤或血管性病变,其中以纵隔肿瘤最常见。

2.密度改变

纵隔内出现牙齿(如畸胎瘤)、钙化(如淋巴结结核)时,X线表现为纵隔内出现更高密度影,出现气体(如纵隔气肿、腹内空腔脏器疝入等)时,X线表现为纵隔内出现更低密度影。

3.位置改变

胸腔、肺内及纵隔病变均可使纵隔移位,其中肺不张及广泛胸膜增厚等可牵拉纵隔向患侧移位,胸腔积液、肺内巨大肿瘤及偏侧生长的纵隔肿瘤等可推压纵隔向健侧移位。一侧主支气管内异物可引起纵隔摆动。

(五)横膈改变

横膈改变包括形态改变、位置改变和运动改变。

1.形态改变

部分老年人由于膈肌局限性薄弱可出现局限性膈膨出,X线表现为横膈局限性向上膨出的半圆形致密影,以右侧多见。当膈顶胸膜由于结核或炎症出现粘连时,X线平片可表现为横膈顶的幕状阴影。在明显阻塞性肺气肿时可见两侧膈肌穹隆变平或呈阶梯状改变。

2.位置改变

一侧肺不张、膈肌麻痹及腹部巨大肿瘤可使患侧横膈升高。明显阻塞性肺气肿时可出现两侧膈肌的下降。X线平片可直观显示膈肌位置的升高与降低。

3.运动改变

当出现膈肌粘连、膈膨出、膈麻痹及肺气肿时,膈肌运动减弱或消失,胸部X线透视观察较清楚。如果由于肿瘤、外伤或手术等出现一侧膈神经损伤,则在吸气时患侧膈肌位置升高,呼气时却下降,与健侧膈肌的运动恰好相反,称为膈肌矛盾运动。

二、CT表现

CT密度分辨力高,可通过后处理功能更加直观、准确地显示呼吸系统病变。

(一)气管、主支气管病变

CT可显示气管支气管腔内病变的形态、管腔狭窄和梗阻、管壁增厚及软骨钙化等改变,以管腔狭窄和梗阻最常见,可引起阻塞性肺不张、阻塞性肺气肿及阻塞性肺炎。

1.阻塞性肺不张

肺叶、肺段不张表现为叶间裂移位和血管支气管聚拢。横断面上,左上叶肺不张的前缘及内侧缘与前胸壁和纵隔相连,肺动脉和支气管牵拉使后缘呈"V"形;右上叶肺不张向内、上移位,形成带状或三角形影,与纵隔相连;右中叶肺不张呈三角形影,尖端指向胸壁,底部与右心缘相连;两下叶肺不张可向后、内侧移位至脊柱旁。

2.阻塞性肺气肿

CT可分辨出不同病理类型的肺气肿,包括小叶中心型、全小叶型、间隔旁型和瘢痕旁型。小叶中心型肺气肿表现为小圆形低密度区(图3-15),位于小叶中央;全小叶型肺气肿为广泛密度减低区,肺血管影变细、稀疏;间隔旁型肺气肿为胸膜下局限性低密度区,一般为1cm以下;瘢痕旁型肺气肿是指出现在肺内瘢痕灶周围,由肺泡破裂融合形成的局限性肺气肿。肺大疱为较大的含气空腔,为小叶中心型及全小叶型肺气肿融合所致。小叶中心型、全小叶型及间隔旁型肺气肿常见于慢性支气管炎、支气管哮喘及各种原因的肺间质纤维化等。

3.阻塞性肺炎

阻塞性肺炎是指病变阻塞气道,导致分泌物引流不畅而继发的肺部感染。CT上多呈段或叶分布的片状或斑片状高密度影,近端支气管常可见引起阻塞的病因,以肺癌多见。

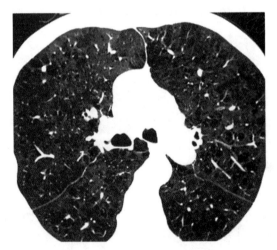

图3-15 小叶中心型肺气肿

(二)肺部病变

1.肺泡实变

呈高密度影,分为肺实变和磨玻璃样密度影(GGO),呈小片状、大片状、肺段性、大叶性或弥散性分布。肺实变为均匀性高密度影,可见空气支气管征,病灶边缘不清楚,但靠近叶间胸膜的边缘较清楚。GGO密度低于肺内血管,见于肺泡实性病变的早期或吸收阶段。弥散性肺泡病变为两肺广泛的实变或GGO,见于多种炎症及肺水肿、急性呼吸窘迫综合征、肺出血、肺泡蛋白沉着症等。

2.增殖性病变

呈结节、肿块或大片状高密度影,边缘清楚,动态变化缓慢。小结节多为肉芽肿所致,较大结节及肿块可为炎性假瘤。肿块、肺段或肺叶实变影可为慢性肺炎的表现。

3.纤维化病变

纤维化从增殖性病变发展而来,由纤维组织构成,多见于肺实质破坏后的机体修复过程,常为急、慢性肺部炎症的愈合表现,多呈索条影。较大范围的纤维化常形成斑片状、条片状或块状高密度影,形态多不规则,周围可见局限性肺气肿。广泛的纤维化引起胸廓塌陷,纵隔向患侧移位,肺门被牵拉移位。

弥散性肺间质纤维化的 HRCT 表现:①小叶核心增大,位于小叶中心,呈点状或分支状,为小叶支气管及小叶中心动脉周围的间质增厚;②小叶内间质增粗,为细线样和网格状影;③小叶间隔增厚,呈细线样影,与胸膜垂直,长约 2cm;④支气管血管束异常,表现为粗细不均、形态不规则;⑤胸膜下弧线影,为胸膜下与胸膜平行的线样影;⑥蜂窝状影,为多发的环形影,似蜂窝状,正常的肺结构消失(图 3-16);⑦牵拉性支气管扩张,支气管扩张呈不规则的管状及环状;⑧磨玻璃样密度影,多为小片状,且呈多发性。

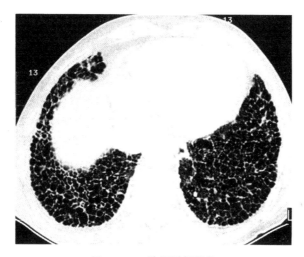

图 3-16　肺间质纤维化

注　肺间质纤维化引起的肺蜂窝状影像。

4.结节与肿块

CT 对于肺结节与肿块的显示明显优于 X 线检查。①密度:根据密度不同,可分为实性结节(密度高于血管)、磨玻璃样密度结节(密度低于血管)和混合密度的结节;病灶中有时可见直径 1~3mm 的气体密度影,称为空泡征,多见于肺癌。CT 可显示小空洞或钙化。若病灶内含脂肪密度(CT 值为 -90~-40HU),有助于错构瘤的诊断;病灶呈水样密度有助于含液囊肿的诊断。CT 增强扫描,结核球常无强化或仅见周边轻度环形强化,肺癌常为较明显均匀强化,炎性假瘤可环形强化或轻度均匀性强化,血管性肿块强化程度和时间多与供血动脉一致。②边缘:肺良性病变边缘光滑。周围型肺癌边缘可有毛刺,可呈多个弧形凸起,称为分叶征。③邻近:结核性病变周围常有小结节和条状病灶,称为卫星灶,可见引流支气管。肺炎性肿块邻近可合并片状影。邻近胸膜的病变牵拉胸膜形成胸膜凹陷征,多见于周围型肺癌,但肺结核球及炎性结节也可有类似表现。

磨玻璃结节(GGN)是指肺内稍高密度,且不掩盖其中肺血管影的结节灶。GGN 在 X 线平片上多不能显示,而在薄层 CT 上容易显示,可为单发或多发。根据其密度是否均匀,分为单纯性 GGN(图 3-17)和混合性 GGN(图 3-18),后者病灶中可见不同比例的实变影。GGN 可见于很多疾病,如非典型腺瘤样增生、急性局灶性肺炎、肺出血、局限性肺纤维化和周围型肺癌等。单纯性者良性多见,混合性者恶性多见。

肺内小结节是指 1cm 以下的结节病灶,常为多发。其中 3mm 以下者称为粟粒病灶。小结节可分为 4 种:①血源性结节,又称随机分布的结节,结节在支气管血管束、胸膜及肺内的分布无倾向性,主要见于急性血型播散型肺结核和血源性转移瘤;②淋巴管周围结节,在胸膜、支气管血管束和小叶间隔分布,主要见于癌性淋巴管炎和结节病;③小叶中心结节,结节为 10mm 左右,主要位于小叶中心部位,胸膜及支气管血管束无结节,见于过敏性肺炎和某些感染性病变;④小气道结节,在小叶中心有小结节及短线影,与支气管血管束分支相连,如树芽状,称为树芽征,见于细支气管炎性病变及支气管播散型肺结核。

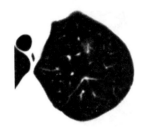

图 3-17 单纯性 GGN

注 左上肺可见分叶状单纯性 GGN,其内可见血管分支影。

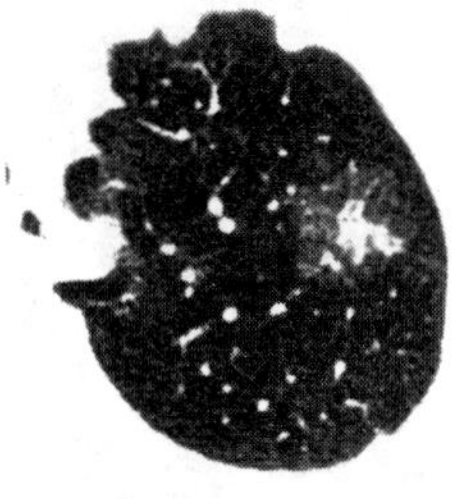

图 3-18 混合性 GGN

注 左上肺可见分叶状混合性 GGN,其内可见高密度实变影。

5.空洞与空腔

(1)空洞:空洞病变 CT 观察要点如下。①洞壁:薄壁空洞多见于肺结核,内壁光滑,外缘清晰,壁厚薄一致;偶见于肺癌,内壁可见小结节;厚壁空洞如外壁不规则或呈分叶状,内壁凹凸不平或呈结节状,多为癌性空洞,也可见于干酪样物质尚未完全排出的结核性空洞或急性期的肺脓肿。②内部:空洞内有气—液面多见于急性肺脓肿;空洞内有球状物多见于曲菌球,曲菌球与洞壁之间形成半月形空气影,称为空气半月征。③周围:结核性空洞周围多可见卫星灶和与肺门相连的支气管壁增厚;癌性空洞有时可见支气管狭窄或阻塞,可见阻塞性肺炎征象。

(2)空腔:壁厚多在 1mm 以内,均匀,内外缘光滑,可有气—液平面。

6.钙化

CT 值多在 100HU 以上,边缘清楚。肺结核钙化为病变愈合的表现,肿瘤也可发生钙化,但少见。①局灶性钙化:肺内斑片状钙化以肺结核多见;肺孤立结节内的多发斑点状、同心圆状、"爆米花"样钙化为良性病变的表现;②弥散性钙化:弥散性细微点状钙化见于肺泡微石症,尘肺可见多发小结节状钙化。

(三)肺门改变

1.肺门增大

CT 可以显示肺门轻度增大,密度增高,形态异常。CT 增强扫描有助于明确肺门增大的原因。淋巴结肿大位于支气管的分叉部；支气管肺癌位于支气管周围，并引起支气管狭窄或阻塞；血管性病变与肺动脉或肺静脉相连，CT增强扫描有明显强化。支气管肺癌肿块、结核及转移性淋巴结肿大一般为单侧性，结节病淋巴结肿大多为双侧性。

2.肺门移位

肺不张及肺内严重纤维化病变可牵拉肺门移位。

（四）胸膜病变

1.胸腔积液

（1）游离性积液：少量积液在CT纵隔窗上表现为后胸壁内缘与胸壁平行一致的弧形窄带状液体密度影。中等量积液表现为后胸壁内缘新月形的液体密度影，密度均匀，边缘整齐，局部肺组织轻度受压（图3-19）。大量积液则整个胸腔为液体密度影占据，肺被压缩于肺门，呈软组织影，有时似肿块，但其内有时可见支气管影，纵隔向对侧移位。

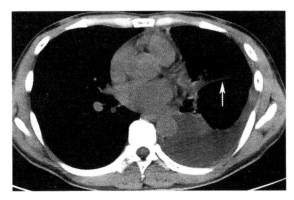

图3-19　左侧中等量胸腔积液并叶间积液

注　左侧胸腔较多液性密度影，左侧斜裂亦见条片状液性密度影（↑）。

邻近横膈的胸腔积液与腹水的鉴别如下。①横膈征：当腹水或胸腔积液存在时，横膈可显示为弧形线状影，其内侧的液体为腹水，外侧的液体为胸腔积液；②膈脚移位征：胸腔积液积聚在膈脚与脊柱间，使膈脚向前外侧移位，而腹水积聚在膈脚的前外侧，将膈脚推向后内侧；③界面征：腹水直接贴着肝、脾，故腹水与肝、脾的交界面清楚，而胸腔积液和肝、脾之间隔有横膈，故胸腔积液与肝、脾的交界面模糊；④裸区征：肝的后部直接附着后腹壁，没有腹膜覆盖，称为裸区，该区阻断腹腔，导致腹水不能达到脊柱右侧，而右侧胸腔积液则可聚集于脊柱右侧。

（2）包裹性积液：表现为自胸壁突向肺野的凸形液体密度影，基底宽而紧贴胸壁，与胸壁的夹角多呈钝角，边缘光滑，邻近胸膜多有增厚，形成胸膜尾征。

（3）叶间积液：表现为叶间裂处片状或带状的高密度影，多为液体密度，有时呈梭状或球状高密度影，当积液量多时可呈肿块状，但其两端的叶间胸膜常有增厚。

2.气胸与液气胸

气胸在肺窗上表现为肺外侧带状无肺纹理的透亮区，其内缘可见弧形的脏胸膜呈细线样影，与胸壁平行。肺组织可有不同程度的受压萎陷，严重时整个肺被压缩至肺门成球状。液气胸可见明确的气—液平面及萎陷的肺边缘。

3.胸膜增厚、粘连与钙化

胸膜增厚表现为沿胸壁的带状软组织影，厚薄不均匀，表面不光滑，与肺的交界面多可见小粘连影。胸膜增厚达 2cm 及纵隔胸膜增厚常提示恶性病变。

胸膜粘连常与胸膜增厚同时发生,广泛的粘连导致胸廓塌陷或肺被牵拉,并影响呼吸功能。胸膜钙化多呈点状、带状或块状的高密度影。钙化多见于结核性胸膜炎、脓胸及胸腔出血后机化。

4.胸膜肿瘤

胸膜肿瘤为结节状或肿块状,单发或多发,与胸膜相连。胸膜的原发肿瘤常为胸膜间皮瘤,少数为来自结缔组织的纤维瘤、平滑肌瘤、神经纤维瘤等。胸膜转移瘤为常见的继发性恶性肿瘤。胸膜局限性肿块多为良性肿瘤,多发弥散性肿块或合并胸腔积液者多是恶性肿瘤。

胸膜肿块的鉴别如下。①胸膜下肿块:病变形态不规则或呈分叶状,密度不甚均匀或其内可见空气支气管征,边缘模糊或有毛刺,与胸壁的夹角呈锐角;②胸膜本身肿块:病变形态多规则,可呈梭形或半圆形,密度均匀,与肺交界面光滑清楚,与胸壁的夹角呈钝角,有时可见胸膜尾征;③胸壁来源肿块:病变多同时向胸壁和肺内生长,多呈梭形,与肺交界面光滑清楚,与胸壁夹角呈钝角,局部胸壁膨隆,肌间脂肪影及筋膜层界限消失,可有邻近肋骨破坏。

(五)纵隔改变

1.位置

肺或胸膜巨大占位病变、气胸、大量胸腔积液等可使纵隔变形并向对侧移位;肺不张、广泛肺纤维化、肺叶切除术后、胸膜粘连等导致纵隔向患侧移位。

2.形态

心脏大血管异常扩张、纵隔内较大的占位性病变均可使纵隔变形。形态规则、边缘清楚的肿块为良性,形态不规则、边缘不清的肿块多为恶性。变形常导致纵隔增宽。

3.密度

纵隔病变密度大致分为 4 类:脂肪密度、软组织密度、囊性密度及钙化密度。CT 增强可明确显示动脉瘤、动脉夹层及附壁血栓等血管病变;实性病变中,良性病变多均匀轻度强化,恶性病变多不均匀较明显强化;囊性病变可见囊壁轻度强化;脂肪密度病变仅见其内的血管强化。

4.邻近结构

良性病变邻近结构无侵犯,恶性病变常侵犯邻近结构。

三、MRI 表现

(一)肺部病变

1.肺泡实变

肺渗出和实变时,肺内空气被液体所取代,通常在 T_1WI 上显示为边缘不清的片状略高信号影,T_2WI 上显示为较高信号影。根据病变内蛋白质含量的不同,信号强度也不同,如肺泡蛋白沉积症以蛋白质和脂质沉积于肺泡为特征,在 MRI 上可显示脂肪性信号特点。

2.增殖性病变

较大病灶可在 T_1WI 和 T_2WI 上显示,均呈中等信号影,边缘清楚。

3.纤维化病变

局限性病灶在 T_1WI 和 T_2WI 上均呈中等信号影;MRI 对弥散性纤维化病变显示不理想。

4.结节与肿块

MRI 能够显示直径小于 1cm 的结节影。

(1)信号：组织成分不同，MRI 信号也不同，慢性肉芽肿、干酪样结核或错构瘤等含有较多的纤维组织与钙质，T_2WI 上呈低信号；原发癌或肺转移癌在 T_2WI 上呈高信号。如肿块出现坏死、液化，则呈 T_1WI 低信号，T_2WI 高信号。囊性病变在 T_1WI 上呈低信号，T_2WI 上呈高信号。血管性肿块如动静脉瘘，异常血管因流空效应表现为无信号。

(2)邻近结构：肿块侵犯胸壁及纵隔时，脂肪界面消失。邻近纵隔的恶性肿瘤常向纵隔生长或直接侵犯纵隔，甚至侵及气管、血管等重要结构。肺尖部肿块与纵隔、胸壁血管和臂丛神经等的关系较为复杂，冠状面及矢状面扫描显示效果较佳(图 3－20)。

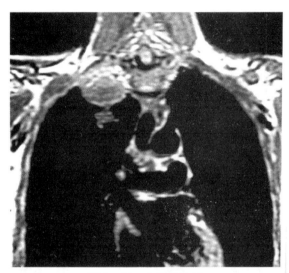

图 3－20　右侧肺尖癌

注　MRI 冠状位，T_2WI 示右肺尖肿瘤侵犯右肺尖胸壁。

(3)继发改变：MRI 有助于鉴别中央型肺癌与其阻塞远侧的实变。在 T_1WI 上，阻塞性炎症或肺不张的信号强度类似或稍低于肿瘤信号，两者尚难区分，但在 T_2WI 上，由于肺炎或肺不张的含水量高于肿瘤组织，故其信号显著高于肿瘤。MRI 增强检查也有助于区分肿块与继发改变。

5.空洞与空腔

空洞内空气在 T_1WI 和 T_2WI 上均呈无信号影，其形态大小不同。空洞壁的信号强度依病变性质及洞壁厚薄而不同。如结核性空洞形成早期，洞壁厚而内壁不光整，其在 T_1WI、T_2WI 上呈中等或略高信号，洞壁薄且较光整时，T_1WI、T_2WI 上均呈中等偏低信号。空腔壁不易显示。

6.钙化

钙化在 MRI 上多呈无信号影。

(二)胸膜病变

1.胸腔积液

非出血性积液在 T_1WI 上多呈低信号；结核性胸膜炎及外伤等所致的积液，其内含有较多蛋白质和细胞成分，在 T_1WI 上可呈中或高信号。胸腔积液不论其性质如何，在 T_2WI 上均呈高信号。

2.胸膜肿瘤

瘤体在 T_1WI 上呈中等信号,强度较积液高,而在 T_2WI 上呈稍高信号,但低于积液信号,因此,MRI 可区分胸腔积液与其内的肿块。

3.胸膜增厚、粘连与钙化

MRI 对这些改变的显示不如 X 线和 CT 检查。

(三)纵隔改变

在 SE 序列上,心腔大血管因流空效应呈低信号,气管、主支气管也呈低信号,但脂肪组织呈高信号,病变很容易被衬托出来。

1.实性肿块

通常在 T_1WI 上信号强度略高于正常肌肉组织(图 3-21),T_2WI 上信号强度也较肌肉高。如肿瘤内发生变性坏死,则信号不均匀,坏死区呈 T_1WI 上低信号,T_2WI 上明显高信号。畸胎瘤内含脂肪、骨骼及钙化,在 T_1WI 和 T_2WI 上信号多样化。肿大淋巴结在 T_1WI 上信号略高于肌肉,T_2WI 上信号明显高于肌肉。大于 2cm 或淋巴结融合成块者常提示为恶性。

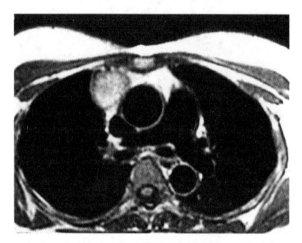

图 3-21 右前上纵隔胸腺瘤

注 MRI 横轴位,T_1WI 示肿块呈略高信号。

2.囊性肿块

多为圆形或椭圆形,信号均匀,边缘清楚。信号强度取决于其内容物。单纯浆液性囊肿表现为水样信号特点,即 T_1WI 上呈低信号,T_2WI 上呈显著高信号。黏液性囊肿或囊内含丰富的蛋白时,在 T_1WI、T_2WI 上均呈高信号。囊内含胆固醇结晶或出血时,T_1WI 上也呈高信号。

3.脂肪性肿块

在 T_1WI 和 T_2WI 上均表现为高信号,通常前者更为明显。在脂肪抑制序列,脂肪性肿块由高信号变成低信号。

4.血管性病变

如动脉瘤内血液流速很慢,则在 T_1WI 上呈中等信号,T_2WI 上呈高信号;流速很快则在

T_1WI 及 T_2WI 上均不产生信号。动脉瘤内新鲜的附壁血栓在 T_1WI 和 T_2WI 上均呈高信号；慢性期血栓在 T_1WI 上呈中等信号，T_2WI 上呈中等偏低信号；血栓机化在 T_1WI 和 T_2WI 上均呈低信号。主动脉夹层时，通常假腔大于真腔，假腔内血流缓慢，信号较高，且常有附壁血栓形成；而真腔内血流快，无信号。

（贾海涛）

第四节 支气管疾病

一、慢性支气管炎

（一）临床与病理

1.病因、病理

慢性支气管炎是一种多病因引起的支气管黏膜及其周围组织的慢性非特异性炎症，是呼吸道常见疾病。病理上显示支气管黏膜充血、水肿、糜烂，黏液腺体增生、肥大、分泌亢进，肉芽组织与纤维组织增生导致管壁增厚及管腔狭窄等。

2.临床表现

慢性咳嗽、咳痰、气急、呼吸困难、心悸等，多见于老年人。

（二）影像学表现

1.X 线表现

（1）早期 X 线检查无异常征象。

（2）典型表现为肺纹理增多、紊乱，出现纤维化表现为条索与网状阴影，合并感染可出现两下肺为主的斑片阴影。

（3）晚期合并阻塞性肺气肿时，表现为桶状胸、肋间隙增宽，两肺野透亮度增加，肺纹理稀疏，心脏狭小、呈垂直型，双膈肌低平。合并肺动脉高压时，表现为肺动脉段膨出，右下肺动脉增粗，横径大于 15mm（图 3－22）。

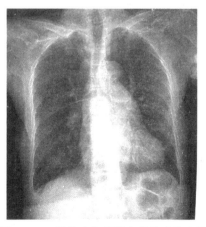

图 3－22 慢性支气管炎合并肺动脉高压

注 两肺纹理增多、紊乱，肺动脉段膨出。

2.CT 表现

(1)肺纹理扭曲,支气管壁增厚,管腔不同程度狭窄或扩张(图 3－23)。

(2)肺野可见小叶性肺气肿及胸膜下肺大疱等征象。

(3)合并肺间质改变可出现网状阴影;合并感染可见斑片状阴影;合并肺动脉高压时,可见主肺动脉与两肺门的肺动脉扩张,外围动脉反而变细、减少。

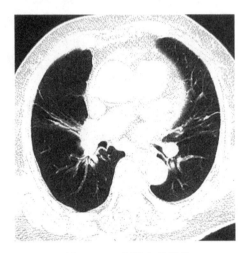

图 3－23 慢性支气管炎

注 CT 肺窗:支气管壁增厚。

(三)诊断与鉴别诊断

根据胸部 X 线摄片肺纹理增多、紊乱,CT 显示支气管壁增厚的表现,结合临床多年的咳嗽、咳痰史,即可诊断为本病。需要与支气管扩张、间质性肺炎等相鉴别。

1.支气管扩张

单纯轻度柱状支气管扩张与慢性支气管炎在胸片上几乎无法鉴别,当出现受累肺组织体积缩小或出现囊状阴影时,提示存在支气管扩张可能。

2.间质性肺炎

病变多分布在两肺门区附近及下肺野,呈网状影、小片影、小结节影及小叶间隔增厚等改变。

二、支气管扩张

(一)临床与病理

1.临床表现

主要临床表现有咳嗽、咳脓痰、咯血。合并感染时可有畏寒、发热,白细胞总数及中性粒细胞比例增高;病变广泛者,可出现气短、呼吸困难、发绀等,约 1/3 患者出现杵状指。

2.病理

根据支气管扩张形态分为 3 型。①柱状扩张:扩张的程度轻,支气管内径宽度远端与近端相似;②静脉曲张型扩张:扩张的支气管内径粗细不均,管壁有多个局限的收缩,形似静脉曲张;③囊状扩张:扩张的支气管末端呈囊状。以上3种类型可混合存在,扩张的支气管内或其末梢分支内常有黏液潴留。

(二)影像学表现

1.X线表现

(1)X线平片:仅作为疑似病例的初步筛查,典型征象如下。

1)轨道征:沿肺纹理可见两条较正常支气管更粗的平行线状阴影,称为"轨道征",提示柱状支气管扩张,当扩张的支气管内有分泌物潴留时,该处纹理远段反较近侧粗,形如杵状。

2)卷发影或蜂窝状影:肺野内多个圆形或卵圆形薄壁透光区,直径0.5~3.0cm,相互重叠,胸片上形如卷发状或蜂窝状,合并感染时可见气—液平面(图3-24)。

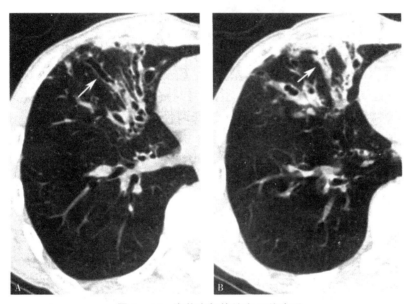

图3-24　囊状支气管扩张X线表现

注　X线平片示双肺中下野多发囊状透光区,部分囊内见气—液平面。

3)轻度支气管扩张患者,X线平片可无异常或仅表现为肺纹理增粗紊乱。

(2)支气管造影:可以直观显示支气管扩张的形态、范围,但作为一种有创检查方法已被HRCT所取代。

2.CT表现

CT检查,特别是HRCT是诊断支气管扩张症的主要手段,不仅可以明确诊断,还可以明确病变的类型、范围及肺部并发改变。主要征象如下。

(1)轨道征和印戒征:正常情况下,肺动脉直径稍大于伴行的同级支气管直径,这种大小关系发生倒转时,则表明支气管扩张。当病变支气管走行与CT扫描平面平行时,HRCT表现为"轨道征",与CT扫描平面垂直时表现为"印戒征"(图3-25)。

(2)支气管管径增粗并粗细不均:常见于静脉曲张状支气管扩张(图3-26)。

(3)多发薄壁、光滑含气或液气囊腔影:多提示囊状支气管扩张,若囊内充满分泌物,则呈现一串葡萄状,囊内出现气—液平面是囊状支气管扩张最具特异性的征象(图3-27)。

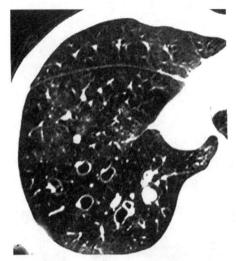

图 3 − 25　支气管扩张的"印戒征"

注　HRCT 示右肺下叶扩张的支气管管径显著大于伴行肺动脉,形似印戒。

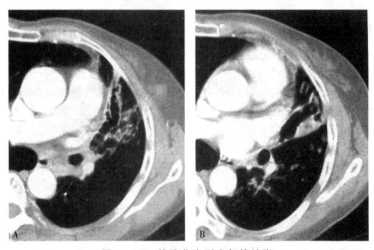

图 3 − 26　静脉曲张型支气管扩张

注　A.右肺动脉层面;B.主动脉根部层面。HRCT 示左肺舌叶支气管不规则串珠样扩张、弯曲。

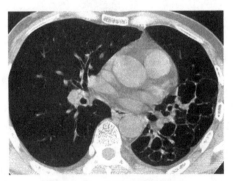

图 3 − 27　囊状支气管扩张

注　HRCT 示左肺下叶多发大小不等囊状透光区。

（三）诊断与鉴别诊断

CT 显示支气管管径呈柱状、静脉曲张状或囊状扩张,管壁增厚,结合临床有咳嗽、咳脓痰、咯血等表现,基本可明确支气管扩张症的诊断。柱状及静脉曲张样支气管扩张的 CT 诊断相对简单,囊状支气管扩张需与多发性肺囊肿、囊性肺发育不全、肺气囊等疾病相鉴别。

三、气管、支气管异物

（一）临床与病理

1.病理

气管、支气管异物引起的病理改变主要是气管的机械性阻塞、异物所致的损伤刺激和继发感染。机械性阻塞包括 4 种类型:完全性阻塞、双向通气、吸气性活瓣阻塞及呼气性活瓣阻塞。①较大的异物可使支气管完全阻塞,吸气时气体不能进入异物远侧气管及肺内,引起阻塞性肺不张;②较小的异物可引起吸气性活瓣阻塞(活动性支气管异物),也可引起呼气性活瓣阻塞(非活动性支气管异物)。由于异物的损伤刺激,支气管黏膜充血、水肿、分泌物增多,长期病变可引起纤维组织增生。

2.临床表现

气管、支气管异物引起的临床症状多较显著和突然,主要表现为剧烈刺激性呛咳、哮鸣、呼吸困难甚至窒息等。继发阻塞性肺炎时有发热和白细胞计数增高。

（二）影像学表现

1.X 线表现

(1)对于不透 X 线的异物,如金属制品,正位及侧位 X 线投照有助于异物的准确定位。

(2)对于透 X 线的异物,如花生米、瓜子等,X 线检查仅能显示异物所致的间接征象:阻塞性肺不张、肺气肿、肺炎和纵隔摆动(即支气管异物导致一侧支气管发生部分性阻塞时,呼气、吸气时两侧胸腔压力失衡,使纵隔发生左右摆动的现象)(图 3 - 28)。

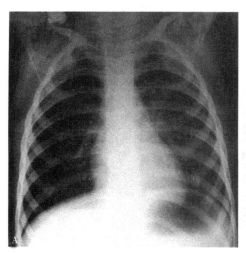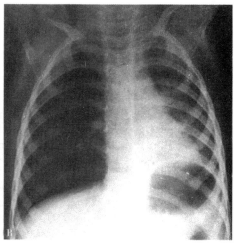

图 3 - 28　右主支气管透 X 线异物所致的呼气性活瓣阻塞

注　A.吸气像,双侧肺野透光度基本一致,纵隔居中;B.呼气像,右肺气肿,纵隔向左侧移位。

2.CT 表现

CT 可发现不透 X 线和透 X 线异物,并可确定其位置、大小、形态;也可显示异物阻塞气道引起的继发改变:阻塞性肺不张、肺气肿、肺炎(图 3－29)。

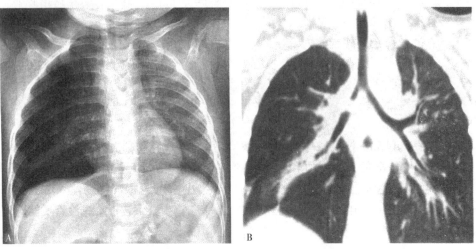

图 3－29　右主支气管透 X 线异物

注　A.X 线后前位平片示右肺透光度增强,提示阻塞性肺气肿,未显示异物;B.CT 扫描冠状面重建示右主支气管异物,右肺上中叶阻塞气肿,右肺下叶阻塞性炎症。

(三)诊断与鉴别诊断

患者有明确的异物吸入史和典型的临床表现即可确定临床诊断。X 线、CT 检查用于确诊及异物定位。对于不透 X 线的异物,X 线可作为首选检查(图 3－30);而对于透 X 线的异物,宜首选 CT 扫描。

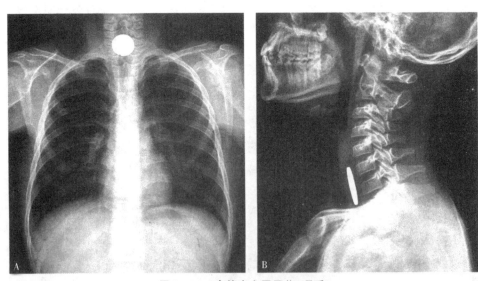

图 3－30　食管内金属异物(硬币)

注　A.X 线后前位平片示金属异物呈冠状面圆形;B.X 线平片示金属异物位呈长条形,位于第 6、第 7 颈椎椎体前方、气管后方。

儿童气道内异物应注意与食管内异物鉴别:气管内硬币样扁圆形异物多呈矢状位,食管内硬币样扁圆形异物多呈冠状位,正、侧位投照有利于鉴别。CT多平面重组对于鉴别气管、食管异物及其具体位置有非常重要的价值。

（贾海涛）

第五节　肺先天性疾病

一、肺隔离症

（一）临床与病理

1.病因、病理

肺隔离症是指胚胎时期一部分肺组织与正常肺组织隔离而单独发育的先天畸形,这种畸形可分为肺叶内型和肺叶外型。

(1)肺叶内型肺隔离症:病变区与邻近正常肺组织被同一脏胸膜所包裹,内部多呈囊性结构,囊内充满黏液,一般不与支气管交通,其供血动脉多来自胸主动脉,静脉多回流入肺静脉;以左下肺脊柱旁沟多见。

(2)肺叶外型肺隔离症:病变被独立的脏层包裹,病变组织多为实性肺组织,供血动脉多来自腹主动脉,静脉回流入下腔静脉或门静脉等。

肺隔离症好发于下叶后基底段,尤其是左下叶后基底段。

2.临床表现

该疾病多见于青年人。多数患者无症状,多于体检时偶然发现。当合并感染时,可表现为发热、咳嗽、咳痰、胸痛等呼吸道感染的症状。

（二）影像学表现

1.X 线表现

(1)肺叶内型肺隔离症表现为下叶后基底段(左下叶多见)类圆形软组织密度影,常合并感染,可见多发含气囊腔阴影,边缘模糊;行主动脉造影可见胸主动脉发出血管供应该病灶。

(2)肺叶外型肺隔离症表现为左下叶后基底段软组织密度影,病灶密度均匀;主动脉造影多可见供血动脉来自腹主动脉。

2.CT 表现

(1)肺叶内型肺隔离症表现为下叶膈上区域脊柱旁的软组织密度影,密度多不均匀,可见蜂窝状改变,有时可显示气—液平面,病变边缘模糊;增强扫描多出现不均匀强化,并可显示来自体循环的弯曲供血动脉(图 3-31)。

(2)肺叶外型肺隔离症大部分位于左下叶后基底段,表现为边缘清晰的软组织密度影,多数病灶密度均匀;增强扫描仅少数强化,有时可见供血动脉来自腹主动脉。

3.MRI 表现

肺隔离症的 MRI 信号表现与病灶结构和成分有关,病灶中囊变区 T_1WI 呈低信号、T_2WI

呈高信号，实性区 T_1WI 呈中等信号、T_2WI 也呈高信号；MRI还可以显示病灶供血动脉的起源与静脉回流情况，有助于诊断该病并鉴别肺叶内型与肺叶外型肺隔离症。

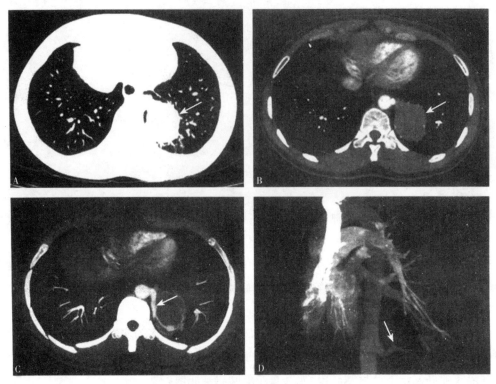

图 3-31 肺隔离症的 CT 表现

注 A.横断位肺窗：左肺下叶近脊柱旁有一处肿块（↑）；B.横断位增强：肿块密度均匀，边缘清晰（↑）；C.横断位增强最大密度投影（MIP）重建：显示肿块由主动脉供血（↑）；D.CTA 行容积再现技术（VRT）重组：显示肿块由主动脉供血（↑）。

（三）诊断与鉴别诊断

根据胸片示下肺部脊柱旁团块状密度增高影，需考虑本病的可能；行胸部增强 CT 或 MRI 可明确显示来自体循环供血动脉的影像，即可诊断为本病。

二、肺动静脉瘘

（一）临床与病理

1.病因、病理

肺动静脉瘘又称为肺动静脉畸形，是一种先天性的由肺部动脉和静脉直接相通而引起的血流短路。该病的基本病理变化是肺动脉经过囊壁菲薄的动脉瘤囊腔直接通入扩大迂曲的静脉。

2.临床表现

患者多无症状，在胸部影像学检查时偶然发现。较大的肺动静脉瘘可以表现为活动后呼吸困难、心悸、发绀、胸痛及红细胞增多等。若肺动静脉瘘破裂，可出现咯血等症状。

（二）影像学表现

1.X 线表现

为单发或多发结节状阴影,边缘可出现不同程度的分叶状改变,大小为 1～3cm,密度均匀,有时可见一支或多支粗大扭曲的血管影引向肺门。

2.CT 表现

(1)肺动静脉瘘的瘤囊:表现为圆形或分叶状致密阴影,边缘光滑。

(2)输入与输出血管:输入动脉血管多较细、较直,与瘤囊相连;输出静脉血管多较粗、扭曲,从瘤囊引向肺门或左心房。

(3)CT 增强扫描可见输入动脉、瘤囊与输出静脉血管均明显强化,强化程度与时相基本等同于肺门处大血管(图 3－32)。

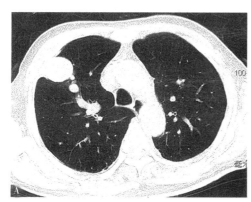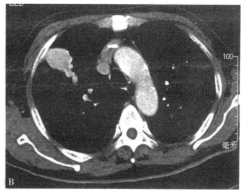

图 3－32　肺动静脉瘘的 CT 表现

注　A.CT 肺窗:可见右肺上叶有一处团块影及蚯蚓状阴影,与肺门相通;B.CT 增强纵隔窗:可见右肺上叶密度均匀的圆形瘤囊、细小的动脉干、粗大扭曲的静脉。

3.MRI 表现

肺动静脉瘘的 MRI 形态表现与 CT 相同,但瘤囊及粗大的引流静脉在 MRI 上多表现为低信号(流空效应);MRI 的多方位成像有助于显示该病的输入动脉与引流静脉。

（三）诊断与鉴别诊断

胸片显示肺内结节灶伴有粗大扭曲的血管影引向肺门,应考虑本病的可能;增强 CT 或 MRI 显示病灶强化呈血管样,且有与之相连的增粗的动脉、静脉,即可诊断为本病。需要与结核球和周围型肺癌鉴别。

1.结核球

易出现钙化及小空洞等改变,周边卫星病灶较多见,CT 增强扫描一般无明显强化。

2.周围型肺癌

病灶边缘多出现分叶征,同时多伴有短细毛刺征,CT 增强扫描一般为轻、中度强化,与肺动静脉瘘的明显强化不同。

（贾海涛）

第六节 肺部炎症

一、大叶性肺炎

(一)临床与病理

1.病因、病理

大叶性肺炎是细菌引起的急性肺部炎症,在细菌性肺炎中是最常见的一种,主要致病菌为肺炎双球菌。炎症累及整个肺叶或多个肺段。病理上分为4期。

(1)充血期:发病后1~2天,此时肺部毛细血管扩张、充血,肺泡内有少量浆液渗出。

(2)红色肝样变期:发病后3~4天,肺泡内充满大量纤维蛋白和红细胞等渗出物,肺组织切面呈红色肝样改变。

(3)灰色肝样变期:发病后5~6天,肺泡内红细胞减少而代之以大量的白细胞,肺组织切面呈灰色肝样改变。

(4)消散期:发病1周后,肺泡内的纤维性渗出物开始溶解而被吸收,肺泡重新充气。

2.临床表现

本病多见于青壮年,在冬、春季发病较多。临床上起病急,以寒战、高热、胸痛、咳嗽、咳铁锈色痰为临床特征。不同病变期间可有不同的阳性体征,如叩诊呈浊音、语颤增强和肺部啰音等。白细胞总数及中性粒细胞数明显升高。

(二)影像学表现

1.X线表现

反映了病理上4个阶段的大体形态改变。

(1)充血期:可无阳性发现,或仅有病变区肺纹理增多、透亮度略低。

(2)实变期(包括红色肝样变期与灰色肝样变期):表现为大片状均匀的致密阴影,形态与肺叶或肺段的轮廓相符合。病变叶间裂一侧显示有鲜明平直的界线,而在其余边缘则表现为模糊不清(图3-33A)。由于实变肺组织与含气的支气管相衬托,其内有时可见透亮的支气管影,称为空气支气管征。近年来,由于抗生素的广泛应用,往往使大叶性肺炎的发展被抑制,因而失去其典型的临床表现与X线表现,病变多局限在肺叶的一部分或某一肺段。

(3)消散期:实变区密度逐渐降低,由于病变的消散不均,表现为密度不均匀的斑片状阴影。炎症可完全吸收,或只留少量索条状阴影,偶可机化,演变为机化性肺炎。

2.CT表现

(1)充血期:可发现病变区呈磨玻璃样阴影,边缘模糊,其内血管隐约可见。

(2)实变期:呈肺叶或肺段分布的致密阴影,显示空气支气管征更清晰(图3-33B)。

(3)消散期:随着病变的吸收,实变阴影密度降低,呈散在大小不等的斑片状阴影。

(三)诊断与鉴别诊断

根据胸片或CT见到某一肺叶或肺段的大片实变而体积不变的表现,结合临床的突然寒战、高热、胸痛、咳嗽、咳铁锈色痰病史,即可明确诊断。但消散期密度逐渐降低,或内部出现稀疏区,需要与肺结核、肺不张等疾病鉴别。鉴别要点如下。

1.肺结核

①大叶性肺炎与干酪样肺炎鉴别:大叶性肺炎密度均匀,一般在 2 周内吸收;干酪样肺炎密度不均,其内隐约可见不规则小透光区,动态变化缓慢;②肺炎消散期的表现与继发性肺结核相似,了解患者的发病过程、临床症状、体征与实验室检查有助于鉴别。

2.肺不张

不张的肺叶体积缩小,叶间裂凹陷,邻近组织器官向患叶移位,而肺炎体积基本不变。

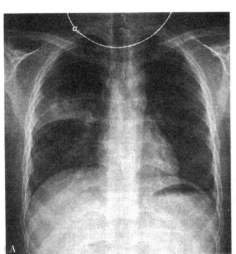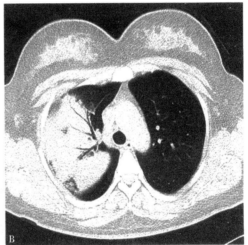

图 3 - 33　大叶性肺炎 X 线及 CT 表现

注　A.正位片:右上肺大片密实影,下缘水平裂分界清,上缘模糊;B.CT 肺窗:右肺上叶大片密实影,内见充气支气管征,后缘斜裂分界清。

二、支气管肺炎

(一)临床与病理

1.病因、病理

支气管肺炎又称小叶性肺炎,可由链球菌、葡萄球菌和肺炎双球菌等多种病原菌感染致病,也可由病毒及真菌引起。

病理变化为支气管周围的肺实质炎症,以小叶支气管为中心,经过终末细支气管,延及肺泡,在细支气管和肺泡内产生炎性渗出物。病变主要局限在肺小叶范围,呈散在性两侧分布,但可融合成大片。由于细支气管炎性充血、水肿,易导致细支气管不同程度阻塞,可出现小叶性肺气肿或肺不张。

2.临床表现

支气管肺炎多见于婴幼儿、老年人及免疫功能损害的患者,或为手术后以及长期卧床患者。临床上以发热为主要症状,常伴有胸痛、咳嗽、咳黏液泡沫痰或脓痰,严重者有呼吸困难、发绀等。

(二)影像学表现

1.X 线表现

(1)病灶呈多发斑片状影,大小不一,边缘模糊,密度不均,密集的病变可融合成较大的片状影。病变多在两肺中下野的内、中带,且沿肺纹理分布(图 3-34A)。

(2)肺纹理增多、增粗且模糊,此征为支气管炎和支气管周围炎的表现。

(3)合并肺气肿时表现为两肺野透亮度增高,胸廓扩大,肋间隙增宽及膈肌低平;伴阻塞性小叶肺不张时,不张的小叶形态不易与小叶渗出影鉴别。

2.CT 表现

支气管肺炎主要依靠 X 线检查,CT 检查主要用于判断病变内有无空洞及胸腔积液,以确定是否合并肺脓肿及支气管扩张。

(1)大多数散在的片状病灶符合肺腺泡或肺小叶的实变形态(图 3-34B)。

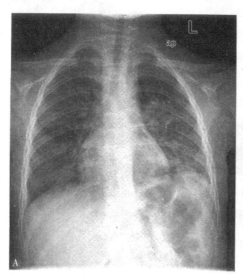
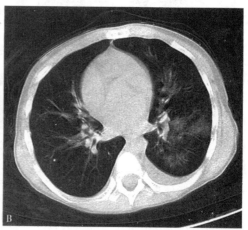

图 3-34 支气管肺炎的 X 线及 CT 表现

注 A.胸部正位片:两肺中内带散在斑片状模糊影;B.CT 肺窗:左肺散在斑片状模糊影,沿支气管树分布。

(2)两肺中下部支气管血管束增粗、模糊。

(3)有时在小片状影之间可见小圆形透亮阴影,为小叶支气管活瓣阻塞引起的肺小叶过度充气。

(三)诊断与鉴别诊断

根据影像学表现示两肺中、内带纹理增粗和小斑片状实变,结合临床上以发热为主要症状,即可诊断为本病。需要与节段性阻塞性肺炎和支气管扩张伴感染鉴别,可进行 CT 检查。

1.节段性阻塞性肺炎

近端相应支气管开口有狭窄或阻塞,抗感染治疗等对症处理后无好转或病变反复。

2.支气管扩张伴感染

可见"双轨征"或"印戒征"等支气管扩张改变,病史较长,常反复发作。

三、间质性肺炎

(一)临床与病理

1.病因、病理

间质性肺炎是以肺间质炎症为主的肺炎,可由病毒或细菌感染致病,以病毒感染较多。主要病理变化为细支气管壁及肺泡壁的浆液渗出及炎症细胞浸润,肺泡腔内可有轻度渗出;慢性者多伴有增殖性及纤维性病变;小支气管壁的炎症、充血及水肿可引起管腔部分性或完全性阻塞;炎症可沿淋巴管扩散,引起淋巴管炎和淋巴结炎。

2.临床表现

间质性肺炎多见于小儿抵抗力下降或免疫抑制患者。常继发于麻疹、百日咳或流行性感冒等急性传染病。临床上除原发病的症状外,可有发热、咳嗽、气促、发绀等。

(二)影像学表现

1.X线表现

(1)肺纹理增粗、模糊,可交织成网状并伴有小点状影(网织结节影),病变以双肺广泛性分布为特征,又以肺门区及中、下肺野为著(图3-35A)。

(2)肺门周围间质内炎性浸润,可使肺门阴影密度增高、轮廓模糊、结构不清。

(3)婴幼儿急性间质性肺炎,由于细支气管的部分性阻塞,表现为弥散性肺气肿。

2.CT表现

CT检查尤其是HRCT可很好地显示间质性肺炎的影像学特点。

(1)病变早期:肺内片状磨玻璃影,并可见小叶内间质增厚及小叶间隔增厚(图3-35B)。

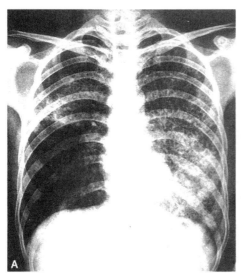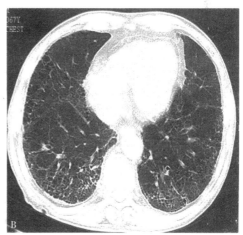

图3-35　间质性肺炎的X线及CT表现

注　A.正位片:左肺及右上肺弥散性网格状斑点影,以左下肺为著,左侧心影模糊;B.CT肺窗:两肺弥散性网格状阴影,局部支气管扩张,胸膜增厚。

(2)病变发展:表现为小叶间隔及支气管血管束增粗且不规则。

(3)病变严重:肺间质纤维化呈广泛网状或蜂窝状阴影,并常合并牵拉性支气管扩张或肺大疱,还可伴有小叶性实变。

(4)可有肺门及纵隔淋巴结增大。

(三)诊断与鉴别诊断

病变常广泛分布,表现为沿支气管、血管周围间质分布的纤维条状、斑点和小片状密度增高影与胸膜下网格状影的影像学表现,可考虑本病的可能。本病与结缔组织疾病、尘肺、组织细胞增生症、结节病、细支气管炎等影像学表现相似,需结合临床病史及实验室检查资料鉴别。当有粟粒结节时需要与血行播散型肺结核鉴别,后者具有"三均匀"或"三不均匀"的特点,而间质性肺炎主要分布在两肺内、中带及下肺野,且粟粒性结节位于网格状阴影之间。

四、肺脓肿

(一)临床与病理

1.病因、病理

肺脓肿是化脓性细菌引起的肺组织坏死性炎性疾病,以金黄色葡萄球菌、肺炎双球菌及厌氧菌多见。感染途径有吸入性感染、血源性感染和直接蔓延感染。右肺较左肺多见,上叶后段及下叶背段是好发部位。

化脓性细菌随分泌物或异物经支气管吸入后,引起肺组织化脓性炎症,1周后病灶中心发生坏死、液化,形成脓肿,坏死液化物经支气管排出后形成空洞。有时肺脓肿破溃到胸腔,形成脓胸或脓气胸。

急性肺脓肿经治疗后,脓腔可缩小而消失,也可因脓肿引流不畅,治疗不够及时有效,脓肿壁大量肉芽组织和纤维组织增生而转变为慢性肺脓肿。

2.临床表现

急性肺脓肿为急性起病,主要临床症状为发热、咳嗽、咳脓臭痰、胸痛,有时咯血,全身中毒症状明显,白细胞总数明显增高。慢性肺脓肿以咳嗽、咳脓痰、咯血为主要症状,可伴不规则发热、贫血、消瘦等。

(二)影像学表现

1.X线表现

(1)化脓性炎症期:呈大片状模糊阴影,表现与大叶性肺炎相似,多位于上叶后段及下叶背段。

(2)空洞形成期:表现为大片阴影中有低密度区及气—液平面,空洞的壁较厚,空洞壁内缘光滑,外缘模糊,此为急性肺脓肿的典型X线表现(图3-36A)。吸入性感染者多为单发空洞,多发空洞者提示血源性感染的可能。

(3)慢性期:脓肿空洞周围的炎性浸润大部分吸收,纤维结缔组织增生,形成边界清楚的厚壁空洞,洞内可有或无气—液平面;多房空洞则显示为多个大小不等的透亮区。空洞周围可有紊乱索条状或斑片状影,邻近胸膜常有局限性增厚和粘连。

2.CT表现

(1)化脓性炎症期:呈大片状模糊阴影,在实变阴影中可见低密度坏死、液化灶,从而可早期提示肺脓肿的诊断。

(2)空洞形成期:表现为类圆形的厚壁空洞,常有气—液平面,洞壁内缘多光滑,外缘常模糊,周围可有片状渗出性病变(图3-36B),CT增强示脓肿壁有较明显的强化。

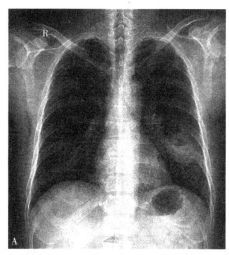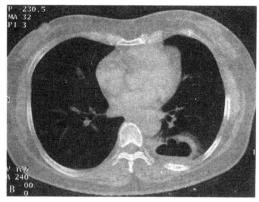

图3-36　急性肺脓肿X线及CT表现

注　A.正位片:左下肺厚壁空洞,外缘模糊,内见气—液平面;B.CT肺窗:左肺下叶厚壁空洞,可见气—液平面,内壁欠光整,外缘模糊。

(3)慢性期:表现为空洞内外壁界线清楚,洞内可有气—液平面,空洞周围可有多量的纤维索条影,可伴发脓胸或广泛胸膜增厚。

(三)诊断与鉴别诊断

根据胸片和CT发现肺内厚壁空洞,有气—液平面,洞壁内缘光滑,外缘模糊,CT增强显示脓肿壁明显强化的影像学表现,结合临床症状为发热、咳嗽、咳脓臭痰、胸痛;实验室检查白细胞总数明显增高,即可诊断为本病。需要与结核性空洞、肺癌空洞、肺囊肿继发感染鉴别。

1.结核性空洞

好发于上叶尖后段及下叶背段,空洞较小,壁较薄,其内多无气—液平面,周围常有卫星病灶。

2.肺癌空洞

多见于老年人,空洞壁厚,呈偏心性,内壁凹凸不平,外缘多出现分叶状及毛刺等征象。

3.肺囊肿继发感染

囊壁增厚,伴气—液平面,但周围多无炎性浸润,治疗后囊肿壁薄且均匀,甚至囊肿消失,不留痕迹。

（贾海涛）

第七节　肺结核

肺结核的临床表现与结核菌数量、毒力及机体免疫反应和变态反应状态有关,也与病变的发展阶段有关。有的可无任何临床症状,有的出现咳嗽、咯血及胸痛,有的出现明显的全身中毒症状,如低热、盗汗、乏力、食欲减退和明显消瘦等。但以上症状和体征均缺乏特征性。痰检找到结核菌或痰培养阳性及纤维支气管镜检查发现结核性病变是诊断肺结核的可靠依据。结核菌素反应阳性有助于小儿肺结核的诊断。肺结核可伴有肺外结核,如颈淋巴结、骨与关节及脑膜结核等。

肺内病变如下。①渗出性病变:由炎性细胞和渗出液充盈肺泡和细支气管所致,其发展过程可为好转愈合或进展恶化。病灶演变不仅与治疗有关,还取决于病菌的数量和毒力以及患者的抵抗力。渗出性病灶可以自行缓慢地吸收或经治疗后较快地吸收,但较一般急性肺炎为慢,并可残留少许纤维化改变。②增殖性病变:渗出性病灶如早期不吸收,可很快形成结核结节,即结核性肉芽组织,成为增殖性病灶,该病灶则须经纤维化才能愈合。③变质性病变:渗出性病灶如迅速发展或相互融合而干酪化,即形成肺段或肺叶范围内的干酪性肺炎。干酪性改变易产生液化,形成空洞,并沿支气管播散,多需钙化才能愈合。渗出性、增殖性及变质性病变常同时存在于同一病灶内,且以其中某一种为主。

结核病分类如下。①原发性肺结核:包括原发综合征和胸内淋巴结结核。②血行播散型肺结核:包括急性、亚急性和慢性血行播散型肺结核。③继发性肺结核:包括浸润性肺结核、结核球、干酪性肺炎、慢性纤维空洞性肺结核和毁损肺。④气管、支气管结核:包括气管、支气管黏膜及黏膜下层的结核病。⑤结核性胸膜炎:包括干性、渗出性胸膜炎和结核性脓胸。

一、原发性肺结核

原发性肺结核为机体初次感染结核菌所引起的肺结核病。最常见于儿童,少数可见于青年。

(一)原发综合征

结核分枝杆菌经呼吸道吸入后,在肺实质内产生急性渗出性炎症,大小多为 0.5~2.0cm,这种局限性炎性实变称为原发病灶。原发病灶内的结核分枝杆菌可经淋巴管向局部淋巴结蔓延,引起结核性淋巴管炎与淋巴结炎。肺部原发灶、局部淋巴管炎和所属淋巴结炎三者合称为原发综合征。原发病灶可融合或扩大,甚至累及整个肺叶,其附近的胸膜如被病变所累及,则形成纤维蛋白性胸膜炎。

影像学表现如下。

(1)X 线表现:原发病灶表现为云絮状或类圆形密度增高影,也可表现为肺段或肺叶范围的片状或大片状密度增高影,边缘模糊不清,可见于肺的任何部位,多见于上叶或下叶上部靠近胸膜处。肺门或纵隔肿大淋巴结表现为突出于正常组织轮廓的结节影。自原发病灶引向肿大淋巴结的淋巴管炎,表现为一条或数条较模糊的条索状密度增高影。典型的原发综合征显示原发病灶、淋巴管炎与肿大肺门淋巴结连接在一起,形成"哑铃状"(图 3-37),但这种表现在临床上并不多见。有的患者原发病灶范围较大,常可掩盖淋巴管炎及淋巴结炎。

(2)CT 表现:CT 可清楚显示原发病灶、引流的淋巴管炎及肿大的肺门淋巴结,也易于显示肿大淋巴结压迫支气管等所引起的肺叶或肺段不张,并能敏感地发现原发病灶邻近的胸膜改变。

(二)胸内淋巴结结核

原发综合征虽为原发性肺结核的典型表现,但原发病灶的病理反应一般较轻,易被吸收;由于淋巴结内干酪样坏死较严重,其吸收愈合的速度较原发病灶缓慢。当原发病灶完全吸收时,纵隔和(或)肺门淋巴结肿大则成为原发性肺结核的主要表现,称为胸内淋巴结结核。如淋巴结肿大伴有周围组织渗出性炎性浸润,称为炎症型;如淋巴结周围炎症吸收,在淋巴结周围有一层结缔组织包绕,称为结节型。肿大淋巴结有时压迫支气管而引起肺不张,以右上叶或右中叶多见。

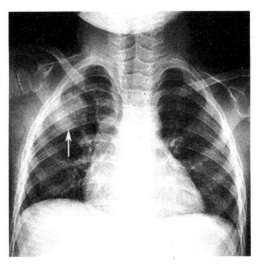

图 3-37 原发综合征胸部正位片

注 右上肺可见斑片状模糊影,与右肺门增大软组织影相连接,呈典型"哑铃状"(↑)。

影像学表现如下。

(1)X 线表现:炎症型表现为从肺门向外扩展的高密度影,略呈结节状,其边缘模糊,与周围肺组织分界不清。若肿大的淋巴结隐匿于肺门影中,往往显示不清,如累及气管旁淋巴结,可见上纵隔影一侧或两侧呈弧形增宽,边缘轮廓模糊不清,以右侧较易辨认(图 3-38)。数个相邻淋巴结均增大,可呈分叶状或波浪状边缘。结节型表现为肺门区突出的圆形或卵圆形边界清楚的高密度影,右侧肺门多见。

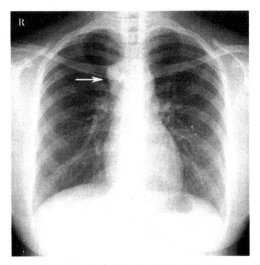

图 3-38 胸内淋巴结结核胸部正位片

注 右上纵隔旁可见软组织影突向肺野,边界清晰(↑)。

（2）CT 表现：CT 可显示纵隔内和（或）肺门淋巴结肿大，显示淋巴结的内部结构与周围浸润情况。大部分淋巴结平扫时呈等密度影，与周围组织分界不清，增强后可出现典型的环形强化影（图 3-39）。

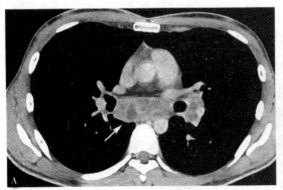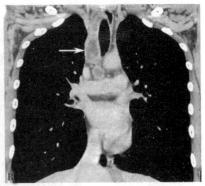

图 3-39 胸内淋巴结结核 CT 表现

注 A.CT 横轴位增强；B.CT 冠状位重组。纵隔及左肺门可见软组织密度影，增强后呈环形强化，中间呈低密度液化区（↑）。

（3）MRI 表现：MRI 可显示纵隔内及肺门淋巴结肿大，增殖性病灶表现为中等信号的结节影，边缘清楚。MRI 增强后也可见周边环形强化影。

二、血行播散型肺结核

血行播散型肺结核为结核分枝杆菌进入血液循环所致。可来自原发病灶、气管支气管及纵隔淋巴结结核的破溃，或泌尿生殖器官、骨关节等结核病灶的进展融解，使干酪样坏死物破溃进入血管等。根据结核分枝杆菌侵入血液循环的途径、数量、次数和机体的反应，又可分为急性血行播散型肺结核、亚急性或慢性血行播散型肺结核。

（一）急性血行播散型肺结核

急性血行播散型肺结核是大量结核分枝杆菌一次或短时间内数次侵入血液循环所引起。

影像学表现如下。

（1）X 线表现：初期仅见肺纹理增多，一般在第 2 周才出现典型粟粒样结节。表现为广泛均匀分布于两肺的粟粒大小的结节状密度增高影。其特点为病灶分布均匀、大小均匀和密度均匀，即"三均匀"表现（图 3-40）。由于病灶数量多且分布密集，两肺野可呈磨玻璃样改变。分布密集的粟粒样结核可将肺纹理遮盖，使正常的肺纹理不易辨认。大小一致的粟粒样致密影，其直径为 1~2mm。边界较清楚，若为渗出性病灶则其边缘不清。晚期粟粒状密度增高影常有融合的倾向。

（2）CT 表现：易显示粟粒样结节，尤其 HRCT 可清晰显示弥漫分布的粟粒性病灶，更好地显示粟粒样结节"三均匀"的特点（图 3-41）。

（二）亚急性或慢性血行播散型肺结核

亚急性或慢性血行播散型肺结核是由于较少量的结核分枝杆菌在较长时间内多次侵入血液循环所致。

影像学表现如下。

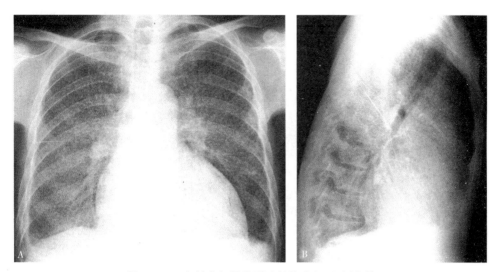

图 3 - 40　急性血行播散型肺结核胸部正、侧位片

注　A.正位片;B.侧位片。两肺野呈磨玻璃样改变,可见分布均匀、大小均匀、密度均匀的粟粒状影。

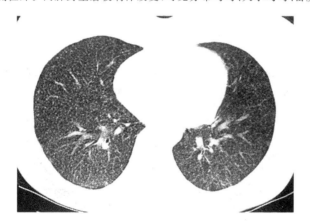

图 3 - 41　急性血行播散型肺结核 CT 肺窗

注　两肺可见分布均匀、大小均匀、密度均匀的粟粒状影,边界清晰。

(1)X 线表现:病灶大小不一,从粟粒大小至直径 1cm 左右;密度不均,渗出增殖性病灶密度较高,边缘较清楚,钙化灶密度更高,边缘锐利;分布不均,陈旧的硬结钙化病灶大多位于肺尖和锁骨下,新的渗出增殖性病灶大多位于下方。此即"三不均匀",与急性血行播散型肺结核的"三均匀"不同。少数病例的粟粒病灶融合,产生干酪样坏死,形成空洞和支气管播散,X 线的表现更多样而复杂(图 3 - 42)。

(2)CT 表现:在显示病灶分布、大小、密度方面较 X 线更加敏感,也可显示细小的钙化灶及结节的融合情况(图 3 - 43)。

三、继发性肺结核

继发性肺结核是肺结核中最常见的类型,大多见于成人。多为静止的原发病灶重新活动,即内源性感染。偶为外源性再度感染,即结核分枝杆菌再次从外界吸入肺部,但是由于机体已产生特异性免疫力,结核菌不再引起淋巴结广泛干酪性病灶,故肺门淋巴结一般不大。病变趋向局限于肺的局部,多在肺尖、锁骨下区及下叶背段。

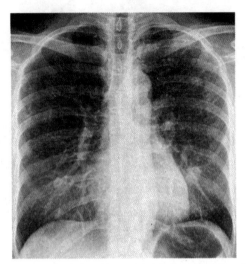

图 3 - 42　亚急性或慢性血行播散型肺结核胸部正位片

注　两肺透亮度降低,呈磨玻璃样表现,可见大小不一、密度不一、分布不均匀的结节影。

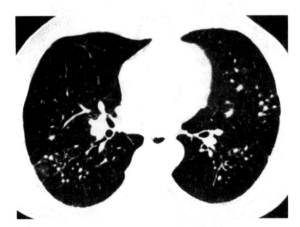

图 3 - 43　亚急性或慢性血行播散型肺结核 CT 肺窗

注　两肺可见大小不一、密度不一、分布不均匀的粟粒状及小结节影。

1.X 线表现

继发性肺结核的 X 线平片表现与病变性质有关。

(1)渗出浸润为主型:病灶大多呈斑片状或云絮状,边缘模糊,好发于上叶尖后段和下叶背段,以尖后段最多见(图 3 - 44A)。病灶可单发或多发,局限于一侧或两侧肺尖和锁骨下区。空洞可为薄壁、张力性、干酪厚壁和纤维空洞等。其他肺野有时可见较广泛或散在的播散灶,表现为大小不等的斑点状和斑片状影(图 3 - 44B)。

(2)干酪为主型:包括结核球和干酪性肺炎。结核球为干酪性病变被纤维组织包围而成的球形病灶,也可因空洞的引流支气管阻塞,其内被干酪样物质充填而成,呈圆形或椭圆形。好发于上叶尖后段与下叶背段。多为单发,少数多发,大小多为 2～3cm。结核球轮廓较光滑,少数可呈浅分叶状;密度较高且较均匀,但其内的干酪样物质可液化,并经支气管排出后形成空洞,形态不一,以厚壁多见。部分结核球内可见成层的环形或散在的斑点状钙化。近胸膜的结核球在病灶与胸膜间有时可见索条状粘连带。结核球邻近的肺野可见散在的增殖性或纤维性病灶,称为卫星病灶。干酪性肺炎为大量结核分枝杆菌经支气管侵入肺组织而迅速引起的干酪样坏死性肺炎,表现为肺段或肺叶实变,轮廓较模糊,与大叶性肺炎相似,但以上叶多见。肺叶体积常因肺组织广泛破坏而缩小。有时在同侧和(或)对侧肺内,可见经支气管播散的小结节或斑片状边缘模糊阴影(图3-44C)。

(3)空洞为主型:以纤维厚壁空洞、广泛的纤维性病变及支气管播散病灶组成病变的主体。该型患者痰中可查出结核分枝杆菌,是结核病的主要传染源。锁骨上、下区可见不规则慢性纤维空洞,周围伴有较广泛的条索状纤维性改变和散在的新老不一的病灶(图3-44D)。在同侧和对侧肺内多可见斑点状的支气管播散病灶。由于广泛的纤维收缩,常使同侧肺门上提,肺纹理垂直向下呈垂柳状(图3-44E),可合并支气管扩张。未被病变所累及的肺组织呈代偿性肺过度充气表现。多可见病灶邻近胸膜增厚、粘连。广泛纤维化及胸膜增厚引起同侧胸廓塌陷,邻近肋间隙变窄,纵隔向患侧移位,肋膈角变钝,同时可伴有横膈幕状粘连。

2.CT表现

继发性肺结核CT表现同样与病变性质有关。

(1)渗出浸润为主型:表现为结节状或呈不规则斑片状影,边缘模糊,密度不均匀,部分病灶内可见小空洞。增殖性病灶密度较高,边缘清楚,病灶内或周围可见不规则钙化灶。浸润性病变常与纤维化并存,可伴有邻近的支气管扩张,有时也可见局限性肺气肿表现(图3-45A)。

(2)干酪为主型:表现为上肺大叶性实变,其内可见多个小空洞,下肺常可见沿支气管分布的播散病灶(图3-45B、C)。结核球呈圆形或类圆形,多数密度不均,其内常可见钙化,有时可见小空洞;边缘清楚,部分可呈浅分叶状,少数可见毛刺征或胸膜凹陷征,周围常可见卫星病灶(图3-45D、E);增强扫描无强化或仅出现边缘环形强化。

(3)空洞为主型:空洞病灶周围有较多的索条状致密影,常见钙化,肺纹理粗乱、扭曲,可见支气管扩张(图3-45F)。病变同侧和对侧肺野可见新旧不一的结节状支气管播散病灶,典型者出现"树芽征"。纵隔向患侧移位,常伴明显胸膜增厚及相应部位的胸廓塌陷(图3-45G)。

3.MRI表现

渗出及干酪性病变一般呈较高信号,增殖病灶可呈中等信号,纤维化病灶呈低信号,钙化呈低信号。结核球在T_1WI及T_2WI上多为中等信号,如出现空洞,则为低信号。空洞为主型时,肺组织大量纤维化,T_1WI及T_2WI上均呈较低信号或低信号,空洞内气体呈极低信号。

四、气管支气管结核

气管支气管结核(TB)是由于结核分枝杆菌侵入气管或支气管黏膜、黏膜下层、肌层及软骨而引起的,是结核病的一种特殊类型,常同时并发活动性肺结核,主要好发于青年女性,男女比例为1:(2～3)。其感染途径主要为:①肺结核病灶或空洞中结核分枝杆菌随患者排痰直接感染支气管黏膜;②结核分枝杆菌通过血行途径感染支气管黏膜;③结核分枝杆菌通过结核空洞向周围支气管黏膜播散;④结核性淋巴结炎穿破邻近气管壁。

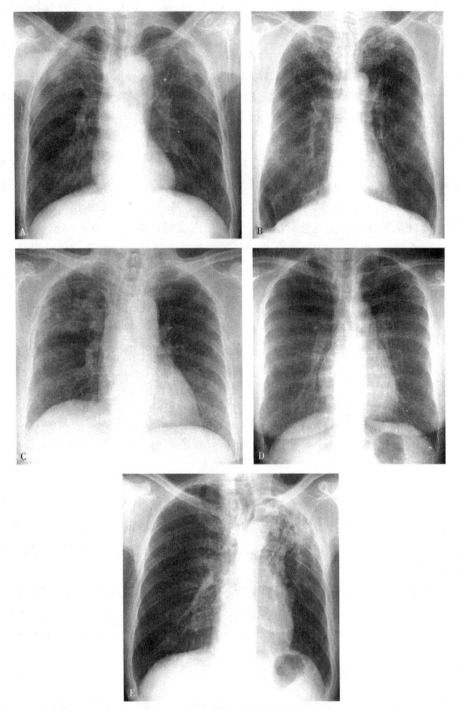

图 3-44　继发性肺结核胸片表现

注　A.两上肺可见斑片状模糊影,边缘模糊;B.两上肺可见斑点状、小结节状高密度影及小片状模糊影;
C.右上肺见斑片状密度增高影,边缘模糊,其内可见无壁小空洞;D.左上肺可见片状模糊影,其内可见一空洞
形成,壁较厚,内壁光滑;E.左上肺斑片状及条索状影,内见多发小空洞,邻近胸膜增厚,左肺门上提,左下肺纹
理呈垂柳状。

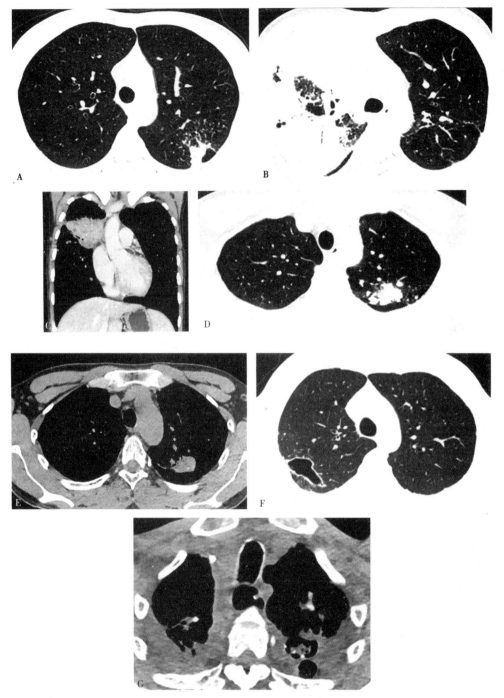

图 3 - 45 继发性肺结核 CT 表现

注 A.浸润性肺结核:左上肺见斑片状实变影,周围可见条索状及结节状影;B、C.干酪性肺结核:右上肺见大片状实变影,边界模糊,内见多发小空洞,周围可见多发小片状模糊影;D、E.结核球:右上肺见团块状影,其内可见斑片状钙化灶,周围可见卫星灶;F.右上肺见一薄壁空洞,周围见卫星灶;G.两上肺见斑片状及条索状影,内可见钙化灶,邻近胸膜增厚明显。

1.X 线表现

在病变初期可无异常表现，或仅表现为肺纹理稍增多、紊乱。随着病变进展，支气管狭窄程度加重甚至闭塞，主要表现为支气管管腔不规则性或向心性狭窄、扭曲，其远端可见肺不张、阻塞性肺炎或局限性肺气肿（图 3-46），而病变支气管肺门端无明显肿块影，沿支气管播散可出现结节影。

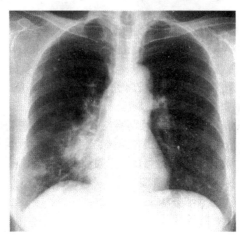

图 3－46　气管支气管结核 X 线表现

注　右中下肺近肺门区见斑片状模糊影，边界不清，周围见多发小结节状模糊影。

2.CT 表现

CT 可以清楚地显示病变支气管的部位、累及范围、程度以及纵隔、肺门、肺内病变。主要表现为支气管壁不规则增厚，内可见多发钙化，管腔不同程度狭窄，且病变支气管范围较广，可以累及多支；增强后管壁可见较明显强化，而管腔内增厚的纤维组织和干酪样坏死无强化（图 3－47）。

五、结核性胸膜炎

结核性胸膜炎可见于原发性或继发性结核。胸膜炎可与肺结核同时发生，也可单独发生。结核性胸膜炎多系邻近胸膜的肺内结核灶直接蔓延所致，也可以是弥散至胸膜的结核菌体蛋白引起的过敏反应。临床上分为干性及渗出性结核性胸膜炎。

渗出性结核性胸膜炎多发生于初次感染的后期，此时机体对结核分枝杆菌处于高敏状态，易产生渗液，其他类型结核也可发生。多为单侧发生，液体一般为浆液性，偶为血性。胸腔积液通常为游离性，也可以为局限性。病程较长者，有大量纤维素沉着，引起胸膜增厚、粘连或钙化，也易引起包裹性胸腔积液。

1.X 线表现

（1）游离性胸腔积液：液体可随体位变化而在胸膜腔自由移动和分布。立位检查，少量积液时可见肋膈角变钝。中等量积液时，后前位胸片上，液体影越向上越淡。液体上缘呈凹面向上的弧线影，外高内低。大量积液时，整个一侧胸腔呈致密影，或仅于肺尖见到部分肺组织。患侧肋间隙增宽，纵隔向健侧移位。

（2）肺底积液：在胸部立位片似患侧横膈升高，但"膈顶"的最高点在外 1/3，卧位摄片可见病变呈均匀一致性密度增高影,正常横膈清晰可见。

(3)叶间积液:在侧位片上表现为叶间裂区密度均匀的梭形致密影。

(4)包裹性积液:切线位投照时,表现为扁丘状或半圆形均匀密度增高影,其基底紧贴胸壁内缘,内侧突向肺野,边界清楚。

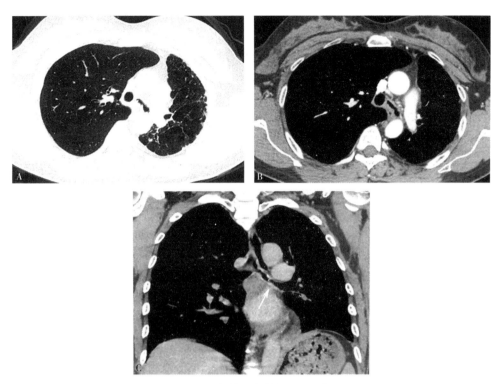

图 3 - 47　气管支气管结核 CT 表现

注　A、B.左主支气管壁不规则增厚,内缘凹凸不平,呈小结节状突起,管腔不同程度变窄,增强后管壁强化较明显;C.左下肺支气管壁增厚并钙化,壁内缘不光滑,管腔不规则狭窄(↑)。

2.CT 表现

少量游离性积液表现为沿后胸壁的弧线状均匀致密影,当积液量增加时,可以呈半月形(图 3-48)。较大量的胸腔积液可将肺压迫向内形成不同程度的肺不张。

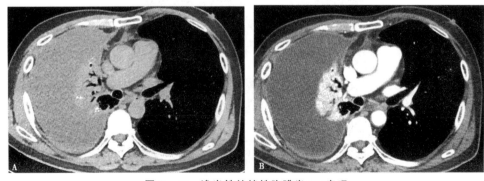

图 3 - 48　渗出性结核性胸膜炎 CT 表现

注　A、B.CT 平扫及增强:右侧胸腔可见弧形液性密度影,增强后胸膜光滑,未见软组织结节。

3.MRI 表现

积液在 T_1WI 上呈低信号、中等信号或高信号影,这与积液内蛋白含量或有无出血有关:蛋白含量越高,T_1WI 上信号就越高;血性胸腔积液由于亚急性期大量游离稀释的正铁血红蛋白形成,T_1WI 上呈明显高信号。各种性质积液在 T_2WI 上均表现为高信号。

（贾海涛）

第八节　胸膜及胸壁病变

一、化脓性胸膜炎

(一)临床与病理

化脓性胸膜炎可分为结核性和非结核性。前者主要是由干酪性病变或结核性空洞破溃到胸膜腔引起,或是结核性病变经淋巴道侵及胸膜腔所致。后者可为肺脓肿、大叶性肺炎、节段性肺炎等累及胸膜。胸膜腔受累后可引起胸腔积脓(脓胸),局限增厚的脏、壁两层胸膜构成脓腔壁,最终导致胸膜增厚、粘连和钙化,并可继发胸廓塌陷。急性期可有高热、气急、胸痛等症状,慢性期中毒症状减轻,主要表现为慢性消耗性疾病的症状。

(二)影像学表现

1.X 线表现

(1)急性期:主要表现为胸腔游离积液或包裹性积液,部分患者并发支气管胸膜瘘,可见有气—液平面。

(2)慢性期:主要表现为胸膜增厚、粘连,甚至钙化,导致患侧肋间隙变窄,胸廓塌陷,纵隔移向患侧,横膈上升;部分患者邻近肋骨可因炎症刺激而出现骨膜反应。

2.CT 表现

CT 平扫,化脓性胸膜炎的胸腔积液密度较一般渗出性胸腔积液的密度稍高,部分可见气体影,脓胸的壁厚而较均匀(图 3-49);邻近的肺实质受压移位。CT 增强扫描,脓腔壁呈明显环状均匀强化,内壁光滑。

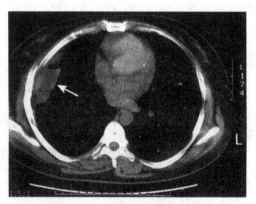

图 3-49　化脓性胸膜炎 CT 表现

注　CT 平扫,可见病变(↑)中心密度略高于水,并有气体影,周围壁较厚。

（三）诊断与鉴别诊断

脓胸主要表现为胸腔积液,但容易形成包裹及胸膜肥厚,结合典型临床表现不难诊断。脓胸主要与周围性肺脓肿鉴别,肺脓肿急性期边缘不清楚,常伴肺内渗出性病变,此外,肺脓肿的脓肿壁厚薄可不均匀。

二、原发性胸膜肿瘤

（一）临床与病理

局限性纤维性肿瘤起源于胸膜纤维细胞,多为良性,但约 1/3 为恶性;弥散性胸膜间皮瘤均为恶性,部分弥散性胸膜间皮瘤与接触石棉有关。病变可以起源于脏层或壁层胸膜,以前者多见。

局限性胸膜纤维性肿瘤可无临床症状,常偶然发现;弥散性胸膜间皮瘤可表现为胸痛,且多为剧烈疼痛,伴咳嗽及呼吸困难,部分病例可出现肺性肥大性骨关节病。

（二）影像学表现

1.X 线表现

胸部 X 线摄片上有时仅见胸腔积液,局限性者病变较大时可见突入肺野的结节或肿块影,瘤底部一般较宽平,贴附于胸内壁。

2.CT 表现

CT 平扫,局限性胸膜纤维性肿瘤多见于壁层胸膜,常呈类圆形,密度均匀,边缘光滑锐利,与胸膜可呈锐角或钝角相交,少数带蒂;增强检查,多呈均匀一致的强化。弥散性胸膜间皮瘤表现为胸膜较广泛的结节状或不规则状增厚,以胸膜腔下部受累多见,且多累及纵隔胸膜和叶间胸膜,常伴胸腔积液,有些患者可见纵隔淋巴结增大、椎体或肋骨破坏征象(图 3-50)。

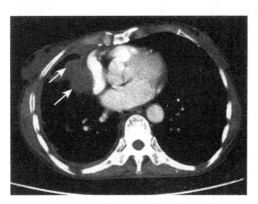

图 3-50　弥散性胸膜间皮瘤 CT 表现

注　CT 增强纵隔窗,可见右侧胸膜弥散性不规则增厚并伴纵隔侧胸膜软组织肿块影(↑),密度较均匀,边界较清,呈轻度强化。

3.MRI 表现

局限性胸膜纤维性肿瘤形态多规则,信号均匀。弥散性胸膜间皮瘤呈不规则大片状或不规则锯齿状,T_1WI 上略高信号,T_2WI 上高信号;血性胸腔积液在 T_1WI 及 T_2WI 上均呈高信号。

（三）诊断与鉴别诊断

局限性胸膜纤维性肿瘤呈边缘光整的结节影,动态观察变化不明显,临床上无症状,多不难诊断。瘤灶大时需与胸膜肉瘤或肺外其他病变鉴别。弥散性胸膜间皮瘤多表现为胸膜较为广泛、不规则结节状的明显增厚,伴胸腔积液,结合临床症状重、进展快,常可诊断,但仍需与转移瘤鉴别。

三、胸膜转移瘤

（一）临床与病理

胸膜转移瘤主要病理变化为胸膜散在、多发的转移性结节,且多伴有血性胸腔积液,积液进展快。

临床主要表现为持续性胸痛,呈进行性加重,多伴胸腔积液而感胸闷及进行性呼吸困难。

（二）影像学表现

X 线表现:胸部 X 线摄片上难以发现小的转移病灶。若胸腔积液量多,则可掩盖转移灶。

CT 表现:CT 平扫检查,可仅见大量胸腔积液而无明显结节性病灶,部分病例可见胸膜散在的结节形成或胸膜不规则结节状增厚,同时可见纵隔内淋巴结肿大;CT 增强检查,可见胸膜结节明显强化(图 3－51)。

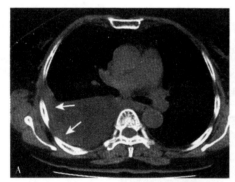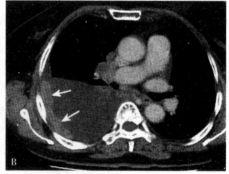

图 3－51　胸膜转移瘤 CT 表现

注　A.CT 平扫;B.CT 增强扫描。可见右侧胸膜结节样增厚(↑),密度均匀;增强后呈均匀中度强化;另见右侧胸腔积液及右侧肺门淋巴结肿大。

MRI 表现:MRI 平扫检查,对胸膜结节灶的显示优于 CT,如伴有胸腔积液,结节影显示更明显,尤其在 T_2WI 上更为敏感;MRI 增强检查,胸膜结节常明显强化。

（三）诊断与鉴别诊断

胸膜转移瘤多见于肺癌等肺部恶性病变,一般同时可见肺部癌灶征象,诊断多不难。由其他部位原发恶性肿瘤所致的胸膜转移,也多可检出原发肿瘤病灶。必要时还可依据胸腔积液细胞学检查或胸膜活检而确诊。本病需与弥散性胸膜间皮瘤鉴别。

（贾海涛）

第四章　循环系统

第一节　检查技术的应用

一、X 线检查

循环系统中的首选和基本的检查方法,包括胸部透视和常规心脏摄片。普通 X 线检查可以初步观察心脏的形态,初步估计心脏各房室大小,评价肺血多少,间接反映心功能情况。

1.胸部透视

按照从后前位开始的顺序进行,可以多角度地对心脏大血管进行观察,实时显示其搏动情况。心血管吞钡检查可以显示出食管与大血管的关系,可以判断左心房有无增大及增大的程度。由于该检查图像质量较差,且不能留下永久的图像记录,目前临床应用逐年减少。

2.常规心脏 X 线摄片检查

心脏三位相检查指的是立式后前位、左前斜位、右前斜位和(或)左侧位(需要口服钡剂),其中后前位片又称心血管正位片,是最基本的位置。摄片时靶片距要求为 2m(目的是减少放大率,<5%)。右前斜位指被检查者自后前位向左旋转 45°~60°,X 线自被检查者背侧射入。

二、CT 检查

多层螺旋 CT(MSCT)能够显示心脏大血管轮廓及与纵隔内器官、组织的毗邻关系,而且可以观察心脏大血管壁、房室间隔及心脏瓣膜运动,计算心室容量、心搏出量及射血分数,分析血流动力学改变,评价心肌的灌注状态。通常经外周静脉快速团注适量对比剂,结合 64 排以上的 MSCT、心电门控技术及控制心率(<70 次/分)等方法可进一步提高检查的准确性。

MSCT 成像时间短,空间分辨力相对较高,其在评价冠状动脉起源、狭窄、支架开放、桥血管通畅性及定性和定量检测冠状动脉斑块方面都有较高的临床应用价值,已经成为冠心病主要的无创性检查方法之一,对于主动脉夹层、急性冠脉综合征、肺栓塞等危及生命的疾病也能快速、准确地作出诊断,是急性胸痛患者鉴别诊断的首选检查方法。对于诊断心肌病、心瓣膜病及各种先天性心脏疾病也有重要价值。

心脏长轴与人体长轴非平行关系,故在完成横断位扫描后,需经后处理软件获得心脏短轴位等图像,用于观察心肌、心腔和瓣膜表现,还可以经过容积再现(VR)、多平面重建(MPR)、最大密度投影(MIP)及曲面重建(CPR)等后处理技术,立体观察心脏结构和分析细小而弯曲的冠状动脉。

三、MRI 检查

随着各种快速成像序列的涌出和心电、呼吸门控等相关技术的成熟,循环系统 MRI 检查临床应用逐步开展。心脏 MRI 检查主要优点有软组织对比优良、实时动态成像、无辐射、无碘剂不良反应,不仅可以反映解剖及形态学改变,还可以评价血流、心脏功能、心肌灌注及心肌活性,是评价心肌病变的重要方法之一。一次心脏 MRI 检查,可得到心脏全部信息,为"一站式"检查,但对冠状动脉成像,MRA 还不及 CTA 检查,目前仍未在临床广泛应用。

1.心电门控及呼吸门控

心脏大血管处于不断的搏动中,且其受到呼吸运动伪影干扰,因此需要心电门控和呼吸门控技术来"冻结"心脏运动。

(1)心电门控:利用心电图 R 波触发,经过触发延迟,在一定的时相内采集数据,可以保证各种心脏成像序列在不同心动周期的同一期时相内连续采集数据。心电门控技术分为前瞻性和回顾性。①前瞻性门控技术使用心电图 R 波的正向触发,只在一个心动周期的前 80% 采集,主要用于心脏收缩期成像;②回顾性门控技术使用 R 波的反向触发,捕捉心动周期内所有动态过程,对于心律不齐、正向触发效果不佳的患者同样可以获得较好的图像,是目前心血管 MRI 检查中最常用的门控技术。

(2)呼吸门控:利用呼吸波的波峰固定触发扫描,从而达到同步采集。目前临床上许多新的扫描序列,一次屏气(约 15 秒)即可完成数据采集。

2.成像方位

依体轴定位,分为横轴位、矢状位及冠状位,依据心轴定位,分为短轴位、长轴位、二腔心和四腔心。

横轴位需要扫描以下层面:主动脉弓部层面、主动脉弓下层面、左肺动脉层面、右肺动脉层面、主动脉根部层面、左室流出道层面、左室体部层面和左室膈面。矢状位需要扫描正中矢状位层面和三尖瓣口层。冠状位需要扫描左室—升主动脉层面和左房中部层面。

3.扫描序列

自旋回波(SE)序列是心脏 MRI 检查常规序列,用于显示心脏的解剖形态、心肌和心包病、心脏肿瘤及血栓等。包括:①传统 SE 序列(采集时间长,呼吸运动及心脏搏动伪影较大);②快速自旋回波(FSE、TSE)序列(扫描时间短,T_2WI 图像质量高,有利于显示心脏大血管的形态解剖);③单次激发快速自旋回波序列,其成像速度极快,可用于心脏大血管的黑血成像。梯度回波(GRE)序列包括小角度激发快速 GRE 序列、稳态进动快速成像序列、真实稳态快速GRE 序列,该序列成像速度最快,常用于心脏功能评价、对比增强 MRA、血流测量、心脏瓣膜病与心内分流疾病的 MRI 电影观察。

4.心肌灌注成像

心肌灌注是诊断心肌缺血的一种方法,它能反映心肌局部组织的血流灌注情况,结合负荷试验,可以判定心肌是否缺血。静脉注射钆对比剂(Gd－DTPA),分析对比剂通过心肌不同时期的信号改变,进而判断心肌血流灌注及心肌活性。包括:①首过法,分析 Gd－DTPA 首次通过心肌时的动态变化图像,以判断有无心肌缺血;②延迟法,分析 Gd-DTPA 通过心肌后 5～30 分钟的图像,通过延迟心肌增强,检测心肌细胞的损伤程度,识别可逆性与不可逆性心肌损伤。

临床上重度冠脉狭窄时,静息状态下便可出现相应区域的心肌灌注减低。但轻至中度的冠状动脉狭窄,由于代偿性血管扩张储备,即冠脉微循环的进行性扩张,静息状态的心肌灌注可无异常。负荷心肌灌注是通过造成冠状动脉阻力血管网最大程度舒张,血流量明显增加,导致狭窄冠脉所属区域的心肌灌注量相对或绝对减少,使得心肌缺血区域得以显示。目前心脏 MRI 可达到 2mm 左右的分辨力,能较好地显示心内膜下心肌的缺血灶。负荷药物主要有多巴酚丁胺、腺苷及双嘧达莫。其中双嘧达莫安全性高、不良反应少,是心肌灌注的首选负荷药物。

四、X 线心血管造影检查

将对比剂通过插入血管内的导管快速注入心腔,以观察其内部解剖结构、运动及血流情况。受检查者全身情况极度衰竭,严重的肝、肾功能损害,过敏体质或碘对比剂试验阳性时不应该进行该检查,禁忌证为急性或亚急性细菌性心内膜炎及心肌炎、心力衰竭及严重的冠状动脉病变。

心血管造影检查分为常规造影检查(左、右心腔造影,主动脉造影)和选择性造影检查(冠状动脉造影等)。上述为有创性检查,单纯心脏造影较少应用。

1.左心腔造影

导管经周围动脉插入左心室,经导管注入碘造影剂,临床上适用于主动脉瓣口狭窄、二尖瓣关闭不全、心室间隔缺损及左心室病变。

2.右心腔造影

经股静脉行右心插管,快速注射对比剂,显示右侧心腔和肺血管。临床上适用于观察右心、肺血管及伴有发绀的先天性心脏病。

3.主动脉造影

经周围动脉插入导管,导管尖端一般置于主动脉瓣上 3～5cm 处,注入对比剂可使升主动脉、主动脉弓和降主动脉上部显影。临床上适用于显示主动脉本身的病变,如主动脉关闭不全、动脉导管未闭等。

4.冠状动脉造影

导管经周围动脉先插入升主动脉,分别进入左、右冠状动脉开口处行选择性造影。主要用于冠状动脉粥样硬化性心脏病的检查,也是血管成形术前或冠状动脉搭桥手术前必要的检查步骤。

五、超声检查

超声心动图检查既可以实时观察心脏大血管的形态、结构与搏动,了解心脏收缩、舒张功能和瓣膜活动,又能实时显示心血管内血流状态,同时可以进行心功能的测定,对于某些先天性心脏病和瓣膜病变,其可以取代有创性心血管检查,指导治疗方法的选择。目前临床上常用的超声检查包括二维超声心动图、M 型超声心动图、彩色多普勒超声心动图和多普勒超声心动图等。常用的部位有胸骨左缘的肋间隙、心尖区的肋间隙、剑突下区以及胸骨上窝 4 个区域,这主要是由于心脏位于骨性胸廓内且大部分被肺组织掩盖,致使声波难以穿越骨组织或被含气的肺所反射,故检查时需经特定的透声窗。

1.二维超声心动图

二维超声心动图又称切面超声心动图,能清晰、直观、实时、动态地显示心脏各结构的空间位置、连接关系等,有较好的空间分辨力,是超声心动图的基本检查方法。

2.M 型超声心动图

有较好的时间分辨力,可观察取样线上各界面分布、回声强弱和活动情况。M 型超声评估左心容量仅在左心室各部分的收缩功能一致时才能应用,当室壁运动不协调和出现矛盾运动时,不能用 M 型方法进行评估。

3.多普勒超声心动图

应用多普勒效应对心脏内血流方向、流速和状态进行显示。根据仪器性能及显示方式分为:彩色多普勒超声心动图,又称彩色多普勒血流成像(CDFI);频谱多普勒超声心动图,包括脉冲多普勒(PW)与连续多普勒(CW);组织多普勒技术,是通过抑制高频率、低振幅的血流信号而获得低频率、高振幅的心肌运动信号。多普勒方法可以计算各瓣口的血流速度,结合二维超声心动图法测量的瓣口面积,可以计算出各瓣口的血流量。

4.其他检查方法和新技术

(1)超声二维斑点追踪成像技术:是用追踪识别心肌内回声斑点的空间运动,定量测出心肌的力学参数,从而评价心肌的形变。此外,声学造影、负荷超声心动图、经食管超声心动图以及实时三维超声心动图等新技术在临床实际工作中的应用也越来越广泛。

(2)介入性超声心动图:是在超声引导下对某些心脏疾病进行检查、诊断和治疗。例如,超声心动图引导下心包穿刺及置管引流、心内膜心肌活检等。

(3)血管内超声(IVUS):是将尖端带有微型超声探头的导管插入血管内直接显示血管疾病的检查方法。该方法可用于了解血管壁的厚度及其病理特征,显示动脉粥样硬化斑块,显示血管壁上的血栓,评价冠状动脉成形术的治疗效果等。

(4)冠状动脉(冠脉)内光学相干断层成像(OCT)技术:是一种通过光纤成像导丝进行的冠脉内有创检查,具有较高分辨率和良好的组织相关性,能够精确识别易损斑块和支架术后欠佳的内膜覆盖情况,从而指导介入治疗和随访治疗效果。

六、放射性核素检查

放射性核素检查简称核素显像,是将放射性药物通过口服、吸入或注射等途径引入人体,使某种器官或组织显影。显像剂和显像设备是完成此成像过程需要的基本条件。目前,循环系统中放射性核素显像设备有 γ 相机、单光子发射计算机断层成像(SPECT)和正电子发射计算机断层成像(PET)。其中 SPECT 最常用。放射性核素检查在循环系统中主要应用于心脏大血管血流、心功能、心肌灌注、代谢和活性的显示,对心脏病,尤其冠状动脉粥样硬化性心脏病的诊断有重要的临床应用价值。

循环系统的放射性核素检查主要包括放射性核素心室造影和心肌显像两类。放射性核素心室造影检查的首次通过法利用显像剂依次通过右心室和左心室,分别获得右心室和左心室功能,避免因心室重叠造成的采集误差,可准确测定右心室功能。平衡法核素心室造影则适用于左、右心室整体和局部功能的评价,特别是对冠状动脉粥样硬化性心脏病尤其重要。

心肌灌注显像主要用于显示心肌缺血和坏死区,结合负荷试验,可以准确发现心肌缺血灶。应用^{18}F-标记的脱氧葡萄糖(FDG)进行心肌代谢显像,是判定心肌梗死后残余心肌存活的准确方法。

七、心血管病影像学技术的综合评价

心血管影像检查技术中,X线平片可以直观反映心脏外形轮廓和判断肺血,方便快捷,是目前临床心血管病的常规影像学检查之一,但对各房室的大小测量、心内情况与瓣膜活动等有很大的限制。X线心血管造影检查是冠状动脉病变及先天性心脏病诊断的"金标准",并可进行介入性治疗。

超声心动图检查可以实时显示心脏大血管形态、结构和运动规律,实时显示心血管内血流状态,对心脏功能进行测量,是目前心血管病的常规影像学检查之一,但该检查不适用于肺内血管,在肺气肿和胸廓畸形患者中的使用也有一定的限制,且在应用过程中受到操作者的临床经验等方面的影响较大。

MSCT可以直观显示心内畸形、瓣膜病变及精细的解剖结构,临床上适用于复杂心血管畸形的诊断。CTA是临床冠心病筛查的首选检查方法。CTA在胸痛三联征(冠状动脉、肺动脉及主动脉疾患)的诊疗过程中也发挥了重要的价值,但辐射剂量和碘对比剂过敏仍是CTA检查的缺点。心肌磁共振显像(CMR)无辐射,其多参数、多序列成像可以对心脏结构、功能和组织特性进行评估,是现阶段临床评估心脏结构和功能的"金标准",其在重症或复杂疾病的诊断和鉴别诊断以及在疾病的预后判断和危险分层中发挥重要作用。放射性核素检查主要用于显示心肌缺血和坏死区。

心血管病影像学技术在应用中必须结合临床表现与病理生理学表现来理解所见的影像学征象。上述检查方法众多,各具特点和优势,但对患者进行所有影像学检查是不合适的,应遵循简单、有效、经济、少创的原则,合理选择检查方法。

(郭丽丽)

第二节　正常影像学表现

一、X线表现

(一)X线摄片

1.正位片

正位片包括站立后前位片和床旁前后位片,能够同时显示心脏和肺部病变。球管焦点至胶片的距离为 200cm 的后前位称为远达片,为心脏 X 线检查最基本的方法,一般在平静吸气下屏气投照。远达片心影的放大率不超过 5%,可用于心脏各径线的测量。心胸比可以粗略反映心脏大小,为心脏横径与通过右膈顶水平胸廓横径之比,正常值约为 1：2(图 4 - 1)。影响心胸比的因素包括年龄、体型、呼吸时相及心脏搏动周期等,通常儿童、老年人、呼气相和心脏舒张时相心胸比率相对较大。

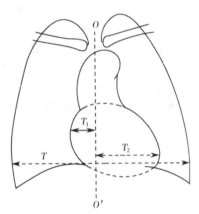

图 4 - 1　心胸比率测量示意图

　　注　心胸比率＝$(T_1＋T_2)/T×100\%$。T_1 为胸廓中线至右心缘最大径;T_2 为胸廓中线至左心缘最大径;T 为胸廓最大横径。

　　胸部正位片左心缘由 3 段构成,上段凸出的为主动脉结,中段为肺动脉段,下段为左心室。右心缘由两段构成,上段为升主动脉和上腔静脉的复合投影,下段由右心房构成(图 4 - 2A)。在正常人的正位片上,左心房及右心室不构成左、右心缘。

　　2.左侧位片

　　左侧位也是观察胸廓、心脏和主动脉有无异常的常用体位。此体位的心前缘下段为右心室,其上部的漏斗部与向后并略向上延伸的主肺动脉相连,心后缘上段为左心房,下段为左心室(图 4 - 2B)。此体位还是通过吞服硫酸钡(钡餐)观察左心房增大程度的常用体位。

(二)心血管造影

　　心血管造影是通过侵入性插入导管,选择性地向心腔及大血管内注入对比剂,采用不同体位、不同角度投照,以显示心腔和大血管解剖及其血流状态的检查方法。心血管造影因具有良好的时间和空间分辨力,所以能够实时动态显示心脏、血管的结构与功能变化,同时还可以提供压力等血流动力学信息,是冠心病等疾病诊断的"金标准"。但心血管造影是有创性检查,对比剂用量和辐射剂量均较高,因而应该严格把握适应证。

　　1.左心系统造影

　　用于显示左心室、主动脉、二尖瓣和主动脉瓣。通常选择左前斜位 60°、左前斜位 60°＋足头位 20°以及右前斜位 30°投照,旨在尽可能地全面显示心腔和血管,减少重叠。左心房居心影的后上方,正位片呈卵圆形,与脊柱重叠,位于气管分叉与横膈之间,两侧与肺静脉相接。左心室壁厚,肌小梁细,内膜面较光滑,左心腔大体为三角形,其中一角向前、向下指向心尖,一角指向头侧的主动脉瓣,另一角向下后朝向二尖瓣的下缘。主动脉瓣为细的半环形透明线,右冠瓣居前,左冠瓣居后,无冠瓣位于二者之间稍低处。

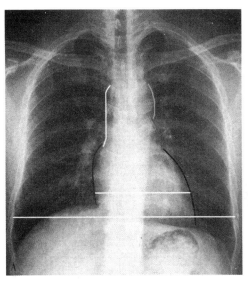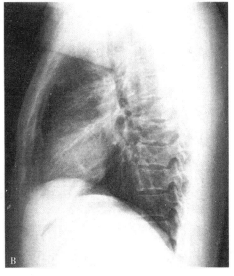

图 4 - 2　胸部 X 线摄片

注　A.心脏后前位(正位);B.心脏左侧位。

2.右心系统造影

用于显示右心房、右心室、肺动脉,再循环可以显示肺静脉、左心房、左心室及主动脉等。通常选择正位、左侧位投照(图 4 - 3)。右心室肌壁薄,肌小梁多,内膜面粗糙,室腔不规则。右心室可分为流入道、心尖部和流出道,流入道通过三尖瓣与右心房相连,右心房上、下端为上、下腔静脉。右心室流出道相对较长,向上与肺动脉相连,心尖部介于流入道和流出道之间。

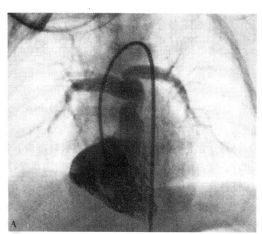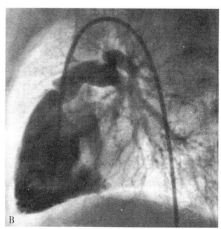

图 4 - 3　右心室造影

注　A.后前位;B.左侧位。

3.主动脉造影

多采用正位和左侧位投照,显示升主动脉、主动脉弓、弓降部及头臂动脉的发育与形态。

4.肺动脉造影

多采用正位+足头位20°、左侧位投照,必要时辅以左前斜位和右前斜位,显示主肺动脉与左、右肺动脉的发育与形态。

5.冠状动脉造影

为了尽量减少血管重叠,冠状动脉造影要求多角度投照,用于观察冠状动脉起源、狭窄部位和程度、侧支循环等。常规冠状动脉造影的参考体位:显示左主干和前降支采用左前斜位60°,左前斜位60°+足头位20°,左前斜位45°+头足位25°(蜘蛛位),右前斜位30°,右前斜位30°+足头位20°,以及右前斜位30°+头足位20°;显示右冠状动脉采用左前斜位60°,右前斜位30°,以及正位等。一般情况下,左冠状动脉要求投照体位多于4个,右冠状动脉多于2个(图4-4)。

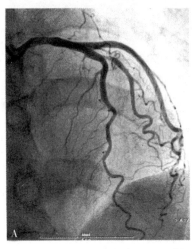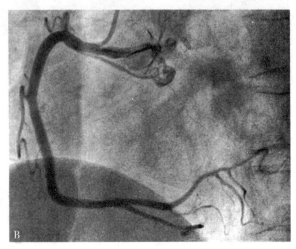

图4-4 正常冠状动脉造影

注 A.左冠状动脉;B.右冠状动脉。

二、CT表现

(一)心脏CT成像

CT平扫通常不能分辨出心壁和心腔的轮廓,如果要清楚显示心腔和冠状动脉,则需要使用碘对比剂和心电门控技术,即CTA检查。心脏CTA采用横断面成像,但通过重建,还能够以冠状位、矢状位、短轴位、长轴位等不同角度显示心脏和血管解剖。

横断面从上而下可观察到主动脉弓层面、主—肺动脉窗层面、左心房层面、四腔心层面等(图4-5),结合心脏长轴位和短轴位,可以多角度全面观察心腔大小、室壁厚度、房室连接、心室和大血管连接,以及毗邻解剖细节。

各房室正常CT解剖如下。①右心房与上、下腔静脉连接,三尖瓣在中部前方,冠状窦在最下方。右心房耳部邻近右房室沟、右冠状动脉上方。②右心室占据了心脏的前胸面,右心室游离壁心肌厚度为1～3mm,比左心室壁薄。右心室的解剖特点是肌小梁粗大,可见圆锥肌,即肌性流出道。③左心房位于心脏背侧。左心房耳部位于左上前外侧,形状多样,梳状肌比右房耳部少。房间隔中部有一个较浅的凹处为卵圆窝。④左心室心肌厚为6～10mm,室间隔分为膜部和肌部,膜部较薄(图4-5C、D)。左心室肌小梁较右心室细腻,左心室腔内有前、后两组乳头肌。主动脉瓣与二尖瓣靠纤维连接,因此,左室流出道无圆锥肌结构。

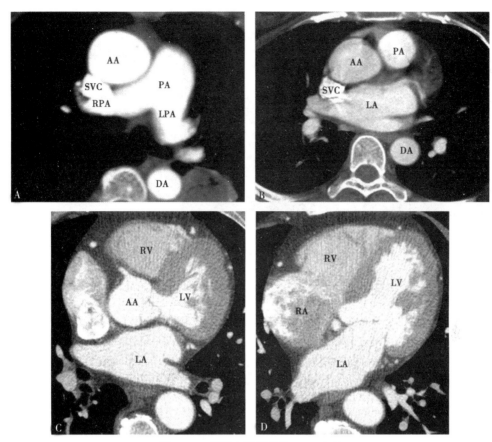

图 4-5 正常心脏横轴位 CTA 表现

注 A.主—肺动脉窗层面;B.左心房层面;C.左室流出道层面;D.左室流入道层面(四腔心层面);可见升主动脉(AA)、降主动脉(DA)、主肺动脉(PA)、左肺动脉(LPA)、右肺动脉(RPA)、上腔静脉(SVC)、左心房(LA)、左心室(LV)、右心房(RA)、右心室(RV)。

(二)冠状动脉和冠状静脉 CT 成像

1.冠状动脉

容积再现(VR)图像可清晰显示冠状动脉树的解剖。左冠状动脉主干自主动脉左冠窦发出后,走行于肺动脉下方和左心房之间,后分为前降支和回旋支,前降支是左主干的延续,沿前室间沟到达心尖部,同时分出间隔支供应室间隔,分出对角支供应左心室前侧壁。回旋支沿左房室沟走行,发出钝缘支,供应左心室侧壁心肌。右冠状动脉自主动脉右冠窦发出后,沿右房室沟走行至心底部,延续成后降支和左室支,供应室间隔下后部和左室后壁心肌(图 4-6)。

2.冠状静脉

冠状静脉有心大静脉、心中静脉、心小静脉、左室后静脉、左房斜静脉等。心大静脉起自心尖,沿前室间沟上行,再沿左房室沟到膈面汇入冠状窦。心中静脉起源于心尖,沿后室间沟进入冠状窦。心小静脉走行于右房室沟内,汇入冠状窦。左室后静脉起自左室膈面,汇入冠状窦。左房斜静脉是左房后壁的一支小静脉,沿左房背面斜行汇入冠状窦。

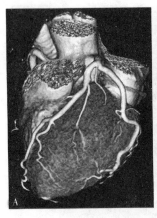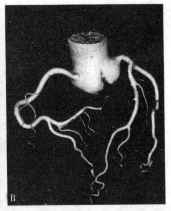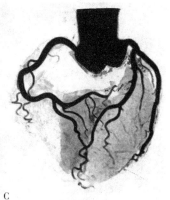

图 4 - 6　冠状动脉正常 CTA 图像

注　A.心脏 VR 图像;B.冠状动脉 VR 图像;C.冠状动脉 MIP(负相)图像。

(三)体肺循环大血管 CT 成像

1.主动脉及其大分支

主动脉是体循环的动脉主干,由左心室发出,全程共分为主动脉根部、升主动脉、主动脉弓、降主动脉(图 4-7)。①主动脉根部:包括主动脉瓣环、瓣叶和主动脉窦。左、右冠状动脉分别自左、右冠窦发出,左冠窦位置最高,无冠窦位置最低。主动脉根部右侧为右房耳,后方为左心房。②升主动脉:包括窦管交界处的升主动脉起始段至头臂干起始处。升主动脉长约5cm,在右侧第二胸肋关节水平移行为主动脉弓。升主动脉右侧有上腔静脉,后侧有右肺动脉、右肺静脉和右主支气管。③主动脉弓:始于头臂干起始处,走行于气管前方,到达气管和食管左侧。起始部横径较大,末端略小,称为主动脉峡部。弓的凸侧有 3 支动脉发出,从近心端向远心端依次发出头臂干、左颈总动脉和左锁骨下动脉。④胸部降主动脉:胸部降主动脉始于左锁骨下动脉开口和动脉韧带间的主动脉峡部,沿脊柱左前方下行,达第 12 胸椎处穿膈肌进入腹腔,移行为腹主动脉,至第 4 腰椎体下缘处分为左、右髂总动脉。腹主动脉的主要分支为腹腔干、肠系膜上动脉、肾动脉和肠系膜下动脉。

2.肺动脉和肺静脉

(1)肺动脉:主肺动脉短且粗,起自右室漏斗部,经主动脉根部前方向左上后方,至主动脉弓凹侧,相当于第 4 胸椎水平,分为左、右肺动脉入肺。左肺动脉主干较短,以水平方向横过胸主动脉及左主支气管前面到达肺门,再分成两支入上、下肺叶。右肺动脉主干较长,横过升主动脉及上腔静脉后面到达肺门,再分为 3 支入上、中、下肺叶(图 4-8A)。

(2)肺静脉:肺静脉变异较多,通常左、右各有两支肺静脉,最终汇入左心房(图 4-8B)。

(四)心包 CT 成像

1.心包

心包是一个包裹心脏和大血管根部的纤维浆膜囊,顶端与大血管根部外面延续,底部部分与膈肌的中心腱延续,周围借韧带与气管、胸骨相连。纤维心包的内表面有浆膜被覆,在大血管根部从上方和后方反折到心脏表面,延续为心外膜,又称为脏层心包。正常心包腔内含有少量液体,起到润滑的作用。

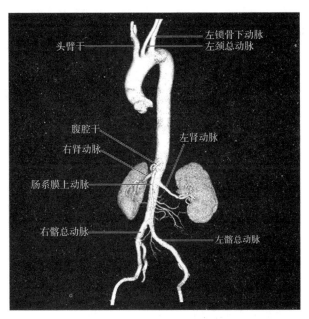

图 4-7　主动脉正常 CTA VR 图像

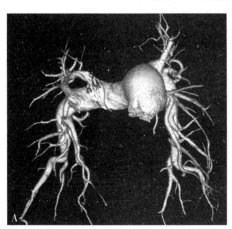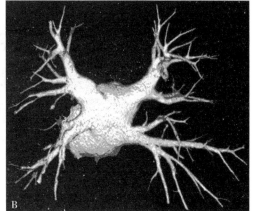

图 4-8　肺动脉和肺静脉正常 VR 图像

注　A.肺动脉 CTVR 图像;B.肺静脉 CTVR 图像。

2.心包窦

脏层和壁层心包的移行部将大血管根部分隔包裹为两组,一组包裹了主动脉和肺动脉,另一组包裹了上、下腔静脉和肺静脉。两组间的心包间隙称为心包横窦,下腔静脉和肺静脉与左心房后壁间的间隙称为心包斜窦。

三、MRI 表现

(一)心脏

1.横轴位

横轴位是最基本的心脏断面,呈不典型的"四腔心"。横轴位可以为其他心脏 MRI 检查体位提供定位图像。左心室平均直径为45mm,室壁及室间隔厚度约为10mm;右心室平均直径为35mm,室壁厚度约为5mm。

2.冠状位

冠状位可较好地显示左心室腔及左心室流出道、主动脉窦和升主动脉的形态、走行,并能显示左心房、右心房后部的上腔静脉入口形态。

3.矢状位

心脏矢状切面心腔及心壁的形态结构变异较大,因此,矢状位主要用于心脏MRI扫描的定位。

(二)心包

心包因其壁层纤维组织的质子密度低,T_1值长、T_2值短,故无论T_1WI还是T_2WI,均表现为低信号。正常心包厚度为1~4mm,心包在右心室前面显示较清楚,在左心室后外侧等处常显示不清。

(三)血管

磁共振血管成像是基于血管内血液流动产生的磁共振信号,其强弱取决于血液的流速。应用磁共振血管成像"亮血"技术,血流呈白色的高信号,运用"黑血"技术,血流呈黑色的低信号。磁共振于不同扫描体位和层面在心外脂肪的衬托下可显示冠状动脉及其主要分支(图4-9)。

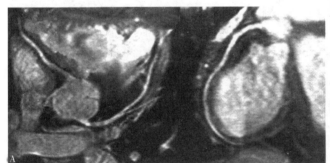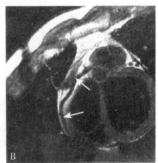

图4-9 大血管正常MRI表现

注 A.冠状动脉"亮血"序列;B.冠状动脉"黑血"序列。

(郭丽丽)

第三节 基本病变的影像学表现

一、X线表现

(一)心脏外形改变

一般指在后前位上心脏和大血管的大致形状的改变,这种改变并不代表具体的心脏大血管疾病。习惯上分为以下几种类型(图4-10)。

1.二尖瓣型心

肺动脉段凸出,心尖圆隆上翘,主动脉结缩小或正常,右和(或)左心缘不同程度地向外膨凸,似梨形。通常反映右心负荷过大或以其为主的心腔变化,常见于二尖瓣疾患、房间隔缺损、肺动脉瓣狭窄、肺动脉高压和肺源性心脏病等。

2.主动脉型心

肺动脉段凹陷,心尖下移,升主动脉向右膨凸,主动脉结多增宽,左心室段延长。通常反映左心负荷过大或以其为主的心脏变化,常见于主动脉瓣疾患、高血压、冠心病或心肌病等。

3.普大型心

心脏均匀地向两侧增大,肺动脉段平直,主动脉结多数属于正常。反映左、右双侧负荷增加的心腔变化,或因心包病变等心外因素所致。常见于心包、心肌损害或右心房显著增大。

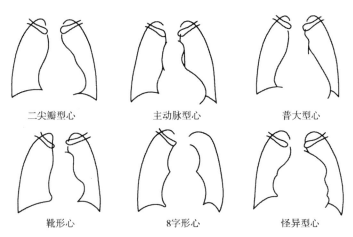

二尖瓣型心　　　　主动脉型心　　　　普大型心

靴形心　　　　8字形心　　　　怪异型心

图 4-10　心脏外形异常的分类与形态

4.移行型心脏

如二尖瓣、主动脉型、二尖瓣、普大型。

5.其他类型心脏

如靴形心,反映右心排血受阻伴右心室漏斗部发育不全,心上型完全性肺静脉畸形引流可形成"8"字形心,缩窄性心包炎和心脏肿瘤可形成分叶状心影。

(二)心脏房室增大

1.左心房增大

一般先向后、向右膨凸,然后向上、向左膨凸(图 4-11)。

(1)后前位片:左心房向右增大时可达或超过右心房边缘,形成右心缘的"双重密度"或"双重边缘",称为"双弓征",又称"双心房影",是左心房增大的可靠征象。左心房耳部增大时可见左心室段与肺动脉段之间的左心房耳部膨凸,形成左心缘第三弓影。气管隆嵴角度增大。

(2)左前斜位:心后缘左心房段隆凸,与左主支气管间的透明带消失,明显者可向上、后方推压左主支气管,使其受压移位或变窄。

(3)右前斜位或左侧位吞钡检查:食管中下段局限性向后受压移位,此征象是左心房增大分度的主要依据。有食管前缘压迹而无移位者为轻度增大;压迹伴轻度移位止于胸椎前缘者为中度增大;明显移位与胸椎重叠者为高度增大(图 4-12)。

左心房增大主要见于二尖瓣病变、各种原因引起的左心衰竭和动脉导管未闭、室间隔缺损等先天性心脏病。

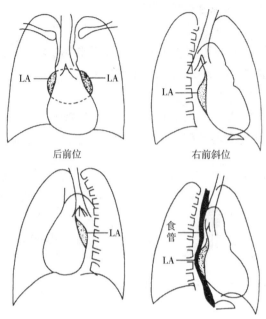

图 4 - 11   左心房增大

注   后前位:右侧出现双弓征;左前斜位:左心房向后、上增大,左主支气管受压上抬;右前斜位:左心房向后增大,食管受压后移;LA:左心房。

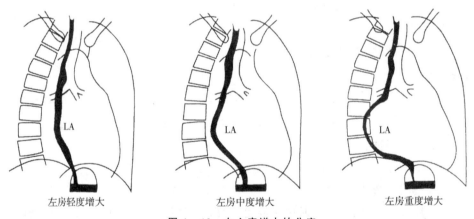

图 4 - 12   左心房增大的分度

2.右心房增大

一般先向右前方膨凸,然后向后、向左膨凸(图 4 - 13)。

(1)后前位片:右心房段向右上膨凸,右心房/心高比值>0.5 为右心房增大常见且较敏锐的征象。上腔静脉和(或)下腔静脉扩张为右心房增大的间接征象。

(2)左前斜位:心前缘上段向上和(或)向下膨凸,该段延长,有时与其下方的右心室段构成"成角现象"。

(3)右前斜位:心后缘下段呈圆弧状膨凸,为右心房体部增大的表现。

单发的右心房增大少见,常与右心室增大并存。右心房增大见于右心衰竭、房间隔缺损、三尖瓣病变和心房黏液瘤等。

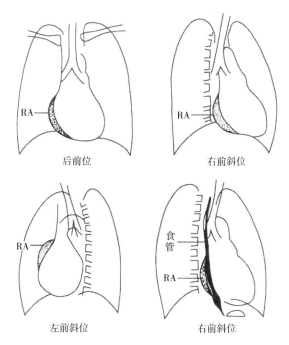

后前位　　　　　　　　　　　右前斜位

左前斜位　　　　　　　　　　右前斜位

图 4 - 13　右心房增大

注　后前位:右心缘第二弓增大;左前斜位:右心房增大;右前斜位:心后间隙消失,食管无受压移位;RA:右心房。

3.左心室增大

一般先向左下膨凸,然后向后上膨凸(图 4 - 14)。

(1)后前位片:左心室段延长,心尖下移;左心室段向左膨凸,相反搏动点上移,心腰凹陷。

(2)左前斜位:心后缘下段向后下膨凸、延长,与脊柱重叠。心室间沟向前、下移位。

(3)左侧位:心后缘下段向后膨凸超过下腔静脉后缘 1.5cm 可视为左心室增大。心后食管前间隙变窄或消失。

左心室增大常见于高血压、主动脉瓣病变、二尖瓣关闭不全、室间隔缺损和动脉导管未闭等。

4.右心室增大

一般先向前、向左上膨凸,然后向下、后膨凸(图 4 - 15)。

(1)后前位片:心尖圆隆、上翘;肺动脉段饱满、凸出,为右心室增大的间接征象。

(2)左前斜位:心前缘右心室段向前膨凸;心膈面延长,心室间沟向后上移位。

(3)右前斜位:肺动脉段下方的圆锥部膨凸,为右心室增大的早期表现。

(4)左侧位:心前缘下段前凸,与胸骨的接触面增大。

流出道狭窄或循环阻力增加可导致右心室增大,如肺动脉狭窄、肺动脉高压、二尖瓣狭窄等;也可因血液的过量充盈导致右心室增大,如房间隔缺损、室间隔缺损。

(三)肺循环异常

1.肺血增多

肺血增多为肺动脉血流量增多,也称为肺(动脉)充血。主要见于:①不合并右心排血受阻的左向右分流或双向分流畸形,如房间隔缺损、室间隔缺损、动脉导管未闭等;②导致心排血量增加的疾病,如贫血、甲状腺功能亢进等。

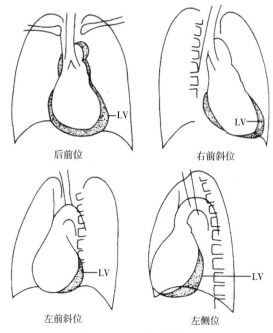

后前位　　　　　　　　右前斜位

左前斜位　　　　　　　　左侧位

图 4-14　左心室增大

注　后前位:左心缘下段凸出,主动脉弓扩大;左前斜位:左心室扩大,与脊柱重叠,心后间隙缩小和消失;右前斜位:心影前下缘凸出,并向下延伸,心后间隙缩小;左侧位:心影后缘下段膨凸,心后间隙缩小;LV:左心室。

X线表现:①肺纹理增粗、增多、边缘清楚;②肺动脉段凸出,两肺门动脉扩张,透视下可见肺动脉段及两侧肺门血管搏动增强,呈扩张性搏动,称为"肺门舞蹈";③肺野透明度正常。

2.肺血减少

肺血减少指肺动脉血流量减少,又称肺(动脉)缺血。主要见于:①右心排血受阻或兼有右向左分流畸形,如肺动脉瓣狭窄、法洛四联症等;②肺动脉阻力—压力升高,如原发性和继发性重度肺动脉高压;③肺动脉分支本身的重度狭窄、阻塞性病变,如肺动脉血栓栓塞、一侧肺动脉缺如、发育不全等。

X线表现:①肺纹理变细、稀疏;②肺门动脉正常或缩小;③肺野透明度增加;④肺血严重减少,如体动脉分支的支气管动脉、膈动脉、肋间动脉与头臂干的分支建立侧支循环,在肺野内显示为扭曲而紊乱的血管影,有时类似于肺血增多,常见于肺动脉闭锁的患者;⑤肺动脉段可平直、凹陷或凸出。凸出者多为肺动脉瓣狭窄后扩张或肺动脉高压所致。

3.肺动脉高压

引起肺动脉高压的原因主要有:①肺动脉血流量增加,如左向右分流畸形;②心排血量增加;③肺小动脉阻力增加,多为肺血管分支本身的疾患;④肺胸疾患,如肺气肿、慢性支气管炎、肺纤维化等。

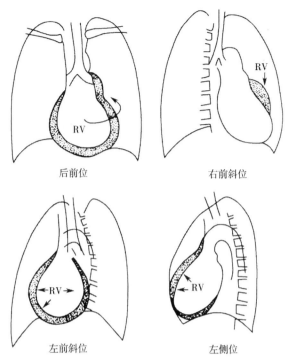

后前位　　　　　　　　　　　　右前斜位

左前斜位　　　　　　　　　　　左侧位

图4-15　右心室增大

注　后前位:心脏向左旋转,肺动脉段凸出;左前斜位:心前缘向前膨凸;右前斜位:肺动脉段凸出,右心室段膨凸;左侧位:心前缘膨隆;RV:右心室。

X线表现:①肺动脉段明显凸出;②肺门动脉扩张,搏动增强,肺动脉外围分支纤细,有时与肺门动脉之间有一个突然分界,称肺门截断现象或"残根征";③右心室增大。

4.肺静脉高压

引起肺静脉高压的原因主要有:①左心房阻力增加,如二尖瓣狭窄、左心房内肿瘤等;②左心室阻力增加,如主动脉瓣狭窄、高血压和各种病因所致的左心衰竭;③肺静脉阻力增加,如各种先天性、后天性疾患所致的肺静脉狭窄、阻塞等。

X线表现如下。

(1)肺淤血:肺血管纹理普遍增多,轻度增粗,边缘模糊;肺门影增大,边缘模糊;肺野透明度降低。

(2)间质性肺水肿:出现各种不同部位小叶间隔水肿增厚投影的间隔线,因由 Kerley 描述,又称为克氏线。分为 A、B、C 3 种,以克氏 B 线最常见。克氏 B 线表现为长 2～3cm、宽1～3mm 的水平横线,多位于肋膈角区,常见于二尖瓣狭窄和慢性左心衰竭。克氏 A 线是长 5～6cm、宽 0.5～1.0mm 的自肺野外围斜行引向肺门的线状阴影,无分支,与支气管和血管走行不一致,多位于上叶,常见于急性左心衰竭。克氏 C 线呈网格状影,多位于肺下野,常见于严重肺静脉高压患者。常伴有少量胸腔积液。

(3)肺泡性肺水肿:分布于一侧或两侧肺的斑片状阴影,边缘模糊,常融合成片,肺尖及肺野边缘部分很少受侵犯,有的以两肺门为中心,表现为"蝴蝶"状阴影。阴影在短期内变化较大,经恰当的治疗可在数小时或数日内吸收。

(四)心力衰竭

1.左心衰竭

多见于冠心病心肌梗死及心肌病等。X线表现:①明显的肺淤血;②间质性和肺泡性肺水肿;③左心室、左心房增大;④胸腔积液。肺泡性肺水肿为急性左心衰竭的重要指征,而间质性肺水肿则多见于慢性左心衰竭。肺水肿和胸腔积液的出现反映有肺静脉高压,淋巴回流受阻。X线平片检查左心衰竭的阳性发现早于临床症状出现之前,根据左心增大、肺淤血和间质性肺水肿等典型左心衰竭的X线表现即可诊断。

2.右心衰竭

多见于肺源性心脏病等。X线表现:①右心室增大;②右心房增大,明显增大而搏动增强者提示有相对性三尖瓣关闭不全;③上腔静脉和(或)奇静脉扩张;④胸腔积液较常见,可单侧或双侧,胸腔积液可达中等量程度;⑤有时可见右侧膈肌抬高,此为右心衰竭时腹水和肝肿大所致。右心衰竭的X线表现常出现较晚,往往中心静脉压已有明显升高,而X线平片尚看不到右心衰竭的征象。

3.全心衰竭

无论左心衰竭还是右心衰竭,均可导致全心衰竭。全心衰竭的X线表现为:①心脏为普大型,各部的轮廓尚可见;②心脏搏动减弱,主动脉搏动也可减弱;③左心衰竭严重时,肺表现为淤血和肺水肿;右心衰竭严重时,肺内充血改变不明显;④上腔静脉扩张时右上纵隔阴影增宽。全心衰竭和心包积液的鉴别有时很困难,二者心脏外形均为普大型。大量心包积液各房室的弧影消失,心影呈"烧瓶"状,搏动减弱甚至消失,但主动脉搏动一般正常或稍减弱。

二、CT表现

(一)心脏异常

1.心脏大小改变

多种病因均可导致心脏扩大。左心室扩张多见于陈旧性心肌梗死或伴室壁瘤、扩张型心肌病以及二尖瓣和主动脉瓣大量反流等。

2.心肌异常

①心肌肥厚:最常见于肥厚型心肌病,可表现为以室间隔肥厚为主的非对称性肥厚,以心尖为主的心尖肥厚,还可为室间隔和左室游离壁弥漫增厚的对称性肥厚。长期高血压也可引起左室心肌弥散性增厚。②心肌变薄和密度异常:多见于冠心病的陈旧性心肌梗死,有时还可见附壁血栓。

3.瓣膜异常

超声心动图是评价瓣膜病变的首选方法。CT由于受到时间分辨率的限制,主要观察瓣膜的厚度与钙化。

(二)冠状动脉异常

1.冠状动脉粥样硬化斑块及狭窄

冠状动脉CT血管成像(CCTA)是目前无创影像学技术中能够对冠状动脉粥样硬化斑块

进行显示的最佳手段。但其并不能将纤维组织和脂质、血栓或出血等组织明确地区分出来,仅能根据 CT 密度值将斑块划分为钙化斑块、非钙化斑块和混合斑块(图 4 - 16)。①钙化斑块:CT 值＞130HU 的斑块定义为钙化斑块,冠状动脉钙化是粥样硬化病变的重要标志。②非钙化斑块:CT 值＜130HU 的斑块属于非钙化斑块,其中 CT 值在 20～60HU 的斑块以脂质成分为主,CT 值在 70～120HU 的斑块以纤维成分为主。③混合斑块:通常情况下,斑块内部既有钙化成分,又有非钙化成分,此时称为混合斑块。

CTA 良好的阴性预测值可以用来排除冠状动脉狭窄,但其阳性预测值中等,如果图像质量好、无弥漫钙化,通常可以用于准确评估冠状动脉狭窄。参照冠状动脉造影对狭窄的分级,CTA 将冠状动脉狭窄分为正常(无狭窄)、轻度狭窄(＜50％)、中度狭窄(50％～69％)、重度狭窄(70％～99％)和完全闭塞(100％)。

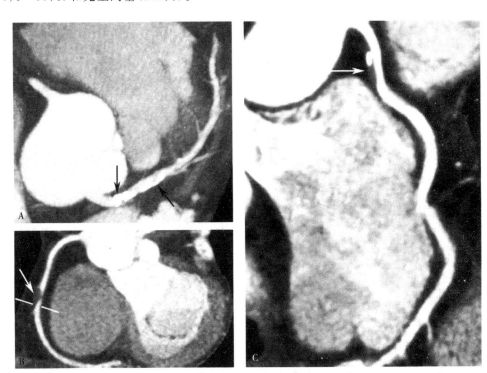

图 4 - 16 冠状动脉斑块 CT 表现

注 A.前降支近端钙化斑块(↑);B.右冠状动脉中段非钙化斑块(↑);C.回旋支近段的混合斑块(以非钙化斑块为主)(↑)。

2.先天性冠状动脉起源异常

先天性冠状动脉起源异常一般指冠状动脉开口位置异常,一般情况下对供血无明显影响,多无症状;部分变异可被周围组织挤压而出现狭窄或闭塞,引起心肌缺血,甚至猝死,称为恶性冠状动脉起源异常。

(三)体肺循环大血管异常

1.主动脉异常

(1)管腔扩张与狭窄:主动脉扩张原因很多,马方综合征表现为主动脉根部瘤样扩张,大动脉炎常引起主动脉及其分支狭窄。

（2）管壁增厚、钙化和溃疡形成：管壁增厚是动脉粥样硬化最早的表现，随着粥样硬化程度的加重，范围增加，钙化程度加重，有时可合并溃疡。

2.肺动脉异常

（1）管腔扩张与狭窄：主肺动脉横径超过同一层面升主动脉横径则为肺动脉扩张，常见病因有肺动脉高压、肺血增多的先天性心脏病等。肺动脉狭窄可发生于肺动脉瓣、主肺动脉、左右肺动脉及肺内分支的任何部位，最常见的病因为先天性，后天获得性病因常见于肺血管炎。

（2）肺动脉血栓与占位：肺动脉血栓栓塞表现为管腔内充盈缺损，单发或多发，可发生于主干至肺内各级分支，严重者肺动脉可完全闭塞。肺动脉内占位病变虽然少见，但有时与肺动脉血栓栓塞难鉴别，通常病变呈膨胀性生长，密度不均，形态不规则。

（四）心包异常

1.心包增厚、钙化

心包增厚、钙化是缩窄性心包炎的典型表现，心包明显增厚，局限性或弥散性心包钙化，可伴有心脏变形。

2.心包积液

心包积液表现为心脏周围脏、壁层心包间隙内水样密度影，多见于渗出性心包炎，积液量较大时可压迫心脏，出现心脏压塞症状。

三、MRI 表现

（一）心脏异常

1.心脏结构与功能异常

MRI 是评估心脏结构和功能的金标准，能够对冠心病、心肌病等各种心脏病心腔大小变化和室壁运动异常进行准确判断，克服了超声心动图对心脏几何假设的局限性以及 CT 时间分辨率不足的缺陷，并且视野大，没有死角（图 4-17A）。

2.心肌组织学异常

坏死及纤维化的心肌均会出现延迟强化，借此发现心内膜下心肌梗死和透壁性心肌梗死（图 4-17B、C）。肥厚型心肌病、扩张型心肌病、致心律失常性右室型心肌病、心肌淀粉样变、心包炎和心脏肿瘤等都具有不同的强化形式。

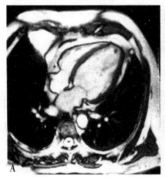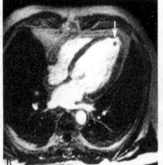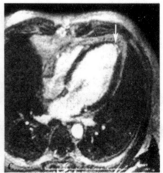

图 4-17　陈旧性心肌梗死 MRI 表现

注　A.四腔位示左心室（LV）心腔扩大，心尖部室壁变薄并附壁血栓；B.延迟增强扫描清晰显示心尖部血栓（↑）；C.相邻层面延迟强化见心尖部心肌内高信号（↑）；提示心肌梗死。

（二）大血管异常

1.管腔大小改变

主动脉和肺动脉管径改变同 CT 所见。

2.腔内信号改变

因流空效应 SE 序列显示血流为无信号，梯度序列时血流呈高信号。在主动脉夹层时，因真假腔内血流速度的不同而出现信号差异。

3.管壁改变

MRI 可识别斑块成分，目前应用较广泛的领域在颈动脉。

（三）心包异常

1.心包缺损

罕见。多为局限性缺损，常位于左侧心包，无明显临床症状。MRI 可见心包壁层缺如，主动脉与肺动脉根部之间的心包外脂肪局限性消失。

2.心包积液

心包脏、壁层间距增大，SE 序列 T_1WI 呈低信号；血性积液或心包积血时，表现为中、高信号；T_2WI 上呈均匀高信号。

3.心包增厚及钙化

常见于缩窄性心包炎，MRI 显示心包脏、壁层界限不清，呈不规则增厚，心包腔闭塞。心包增厚以右心侧多见且明显，其厚度大于 4mm，甚至超过 20mm。增厚的心包在 SE 序列 T_1WI 上呈中等或低信号，其中少数斑块状极低信号影为心包钙化。少数增厚心包呈高信号，提示为肉芽组织。

4.心包肿块

心包原发肿瘤少见，以心包间皮瘤最多见。MRI 见心包腔内异常信号团块影，SE 序列 T_1WI 表现为混杂信号，T_2WI 呈高信号，另外可见心包腔扩大，常合并有血性心包积液。

（郭丽丽）

第四节　先天性心脏病

一、房间隔缺损

（一）临床与病理

1.病理

（1）分型：按缺损部位分为第一孔（原发孔）型、第二孔（继发孔）型及其他少见类型。①原发孔型缺损位于房间隔下部，常合并心内膜垫缺损；②继发孔型位于卵圆窝区域。其他类型有上腔静脉型或静脉窦型（位于房间隔的上部）、冠状窦型（位于正常冠状窦位置）与下腔静脉型（位于卵圆窝与下腔静脉之间）。缺损数目通常是 1 个，偶尔为多个，大小为 1～4cm。

（2）血流动力学改变：左心房→右心房（右心房增大）→右心室（右心室肥厚和扩张）→肺动脉（肺动脉高压），严重时出现心房水平双向分流或右向左分流。

2.临床表现

本病早期可无症状。通常在青年期后逐渐因肺动脉高压而出现劳累后心悸、气短、乏力。

若心房水平出现右向左分流,则可出现发绀等。体格检查可于胸骨左缘第2～3肋间闻及2～3级收缩期吹风样杂音,肺动脉区第二心音亢进、固定分裂,多无震颤。

(二)影像学表现

1.X 线表现

X 线表现取决于分流量。

(1)婴儿期或年龄较大儿童分流量很小时可以表现正常。

(2)达一定的分流量时,右心房及右心室因容量的过负荷而增大,肺血增多,而左心房大致正常,左心室发育相对较差,主动脉正常或缩小。

(3)在不同的位置上表现为:①后前位,心脏左移,右上纵隔与右心缘影不明显,主动脉结缩小,肺动脉段突出,心尖上翘,肺血增多(图 4-18);②左、右前斜位,肺动脉段隆起,心前间隙缩小,左心房不大,右心房段延长或隆起;③侧位,心前缘与胸骨接触而增加,心后三角存在。

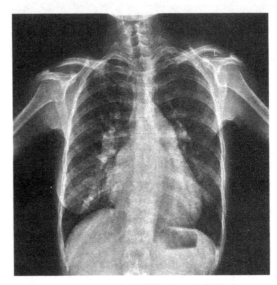

图 4-18 房间隔缺损 X 线表现

注 后前位示两肺血增多,心影呈二尖瓣型,主动脉结偏小,肺动脉段突出,右心缘膨隆,心尖上翘。

2.CT 表现

(1)CT 平扫:难以直接显示缺损的部位和大小,诊断价值有限,但可显示心脏径线的增大。

(2)心脏 CTA:可以清楚地显示原发孔房间隔缺损、心室流入道缺损和心脏十字交叉结构缺损。对小于 0.5cm 的房间隔缺损或房室瓣裂,CT 不能显示或者显示不满意(图 4-19)。

3.MRI 表现

(1)在垂直于室间隔的长轴上,常规序列成像可显示部分房间隔信号缺失。在上述层面,MRI 电影序列可显示部分房间隔信号的缺失和血流经缺损处的动态表现。

(2)在增强扫描序列上,通过后处理可显示左、右房间的异常沟通。

(3)MRI 对于显示肺动脉增粗、主动脉扩张、右房室扩大等间接征象均有较高的准确性。

4.右心造影表现

(1)右心导管经右心房直接进入左心房,可提示两房之间有交通,常需与卵圆孔未闭相鉴别。

（2）右心房血氧饱和度高于上、下腔静脉9％,提示心房水平左向右分流。

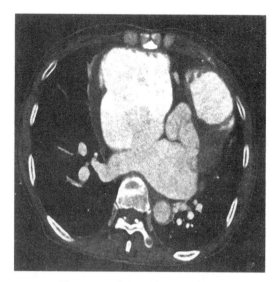

图4-19 房间隔缺损CT表现

注 心脏CTA四腔位重建图像,显示房间隔中部连续性中断,直径3.1cm,右心房、室(RA、RV)增大。

（三）诊断与鉴别诊断

房间隔缺损诊断不难。根据病史症状较轻、临床无发绀、杂音较典型、X线平片等可作出诊断,并可粗略估计左向右分流量及肺动脉高压的程度。超声检查能进一步明确诊断,通常不必行CT与MRI检查。

二、室间隔缺损

室间隔缺损(VSD)简称室缺,为常见的先天性心脏病之一,发病率居先天性心脏病的首位,约占20％。

（一）临床与病理

1.病理

（1）分型:根据缺损部位的不同分为3型。①膜周部室缺:占VSD的80％左右,又分为单纯膜部型、嵴下型及隔瓣下型。②漏斗部室缺:占10％左右,又分为干下型缺损及嵴内型缺损,前者又称为肺动脉瓣下型缺损,缺损位于肺动脉瓣下。③肌部室缺:占10％左右,缺损多靠近心尖部的肌部室间隔,也可发生于心肌梗死后室间隔穿孔及外伤性室间隔破裂。

（2）血流动力学改变:左心室→右心室(右心室增大)→肺循环(压力增高)→左心房(左心房增大)→左心室(左心室增大)。当右心室压力高于左心室,出现右向左分流时,患者可出现发绀,即艾森门格综合征。

2.临床表现

小VSD的患者可无症状,部分可自然闭合;大VSD的患者发育较差,可有心悸、气短,易出现感冒及肺部感染症状,严重者活动后口唇发绀。体格检查于胸骨左缘第3～4肋间可闻及3级收缩期杂音,可触及收缩期震颤。产生肺动脉高压后,肺动脉区第二心音亢进,严重者可有杵状指(趾)。

(二)影像学表现

1.X 线表现

(1)典型 VSD,指中至大量左向右分流或已有中等肺动脉高压的 VSD。心影呈二尖瓣型,中至重度增大。主要累及左、右心室,多以左心室更显著,或伴有轻度左心房增大(图 4 - 20)。

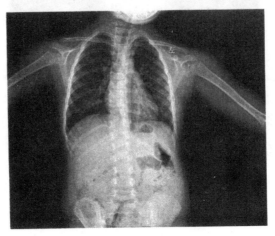

图 4 - 20 典型 VSD X 线表现

注 双肺血增多,左、右心室均大,肺动脉段轻度突出,心影略大,心尖下移。

(2)肺血增多,肺门动脉扩张,肺动脉段中至重度突出。部分患者可见外围肺血管纹理扭曲、变细等肺动脉高压征象(图 4 - 21)。

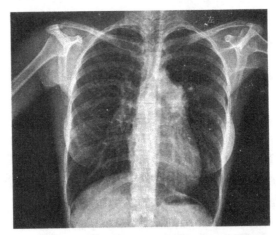

图 4 - 21 室间隔缺损艾森门格综合征期 X 线表现

注 外围肺血减少,肺动脉高度突出,心脏不大,结合临床发绀,考虑为右向左分流为主,属于艾森门格综合征期。

(3)少量左向右分流的 VSD:心影及心室轻度增大,以左心室为主;肺血轻度增多;肺动脉段不突;主动脉结多正常。

2.CT 表现

(1)肺动脉段增宽,左心房增大,左心室增大,并可以测量肺动脉增宽的宽度。

(2)轴位以及 MPR 图像可以测量室间隔缺损的内径,以及测量心腔的大小(图 4 - 22)。

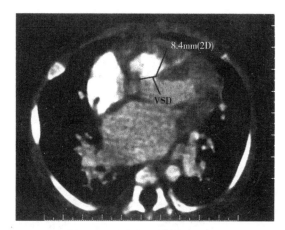

图 4 - 22　室间隔缺损 CT 表现

注　心脏 CTA 四腔位重建图像,显示室间隔中部连续性中断,并可见左、右心室(LV、RV)增大。

3.MRI 表现

(1)以横轴位及左心室长轴"四心腔"层面显示较佳。

(2)能够显示 VSD 的形态、大小,并可测量其面积和径线。

(3)SE 序列可直接显示缺损的部位及左、右心室扩张和心室壁增厚,诊断正确性≥90%。

4.血管介入检查表现

(1)心导管:右心室血氧饱和度高于右心房 5%,提示心室水平左向右分流。

(2)心血管造影:多采用四腔心位左心室造影。左心室充盈后对比剂立即进入右心室,为心室水平左向右分流的确凿征象。根据右心室充盈的密度,对比剂通过室间隔的宽度、部位、喷射方向及右心室最早充盈的位置,可以准确判断 VSD 的解剖部位、大小、数量及缺损上缘距主动脉瓣的距离。

(三)诊断与鉴别诊断

VSD 症状较 ASD 重,杂音较粗糙,一般无发绀,X 线片上肺血增多,左、右心室增大,常以左心室增大为主,大量分流时右心室增大明显,可出现肺动脉高压、发绀。

三、动脉导管未闭

(一)临床与病理

1.病理

(1)分型:①圆柱型,又称管状型,导管的主动脉与肺动脉端粗细相仿,状如圆柱;②漏斗型,最多见,导管的主动脉端较粗,肺动脉较细,状如漏斗;③窗型,最少见,导管短而粗,形似间隔缺损,又称缺损型。另外,尚有较少见的"牙签"型及不规则型。

(2)血流动力学改变:主动脉→肺动脉→肺静脉→左心房、室(左心负荷增大),同时右心射血阻力增加,右心负荷增大。当肺血管压力高于体循环时,出现右向左为主的双向分流。

2.临床表现

①少量分流时,PDA 患者可无症状;②较大分流时,患者可出现活动后心悸、气短、反复呼吸道感染;③大量分流时,患者早期可发生左心衰竭;④重度肺动脉高压时,患者可出现发绀,

往往下肢重于上肢,称为分界性发绀。体格检查于胸骨左缘第 2～3 肋间可闻及双期连续性机器样杂音,伴震颤,可有周围血管征。细小的 PDA 及合并重度肺动脉高压者杂音常不典型,或仅有收缩期杂音,甚至无明确杂音;合并重度肺动脉高压时,肺动脉区第二心音明显亢进。

(二)影像学表现

1.X 线表现(图 4－23)

(1)右心房不大,右心室可大或不大。

(2)当有肺动脉高压或心力衰竭时,右心出现不同程度增大。

(3)肺血增多,左心房不大或者稍大,左心室增大,主动脉结增大,有时可见漏斗征。

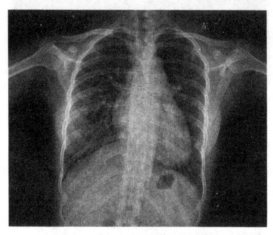

图 4－23 动脉导管未闭 X 线表现

注 心脏后前位示两肺血增多,左室轻度增大,心脏呈"主动脉型",主动脉结增宽,降主动脉近段内收。

2.CT 表现

(1)心血管 CTA 可以显示肺动脉与主动脉之间的关系,并且可以测量导管和各心室腔的直径。

(2)CT 重建图像可以显示主动脉弓下导管影与肺动脉相通,肺动脉增宽。

3.MRI 表现

(1)采用横轴位、冠状位及左前斜位心短轴位可观察到未闭的动脉导管。

(2)主要表现为主肺动脉仅左肺动脉处与降主动脉之间的异常管道,呈无或低信号。

(三)诊断与鉴别诊断

本病的临床及 X 线表现均典型,诊断多无困难。与室间隔缺损表现相似,但其主动脉结较大,主动脉结下可见漏斗征,临床杂音典型。超声心动图有助于诊断。MSCT 和 MRI 在左前斜位矢状位图像可见未闭导管。

四、法洛四联症

(一)临床与病理

1.病理

(1)肺动脉狭窄:为法洛四联症最主的畸形,以漏斗部或漏斗部＋肺动脉瓣狭窄最为常见,有半数以上为二瓣畸形。室间隔缺损有 3 种类型:膜周部缺损、干下型缺损、漏斗部肌性缺损。主动脉骑跨一般为轻至重度。

（2）血流动力学改变:右心室→左心室→体循环,体循环血氧饱和度减低,肺循环血流量减少,进一步加重缺氧,引起发绀、红细胞增多等变化。

2.临床表现

法洛四联症患者发育较缓慢,常有发绀,多于出生后 4～6 个月内出现,久之可有杵状指（趾）,易气短、喜蹲踞或发生缺氧性晕厥等。体格检查在胸骨左缘 2～4 肋间闻及较响的收缩期杂音,多可触及震颤。

（二）影像学表现

1.X 线表现（图 4－24）

（1）典型表现为肺血减少,两肺门细小。

（2）主动脉升部及弓部多不同程度增宽、凸出。

（3）肺动脉段—心腰部凹陷,心尖圆隆、上翘,心脏近似靴形。

（4）近 30％的病例合并右位主动脉弓,几乎均为"镜面型"。

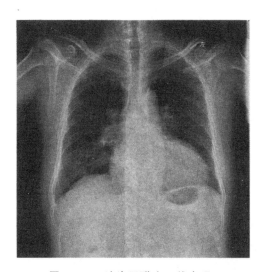

图 4－24 法洛四联症 X 线表现

注 两肺血减少,肺血管明显缩小,心影近似靴形,肺动脉段凹陷,心尖上翘。

2.CT 表现

（1）常规 CT:仅能提供主动脉和肺动脉管径、位置关系、肺内血管稀疏及右侧房室大小和厚度等征象。

（2）心脏 CTA:平行于左肺或右肺动脉长轴的斜矢状层面图像可以很好地显示狭窄和缺损部位（图 4－25）。

3.MRI 表现

（1）横轴位可明确显示升主动脉与主肺动脉的相对大小关系及左、右肺动脉的发育状态,而短轴位可观察主动脉骑跨及其程度。

（2）SE 序列横轴位结合矢状位或长、短轴位：①可显示主肺动脉瓣环和漏斗部狭窄的程度和范围，但显示肺动脉瓣狭窄尚有一定限度；②可显示 VSD 大小和部位，但对鉴别干下型 VSD 及小的肌部缺损有一定困难；③可显示右心室肥厚和心腔扩张。

（3）GRE 序列 MRI 电影表现为通过狭窄瓣口的快速血液湍流在肺动脉根部呈无信号区。在左心室收缩期，肺动脉瓣呈鱼口样或幕状，突向动脉腔，即"圆顶征"。

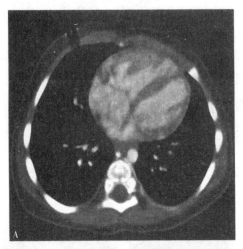

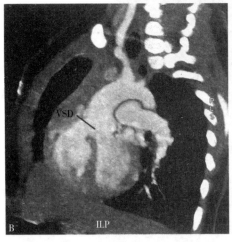 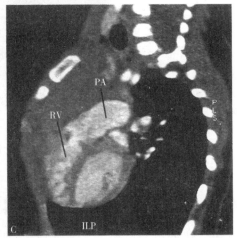

图 4 - 25　法洛四联症 CT 表现

注　A.心脏 CTA 横轴位示右心室腔扩大，右心室壁肥厚，室间隔连续性中断；B.多平面重建心肌斜矢状位示室间隔位于主动脉瓣下，主动脉骑跨约为 50％；C.示肺动脉流出道狭窄。

（三）诊断与鉴别诊断

法洛四联症患者在出生后数月出现发绀，杂音也较典型；X 线平片示肺血减少，右心室增大，肺动脉段凹陷，仅 1/3 伴右位主动脉弓。MRI 可见右心室肥厚、室间隔缺损与主动脉移位，据此可明确诊断。本病需与右心双出口、大动脉转位、单心室等鉴别。

（郭丽丽）

第五节　获得性心脏病

一、冠状动脉粥样硬化性心脏病

(一)临床与病理

1.病因、病理

本病病因至今尚未完全清楚,与高血压、高脂血症、高黏滞血症、糖尿病等因素有关。当动脉粥样硬化时,冠状动脉壁内皮细胞受损,致血浆脂质浸入,使动脉内膜形成数毫米大小的黄色脂点或长度可达数厘米的黄色脂肪条纹,其可能发展为斑块。纤维斑块发生出血、坏死、溃疡、钙化和附壁血栓则形成复合病变。受累动脉弹性减弱,脆性增加,易于破裂,管腔逐渐变窄,甚至完全闭塞。

2.临床表现

心绞痛型:表现为胸骨后的压榨感、闷胀感,伴随明显的焦虑,持续 3～5 分钟,口服硝酸甘油缓解。心肌梗死型:有前驱症状,梗死时表现为胸骨后持续性剧烈压迫感、闷塞感,甚至刀割样疼痛。疼痛部位与以前心绞痛部位一致,但持续更久,疼痛更重,休息和含化硝酸甘油不能缓解。无症状性心肌缺血型:多伴有广泛的冠状动脉阻塞却无任何症状。心力衰竭和心律失常型:出现心力衰竭的表现,如气急、水肿、乏力等,还有各种心律失常。猝死型:突发心搏骤停而死亡。

(二)影像学表现

1.X 线表现

大部分冠心病 X 线平片可完全正常。心肌梗死并发症:形成室壁瘤者,左心缘局限性膨突,并局部室壁搏动减弱、消失,反向搏动,可有钙化及纵隔—心包粘连;室间隔穿孔者,表现为心腔增大、肺淤血、肺水肿及肺充血并存;乳头肌断裂或功能不全者表现为左房、左室增大及肺淤血、肺水肿。

2.超声表现

心脏超声可以对心脏形态、室壁运动及左心室功能进行检查,是目前最常用的检查手段之一。心肌缺血:表现为局限性室壁运动异常和室壁收缩期增厚率减低。心肌梗死:梗死部心肌变薄、收缩期增厚率低下和室壁运动异常,非梗死部位心肌出现代偿性活动幅度增强。心肌梗死并发症:具有很强的敏感性和特异性。血管内超声可以明确冠状动脉内的管壁形态及狭窄程度,是一项很有前景的新技术。

3.CT 表现

CT 增强扫描:CTA 结合三维重组技术可观察冠脉主要分支有无狭窄及其部位、范围和形态(图 4－26)。

4.MRI 表现

MRI 对冠心病可从形态、功能、心肌灌注及延迟期心肌存活方向进行综合评价。

心绞痛时：心脏形态、大小多属正常，电影 MRI 表现为节段性运动减弱，心肌灌注动脉期成像，缺血区心肌信号低于正常供血区，即灌注减低；延迟期成像无异常。急性心肌梗死时：梗死心肌信号强度增高，尤其在 T_2WI 上更明显，梗死心肌壁变薄，节段性室壁运动减弱、消失，收缩期室壁增厚减低或消失，心肌灌注成像显示灌注减低或缺损；延迟期成像显示梗死心肌明显高信号。陈旧性心肌梗死时：梗死心肌信号强度减弱，尤其是 T_2WI，其病理基础为梗死心肌纤维化。梗死处心肌室壁变薄，室壁运动、心肌灌注成像和延迟期成像异常，大体同急性期。心肌梗死并发症的 MRI 表现：室壁瘤时左室扩大，室壁显著变薄，局部室壁向心脏轮廓外膨凸；室壁运动消失或反向运动，收缩期室壁增厚率消失；室壁瘤内附壁血栓形成时，表现为血栓在 T_1WI 中等信号，与心肌相似，T_2WI 信号强度较心肌高；室间隔穿孔时，MRI 示室间隔连续性中断，电影 MRI 显示心室水平左向右分流信号；左室乳头肌断裂和功能不全时，电影 MRI 显示心室收缩期左房内有起自二尖瓣口低信号血流束，为二尖瓣关闭不全并发左房扩大。

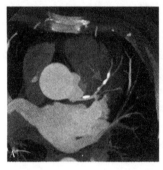 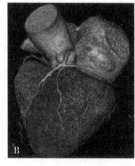 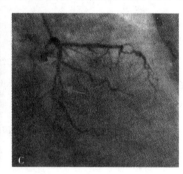

图 4 - 26　冠状动脉粥样硬化性心脏病

注　A、B 分别为 CT 横轴位 MIP 及 VR 图像，可清晰地显示左冠状动脉主干及前降支多发狭窄；C 为 DSA 图像显示左冠状动脉前降支多发狭窄。

（三）诊断与鉴别诊断

冠心病是一种因单支或多支冠状动脉部分或完全阻塞，引起心肌供血障碍的缺血性心脏病。其主要临床表现为劳力性心绞痛，典型影像学表现为冠状动脉不同程度狭窄。冠状动脉造影目前被称为诊断冠心病的金标准。

二、肺源性心脏病

（一）临床与病理

1.病因、病理

病因：①慢性阻塞性肺疾病：约 80% 的肺心病是由此引起；②其他肺疾病：如慢性弥散性肺部疾病；③严重的胸廓畸形。

发病机制和病理生理：①肺动脉高压；②功能性因素：缺氧和高碳酸血症引起肺血管收缩、痉挛；③解剖性因素：肺小动脉血管炎、肺毛细血管床减少、肺血管重构等，血容量和血液黏稠度增加；④心脏改变：主要为右室肥厚致右心扩大、右心衰竭，以及其他脏器功能损害。

2.临床表现

肺心功能代偿期：临床表现主要有咳嗽、咳痰，活动后心悸、气短、发绀、乏力等症状，即以原发肺疾患的表现及肺动脉高压、右心室肥大的体征为主。肺心功能失代偿期:患者常出现呼吸性酸中毒及呼吸衰竭,还有心悸、气促、恶心、呕吐、腹胀、纳差、下肢水肿、心率增快等。重者可有明显发绀、呼吸困难等症状,甚至出现嗜睡、抽搐、昏迷等肺性脑病表现。

(二)影像学表现

1.X线表现

可见肺血轻度增多,主动脉结正常,肺动脉段突出,右下肺动脉增宽,肺门"舞蹈征"及肺周围动脉变细等肺动脉高压征象;右心室扩大,还可显示慢性支气管炎、肺气肿、弥散性肺间质纤维化等肺原发病变。

2.超声表现

可测量右心室内径(≥30mm),左心室内径(≥20mm),右心室前壁的厚度,左、右心室内径的比值(<2),右肺动脉内径或肺动脉干及右心房增大。

3.CT表现

直接征象:右心室和(或)右心房肥大,主肺动脉及左、右肺动脉增粗,肺门动脉粗细与外周不成比例。间接征象:肺内原有疾病影像学表现。

(三)诊断与鉴别诊断

肺心病主要是由于支气管—肺组织或肺动脉血管病变所致肺动脉高压引起的心脏病。根据起病缓急和病程长短,肺心病分为急性和慢性,临床上以后者多见。影像表现以右室肥大为主,通常伴有肺部疾病。

三、心肌病

(一)临床与病理

1.病因、病理

扩张型心肌病:可能与某些因素如病毒、细菌、药物中毒、代谢异常所致的心肌损伤有关。心脏呈球形增大,心肌松弛无力,主要侵犯左心室,以心腔扩张为主,心室收缩(泵)功能降低,舒张期血量和压力升高,心排血量降低。

肥厚型心肌病:可能与常染色体显性遗传有关。约1/3的患者有明显家族史,儿茶酚胺代谢异常,高血压、高强度运动为其诱发因素;患者出现心肌肥厚,心腔不扩张且多缩小、变形,病变最常累及心肌部室间隔,引起非对称性室间隔肥厚。

限制型心肌病:本病的病因未明,可能与病毒或寄生虫感染侵及心内膜、心内膜下心肌,形成纤维化有关。心内膜和内层心肌的纤维化和附壁血栓形成,导致心内膜明显增厚、心壁变硬。病变主要侵犯心室流入道和心尖,引起收缩、变形,甚至闭塞。心室充盈舒张受限。

2.临床表现

①扩张型心肌病。早期:起病缓慢,部分患者先被发现有心脏扩大,可多年无自觉不适或只有轻微症状;中晚期:患者出现乏力、活动后气短、夜间阵发性呼吸困难,出现水肿、腹水及肝大等症状,可有各种心律失常。②肥厚型心肌病。早期:起病缓慢,早期表现为劳累后呼吸困

难、乏力和心悸;中晚期:昏厥是病情严重的信号;晚期:患者可出现心力衰竭,且常合并房颤。③限制型心肌病。以左心室受累为主者表现为呼吸困难、咳嗽、乏力、双肺啰音,尚有心悸、心前区不适;以右心室受累为主者表现为下肢水肿、肝大、腹水、颈静脉怒张等。

(二)影像学表现

1.X 线表现

扩张型心肌病:心脏增大,以左室增大最为显著,心影呈普大型或主动脉型;两心缘搏动普遍减弱;可有肺淤血、间质肺水肿等左心功能不全的征象。肥厚型心肌病:无特异征象,仅可见左室轻度增大。限制型心肌病:心脏轻至中度增大,有时可发现胸腔或心包积液。

2.超声表现

扩张型心肌病:二维心脏超声检查示心脏各腔室扩大,室间隔、左室后壁运动减弱,射血分数降低,左、右心室流出道扩大(图 4 - 27)。肥厚型心肌病:左心室肥厚,左室后壁和室间隔厚度比值超过 1.5,左室流出道狭窄(<20mm)。限制型心肌病:心腔狭小,心尖部闭塞,心内膜增厚和心室舒张功能严重受损。

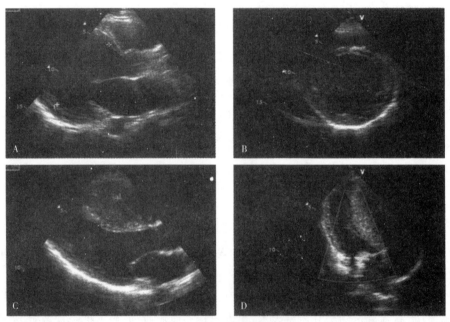

图 4 - 27 扩张型心肌病

注 A、B 均为扩张性心肌病图像:A.超声胸骨旁左心长轴切面示左心室腔呈球形扩大;B.超声胸骨旁左心室短轴二尖瓣水平切面示左心室壁均匀性略变薄,动度减低。C、D 均为肥厚型心肌病图像(非梗阻型):C.超声胸骨旁左心长轴切面示室间隔中下段明显增厚,室间隔中下段与左室后壁值超过 1.5;D.心尖部左心长轴切面示室间隔中下段肥厚,左室流出道未见明显狭窄,二尖瓣区探及反流信号。

3.CT 表现

扩张型心肌病:心脏呈球形增大,以心腔扩张为主;CT 电影能直接观察心室整体收缩功能降低。肥厚型心肌病:以左心室、左心房增大为主,非对称性室间隔肥厚。限制型心肌病:心脏体积增大,心室壁增厚为主,心室腔缩小,甚至闭塞;CT 电影显示心室舒张受限。

4.MRI 表现

扩张型心肌病:心脏增大,以左室腔的球形扩张为主,左室壁及室间隔厚度正常;收缩期增厚率普遍下降。肥厚型心肌病:以左心室、左心房增大为主,同时伴有非对称性室间隔肥厚;MRI 显示心室收缩功能降低。限制型心肌病:心脏体积增大,以心室壁增厚为主,心室腔缩小。

(三)诊断与鉴别诊断

心肌病是指以心肌损害为主而导致心功能异常的一组疾病。心肌病病因未明,诊断心肌病时必须排除由其他原因引起的心脏疾病。心肌病可分为 3 种:扩张型心肌病、肥厚型心肌病和限制型心肌病,其中以扩张型心肌病和肥厚型心肌病较为常见。

四、风湿性心脏病

(一)临床与病理

1.病理

慢性风湿性心脏瓣膜病基本病理改变为瓣叶不同程度卷曲、增厚,可伴有钙化,严重时瓣叶发生粘连,引起瓣口狭窄。发生二尖瓣狭窄时,舒张期血液由左心房流入左心室受限,以致舒张末期仍有部分血液滞留于左心房内,加上来自肺静脉的血液,左心房压力异常升高,继而引起肺静脉和肺毛细血管压力升高,管腔扩张,出现肺淤血。由于肺静脉血压升高,通过神经反射引起肺内小动脉收缩,使肺动脉血压升高,以维持正常的肺动、静脉压差,最终致使右心室肥厚。镜下表现:①累及瓣膜时,瓣膜胶原纤维肿胀,发生黏液样变性及纤维素样坏死;②累及心肌时,心肌间质结缔组织发生黏液样变性及纤维素样坏死,继而形成风湿小体。

2.临床表现

本病多发生于 20~40 岁,女性患者多见。主要的临床症状有劳累性呼吸困难、心悸,心尖部出现舒张期隆隆样杂音,合并瓣膜关闭不全时,心尖部可闻及收缩期杂音,晚期可出现左心衰竭症状。主动脉瓣受损害时可有心绞痛、头晕等。

(二)影像学表现

1.X 线表现

X 线平片,不同摄片体位表现不同,具体表现如下。

(1)正位:两肺淤血,两上肺静脉扩张,下肺静脉变细,边缘模糊,可以出现间质性肺水肿或肺泡性肺水肿、Kerley 线等肺静脉高压征象。①左心房增大,表现为心脏中心密度增高,严重者会导致支气管分叉角度增大;②左心房向右增大,右心缘可出现双心房影,向左增大会出现左心缘第三心弓(图 4-28A)。由于心搏出量减少,主动脉结可出现缩小。肺动脉段膨隆,肺动脉增粗,边缘模糊。

(2)侧位:胸骨后方心脏接触面积增大,食管受压后移(图 4-28B)。单纯瓣膜狭窄心后三角区存在,合并瓣膜关闭不全时缩小,甚至消失。

(3)左前斜位:心前间隙缩小,肺动脉段膨隆,左主支气管受压上抬。

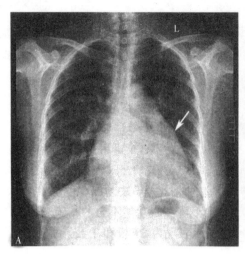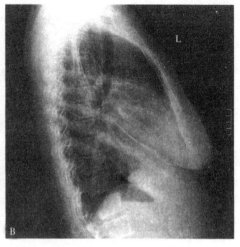

图 4－28　风湿性心脏病 X 线表现

注　A.X 线平片显示两肺淤血,心影呈二尖瓣型,左心缘可见第三心弓(↑),支气管分叉角度增大;B.胸骨后方心脏接触面积增大。

(4)右前斜位:心前间隙缩小,肺动脉段膨隆,左心房增大,心脏后上缘后突,压迫充钡食管。

2.CT 表现

(1)常规 CT 检查可见心脏各房室大小的变化,对心脏瓣膜受损情况显示不佳。

(2)多层螺旋 CT(MSCT)可以对原始数据进行多方位、多期相重建,还可以观察心脏瓣膜的形态、运动情况以及瓣口的狭窄程度。

3.MRI 表现

(1)心脏长轴四腔心层面对该病的诊断价值最大,SE 序列可显示左心房增大、右心室肥厚,如心腔内有血栓也可清晰显示。

(2)磁共振电影成像可以显示二尖瓣狭窄的形态及严重程度,并可显示血流通过狭窄及关闭不全的瓣口后形成的低信号涡流。磁共振电影成像还可以显示收缩期自左心室经二尖瓣口反流的低信号血流束,可以评估其反流量。

4.超声表现

(1)可清楚地显示二尖瓣病变,二尖瓣狭窄时表现为二尖瓣回声增粗,反射增强,EF 斜率减慢,A 峰消失,正常双峰呈平台样,二尖瓣开放受限,开放面积缩小,舒张期二尖瓣后叶与前叶呈同相运动,同时可以观察到左心房、右心室扩大。

(2)频谱多普勒显示二尖瓣口舒张期血流速度增快,E 峰下降速率明显减慢,且与狭窄程度相关。

(3)二尖瓣关闭不全时,超声心动图可发现引起二尖瓣关闭不全的原发病变,如腱索断裂、二尖瓣脱垂、连枷样瓣叶、赘生物和瓣环钙化等。

(4)频谱多普勒可显示二尖瓣反流,并可评价其严重程度。

（三）诊断与鉴别诊断

风湿性心脏病为后天性获得性心脏病,临床表现有劳累后气喘、呼吸困难,二尖瓣狭窄者心尖部出现舒张期隆隆样杂音,诊断相对容易。X线平片可发现双肺淤血、左心房及右心室增大。磁共振电影成像对于心脏瓣膜的形态及狭窄程度显示较好。超声心动图的诊断价值很大,特异性高,是诊断本病的首选检查方法。

（郭丽丽）

第六节　心肌疾病

一、原发性遗传性心肌病

（一）肥厚型心肌病

肥厚型心肌病(HCM)是以左室和(或)右室心肌异常肥厚、舒张功能受损、心肌纤维化以及可能伴随左室流出道梗阻为主要特征的一种家族单基因遗传性疾病,人群发病率为1/500～1/200,肌小节相关蛋白基因是其主要致病基因。目前的诊断标准为成人舒张末期最大室壁厚度≥15mm或有明确家族史患者室壁厚度≥13mm,并排除其他能引起室壁肥厚的心血管疾病或者全身性疾患。

1.临床与病理

左心室心肌肥厚,心室腔变窄,显微镜下心肌纤维粗大、交错排列,局限性或弥散性间质纤维化。根据室壁肥厚的范围和程度不同分为3型:非对称性室间隔肥厚,占90%;对称性左心室肥厚(指左心室壁均肥厚),占5%;特殊部位肥厚,如左心室中部心肌环形肥厚、心尖部肥厚等。约半数HCM患者无明显临床症状,主要症状为不同程度的劳力性呼吸困难、心悸、晕厥,发生恶性心律失常时甚至导致猝死。

2.影像学表现

(1)胸部X线摄片:早期无异常表现,晚期可出现左心房增大及肺淤血改变。

(2)CT表现:可以初步判断心肌肥厚的部位、程度以及肥厚的类型,以非对称性室间隔肥厚型多见(图4-29A)。间接征象如心腔缩小、变形,左室流出道狭窄甚至心尖室壁瘤,此外,可以排除是否存在冠心病、冠脉肌桥以及主动脉病变等。

(3)MRI表现:MRI诊断具有优势。电影序列能充分显示心肌肥厚的部位、分布、范围和程度(图4-29B),尤其是对心尖肥厚的检测要优于超声。左室流出道狭窄时,电影序列可见收缩期左室流出道内低信号的喷射血流,借助血流序列可以对高速血流进行定量评估。钆对比剂延迟增强可以评估心肌局灶性纤维化(图4-29C),其中,室间隔右室壁插入部灶状强化是其特征性表现,有助于鉴别诊断。

3.诊断与鉴别诊断

本病需要与可能导致左室心肌肥厚的疾病鉴别,如高血压、主动脉瓣狭窄以及主动脉缩窄等各种病因导致心脏后负荷增大所致的心肌肥厚,超声是首选检查。CT除了能够显示心肌肥厚以外,主要优势是排除冠心病或主动脉其他病变;MRI最大优势是评估心肌结构、功能的同时,还可以评估心肌纤维化。

(二)致心律失常性右室心肌病

致心律失常性右室心肌病(ARVC)是以纤维脂肪进行性替代右室心肌为特征的一种常染色体显性遗传疾病,主要是桥粒蛋白基因突变所致。主要临床表现为心律失常、晕厥、猝死及心功能不全,是青少年猝死的主要原因之一。其临床诊断标准较复杂,涉及结构功能、除极化、复极化、心律失常、组织学和家族史等。

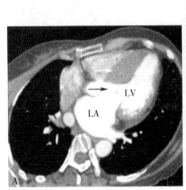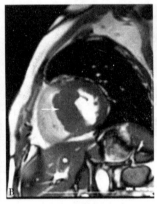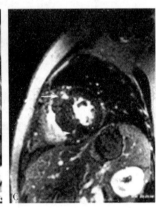

图 4-29 肥厚型心肌病

注 A.CTA垂直室间隔长轴重组图像,显示室间隔明显增厚(白↑),左室流出道梗阻(黑↑),左心房(LA)增大;B.MRI电影短轴位,显示室间隔明显增厚(↑);C.MRI延迟强化,见室间隔肥厚心肌内灶状异常强化(↑)。

1.临床与病理

病理大体观,右心室扩大、室壁变薄;显微镜下观察,室壁变薄部位心肌细胞消失,由脂肪和(或)纤维组织替代。通常脂肪从心外膜向心肌层浸润,严重者可全层替代。右室流出道、心尖部和下壁为其好发部位,称为"心肌发育不良三角区"。少数ARVC患者右心室形态学改变较轻,而以左心室形态及功能异常为突出改变。

2.影像学表现

(1)胸部X线摄片:心脏增大,以右心房、右心室为主,左心室受累时,左心室也可增大。左心功能不全时,可出现肺淤血、肺动脉高压等征象。

(2)CT表现:显示心脏大小、形态,特别是右心室。典型CT征象包括右心室流出道扩张、右心室游离壁呈齿状不规则及脂肪样低密度灶。

(3)MRI表现:显示右房、右室腔增大,右心室心外膜下脂肪浸润,呈高信号,脂肪抑制后信号减低;磁共振电影成像显示节段性右心室壁运动异常,右心室射血分数减低。延迟增强扫描,部分患者病变心肌可见不规则延迟强化,如累及左心室,左室心肌亦可出现脂肪浸润及延迟化。

3.诊断与鉴别诊断

本病需要与各种右心受累疾患进行鉴别,包括各种原因所致肺动脉高压、三尖瓣关闭不全、三尖瓣下移畸形以及左向右分流先天性心脏病,如房间隔缺损等。超声可以初步诊断本病,CT的优势是鉴别肺内疾病或肺血管病等引起的肺动脉高压,对心肌内脂肪浸润也比较敏感。MRI是评估右心结构及功能的金标准,且可显示心肌脂肪浸润和心肌纤维化,对该病的诊断具有独特价值。

(三)左室心肌致密化不全

左室心肌致密化不全(LVNC)是以突出的左室肌小梁、深陷的小梁间隐窝和变薄的致密化心肌为特征的心肌病。可与先天性心脏病或其他类型心肌病并存,也可单独发病。

1.临床与病理

病变为多发肌小梁与深隐窝构成网状结构,最常见的受累部位是左心室心尖处以及左心室中段游离壁,基底段和室间隔较少受累。患者可无症状,或出现心功能不全、心律失常、血栓栓塞,甚至猝死。

2.影像学表现

(1)胸部X线摄片:主要观察心脏大小及有无肺淤血,对疾病本身无诊断价值。

(2)CT表现:可显示心腔大小及心肌双层结构,即变薄的致密化心肌和增厚的非致密心肌。非致密心肌主要表现为增多、增粗的肌小梁及加深的小梁隐窝,呈栅栏状。

(3)MRI表现:电影序列可显示突出的肌小梁、深陷的小梁间隐窝和变薄的致密化心肌,非致密心肌与致密心肌厚度比>2.3。同时,评估心腔大小及运动功能,结合延迟强化,可清晰显示小梁间和左心室腔内的附壁血栓。延迟增强扫描心肌可表现为心内膜下强化(图4-30),或肌壁间强化,或无强化。

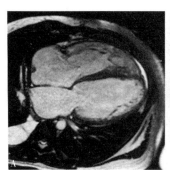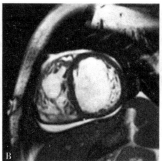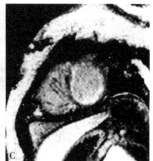

图4-30 心肌致密化不全MRI表现

注 四腔位(A)和短轴位(B)均显示心尖部非致密心肌增厚,而致密心肌较薄,肌小梁呈栅栏状,心室腔扩大,右心室明显,合并心包积液;增强延迟扫描短轴位(C)显示心尖部左心室壁与室间隔明显强化。

3.诊断与鉴别诊断

本病需要与其他病变所致的左室心肌过度小梁化进行鉴别,如高血压心脏病、瓣膜病、扩张型心肌病等。超声是诊断LVNC的首选方法。MRI视野大、无死角,具有更高的组织分辨率,对于显示LVNC心尖部病变优于超声。

二、原发性混合性心肌病

(一)扩张型心肌病

扩张型心肌病(DCM)是一类既有遗传因素又有非遗传因素的混合性心肌病,是以左心室、右心室或双心室腔扩大和收缩功能障碍为特征的常见心肌病。

1.临床与病理

心脏扩大可表现为左、右室腔均增大,左心室腔扩大最常见,并有一定程度的心肌变薄。显微镜下,心肌纤维增粗、变性、坏死及纤维化,可见少量炎症细胞浸润。

患者可在任何年龄发病,以 30~50 岁多见,在经历无症状期后出现疲劳、气促和心悸等症状,体检可闻及舒张中期奔马律,晚期则出现肝大、腹水、水肿等充血性心力衰竭表现。

2.影像学表现

(1)胸部 X 线摄片:心影增大,可出现肺淤血、肺循环高压改变。

(2)CT 表现:可显示心腔扩大、室壁变薄、肌小梁增多等。

(3)MRI 表现:左心或全心扩大,室壁变薄,可伴随游离壁过度小梁化改变及房室瓣关闭不全;左室收缩运动弥散性减弱;钆对比剂延迟强化以室间隔肌壁间线状强化为其特征性强化(图 4-31)。

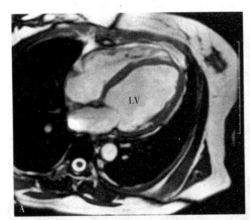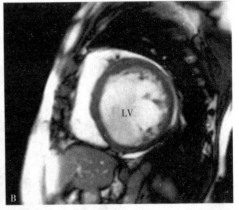

图 4-31 扩张型心肌病 MRI 表现

注 A.四腔位;B.两腔位。左心室(LV)内径明显扩大,室壁不均匀变薄。

3.诊断与鉴别诊断

原发性扩张型心肌病的诊断原则是排除性的,即排除了其他继发因素导致的心腔扩大、心功能降低的疾病,方可考虑扩张型心肌病的诊断。扩张型心肌病主要应与以下常见疾病鉴别:①冠心病心肌梗死后心功能不全;②瓣膜病、高血压、肥厚型心肌病等晚期心功能失代偿后(表现为心腔扩大和室壁变薄);③心肌发育异常、心肌致密化不全。

(二)限制型心肌病

限制型心肌病(RCM)是以双侧心室或某一心室充盈、舒张受限,而室壁厚度和收缩功能正常或轻度受损为主要特征的一类非缺血性心肌病,预后较差。

1.临床与病理

本病较为罕见,发病率约占全部心肌病的5%,可以是特发性、遗传性或继发性。继发因素包括心肌淀粉样变、结节病及心内膜纤维化等。心室腔可无增大而心房常增大。镜下心内膜下心肌排列紊乱、间质纤维化;RCM的病理生理变化主要是心室舒张功能障碍和心室充盈受限。

本病早期患者无症状,随病情进展,可出现运动耐量下降、乏力和劳力性呼吸困难。根据临床表现分左室型、右室型和混合型,以左室型常见,患者早期即可出现易疲劳、呼吸困难和肺部湿啰音等左心功能不全表现,右室型和混合型则以右心功能不全为主,类似缩窄性心包炎表现。

2.影像学表现

(1)胸部X线摄片:依据病情程度的不同,可表现为左心房或双心房增大,以及肺淤血和肺循环高压改变。

(2)CT表现:主要提供心脏房室大小的解剖信息,其优势是排除冠心病、心包疾病,以及肺血管病、肺动脉高压疾病的可能性。

(3)MRI表现:MRI电影显示双房明显增大,房室比例不协调,心室大小可正常,室壁可增厚,心包无增厚,心包腔见积液;左室整体收缩功能正常或偏低;心肌可无强化,或者有不同形态的强化(弥散性强化、粉尘状强化、"花瓣样"强化等),以心内膜下或肌壁间多见。

3.诊断与鉴别诊断

本病的诊断原则也是排他性的,即排除了导致心室心肌舒张功能受累的其他疾病后,才能诊断本病,如临床相对常见的冠心病、缩窄性心包炎、各种病原引起的心肌炎,以及其他心肌病。

三、获得性心肌病

获得性心肌病也称为继发性心肌病,指心肌病为全身性疾病的一部分,包括内分泌性心肌病、结缔组织性心肌病等。2006年美国心脏病协会在心肌病分类指南中提出的获得性心肌病包括感染性心肌病(心肌炎)、应激性心肌病、心动过速相关性心肌病及围生期心肌病等。下面主要介绍心肌炎。

心肌炎是由病原微生物感染或理化因素引起的心肌炎症性疾病。常由病毒感染引起,炎症可累及心肌细胞、间质组织、血管成分及心包。

(一)临床与病理

心肌炎的最常见病因为病毒感染。依据病理学特征及临床表现,其按病程可分为急性心肌炎及慢性心肌炎。急性心肌炎的病理改变包括心肌水肿、毛细血管渗漏、充血、细胞坏死及淋巴细胞浸润,而慢性心肌炎则以瘢痕形成为主要组织学特征。

(二)影像学表现

1.胸部X线摄片

心影可正常或增大,心功能严重受损时,可出现肺淤血、肺水肿。

2.CT表现

CT可提示心包积液,对心肌的显示无特异性。主要用于排除冠心病或心肌梗死。

3.MRI 表现

MRI 为最重要的检查手段。应用 T_2WI 可显示心肌水肿,早期钆对比剂强化提示毛细血管充血、渗漏;钆对比剂延迟增强 T_1WI 可显示非缺血性心肌坏死,室间隔肌壁间及左室游离壁心外膜下延迟强化是其特征性表现。慢性期延迟强化则提示纤维瘢痕形成(图 4－32)。

(三)诊断与鉴别诊断

急性心肌炎与急性心肌梗死的临床表现和实验室检查往往相似,当急诊冠状动脉造影提示冠脉无有意义的狭窄时,需考虑急性心肌炎可能。心脏 MRI 是目前诊断急性心肌炎的主要影像学方法。

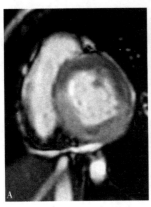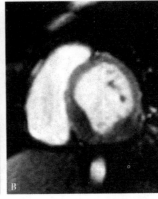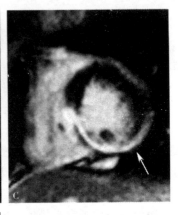

图 4－32 心肌炎 MRI 表现

注 A.T_2WI 显示左室下壁及毗邻室间隔信号升高,提示心肌水肿;B.早期增强示左室下壁强化程度低于正常心肌;C.钆对比剂延迟增强示左室下壁异常强化(↑)。

(郭丽丽)

第七节 心包疾病

心包炎可由多种病因引起,主要表现为心包积液、心包缩窄,或两者并存。

一、临床与病理

根据病程,心包炎可分为急性和慢性。前者常表现为心包积液,以非特异性、结核性、化脓性和风湿性较为常见;后者大多都是急性心包炎迁延所致,可继发心包缩窄。病理上,心包积液可为浆液纤维蛋白性、化脓性、浆液血性、出血性和乳糜性等。心包炎可引起心包广泛增厚、粘连,导致缩窄性心包炎,增厚的心包可呈盔甲样包绕心脏,此时常伴有钙化,称为"盔甲心",可限制心脏舒张和收缩功能。

二、影像学表现

1.胸部 X 线摄片

(1)心包积液:少量心包积液可无异常发现;中、大量心包积液,心影可向两侧增大,呈烧瓶形。

（2）缩窄性心包炎：①心脏增大，主要表现为单侧或双侧心房增大；②心包增厚、粘连，导致心缘僵直、变形；③心包钙化是缩窄性心包炎的特征性表现，表现为心脏表面的高密度钙化影；④由于静脉压升高，上、下腔静脉扩张；左心房压力增高时，出现肺淤血、肺水肿征象；⑤可伴有胸腔积液或胸膜增厚、粘连（图4-33）。

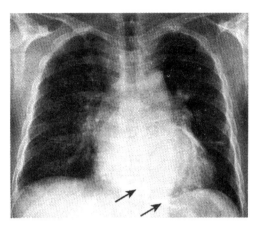

图4-33　缩窄性心包炎的X线表现

注　两肺淤血，左心房增大，心影内可见条形、环形钙化（↑）。

2.超声表现

心包积液表现为：①心包脏、壁层分离，其间为无回声液性暗区；②心包积液为纤维素性时，心包脏、壁层可见一些絮状、条带样中等回声附着；③大量积液时，心包腔内见大量液性暗区，并可见心脏摆动征；④心脏压塞时，可见右心室前壁舒张期塌陷。缩窄性心包炎，可见双侧心房扩大，心包增厚甚至钙化，心室受累区域活动受限。

3.CT表现

心包积液：仅需要CT平扫，心包积液为"水样密度"（CT值为0～10HU）。①少量积液，积液量<100mL，多分布于心包隐窝，以及后房室沟；②中量积液，积液量100～500mL，心包脏、壁层积液>15mm；③大量积液，积液量>500mL，心包脏、壁层积液>25mm，且广泛分布于心包腔。根据液体内蛋白含量的不同，或含有血液成分，积液的CT值可高于水（10～40HU），而近期出血的CT值可高达50HU以上。

缩窄性心包炎：①CT平扫，心包不规则增厚（大于2mm）；钙化为高密度影；②CT增强扫描，显示左右心房扩大，左右心室内径缩小或变形，室间隔僵直；③其他表现，如腔静脉扩张，继发性肝脾肿大、腹腔积液和胸腔积液等。

4.MRI表现

积液的信号强度与所用的扫描序列和积液性质有关：①在SE序列的T_1WI上，浆液性积液多呈均匀低信号；渗出性积液多呈不均匀高信号；血性积液呈中或高信号；②在T_2WI上，积液多为均匀高信号。缩窄性心包炎，在MRI上增厚心包呈中或低信号，如有钙化灶，则表现为低至无信号。MRI对心脏各房室大小、形态和心脏收缩、舒张功能评价有较高的价值。

三、诊断与鉴别诊断

心包积液和缩窄性心包炎诊断并不困难。少量心包积液，X 线检查难以发现，超声心动图、CT 和 MRI 可明确诊断。缩窄性心包炎主要与限制型心肌病鉴别，两者均有心室舒张功能受限，但前者有心包的病变。

（郭丽丽）

第五章　消化系统

第一节　检查技术的应用

一、食管与胃肠道检查技术

(一)X线检查

胃肠道 X 线检查包括普通 X 线检查(腹部平片和透视)、X 线钡剂造影和 X 线血管造影。胃肠道为软组织密度,与周围组织缺乏自然对比,X 线透视和平片仅对发现胃肠道异常气体、钙化和异物有一定价值。X 线钡剂造影是胃肠道的主要检查手段。利用气钡双对比技术将钡剂涂布在胃肠道黏膜面并用气体扩张胃肠内腔,可以勾画出胃肠道黏膜面的细微结构,能够检出早期和微小的病变。钡剂造影同时可以观察胃肠道的动力和功能,是其他检查方法无法比拟的。X 线血管造影可用于胃肠道血管性病变、富血管肿瘤、胃肠道出血的检查和介入治疗。

1.胃肠道钡剂检查

(1)黏膜像:用少量钡剂显示黏膜皱襞轮廓、结构。

(2)充盈像:用钡剂充满受检器官,使食管、胃肠腔适度扩张,显示受检器官的形态、轮廓和蠕动等情况。

(3)加压像:用压迫器对受检器官进行适度压迫,以显示局部黏膜皱襞的柔软度和胃肠腔内凹陷性病变和隆起性病变的特征。

(4)气钡双对比像:用适量的气体可使胃肠腔适度扩张,使钡液均匀涂布在内壁黏膜面上。双对比像可显示黏膜面的细微结构,如胃黏膜面的胃小区、胃小沟和结肠黏膜面的无名小沟、无名小区,利于微小病变的显示。

2.常用钡剂造影检查方法

(1)食管钡餐检查:观察食管内扩张度及通畅性和黏膜皱襞、轮廓、蠕动。

(2)上消化道钡餐检查:检查范围包括食管、胃、十二指肠。

(3)全消化道钡剂检查:检查范围包括食管、胃、十二指肠、小肠和结肠。可在胃钡餐检查后每隔 30～60 分钟复查,了解钡剂在胃肠道内运行、小肠黏膜变化、肠曲位置以及胃肠腔有无狭窄扩张,了解盲肠、升结肠和横结肠的轮廓、袋型和肠腔有无狭窄或扩张等情况,钡剂到达降结肠、乙状结肠和直肠时,由于水分被吸收,钡剂变黏稠,对肠腔的显示效果不理想。

(4)插管法小肠灌肠检查:通过口腔或鼻腔将小肠灌肠导管插入小肠,将导管头端位于十二指肠空肠曲远侧约 15cm 处,注入低浓度钡剂,行小肠钡灌肠检查。

（5）结肠钡剂灌肠检查：进行肠道清洁准备后，经肛门插管灌注钡剂和气体，进行气钡双对比造影，观察结肠的袋型、轮廓、黏膜面的情况。

钡剂或空气灌肠还可用于诊断肠套叠、乙状结肠扭转、结肠癌所致梗阻及先天性肠旋转不良等，也可用于肠套叠和乙状结肠扭转的整复。

（二）钡剂造影

食管和胃肠道属于空腔脏器，影像检查多选择硫酸钡造影作为初筛方法。硫酸钡为不溶于水的白色粉末，钡的原子序数高，不易被 X 线穿透，当充填食管、胃肠道内腔时，可与周围组织形成明显对比，若同时用气体扩张内腔，则形成气钡双重对比，能清楚地勾画出食管、胃肠道内腔和内壁结构细节，从而达到疾病检出和诊断的目的。消化道造影检查分为食管造影、胃及十二指肠造影、小肠造影和结肠造影。此外，应注意当怀疑有胃肠道穿孔或肠梗阻时，禁用硫酸钡，可改用有机碘水溶液对比剂。

1.食管造影

分为常规食管钡餐造影和食管双重对比造影（图 5-1）。

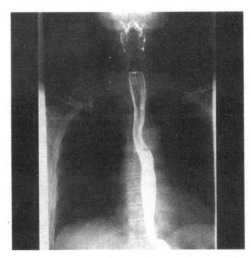

图 5-1　食管充盈像

（1）常规食管钡餐造影。

1）适应证：①吞咽不畅及吞咽困难；②门静脉高压症；③食管异物及炎症；④食管肿瘤；⑤观察食管周围病变与食管的关系。

2）相对禁忌证：①食管—气管瘘；②肠梗阻；③胃肠道穿孔；④急性消化道出血等。

3）注意事项：在透视中应特别注意食管的两端和生理性狭窄处，观察食管有无狭窄、扩张、充盈缺损，管壁是否僵硬，黏膜有无破坏和钡剂通过是否通畅。如发现病变或可疑处，应局部点片。一般应选择病变显示最清楚的位置摄片，通常包括完全充盈像、中度充盈像和黏膜像。对有疑问或一时不能肯定的病变，可采取双重对比造影进一步检查。若仍难以确诊，可短期复查或建议内镜检查。对于食管裂孔疝的患者，特别是滑动性者，一般检查方法不易显示，可采取俯卧左后斜位或头低 15°仰卧位，大口服稠钡，并适当增加腹部压力，如上腹部棉垫加压、直腿抬高、深吸气后紧闭声门或做呃气、咳嗽等动作，以增加检出疝囊和反流的机会（图 5-2）。

对于贲门失弛缓症患者,服钡后贲门痉挛、不开放时,让患者吞咽数口温水或做跳跃动作,或肌内注射山莨菪碱(654-2)10~20mg,常可使收缩的贲门开放,钡剂呈间歇性向胃内喷流,借以观察狭窄部的柔软度和黏膜情况(图5-3)。对于早期食管静脉曲张的患者,可取卧位,吞咽小口中等稠度的钡剂,当咽下的钡剂大部分已进入胃内,食管内尚留有少量钡剂时,让患者深吸气后屏气,随即点片。可疑时,可注射山莨菪碱(654-2)10~20mg,以降低食管的张力并减少分泌,有利于显示曲张的静脉。

(2)食管双重对比造影(图5-4)。

1)适应证:①临床怀疑食管肿瘤而常规检查未发现病变者;②常规检查怀疑有食管肿瘤而不能确诊者;③为明确肿瘤的大小、形态和范围。

2)禁忌证:低张药物禁忌者等。

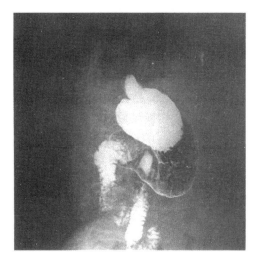

图5-2 食管裂孔疝(仰卧左后斜位)

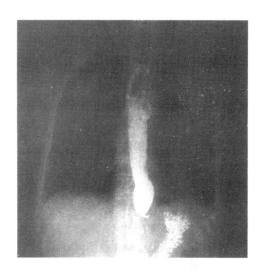

图5-3 贲门失弛缓

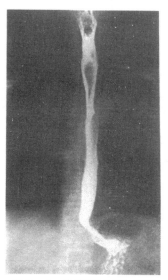

图5-4 食管双重对比造影

2.胃及十二指肠造影

分为胃及十二指肠普通造影和低张双对比造影。

(1)胃及十二指肠普通造影。

1)适应证:①先天性胃肠道异常者;②对于任何有上腹部症状,如上消化道出血、疼痛、恶心、呕吐等欲明确原因者;③上腹部肿块,欲确定与胃肠道的关系;④胃、十二指肠手术后的复查。

2)禁忌证:①胃肠道穿孔;②急性胃肠道出血,一般于出血停止后2周,大便隐血试验阴性后方可进行;③肠梗阻,对于轻度单纯性小肠梗阻和高位梗阻,为明确原因可酌情进行;④患者体质衰弱,难以接受检查者,一般不宜检查,如病情需要,可在严密观察下进行;⑤低张药物使用禁忌者。

3)注意事项:对于低张力胃,钡剂沉于胃体下部或胃窦,可倾斜床位或卧位检查(图5-5)。对于高张力胃或体胖腹大者,按压困难,可取卧位,不断转动患者体位,并加手法按压胃部。对于胃体、窦部病变,于仰卧位,胃体内气体积于胃体、窦部形成对比,便于观察该部位的黏膜。在黏膜的检查中要注意观察其柔软度、粗细形态,有无破坏、中断和纠集现象。对于胃底部的病变,仰卧位时胃底充盈钡剂,可显示其充盈像的轮廓;俯卧位时,胃底充气,可显示胃底黏膜。胃底壁的厚度和柔软性,在深呼吸下可见胃泡的均匀膨大和缩小(图5-6)。对于食管下段及贲门处病变,要注意钡剂通过食管下段及贲门的情况,有无受阻、绕流、分流和走行位置的改变。右前斜位观察贲门下的连续曲线是否自然(图5-7、图5-8)。十二指肠病变,立位时便于将球部的前后壁病变转到切线位置上观察;俯卧位时胃蠕动活跃,球和降段均易充盈,可显示其轮廓;仰卧位右侧抬高时,易使胃窦的气体进入十二指肠内,构成双重对比(图5-9)。

(2)胃及十二指肠低张双对比造影(图5-10~图5-13)。

1)适应证:①胃普通造影发现可疑病变而难以定性者;②临床怀疑有肿瘤而常规造影又无阳性发现者;③胃镜检查发现早期肿瘤病变者;④十二指肠有可疑病变,如溃疡或肿瘤;⑤临床上有梗阻性黄疸,怀疑有胰头癌、壶腹癌、胆总管下段癌者;⑥十二指肠球后溃疡和狭窄者。

2)禁忌证:同胃及十二指肠普通造影。

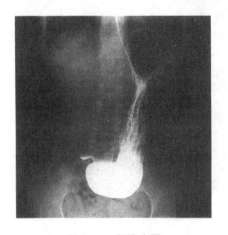

图5-5 低张力胃

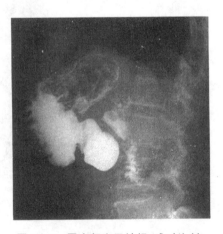

图5-6 胃底部充盈缺损(碘对比剂)

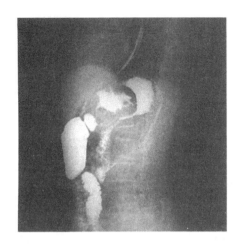

图 5-7 贲门充盈缺损

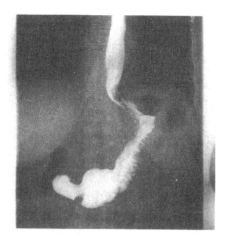

图 5-8 食管下段及贲门充盈缺损（碘对比剂）

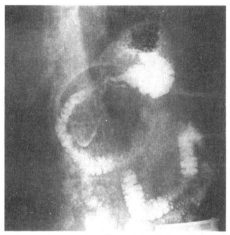

图 5-9 十二指肠降段憩室（1 枚）

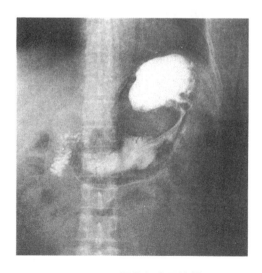

图 5-10 胃体部充盈缺损

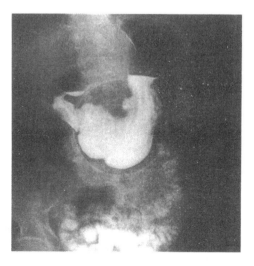

图 5-11 胃体部溃疡

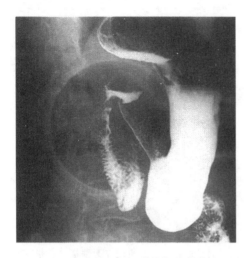

图 5-12　十二指肠球后部黏膜紊乱

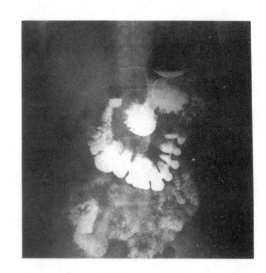

图 5-13　胃体部充盈缺损并与横结肠间窦道形成

3.小肠造影

小肠包括十二指肠、空肠和回肠。十二指肠属上消化道检查范围,小肠检查主要指空肠和回肠。小肠疾病比较少见,病种不多。分为小肠常规造影和气钡双对比造影。

(1)小肠常规造影(图 5-14)。

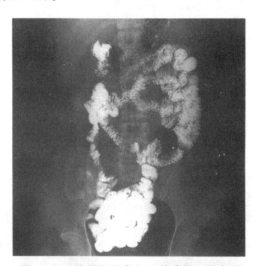

图 5-14　空肠回肠常规 X 线造影正常表现

1)适应证:①胃肠道出血怀疑来自小肠者;②不明原因的腹痛、腹胀、腹泻;③怀疑有小肠炎症和肿瘤者。

2)禁忌证:①胃肠道穿孔;②急性胃肠道出血;③小肠完全梗阻。

(2)小肠气钡双对比造影。

1)适应证:①小肠肿瘤的诊断;②临床怀疑小肠不完全梗阻性病变;③出血性病变;④炎性病变(结核或局限性肠炎)及梅克尔憩室等。

2)禁忌证:①胃肠道穿孔;②急性胃肠道出血;③小肠坏死和十二指肠活动性溃疡;④小肠不完全梗阻等。

4.结肠造影

(1)结肠常规钡剂灌肠造影。

1)适应证：①结肠良、恶性肿瘤，炎症及结核；②肠扭转、肠套叠的诊断及早期肠套叠的灌肠整复；③观察盆腔病变与结肠的关系。

2)禁忌证：①结肠穿孔或坏死；②急性阑尾炎；③肛裂疼痛，不能插管者。

(2)结肠低张双对比造影：是注入低张药物后结肠内灌入钡剂并注入足量的气体，使肠腔充气扩张形成双重对比的改良方法。本法可以明确提高结肠内细微病变的显示率，目前已被广泛应用(图5-15)。

1)适应证：①怀疑有结肠息肉或肿瘤者；②慢性溃疡性结肠炎或肉芽肿性结肠炎者；③鉴别肠管局限性狭窄的性质；④结肠高度过敏或肛门失禁的患者等。

2)禁忌证：①结肠穿孔或坏死；②急性溃疡性结肠炎；③危重或虚弱的患者。

(3)肠套叠空气灌肠整复：肠套叠是婴幼儿急性肠梗阻常见的病因，系一段肠管套入邻近肠腔内所致，在治疗上采用空气灌肠压力复位法较手术效果好，简单易行，痛苦少，复位率可达90%以上(图5-16~图5-18)。

1)适应证：患儿一般情况好，体温不超过38℃，白细胞在$12.0×10^9$/L以下，无明显的脱水、酸中毒者。婴幼儿肠套叠的时间长短，对是否适宜灌肠复位起重要参考作用，一般发病在24小时以内为绝对适应证，24~48小时为一般适应证，48~72小时为谨慎适应证。临床上无腹膜炎、肠穿孔、肠坏死征象者。

2)禁忌证：超出适应证范围者。成人肠套叠大多继发于肿瘤，应以手术为宜。

3)复位标准：①可见气体大量进入小肠；回盲部肿块消失；②患儿症状消失，腹部柔软，安静入睡，血便消失；③患儿复位后应留院观察。在肠套叠注气复位中，应随时观察患儿精神状态和压力表的指针数字，切忌急速加大注气压力。注意肠管在充气高压下的穿孔征象，如突然感到腹部透亮度增高，压力表指针下降或突然感到注气囊压力减小等。检查时应尽量缩小照射野，减少照射量，对射线敏感的部位给予必要的防护措施。

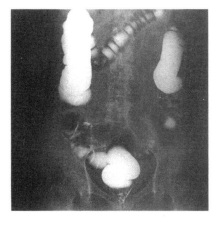

图5-15　结肠低张双对比造影

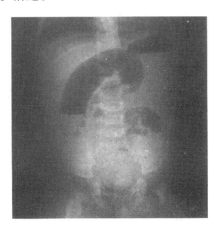

图5-16　肠套叠空气复位前

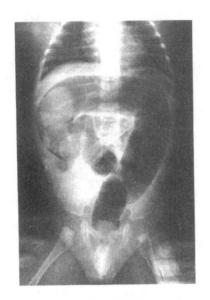

图 5-17　肠套叠空气复位中

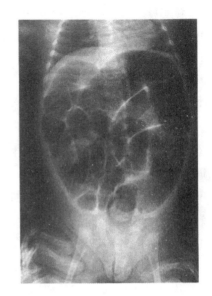

图 5-18　肠套叠空气复位后

（三）血管造影

多采用动脉内数字减影血管造影,主要作用:①诊断胃肠道血管性病变,如血管栓塞、动脉瘤和动静脉畸形等;②寻找胃肠道富血供肿瘤的供血动脉,如恶性肿瘤、类癌、异位嗜铬细胞瘤等,必要时进行肿瘤栓塞治疗;③了解胃肠道出血的病因和部位;发现有对比剂外溢者,可根据器官的血供类型和特点,采用超选择性插管技术栓塞出血血管或应用动脉内局部注入缩血管药物来制止出血。

（四）CT检查

1.扫描技术与参数

(1)检查前准备:除急诊外,检查前1周内不服含重金属的药物,不做胃肠道钡剂检查,一般需在CT扫描前禁食6～8小时;检查前2天不服泻药,少食水果和蔬菜。扫描前嘱患者分段饮清水或等渗甘露醇(也可酌情使用1％～3％含碘阳性对比剂)800～1000mL,以充分充盈胃腔。为了达到低张效果,可在扫描前5分钟肌内注射山莨菪碱20mg。

(2)检查中准备:具体如下。①体位:常规取仰卧位,必要时也可取俯卧位、侧卧位或斜卧位,均采用横断层面扫描。②扫描范围:胃和十二指肠扫描范围自膈顶扫描至脐部,部分患者视需要扫描至盆腔;小肠病变部位明确时可行病变部局部扫描,不明确时应行全腹部扫描;总的原则是扫描范围应包括病变的上、下边界,将病变全覆盖。③层厚和层间距:一般选择2～3mm。④在选定恰当的CT扫描参数(扫描范围、扫描层厚、层间距等)后,先行CT平扫,然后采用静脉团注的方式注入含碘对比剂80～100mL或按体重1.5～2.0mL/kg,速率为每秒2.0～3.5mL,即可行CT增强扫描,常规双期为对比剂注射后25～30秒扫动脉期,55～60秒扫静脉期(图5-19～图5-21)。必要时可做CT血管造影(CTA)检查,可清晰显示胃肠道血管的大体解剖形态,对血管畸形、狭窄、闭塞和动脉瘤、肿瘤供血动脉等可得到与DSA类似的图像。⑤特殊检查方法:包括双能 CT 检查和灌注成像,前者可为单源双能图像,扫描时需打开能谱开关;也可为双源双能图像,扫描时需行双能量扫描。双能 CT 检查可通过后处理软件对图像进行进一步的分析,在胃肠道肿瘤的病理类型、分化程度、胃周动脉的成像等方面进行分析。后者灌注成像实际上为一种特殊的动态扫描,是指在静脉注射对比剂的同时对选定的层面进行连续多次动态扫描,以获得该层面内每一体素的时间—密度曲线,然后根据曲线利用不同的数学模型计算出组织血流灌注的各项参数,并通过色阶赋值形成灌注图像,以此来评价组织器官的灌注状态(图 5 - 22)。

2.胸部 CT 检查

常用于评估食管疾病造成的管壁增厚、肿块和局部有无肿大淋巴结等,但对微小病变显示困难。腹部 CT 检查已成为胃肠道疾病的主要影像检查技术之一,可清晰显示消化道管壁本身的改变、管腔外的异常以及周围器官结构的继发性改变。在消化道肿瘤的分期、消化道急腹症、肠系膜病变等消化道疾病的评价方面能够提供更多的信息。

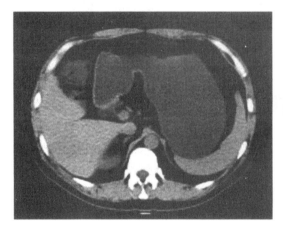

图 5 - 19　MSCT 平扫

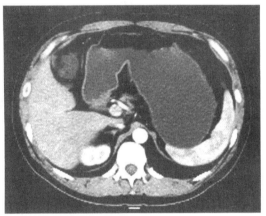

图 5 - 20　MSCT 动脉期

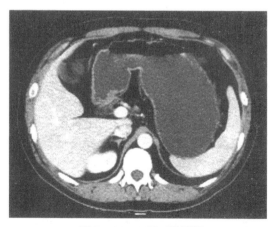

图 5 - 21　MSCT 静脉期

3.CT 仿真内镜(CTVE)检查

(1)扫描技术与参数:检查前要求与钡灌肠同样的肠道清洁准备,静脉注射山莨菪碱

20mg 使结肠低张,经肛管注入足量的气体后,采用层厚 1.0~3.0mm、螺距 1.5~2.0mm 进行连续 CT 横断面薄层扫描,然后通过计算机三维成像后处理,调整视屏距、视角、透视方向及灯光,以管道内腔为中心,不断缩短物屏距(调整 Z 轴),产生目标物体不断靠近观察者和逐渐放大的多幅图像,随后以每秒 15 帧连续重显这些图像,达到电影回放速度,即可产生类似纤维内镜进出和转向的动态观察效果,以获得仿真内镜图像。

(2)可清晰显示消化道黏膜面上直径 5mm 以上的息肉状病变,其敏感性及准确性已接近内镜检查,目前在结直肠病变的早期筛查方面得到较多的应用。

4.CT 小肠造影检查

检查前需向小肠内引入等渗甘露醇作为对比剂,多采用口服法,也可用 CT 小肠灌肠造影检查法。增强扫描时,强化的肠壁在腔内对比剂和壁外脂肪组织的衬托下得以清晰显示,故对小肠疾病的检出和诊断要显著优于常规 CT 检查(图 5-23)。

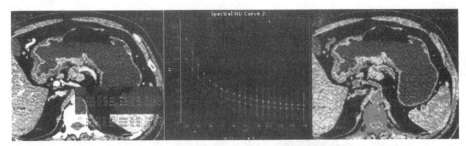

图 5-22　能谱 CT 碘基值、能谱曲线及伪彩图

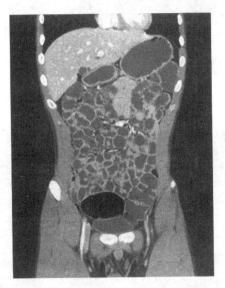

图 5-23　小肠 CT 造影冠状位

(五)MRI 检查

目前 MRI 在检查食管和胃肠道疾病中的价值不及 CT,但 MRI 在显示消化道管壁结构、管腔外改变以及腹部其他器官、结构异常方面较有价值。特别是在远端小肠病变的诊断上,MRI 提供了一个较好的无创性手段显示小肠黏膜、管壁及壁外的改变,可达到与小肠插管造

影类似的效果。此外,对检查一些部位的炎性病变和肿瘤分期也有较高的价值。

常用 MRI 成像序列包括 T_1WI、T_2WI 平扫及使用 Gd-DTPA 作为对比剂的 T_1WI 增强扫描,在横截面成像的基础上加冠状面、矢状面成像。常规上腹部 MRI 检查可用于胃癌的分期,检查前需空腹并口服等渗甘露醇或水 1000mL。此外,尚有一些特殊的 MRI 序列(如 True-FISP 序列等)用于小肠肠腔的成像,对评估小肠炎性病变具有较高的价值,能够准确判断炎性肠病的范围及是否处于活动期。肠道准备同 CT 小肠造影检查,采用口服法即为 MRI 小肠造影检查;采用插管法则为 MRI 小肠灌肠造影检查。盆腔 MRI 检查用于直肠癌术前分期及术后鉴别纤维组织增生与肿瘤复发,其效果显著优于 CT 检查。常规应行多方位 T_1WI、T_2WI 及增强 T_1WI 检查。

(六)超声检查

由于胃肠道内气体对于回波的干扰,普通超声检查在消化道应用有限。内镜超声检查是把细小的超声探头置于内镜上,在直接观察黏膜病变的同时,能够清晰显示消化道管壁各层的细微情况及邻近结构的改变,此外还可以取材活检,因而在发现早期微细异常和定性诊断方面颇具优势。但该方法属于有创性操作,反映的只是受检区局部的问题,可能漏诊消化道多重癌,而且难以评价消化道的全貌。

(七)放射性核素检查

主要反映消化道的代谢、功能状态和特定组织的分布特点。主要用于消化道出血显像、消化道黏膜异位的显像等方面。

二、肝、胆囊、胰腺、脾检查技术

(一)X 线检查

1.X 线平片

X 线平片包括立位及仰卧位腹部平片。肝、脾及胰腺属实质性器官,在 X 线平片上呈中等密度,因器官周围脂肪组织、相邻胃肠道气体的对比,可显示器官的轮廓、大小、形态和位置及其与肺、膈肌的关系。X 线平片对肝、胆囊、胰腺、脾病变价值有限,目前可用于显示 TACE 治疗后碘油在肝实质及病灶内的沉积等情况。

2.造影检查

①钡剂造影检查:用于肝硬化并发症如食管静脉曲张的诊断。②胆道造影检查:用于显示胆道形态改变及病变情况,包括:胆道术后 T 形管逆行造影,即利用胆总管手术后放置于胆总管内的 T 形引流管做造影检查,可用于了解肝内、外胆管有无残留结石,胆总管下段是否通畅等;经内镜逆行性胰胆管造影(ERCP)和经皮经肝胆管造影(PTC)(图 5-24)。两者均属于有创性检查方法,主要用于诊断梗阻性黄疸的病因,并可同时进行活检和治疗,如引流胆汁以减轻黄疸、十二指肠乳头切开取石术等。口服法及静脉法胆囊造影现已基本弃用。③血管造影检查:随着介入放射学的发展,数字血管减影技术的临床应用日益广泛,不仅用于诊断,也是血管栓塞术和血管再通术等介入治疗的重要基础。肝动脉造影是采用 Seldinger 技术,经皮穿刺

股动脉后将导管送至肝总动脉、肝固有动脉并注入对比剂,肝动脉、血窦和门静脉依次显影。若导管进达脾动脉、肠系膜上动脉等部位,可进行选择性的靶血管造影(图 5 - 25)。

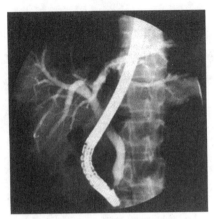

图 5 - 24　正常 ERCP 检查

注　经内镜从十二指肠乳头逆行注入对比剂,显示胆总管、肝总管、左右肝管及其肝内分支胆管。

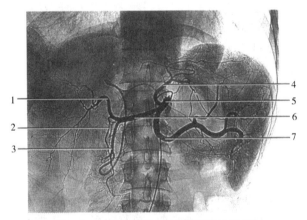

图 5 - 25　腹腔动脉干血管造影(动脉期)

注　1.肝固有动脉;2.胃右动脉;3.胃十二指肠动脉;4.胃左动脉;5.腹腔干;6.肝总动脉;7.脾动脉。

(二)CT 检查

CT 具有良好的空间分辨力和密度分辨力,能清晰显示解剖细节,广泛应用于肝、胆囊、胰腺、脾疾病的诊断。目前多层螺旋 CT 能在一次屏气时间内完成整个腹部扫描(20 秒以内),消除了呼吸运动的伪影及层面遗漏。CT 扫描包括平扫、增强扫描。增强扫描一般采用多期增强的方式,即在静脉注入对比剂后于不同时间(如 20~30 秒、50~70 秒、100~120 秒及 3 分钟以后)扫描,分别得到包括肝动脉期、门静脉期、平衡期及延迟期的图像,显示肝、胰腺、脾及病变在不同时相的增强效应(图 5 - 26)。特别是对于肝占位性病变的 CT 增强检查,建议行三期 CT 增强扫描观察,能够准确、全面地显示病变血供方式的特点,对于明确病变性质非常重要。对比剂的注射速率一般为每秒 3~5mL。

CT 除了扫描速度快,覆盖范围大的优势,还可以应用强大的三维成像技术,对肝、胆囊、胰腺、脾病变及脉管系统作出全面的评价。三维成像技术包括以下几种。

1.多平面重建

可以以任意层厚重建肝、胆囊、胰腺、脾横断、冠状及矢状面图像,也可以以任意角度进行斜位及曲面重建。

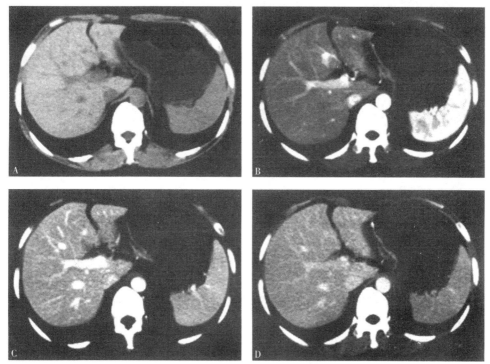

图 5-26　正常肝 CT 平扫及增强扫描

注　A.平扫显示肝实质呈均匀软组织密度,肝内门静脉和肝静脉密度低于肝实质,呈管状或圆形影;B.增强扫描动脉期肝门部肝动脉强化明显,呈条状、点状高密度影,肝实质无强化;C.门静脉期显示门静脉和肝静脉强化明显,肝实质开始强化;D.平衡期可见门静脉内对比剂浓度下降,而肝实质强化达到高峰。

2.CT 血管造影

利用肝动脉期及门静脉期的容积数据可重建肝动脉、门静脉系统的图像(图 5-27)。

3.CT 胆管造影

CT 胆管造影包括阴性法和阳性法。①阴性法胆管造影较为常用,是利用肝胰实质增强后与低密度胆胰管形成密度差,以最小密度投影 MinIP、多平面重建、表面遮盖显示等技术方式显示胆胰管。②阳性法胆管造影是利用经胆道排泄的高密度对比剂,使胆管内密度增高而进行三维成像。严重胆道梗阻的患者由于胆管上皮受损,造成排泌功能下降,可能影响阳性法的成像效果。

4.CT 灌注成像

CT 灌注成像可以获得肝、胆囊、胰腺、脾实质组织、病变的血流动力学信息。①肝、胆囊、胰腺、脾的 CT 扫描检查应尽量减少呼吸运动及肠蠕动伪影影响;②扫描方案因检查部位而异,平扫和增强扫描一般不可缺少,肝和胰腺的增强需要多期扫描,必要时增加实质期及延迟期,以准确显示病变的强化特点;③三维重建图像以病变为中心,以适当的方位、层厚准确显示病变的

CT 征象特点及与邻近器官的结构关系。

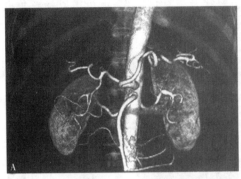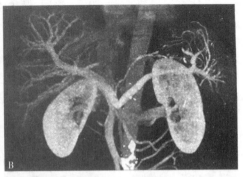

图 5-27 肝 CT 血管成像

注 A.容积再现技术重建动脉成像;B.最大密度投影技术重建静脉成像。

(三)MRI 检查

MRI 具有极高的组织分辨力,可以反映病灶内的组织结构和成分,对于肝硬化背景上发生的各类结节具有重要的检测和定性诊断价值。MRI 技术正在不断发展,新成像序列不断出现。在肝、胆囊、胰腺、脾疾病的应用前景十分广阔。MRI 扫描包括以下几种。

1.MRI 平扫

常规选择轴位及冠状位,扫描范围从膈顶至拟观察的器官结构下缘。平扫包括 T_1WI 及 T_2WI 序列。T_1WI 多采用梯度回波序列,T_2WI 多采用 FSE 合并脂肪抑制技术。快速成像技术如半傅里叶采集单次激发快速自旋回波(HASTE)序列可以在一次屏气完成扫描。利用门控技术,MRI 扫描可以在自由呼吸下进行,避免呼吸运动造成的伪影,获得高信噪比、良好对比度的 T_1WI 和 T_2WI。MRI 双回波序列,即梯度回波 T_1WI 的同相位、反相位序列扫描图像,可以显示是否存在脂肪,水脂分离技术可以计算肝实质的脂肪含量(图 5-28)。

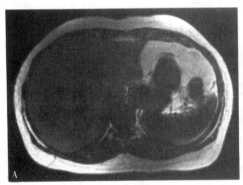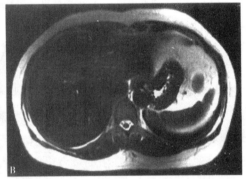

图 5-28 肝 MRI 平扫

注 A.T_1WI 显示肝实质呈中等信号,比脾信号稍高;B.T_2WI 肝实质信号强度低于脾。

2.MRI 增强扫描

与螺旋 CT 相似,MRI 多期增强一般包括肝动脉期、门静脉期、实质期,必要时增加延迟期。肝、胆囊、胰腺、脾增强检查一般采用 Gd-DTPA 作为对比剂。注射速率为每秒 2~3mL。静脉注射对比剂后于不同时间(5~10 秒、45~60 秒、90~120 秒及 3~5 分钟以后)扫描,分别得到肝动脉期、门静脉期、平衡期及延迟期扫描图像。MRI 检查的组织特异性好和对比剂团注效果佳,MRI 动态增强扫描延迟时间较螺旋 CT 增强短。肝特异性对比剂是指通过改变含对比剂肝组织的 T_1 或 T_2 而达到强化目的,包括如钆与芳香环的螯合物,如 Gd - EOB - DTPA 等,能被肝细胞摄取并经胆汁分泌,从而使肝和胆道系统强化,在 T_1WI 上的信号增高。与正常肝实质比较,非肝细胞肿瘤病变不强化,大多数肝细胞癌的增强程度也较低,因此可以清楚显示上述病变。锰化合物对比剂(Mn - DPDP),是另一种属于肝细胞胆汁分泌的对比剂,也可以缩短 T_1,属于阳性对比剂。

3.磁共振血管造影(MRA)

血管成像方法包括时间飞跃法、相位对比法及对比增强法等。三维对比增强 MRA 是目前最常用的腹部血管成像技术,可以针对包括肝动脉系统、门静脉系统及其侧支循环通路等进行血管成像,常用的序列包括 3DFLASH、SPGR、FISP 等序列。

4.磁共振胆胰管造影(MRCP)

磁共振胆胰管造影是利用重 T_2 加权使水显示为高信号,而其他组织的信号被抑制的成像技术。其优势在于不需要使用对比剂,无创且无辐射损伤,可以三维多角度观察胆管与胰管,同时结合薄层多序列成像,又可以显示胆管周围组织信息,是最常用的胆系检查方法(图 5 - 29)。

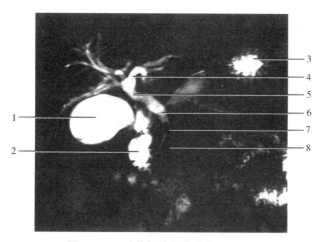

图 5 - 29 磁共振胰胆管成像(MRCP)

注 1.胆囊;2.十二指肠;3.胃底;4.左肝管;5.肝总管;6.胆总管;7.胆总管内结石形成的充盈缺损;8.胰管。

5.磁共振弥散加权成像(DWI)

DWI 可以无创性检测活体组织内水分子的布朗运动水平,属于功能成像技术,能为肝、胆囊、胰腺、脾病变的检出及鉴别诊断提供信息。

6.磁共振灌注加权成像(PWI)

通过快速团注顺磁性对比剂后灌注加权成像序列扫描可以获得肝、胆囊、胰腺、脾组织增强影像及相关灌注信息,观察组织血流动力学改变。目前常用动态对比增强 MRI(DCE - MRI)的方式,即在静脉注射对比剂后几分钟内每隔几秒进行组织和器官的一系列的 T_1 图像扫描,获得灌注评价曲线及相关血流动力学参数。

7.磁共振波谱成像(MRS)

MRS是目前唯一能够无创性研究活体组织代谢、生化变化和化合物定量分析的影像学方法。可以利用MRS对肝组织的脂肪含量进行定量分析。除^1H外,用于肝MRS研究的原子还包括^{31}P、^{13}C、^{23}Na、^{19}F等。

肝、胆囊、胰腺、脾的MR扫描要特别注意呼吸运动的影响,做好检查前准备以及患者的呼吸屏气训练;MRI扫描时要准确选择屏气或自由呼吸的扫描序列,合理选择信噪比、对比度和时间、空间分辨力,减少运动伪影、搏动伪影、金属伪影;扫描方案因检查部位而异,准确选择脂肪抑制、MRCP、DWI等技术得到良好的上腹部图像;肝和胰腺的增强需要多期扫描,必要时增加延迟期,准确显示病变的强化特点。

(四)超声检查

超声检查对肝、胆囊、胰腺、脾等实质性器官病变检查的灵敏度高,对组织影响小,并且价廉经济,操作方便,应用广泛,是临床首选影像检查方法。①通过超声探头的不同断面扫查可清楚显示解剖结构,确定肝、胆囊、胰腺、脾病变的存在。对肝、胆囊、脾和肝外胆管上段,诊断敏感性高。②通过实时动态的多方位断层扫查,超声对病灶的定位诊断准确率非常高。肝、胆囊、胰腺、脾常见疾病的表现,如结石、钙化、实性与囊性肿块、管道扩张等,声像图特征性明显,能够准确诊断。③彩色多普勒血流显像可以通过观察肝脏血管的血流方向、频谱形态和测量血流信息等,进一步确定血管的性质和获得肝脏的血流动力学信息。

(五)放射性核素检查

肝、胆囊、胰腺、脾的核素检查可以显示正常器官组织、病变形态以及功能信息,包括以下几种。

1.肝胶体成像

放射性胶体物质如^{99m}Tc等,被库普弗细胞吞噬后均匀分布于肝脏。通过显示肝区的放射性分布,了解肝的大小、位置、形态及功能,判断肝内外病变及其相互关系。

2.肝血池显像

核素标记的血池显像剂如^{113m}In-转铁蛋白等,可以均匀分布在血液中,在一定的时间内既不透过血管壁,也不被脏器清除。显像剂在血液丰富的部位或器官内可以长时间聚集,其放射性信息可鉴别病变的血管丰富程度。

3.肝、胆囊动态显像

使用经肝细胞快速代谢并从胆道排出的放射性显像剂,进行肝、胆囊和肠区放射性信息的连续动态采集或间断多次采集,显示肝、胆囊功能,以及胆道通畅情况,进行肝胆疾病诊断。

4.肝胆系统肿瘤的阳性显像

具有亲肿瘤特性或与肿瘤代谢、血流动力学特点相关的核素显像剂如^{67}Ga、^{169}Yb、^{75}Se-甲硫氨酸、^{18m}F-FDG、^{99m}Tc-PMT等,经静脉注射后,可在肿瘤组织浓聚而显像。

5.脾显像

放射性核素标记的变性红细胞或放射性胶体物质进入脾后,可在体外显像。

6.PET和PET-CT检查

利用正电子核素的示踪作用进行显像,糖代谢显像剂^{18m}F-FDG是常用于肿瘤显像的正电子显像剂,其他还有氨基酸类显像剂^{11}C-甲硫氨酸等。PET和PET-CT可用于对肝、胆囊、胰腺、脾恶性肿瘤的诊断及分期评价,特别是对于淋巴瘤、淋巴结转移等病变具有重要的临床价值。

三、腹膜腔和肠系膜检查技术

1.X线检查

X线平片不能显示腹膜、网膜和系膜,仅能发现腹腔积气、大量积液和较大的腹腔肿块,应用价值有限。

2.超声检查

超声检查常作为腹膜腔疾病的筛选方法,除能够敏感地发现腹腔积液外,还能显示腹膜增厚,腹膜、系膜和网膜结节及肿块,判断其囊、实性,评估血流状况;但超声检查易受肠气干扰而影响了检查效果。

3.CT检查

CT是腹膜腔疾病的主要影像检查技术,能够敏感发现腹膜腔积气、积液和腹膜增厚及结节、肿块,并可清楚显示腹膜腔病变与周围结构的关系。增强检查还能进一步提高小病灶的检出,并有利于疾病的定性诊断。CT检查时,宜包括整个腹部和盆腔,尤其疑为肿瘤性病变时,常需采用MPR行冠状、矢状位重组,以全面了解腹膜、系膜和网膜病变。

4.MRI检查

腹膜腔的MRI检查通常作为CT检查后的补充技术,其多序列、多参数成像有利于腹膜腔疾病诊断与鉴别诊断,但对腹膜腔及其病变的细节显示要稍逊于CT检查。

四、急腹症检查技术

(一)X线检查

1.透视

常规进行胸腹部透视。

(1)可观察有无膈下游离气体。

(2)肠管有无扩张、积气、积液及气—液平面。

(3)是否伴有盘状肺不张等,观察膈肌位置和活动度的变化。

2.腹部平片

(1)仰卧前后位:显示腹内脏器的排列位置、腹脂线、胆石、尿路结石及下胸部病变,但难以显示少量气腹、肠内液平及脓腔液平。

(2)站立前后位:适用于显示膈下游离气体,肠内液平,肝内或上腹部脓腔内气—液平面。对扩张肠管的确切部位及大小肠的区别不如仰卧位片准确。

(3)侧卧水平位:用于危重患者,尤其适用于不能站立而又必须了解有无游离气体或肠内液平者。

(4)仰卧水平位:用于病情危重不能完成侧卧水平投照的患者。

(5)站立侧位:用于3岁以下的小儿,因为3岁以下儿童结肠外层纵行肌未发育好,难以显示结肠袋。升、降结肠位于腹腔后壁,站立侧位可鉴别小肠和结肠。

3.碘液胃肠造影

疑为肠梗阻患者,也可行碘剂胃肠造影。通过观察碘液在胃肠道内走行的速度、肠腔充盈的形态和碘液有无渗漏来诊断小肠梗阻、反射性肠淤积和胃肠道穿孔等。碘过敏、极度脱水、绞窄性肠梗阻者禁用。

4.结肠钡剂灌肠与空气灌肠

怀疑结肠梗阻时做结肠钡剂灌肠检查,不仅可以确定梗阻部位,而且可以明确梗阻性质。也可用于小儿肠套叠复位治疗。空气灌肠多用于小儿急性肠套叠的诊断与复位。对于急腹症患者,钡剂或空气灌肠可用于诊断肠套叠、乙状结肠扭转、结肠癌所致梗阻及先天性肠旋转不良等。对部分肠套叠和乙状结肠扭转者,还可行灌肠整复。泛影葡胺主要用于上消化道出血、穿孔及肠梗阻等。

5.血管造影

选择性或超选择性血管造影可显示血管改变,在肠系膜血管病变病例,可显示血管狭窄的部位和范围。在腹部创伤病例,可显示血管受损的情况,在明确出血部位后,可滴注加压素或栓塞止血。

(二)CT 检查

1.CT 平扫

扫描范围上起膈肌,下到盆腔。为显示腹内游离气体,应使用调窗技术,可以将气体与脂肪明确区分开。

2.CT 增强扫描

用于腹内脏器损伤、炎症及腹腔脓肿,也可了解肠梗阻血供障碍。对血管病变导致的急腹症,CTA可清晰显示腹主动脉及其分支,腹部动脉瘤的位置、大小、形态、有无破裂,动脉夹层累及的范围以及血管内是否有血栓形成。

(三)MRI 检查

在腹腔积液比衬下,MRI可显示腹膜、亚腹膜及其病变。MRI多平面成像有其独特的优越性。

(郭丽丽)

第二节　正常影像学表现

一、食管与胃肠道正常影像学表现

(一)X 线表现

胃肠道疾病的检查主要应用钡剂造影,可以显示胃肠道的位置、轮廓、腔的大小、内腔及黏膜皱襞情况,但对显示胃肠道肿瘤内部结构、胃肠壁浸润程度和外壁侵犯及转移等尚有一定困难,还需要结合其他影像检查。

1.咽部

咽部是胃肠道的起始部位,是含气空腔。吞钡正位观察,上方正中为会厌,两旁充钡小囊状结构为会厌谷。会厌谷外下方较大的充钡空腔是梨状窝,近似菱形且两侧对称,梨状窝中间的透亮区为喉咽凸,勿误为病变(图5-30)。正常情况下,一次吞咽动作即可将钡剂送入食管,吞钡时,梨状窝暂时充满钡剂,但片刻即排入食管。

2.食管

食管是连接下咽部与胃的肌肉管道,起于第6颈椎水平,与下咽部相连。食管入口与咽部连接处及膈的食管裂孔处各有一生理狭窄区,管壁内有上、下食管括约肌。

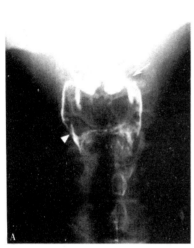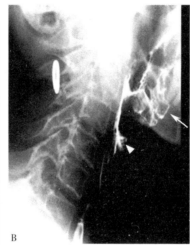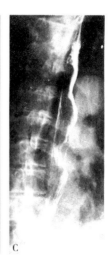

图5-30 正常咽部及食管

注 A.正位;B.侧位;梨状窝(△)会咽谷(↑);C.正常食管。

食管充盈相:食管吞钡充盈、轮廓光滑整齐,宽度可达2~3cm。正位观察位于中线偏左,管壁柔软,伸缩自如。右前斜位是观察食管的常规位置,在其前缘可见3个压迹,从上至下为主动脉弓压迹、左主支气管压迹、左心房压迹(图5-30)。于主动脉弓压迹与左主支气管压迹之间,食管显影略膨出,注意不要误认为憩室。

食管黏膜相:少量充钡,黏膜皱襞表现为数条纵行、相互平行的纤细条纹状透亮影。这些黏膜皱襞通过裂孔时聚拢,经贲门与胃小弯的黏膜皱襞相连续。

透视下观察,正常食管有两种蠕动:第一种蠕动为原发性蠕动,系由下咽动作激发,使钡剂迅速下行,数秒达胃内;第二种蠕动又称继发蠕动波,由食物团对食管壁的压力所引起,始于主动脉弓水平,向下推进。所谓第三蠕动波是食管环状肌的局限性不规则收缩运动,形成波浪状或锯齿状边缘,出现突然,消失迅速,多发生于食管下段,常见于老年人和食管贲门失弛缓症者。

另外,当吸气时膈肌下降,食管裂孔收缩,致使钡剂暂时停顿于膈肌上方,形成食管下端膈上一小段长4~5cm的一过性扩张,称为膈壶腹,呼气时消失,属正常表现。

此外,贲门上方3~4cm长的一段食管,是从食管过渡到胃的区域,称为食管前庭段,具有特殊的神经支配和功能。此段是一高压区,有防止胃内容物反流的作用。现将原来的下食管括约肌与食管前庭段统称为下食管括约肌。它的左侧壁与胃底形成一个锐角切迹,称为贲门切迹。

3.胃

一般分为胃体、胃底、胃窦3部分及胃小弯和胃大弯。胃底为贲门水平线以上部分,立位时含气,称为胃泡。贲门至胃角(胃小弯拐角处,也称角切迹)的一段称为胃体。胃角至幽门管斜向右上方走行的部分称为胃窦,幽门为长约5mm的短管,宽度随括约肌收缩而异,将胃与十二指肠相连。胃轮廓的右缘为胃小弯,左缘为胃大弯(图5-31)。

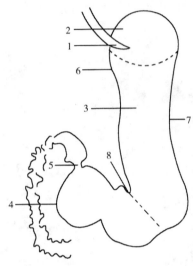

图5-31 胃各部名称

注 1.贲门;2.胃底;3.胃体;4.胃窦;5.幽门;6.胃小弯;7.胃大弯;8.胃切迹。

胃的形状:与体型、张力及神经系统的功能状态有关,一般可分为4种类型(图5-32):①牛角型,位置、张力均高,呈横位,上宽下窄,胃角不明显,形如牛角,多见于肥胖型者;②钩型,位置、张力中等,胃角明显,胃的下极大致位于髂嵴水平,形如鱼钩;③瀑布型,胃底宽大,呈囊袋状向后倾,胃泡大,胃体小,张力高;充钡时,钡剂先进入后倾的胃底,充满后再溢入胃体,犹如瀑布;④长钩型,又称为无力型胃,位置、张力均低,胃腔上窄下宽,犹如水袋状,下极位于髂嵴水平以下,见于瘦长型者。

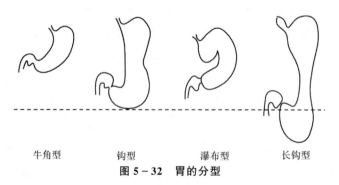

牛角型　　　钩型　　　瀑布型　　　长钩型
图5-32 胃的分型

胃的轮廓:在胃小弯侧及胃窦大弯侧光滑整齐,胃体大弯侧呈锯齿状,系横、斜走行的黏膜皱襞所致。

胃的黏膜皱襞:黏膜相上,可见皱襞间沟内充以钡剂,呈致密的条纹状影。皱襞则显示为条状透亮影。胃小弯侧的皱襞平行、整齐,一般可见 3~5 条,至角切迹以后,一部分沿胃小弯走向胃窦,一部分呈扇形分布,斜向大弯。胃体大弯侧的黏膜皱襞为斜行、横行而呈现不规则的锯齿状。胃底部黏膜皱襞排列不规则,相互交错呈网状。胃窦部的黏膜皱襞可为纵行、斜行及横行,收缩时为纵行,舒张时以横行为主,排列不规则(图 5-33)。

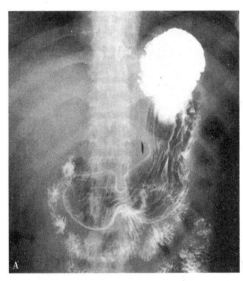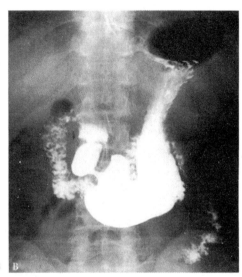

图 5-33 正常胃

注 A.气钡双重造影;B.充盈相。

胃的双对比造影显示,胃整体的边缘形成了光滑连续的线条状影,其粗细、密度在任何部位均相同,无明显的突出与凹陷。双对比造影能显示黏膜皱襞的微细结构,即胃小区、胃小沟。正常胃小区一般为 1~3mm 大小,呈圆形、椭圆形或多角形大小相似的小隆起,其由于钡剂残留在周围浅细的胃小沟而得以显示,呈细网眼状。正常的胃小沟粗细一致,轮廓整齐,密度淡而均匀,宽在 1mm 以下。

胃的蠕动:来源于肌层的波浪状收缩,由胃体上部开始,有节律地向幽门方向推进,波形逐渐加深,一般同时可见 2~3 个蠕动波。胃窦没有蠕动波,是整体向心性收缩,使胃窦呈一细管状,将钡剂排入十二指肠;之后,胃窦又整体舒张,恢复原来状态。但不是每次胃窦收缩都有钡剂排入十二指肠。胃的蠕动受胃的张力、幽门功能和精神状态等影响,一般于服钡后 2~4 小时排空。

4.十二指肠

十二指肠全程呈"C"形,称为十二指肠曲。上与幽门连接,下与空肠连接,一般分为球部、降部、水平部(横部)和升部。球部呈锥形,两缘对称,尖部指向右上后方,底部平整,球底两侧称为隐窝或穹隆,幽门开口于底部中央。球部轮廓光滑整齐,黏膜皱襞为纵行、彼此平行的条纹。降部以下黏膜皱襞的形态多与空肠相似,呈羽毛状。球部的运动为整体性收缩,可一次将钡剂排入降部。降部、升部的蠕动多呈波浪状向前推进。十二指肠正常时可有逆蠕动。

低张力造影时,十二指肠管径可增宽 1 倍,黏膜皱襞呈横行排列的环状或呈龟背状花纹,降部的外侧缘形成光滑的曲线。内缘中部常可见一肩状突起,称为岬部,为乳头所在处,其下的一段较平直。平直段内可见纵行的黏膜皱襞。十二指肠乳头易于显示,位于降部中段的内缘附近,呈圆形或椭圆形透明区,一般直径不超过1.5cm(图5-34)。

5.空肠与回肠

空肠与回肠之间没有明确的分界,但上段空肠与下段回肠的表现大不相同。空肠大部分位于左上中腹,多为环状皱襞,蠕动活跃,常显示为羽毛状影像,如钡剂少,则表现为雪花状影像。回肠肠腔略小,皱襞少而浅,蠕动不活跃,常显示为充盈相,轮廓光滑。肠腔内钡剂较少,收缩或加压时可以显示黏膜皱襞影像,呈纵行或斜行,末端回肠自盆腔向右上行与盲肠相接。回盲瓣的上下缘呈唇状突起,在充钡的盲肠中形成透明影(图5-34)。小肠的蠕动是推进性运动,空肠蠕动迅速有力,回肠慢而弱。有时可见小肠的分节运动。服钡后2～6小时钡的先端可达盲肠,7～9小时小肠排空。

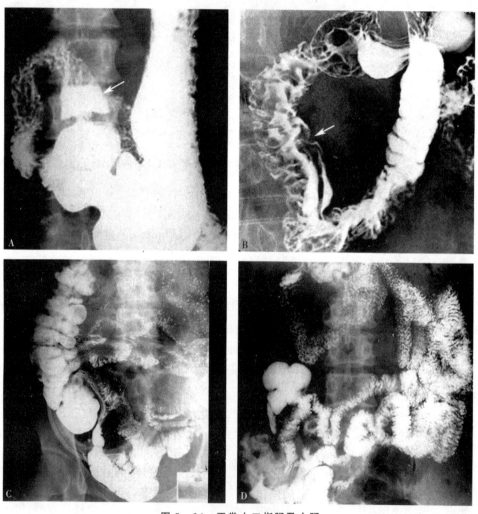

图5-34 正常十二指肠及小肠

注 A.十二指肠球部(↑);B.低张十二指肠造影,岬部(↑);C.回肠末端及回盲部;D.空肠及回肠。

6.大肠

大肠分为盲肠(附有阑尾)、升结肠、横结肠、降结肠、乙状结肠和直肠,绕行于腹腔四周。升、横结肠转弯处为肝曲,横、降结肠转弯处为脾曲。横结肠和乙状结肠的位置及长度变化较大,其余各段较固定。直肠居骶骨之前,其后部和骶骨前缘紧密相连。大肠中直肠壶腹最宽,其次为盲肠,盲肠以远各肠管逐渐变小,但其长度和宽度随肠管充盈状态及张力不同而有所不同。

大肠充钡后,X线主要特征为结肠袋,表现为对称的袋状突出。它们之间由半月襞形成不完全相同的间隔。结肠袋的数目、大小、深浅因人、因时而异,横结肠以上较明显,以下结肠袋逐渐变浅,至乙状结肠接近消失,直肠则没有结肠袋。

大肠黏膜皱襞表现为纵、横、斜3种方向交错结合。盲肠、升结肠、横结肠皱襞密集,以斜行和横行为主,降结肠以下皱襞渐稀,且以纵行为主(图5-35)。

大肠主要是总体蠕动,右半结肠出现强烈的收缩,呈细条状,将钡剂迅速推向远侧,结肠的充盈和排空时间差异较大,一般服钡后6小时可达肝曲,12小时可达脾曲,24~48小时排空。

阑尾在服钡或钡灌肠时均可能显影,呈长条状影,位于盲肠内下方。一般粗细均匀,边缘光滑,易推动。阑尾不显影、充盈不均匀或其中有粪石造成充盈缺损不一定是病理性的改变,阑尾排空时间与盲肠相同,但有时可延迟达72小时。

双对比造影时,膨胀而充气肠腔的边缘为约1mm宽的光滑而连续线条状影,勾画出结肠的轮廓,结肠袋变浅,黏膜面可显示出与肠管横径平行的无数微细浅沟,称为无名沟或无名线。它们既可平行又可交叉,形成微细的网状结构,从而构成细长的纺锤形小区。小区大小为1mm×(3~4)mm。小沟与小区为结肠双对比造影能显示黏膜面的最小单位,为结肠病变早期诊断的基础。

在结肠X线检查时,某些固定部位较经常见到有收缩狭窄区,称为生理性收缩环。狭窄段数长毫米至数厘米,形态随时间变化多有改变,黏膜皱襞无异常,一般易与器质性病变相鉴别。但在个别情况下,当形态较固定时,需注意与器质性病变相鉴别。

(二)CT检查

食管在胸部CT横断面图像上位于胸椎及胸主动脉前方。腔内有气体或液体时则可观察食管壁的厚度,厚度因扩张程度不同而异。食管穿过膈肌后转向左,进入胃贲门,胃食管连接部表现为管壁局限性增厚,不可误认为是病变。

胃壁的厚度因扩张程度不同而异,充分舒张时正常胃壁的厚度不超过5mm,且整个胃壁均匀一致。增强扫描可显示3层结构,黏膜层强化程度较高,黏膜下层强化程度较低,肌层强化程度也较高(图5-36)。

十二指肠降段位于胰头右侧,向下绕过胰头和钩突,水平段横过中线,走行于腹主动脉、下腔静脉与肠系膜上动、静脉之间。肠壁厚度与小肠相同。

小肠肠腔内含较多气、液体时,CT可较好地显示肠壁,小肠壁厚约3mm,回肠末端肠壁厚度可达5mm。CT增强扫描能较好地显示小肠系膜、腹膜、网膜等小肠肠腔外的结构。

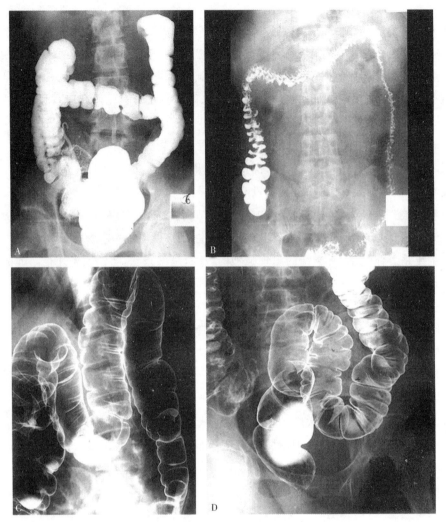

图 5 - 35　正常大肠

注　A.充盈相;B.黏膜相;C、D.气钡双重造影。

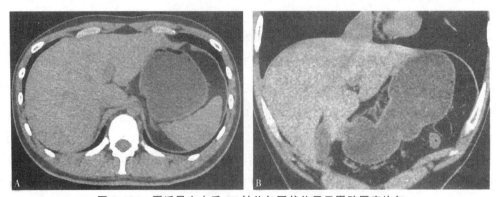

图 5 - 36　胃适量充水后 CT 轴位与冠状位显示胃壁厚度均匀

注　A.CT 轴位;B.CT 冠状位。

结直肠内含有气体或粪便,正常肠壁厚 3~5mm。冠状位图像可以反映结直肠在腹腔的位置、分布以及与结直肠系膜、邻近器官的解剖关系。

(三)MRI检查

胃肠道管壁的信号特点与腹壁肌肉类似。在肠腔内充盈对比剂和肠外脂肪的衬托下，可清楚地显示病变对肠壁和肠外侵犯的情况。

二、肝、胆囊、胰腺、脾正常影像学表现

(一)CT表现

1.肝

(1)CT平扫。

1)密度：肝实质呈均匀软组织密度，CT值为40～70HU，高于脾、胰和肾的密度；肝动脉、肝静脉和门静脉密度低于肝实质，表现为条状、分支状或圆点状低密度影。

2)大小：正常肝脏大小判断通用方法为：①膈顶至肝下缘上下径小于15cm；②门静脉主干层面，肝右叶前后径不超过肝左叶前后径的2(1.2～1.9)倍；③肝右叶横径大于尾叶横径的2～3倍。

3)分段：临床上按Couinaud划分法将肝脏分为8个功能段：肝中静脉纵向将肝分为左、右叶；肝右静脉将肝右叶分为前、后段；镰状韧带将肝左叶分为内、外侧段；横向于第一肝门水平沿右门静脉和左门静脉主干将肝右叶和肝左叶外侧段分为上、下段。因此，肝8段分别为尾叶(Ⅰ段)，左外上段(Ⅱ段)，左外下段(Ⅲ段)，左内段(Ⅳ段)，右前下段(Ⅴ段)，右后下段(Ⅵ段)，右后上段(Ⅶ段)，右前上段(Ⅷ段)(图5-37)。

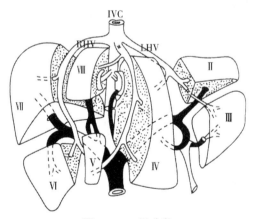

图5-37 肝分段

注 IVC：下腔静脉；RHV：肝右静脉；M：肝中静脉；LHV：肝左静脉。

(2)CT增强扫描：肝增强CT自上而下逐层显示肝脏解剖，不同层面显示的肝脏形态也不同，第二肝门、肝门、胆囊窝及肾门层面为典型层面(图5-38)。

肝为双重供血器官，肝动脉占血供的25%，门静脉占血供的75%。故增强检查表现如下。

1)动脉期：肝动脉明显强化，门静脉呈轻度高密度，肝实质和肝静脉无强化，脾脏强化明显高于肝脏。

2)门静脉期：门静脉和肝静脉强化明显，肝动脉内造影剂浓度下降，肝实质明显强化。

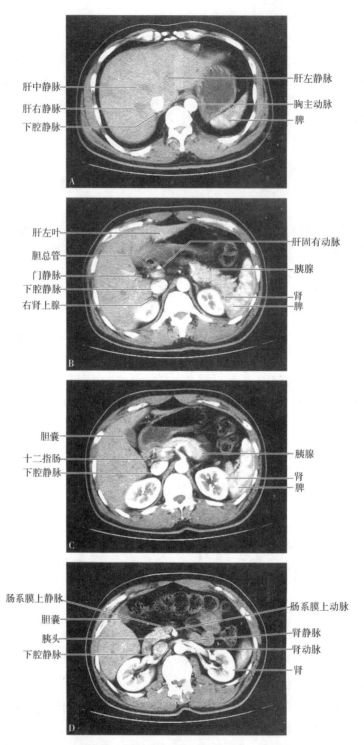

图 5 - 38　正常肝 CT 增强扫描（第二肝门、肝门、胆囊窝及肾门层面）

注　A.第二肝门层面;B.肝门层面;C.胆囊窝层面;D.肾门层面。

3)平衡期:肝实质仍明显强化,肝内静脉密度仍高于肝实质(图 5 - 39)。

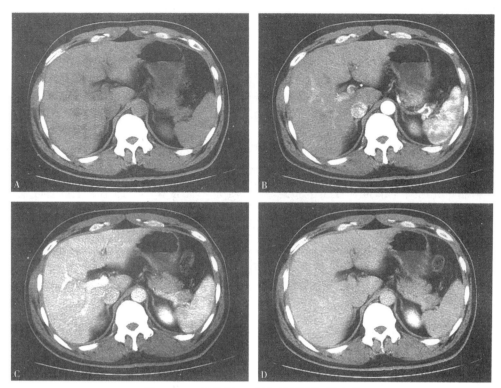

图 5 - 39 正常肝 CT 平扫及增强扫描表现

注 A.CT 平扫:肝呈等密度,高于脾,其内血管呈低密度;B.动脉期:肝动脉强化,脾强化明显高于肝;C.门静脉期:肝明显强化,门脉强化明显;D.平衡期:肝增强明显下降。

2.胆系

(1)CT 平扫。

1)密度:胆囊腔表现为均匀水样低密度,CT 值为 0～20HU,壁光滑、锐利,厚度为 2～3mm,肝内胆管不显影,肝外胆管尤其是胆总管可显示。

2)形态、大小:正常胆囊位于肝门下方,肝右叶内侧,为卵圆形或梨形,长 7～10cm,宽 3～5cm,轮廓光滑整齐,分底部、体部、颈部 3 部分。肝内胆管呈树枝状分布,由左、右肝管汇合成肝总管,肝总管与胆囊管汇合,向下延续形成胆总管,胆总管长 4～8cm,内径 6～8mm。胆总管末端与胰管汇合后共同开口于十二指肠乳头部。

(2)CT 增强扫描:胆囊腔内无强化,胆囊壁表现为均匀一致的强化,胆总管显示为圆形或管状低密度区。

3.胰腺

(1)CT 平扫。

1)密度:正常胰腺实质密度均匀,略低于肝。

2)形态、大小:胰腺的位置、形态存在个体差异。一般胰尾位置最高,胰体位于中线,钩突是胰头最低的部分,为胰头向左下内方的楔形突出,前方可见肠系膜上动、静脉。脾静脉沿胰腺体尾部后缘走行,是识别胰腺的重要标志。正常胰头、体、尾与胰腺长轴垂直的径线可达 3.0cm、2.5cm、2.0cm,若以邻近椎体(多为第 2 腰椎)的横径为标准衡量胰腺的正常大小,则胰头部的厚度与相邻层面椎体横径的比为 1：(1～2)，胰体、胰尾为 1：3～2：3,60 岁以上老人的胰腺逐渐萎缩、变细。

(2)CT 增强扫描：动脉期胰腺因血液供应丰富而表现为均匀显著强化，门静脉期和胰腺实质期胰腺强化程度逐渐减退。CT 血管造影(CTA)可清晰显示胰周动、静脉的解剖全貌。

4.脾

(1)CT 平扫。

1)密度：脾密度均匀，略低于肝，正常 CT 值平均为 49HU。

2)形态、大小：在横轴位图像上，正常脾的宽径不超过 6cm,上下径不超过 15cm,前后径不超过 5 个肋单元(1 个肋骨断面或 1 个肋间隙为 1 个肋单元)，脾的下缘不低于肝右叶最下缘，脾前缘不超过腹中线。

(2)CT 增强扫描：动脉期脾呈不均匀强化，门静脉期和实质期脾的密度逐渐变均匀。

(二)MRI 表现

1.肝

(1)MRI 平扫：正常肝实质信号均匀一致，T_1WI 呈中等信号，但高于脾的信号，T_2WI 呈低信号，明显低于脾的信号。肝动脉、门静脉、肝静脉及下腔静脉 T_1WI、T_2WI 表现为黑色流空信号，但肝内小血管因流动相关增强效应而呈高信号。肝内外胆管因含胆汁，T_1WI 呈低信号，T_2WI 呈高信号(图 5－40)。

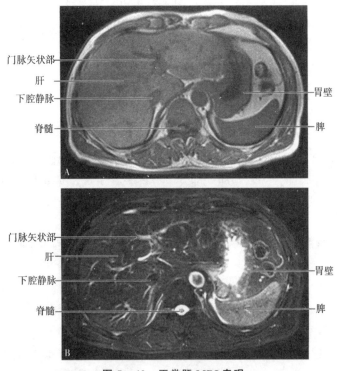

图 5－40　正常肝 MRI 表现

注　A.肝 T_1WI 呈中等信号，高于脾的信号，肝内血管无信号，胆管为低信号；B.肝 T_2WI 呈低信号，低于脾的信号，肝内血管高信号，胆管为高信号。

（2）MRI 增强扫描：动脉期肝实质强化不显著，肝内动脉明显强化；门脉期及平衡期同 CT 增强表现。

2.胆系

（1）MRI 平扫：胆囊壁 T_1WI、T_2WI 为中等信号，腔内胆汁 T_1WI 为低信号（图 5 - 41A），较浓缩时为高信号，T_2WI 为高信号（图 5 - 41B）。胆总管正常横径 6～8mm，胆囊术后胆总管管径 10mm 内仍属于正常，胆管 T_1WI 为低信号，T_2WI 为高信号。

（2）磁共振胰胆管造影（MRCP）：可显示生理状态下的胆道，且具有无创伤性和多方位观等优点，所见胆系结构影像清晰，优于经皮经肝胆管造影（PTC）、内镜逆行胰胆管造影（ERCP）、CT 检查，表现为边缘光滑整齐，均匀的高信号（图 5 - 41C）。

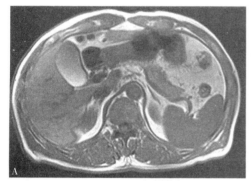
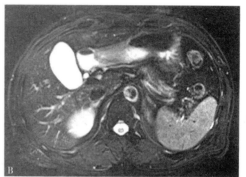
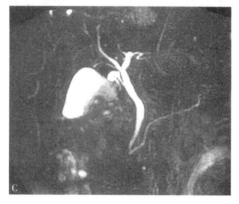

图 5 - 41　正常胆系 MRI 表现

注　A.T_1WI 胆囊壁呈中等信号，胆汁呈稍低信号，胆管呈低信号，正常胰腺信号强度与肝脏信号相似，胰腺周围脂肪为高信号，T_1WI 呈灰白信号；B.T_2WI 胆囊壁呈中等信号，胆汁呈高信号，胆管呈高信号，胰腺 T_2WI 呈灰黑信号；C.MRCP 可显示生理状态下的胆道。

3.胰腺

（1）MRI 平扫：T_1WI 与 T_2WI 呈均匀中低信号，周围脂肪组织为高信号。其背侧的脾静脉由于流空效应表现为无信号血管影，可勾画出胰腺的后缘。

（2）MRCP：能显示胰管的走行、分支、管径及通畅情况等。主胰管在 MRCP 上呈细条状高信号影。

4.脾

（1）MRI 平扫：脾在 T_1WI 中信号强度低于肝，在 T_2WI 中信号强度高于肝。脾门血管呈黑色流空信号,易于辨认。

(2)MRI增强扫描:脾增强扫描同CT。

三、腹膜腔和肠系膜正常影像学表现

1.X线检查

腹部X线平片正常影像表现与急腹症相似。

2.超声检查

正常壁腹膜呈光滑、纤细的高回声线;网膜、系膜和韧带等结构呈高回声带,并可依其解剖关系对其大致定位。

3.CT检查

CT检查时,正常壁腹膜和脏腹膜均不能直接识别,但其被覆于腹壁内面和脏器表面,从而能显示其光滑整齐的边缘。网膜、系膜和韧带内有丰富的脂肪组织及血管、淋巴结,而表现为脂肪性低密度并于其内夹杂着血管和小结节状影,还可根据其部位,推测所代表的解剖结构;增强CT,可见其中血管发生明显强化。正常情况下,无论平扫还是增强检查,多不能确定网膜、系膜和韧带的边界。

4.MRI检查

MRI检查,腹膜、系膜、网膜和韧带的表现类似于CT检查,所不同的是系膜、网膜和韧带内脂肪组织在 T_1WI 和 T_2WI 上均呈高和较高信号,且在抑脂检查时转变为低信号,其内血管多呈流空信号。

四、急腹症正常影像学表现

(一)X线表现

条件良好的平片,两侧胁腹部脂肪能清晰显示。正常可见4层透明线,在一般情况下也可见到两层:一是皮下脂肪层;二是腹膜外脂肪层。这两层脂肪较厚,易观察。腹膜外脂肪层向上可达到肝下方,向下可达到髂窝。腹肌之间脂肪线因其常较薄而不易显示。

(二)CT表现

CT密度分辨力较X线平片高,CT扫描可清晰显示腹腔内脏器、胃肠道、脂肪等组织。

(郭丽丽)

第三节　基本病变的影像学表现

一、食管与胃肠道基本病变影像学表现

(一)X线表现

X线钡剂造影可显示胃肠道的内腔和内壁,而黏膜下层、肌层及浆膜等结构不能直接显示。胃肠道的炎症、溃疡、肿瘤等可造成形态和功能的变化。

1. 充盈缺损

来自胃肠道壁的隆起性病变,向管腔内突出,X线钡剂造影检查时显示未被钡剂充填所形成的影像,称为充盈缺损。多见于胃肠道的肿瘤,也可见于炎性病变,如肉芽肿、黏膜皱襞的明显肥厚及静脉曲张。CT 和 MRI 可显示形成 X 线上充盈缺损的隆起性病变与胃肠道壁的关系(图 5-42)。

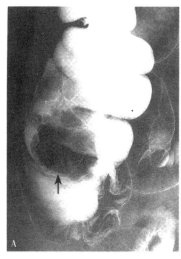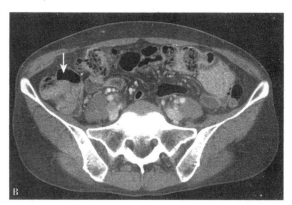

图 5-42 盲肠区肿块

注 A. 结肠钡灌肠显示充盈缺损影(↑);B. CT 可见肠腔内肿块(↑)。

2. 龛影与憩室

胃肠道管壁黏膜及其黏膜以下组织溃烂并形成组织缺损(溃疡)后,当胃肠道充盈对比剂时,如溃疡位于切线位,则显示局部轮廓向腔外突出的影像,称为龛影。非切线位投影时则与胃肠道对比剂重叠而不能显示。X 线气钡双对比造影时,若龛影位于近地侧,轴位投影则多为充钡的坑穴;若位于远地侧,则可能勾画出其轮廓。

根据切线位影像上溃疡龛影与胃肠道轮廓的关系,溃疡龛影可分为腔内龛影和腔外龛影。良性溃疡多表现为腔外龛影,而恶性溃疡的龛影多显示为腔内或半腔内半腔外(图 5-43)。

憩室是由于胃肠道管壁的局部组织薄弱和内压升高,或是由于管腔外邻近组织病变的粘连、牵拉造成管壁各层向外突出,呈囊袋状影像。与龛影不同,憩室内有正常的黏膜皱襞通过。憩室可发生于胃肠道的任何部位,以食管、十二指肠降部、小肠和结肠多见。

3. 狭窄与扩张

胃肠道在正常情况下,因肌层的张力使管腔维持一定的大小,病变导致胃肠道超过正常范围的持久性管腔缩小,称为狭窄。管腔超过正常限度的持久性管腔增大称为扩张或扩大。

病变性质不同,引起管腔狭窄的形态与范围也不相同。①癌肿引起的狭窄多较局限,边缘多不整齐,管壁僵硬,局部常触及包块(图 5-44)。②良性肿瘤或黏膜下肿瘤造成的管腔狭窄,边缘多整齐,管壁较柔软,分界清楚。③腔外肿块或邻近脏器肿大引起的管腔狭窄多在管腔一侧,可见整齐的压迹。④炎症或纤维瘢痕收缩引起的狭窄,范围多较广泛,与正常胃肠道无明显分界,边缘可较光滑;局限性肠炎可呈节段性。⑤先天性狭窄的边缘多光滑而较局限,如先天性肥厚性幽门狭窄、胃隔膜、环状胰腺等。⑥肠粘连引起的狭窄形状不规则,伴有肠管的移动度受限或相互聚拢。⑦痉挛性狭窄具有形态不固定和可消失的特点。

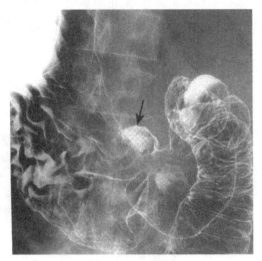

图 5-43　龛影

注　胃小弯角切迹处龛影,向腔外突出(↑)。

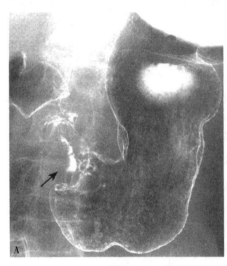
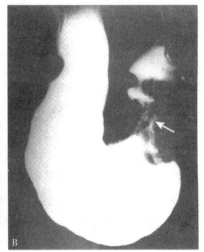

图 5-44　胃窦狭窄(胃窦癌导致胃窦狭窄)

注　A.仰卧位(↑);B.俯卧位(↑)。

胃肠道显著狭窄,肠内容物通过障碍则称为梗阻。梗阻近端常有液体和气体的积聚,管腔扩大(图 5-45),同时伴有蠕动增强,如幽门梗阻和肠梗阻。

4.黏膜皱襞的改变

(1)黏膜皱襞破坏:表现为正常黏膜皱襞影像消失,代之以杂乱、不规则的钡影。与正常的黏膜皱襞有明确分界,从而造成了黏膜皱襞中断现象。多由恶性肿瘤侵蚀所致(图 5-46)。

(2)黏膜皱襞平坦:表现为皱襞的条纹状影变得平坦而不明显,严重时可完全消失。黏膜层和黏膜下层的恶性肿瘤浸润或者黏膜层和黏膜下层的炎性水肿、炎性细胞浸润,可引起黏膜皱襞平坦。

（3）黏膜皱襞增粗和迂曲：表现为透明条纹影增宽，伴有走行迂曲、结构紊乱，因黏膜和黏膜下层炎性浸润、肿胀和结缔组织增生所致。多见于慢性胃炎。

（4）黏膜皱襞纠集：表现为黏膜皱襞从四周向病变区集中，呈放射状或车辐状。常因慢性溃疡性病变产生的纤维结缔组织增生、瘢痕收缩造成。有时浸润型胃癌的收缩作用也可造成类似改变，但显示僵硬而不规则，有黏膜中断征象（图5-46）。

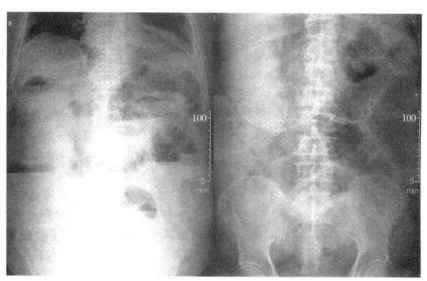

图5-45 肠腔扩张积气、积液

注 肠梗阻：立位片见多个液平，仰卧位片见肠腔积气、扩张。

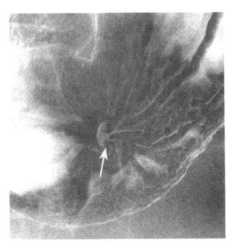

图5-46 黏膜皱襞纠集、中断（↑）

（5）胃微皱襞改变：胃小区大小、胃小沟粗细及形态的改变对疾病的早期诊断具有一定价值。中度和重度萎缩性胃炎，胃小区增大且大小不均，胃小沟增粗、密度增高。良性溃疡周围胃小区和胃小沟存在，但大小及粗细不均。胃癌局部胃小区和胃小沟完全破坏、消失，其周围可见极不规则的沟纹。胃小区和胃小沟因各种原因并非均能清晰显示，故在判断分析时要慎重。

（二）CT、MRI 表现

CT、MRI 能清楚地显示胃肠道管壁增厚、肿块，了解腹腔淋巴结和远隔器官有无转移，明确肿瘤分期。

1.胃肠道管壁增厚

CT 和 MRI 图像能清晰地显示出胃肠道管壁增厚，为判断病变存在及其性质提供了重要依据。炎症性疾病如克罗恩病等常可引起较长节段的肠壁增厚。肿瘤的壁内浸润多造成局限性、向心性增厚，甚至形成肿块。恶性淋巴瘤对管壁的浸润其管壁增厚可达 70～80mm，并可向壁外浸润。

2.肿块

肿块可显示腔内、腔外肿块。良性肿块形态规则，表面光滑。恶性肿块形状多不规则，表面可有不规则溃疡。

3.周围脂肪层改变

周围脂肪层的变化可用于判断肿瘤有无浆膜层外浸润和是否与周围脏器粘连。炎性病变和恶性肿瘤浸润可致脂肪层显示模糊、消失，但消瘦者脏器周围脂肪层薄，不易判断。

4.邻近脏器浸润

当肿块与邻近脏器分界不清时，要考虑病变可能侵犯了邻近脏器。

5.淋巴结转移

一般认为淋巴结直径超过 15mm 对诊断转移有意义。

6.远隔脏器转移

胃肠恶性肿瘤可发生远隔脏器转移，如肺、骨转移等。

二、肝、胆囊、胰腺、脾基本病变影像学表现

（一）X 线表现

1.肝

X 线平片无法直观反映肝病变，仅显示肝轮廓改变，肝内钙化性病灶可显示为高密度影。肝血管造影异常表现：①肝动脉增粗或变细；②血管受压、移位；③异常新生血管：又称肿瘤血管或病理血管，为粗细不均、走行紊乱的血管影，是恶性肿瘤的重要征象；④血管浸润：血管狭窄、闭塞，走行僵硬；⑤肿瘤染色：病灶内对比剂廓清延迟，毛细血管期或静脉期呈密度增高影；⑥充盈缺损；⑦静脉早显；⑧门静脉充盈缺损（图 5-47）。

2.胆系

（1）X 线平片：胆囊阳性结石，右上腹可见结节状、环状及桑葚状高密度影。

（2）ERCP 及 PTC 表现：ERCP 及 PTC 为有创影像学检查，均能很好地显示胆系的解剖结构。胆管异常主要表现有胆管扩张、狭窄、阻塞，管壁不规则和管腔内充盈缺损。一般情况下，胆总管直径超过 1cm 为胆总管扩张。根据扩张胆管影像学表现，可提示病变的性质：①胆道病变呈由粗变细的移行性狭窄多为炎性病变所致；②胆管呈粗细相间的节段性分布，常见于

原发性硬化性胆管炎;③结石致梗阻可见梗阻端呈倒杯口状表现;④肝内胆管呈软藤样扩张,扩张的胆管于梗阻处呈突然截断或呈锥状狭窄多为恶性梗阻的征象。

3.胰腺和脾脏

(1)X线平片:可发现胰腺区、脾区钙化及胰管结石。

(2)ERCP:可表现为胰管阻塞、狭窄或扩张,腔内充盈缺损,胰管走行异常。ERCP对诊断慢性胰腺炎、胰头癌和壶腹癌有一定帮助。

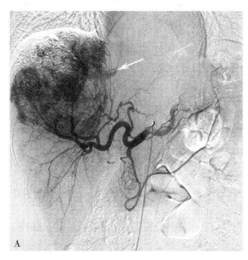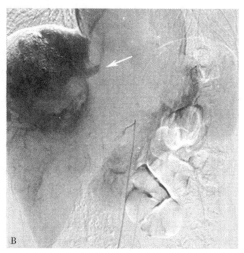

图 5-47 巨块型肝癌肝动脉造影

注 A.动脉期显示肝右叶巨大的占位病灶,其内见迂曲增粗的肿瘤血管,并可见动静脉瘘(↑);B.实质期可见瘤体染色。

(二)CT表现

1.肝

(1)CT平扫。①大小、形态的异常:肝增大,表现为肝缘变钝,肝叶形态饱满;萎缩则相反,可见肝叶缩小、变形,肝裂及胆囊窝增宽。肝硬化等病变时常表现为肝叶比例失调。②边缘与轮廓异常:肝硬化再生结节或占位性病变可使肝轮廓凹凸不平,肝缘角变钝,失去正常的棱角而变圆,边缘呈波浪状(图 5-48)。③密度异常:局灶性病变多表现为单发或多发的圆形、类圆形或不规则的低密度肿块,少数表现为高密度,常见为肝囊肿、脓肿、寄生虫和良、恶性肿瘤等病变。弥散性病变多表现为全肝或某一肝叶、肝段密度减低、增高或呈混杂密度,常见于肝硬化、脂肪肝、血色病和巴德—基亚里综合征等病变。

(2)CT增强扫描。①囊肿或乏血供病变无强化或轻度强化;脓肿表现为肿块边缘环状强化;海绵状血管瘤动脉期表现为边缘结节样强化,静脉期及延迟扫描对比剂逐渐向病灶中央扩展;肝细胞癌大部分在动脉期表现为明显的不均匀性强化,门静脉期强化程度迅速减低。②肝血管异常:肝内血管可发生解剖变异和病理性异常。CTA具有类似DSA的诊断效果。

2.胆系

胆囊横断面直径超过5cm时可考虑胆囊增大;胆囊壁增厚分为均匀、不均匀或结节状增厚,增强扫描后增厚的胆囊壁强化,见于炎症性和肿瘤性病变。肝总管和胆总管在CT横断面图像上表现为连续的管状低密度影,胆总管直径超过 1cm 则考虑扩张;在扩张的胆管变细的层面,即为胆管狭窄段。胆系结石可分为高密度结石、等密度结石、低密度结石和混杂密度结石,高密度结石在周围低密度胆汁的衬托下呈现特征性的靶征及新月征,等密度结石 CT 不易发现。胆囊肿瘤常表现为胆囊内软组织肿块或仅为胆囊壁增厚;胆总管肿瘤则可见管壁增厚及局部软组织肿块。

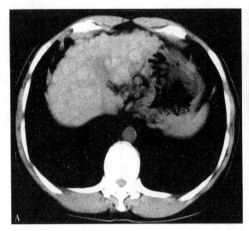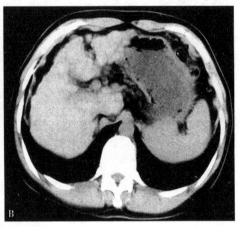

图 5-48 结节性肝硬化 CT 表现

注 肝弥散性改变,体积缩小,肝裂增宽,肝缘呈锯齿状表现,肝实质内可见散在略高密度结节。

3.胰腺

①胰腺大小和外形异常:胰腺弥散性增大多为急性胰腺炎表现;胰腺肿瘤则常表现为胰腺局部增大,胰头癌往往还伴有胰腺体尾部萎缩;胰腺萎缩及脂肪浸润则胰腺轮廓呈羽毛状改变。②胰腺密度异常:胰腺炎表现为胰腺实质密度不均匀;胰腺癌多为乏血供肿瘤,CT 增强扫描表现为低于正常胰腺实质的低密度肿块,肿瘤中央液化坏死则表现为更低密度影;功能性胰岛细胞瘤在增强扫描后明显强化,非功能性胰岛细胞瘤则往往与胰腺密度相近而有较明显强化。③主胰管的异常:扩张的胰管在 CT 上多表现为胰腺中央带状低密度影,增强扫描后显示更为清晰;慢性胰腺炎可致胰管串珠状或囊状扩张。④胰腺边缘及周围异常:炎症渗出及肿瘤浸润常使胰腺周围脂肪间隙密度增高,胰腺边界模糊不清;渗出较多时胰腺周围可见条片状低密度积液影;肾前筋膜增厚则是胰腺炎周围组织异常的常见征象。

4.脾

①脾的大小异常:脾的大小个体差异较大,轻度增大常难以确定。通常 CT 横断面上脾外缘超过 5 个肋单元应考虑脾增大;有时脾以上下径增大为主,若在超过肝下缘的层面上还能看到脾,考虑为脾增大。②脾的密度异常:脾的密度高于肝密度常提示脂肪肝存在;脾原发或继发性肿瘤多表现为局限性低密度病灶;脾钙化在 CT 上表现为高密度,多见于结核及寄生虫感染。

(三)MRI 表现

1.肝

肝病变所致其轮廓、大小及形态改变的意义与 CT 相似,但 MRI 与 CT 成像原理不同,依据肝病变信号强度分为 5 个等级：①等信号，病变与肝实质信号强度相同；②极低信号，信号强度与肝内流空血管信号相同；③稍低信号，信号强度介于肝实质与流空血管信号之间；④稍高信号，信号强度介于脂肪与肝实质之间；⑤极高信号，信号强度与脂肪相同。肝实性肿瘤多数具有细胞内水分增多的特征，在 T_1WI 上显示为稍低信号，在 T_2WI 则为稍高信号；在 T_1WI 上若病灶内见高信号，则提示出血或含脂质成分；MRI 增强扫描后不同病变强化特点及方式与 CT 相似。

2.胆系

胆管内胆汁在 T_2WI 上呈高信号，结石在高信号的胆汁的衬托下呈低信号，易于显示；在 T_1WI 上多数结石与胆汁信号近似，呈低信号，部分结石信号可高于胆汁；在 MRCP 上，胆系结石呈低信号，若结石完全阻塞胆管，则 MRCP 可见扩张的胆管下端有杯口状或半月状的低信号充盈缺损。胆管癌表现为胆管局限性狭窄，呈截断征象，多方位成像及增强扫描更有助于观察肿瘤的部位及范围；壶腹区占位病灶经常引起胰胆管同时扩张，MRCP 上呈现"双管征"（图 5-49）。

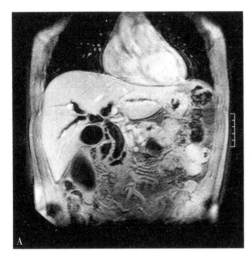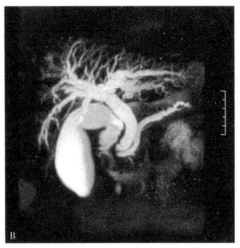

图 5-49　梗阻性黄疸的 MRI 表现

注　A.MR 增强扫描冠状面显示胆总管明显扩张，胰管扩张，梗阻位于壶腹区；B.MRCP 显示肝内胆管、胆总管明显扩张，胰管扩张，形成"双管征"。

3.胰腺

胰腺大小、形态异常的意义与 CT 相似。不同病变 MRI 有其不同的信号变化：胰腺癌在 T_1WI 上常表现为低或等信号，在 T_2WI 上主要为高信号，肿瘤内出现出血、液化坏死而呈混杂高信号；胰腺囊性病变在 T_1WI 上为低信号，T_2WI 上为高信号，囊腺瘤常为多房性，其内可见分隔、壁结节影。急性胰腺炎由于充血、水肿及胰液外渗，胰腺实质在 T_1WI 上信号减低，T_2WI 上信号增高。慢性胰腺炎 T_2WI 上可呈混杂信号，胰腺或胰管内钙化或结石为无信号影；胰管扩张，MRCP 显示为条带状或串珠状高信号影。

4.脾

脾的变异以副脾最为常见，其信号强度与脾相同。脾占位性病灶多呈局限性异常信号，由

于正常脾脏在 T_2WI 上为高信号,因此容易掩盖脾肿瘤性病变,MRI 增强扫描有助于识别病灶及其性质。脾囊肿在 T_1WI 上呈低信号,T_2WI 上为高信号,边界清楚。

三、腹膜腔和肠系膜基本病变影像学表现

1.腹腔积气

正常时,腹膜腔内无气体,病变可致其内含气,称为腹腔积气,又称气腹,常见于胃肠道穿孔,也可为腹部术后或合并感染。X 线平片、CT 及 MRI 检查均可发现腹腔积气,分别呈气体样强回声反射、气体样低密度和无信号表现,其中 CT 检查效果最佳。

2.腹腔积液

正常时,腹膜腔内可有少量液体,当病变致腹膜腔内有明显的较大量液体时称为腹腔积液,即腹水。少量游离腹腔积液聚集在腹膜腔最低位,即站立位为盆腔腹膜陷凹,仰卧位时则为肝肾隐窝;大量腹腔积液时,可占据腹膜腔各个间隙。腹腔积液常见于肝、肾功能异常、心力衰竭、腹膜原发和继发肿瘤以及结核性腹膜炎等。腹腔积液在 CT 和 MRI 检查时,分别呈液性无回声区、水样密度和信号强度,其中 CT 检查能够整体显示腹腔积液的分布情况,MRI 检查还有可能依其信号强度区分属于浆液性还是血性积液。应注意,正常生育期女性多可在盆腔腹膜陷凹处发现少量积液。

3.腹膜增厚

腹膜增厚可为均一增厚或结节状增厚,前者常见于结核性腹膜炎和急性胰腺炎等,后者多为腹膜原发或继发肿瘤。CT 和 MRI 均可发现腹膜增厚,常同时伴有腹腔积液;其中结节性增厚的结节分别呈软组织密度和信号强度,增强 CT 和 MRI 检查显示增厚的腹膜及结节发生强化,在腹腔积液的对比下,显示更为清楚。

4.网膜和系膜异常

网膜和系膜较常见的异常是炎性病变造成的水肿;炎性肉芽肿或肿瘤浸润、转移形成的结节或肿块,多发结节也可相互融合而形成较大肿块。此外,系膜常见的异常还有淋巴结炎性或肿瘤性增大;偶尔还可见系膜病变所致的钙化。CT 和 MRI 检查均可发现这些异常,其中 CT 检查效果较好,MRI 对发现钙化不敏感;增强检查还可进一步显示结节或肿块的细节以及强化程度,有助于病变定性诊断。

上述腹膜、网膜、系膜及韧带的异常表现常复合存在,致影像检查呈不同形式的组合表现。

四、急腹症基本病变影像学表现

(一)X 线表现

腹部 X 线平片能显示腹腔异常积气、积液、腹内肿块以及腹内异常钙化灶等征象,是 X 线平片诊断急腹症的重要依据。

1.腹腔积气

腹腔积气又称气腹,指胃肠道外的气体。正常脏、壁腹膜之间无气体存留,在某些致病因

素下,最常见的如胃肠道穿孔,胃肠道内的气体进入腹膜腔而产生气腹。若积气随体位改变而游动,则称为游离气腹。当患者立位检查时,气体游离到膈下,在膈与肝或膈与胃底之间,显示为新月形或镰刀状透明气影。侧卧水平位投照,气体则浮游到靠上方侧腹壁与腹内脏器之间。当仰卧水平位投照时,气体浮聚于腹腔前方。

当小网膜囊内见到气体积留时,若网膜孔不通畅,则气体不进入大腹膜腔,称为局限性气腹,常为胃后壁穿孔所致。腹膜间位肠管如十二指肠,其后壁穿孔时则出现腹膜后间隙积气。

此外,某些实质脏器内病变如肝脓肿,胆管内、胆囊内某些疾病以及血管(如门静脉)内等偶尔也可有积气,应与气腹相鉴别。

2.腹腔积液

腹腔炎症及外伤等病因均可致腹腔积液。当腹腔内游离液体量较少时,液体多聚积于盆腔直肠旁窝内,在仰卧位X线平片上不易显示。当液体增多时,肾及腰大肌阴影变得模糊,腹部密度明显增高。

3.实质器官增大

根据X线平片可大致估计肝、脾、肾等实质器官增大及脏器的轮廓、形状等方面改变,同时,增大的脏器还可以压迫推移相邻脏器,尤其是含气的空腔脏器,致使其显示出一定程度的推压征象。确切的实质器官增大应依靠CT、MRI或超声检查。

4.胃肠道积气、积液及管腔扩大

胃肠道积气、积液及管腔扩大常见于梗阻性病变,也见于炎症和外伤等。

(1)胃扩张:可能为幽门机械性梗阻或为麻痹性扩张,病因有多种。扩张的胃大量充气或形成大的气—液平面,位于上腹中部。

(2)十二指肠扩张:由十二指肠器质性狭窄(肿瘤或外压性)或炎症性反射引起。胃和十二指肠球表现为明显胀气扩大,器质性狭窄在立位时可见"双泡征",即胃及十二指肠各见一个较长的气—液平面。

(3)小肠与大肠扩张:小肠和大肠充气扩大,在气体的衬托下,可通过观察肠黏膜皱襞的形态将它们区分(图5-50)。同时常以此为依据分析梗阻平面,观察肠曲位置、排列形式、活动度以及肠黏膜皱襞增粗、肠壁增厚等改变。

空肠胀气扩张时,呈连续管状,位于上腹部或上中腹部偏左,一般管径在3cm以上。仰卧位片上,胀大的空肠呈平行或层层连续性排列,于立位时呈拱形。肠黏膜皱襞在肠腔扩大不明显时呈弹簧样改变,若肠腔明显扩张,则黏膜皱襞呈平行的线状阴影。

回肠胀气扩张时,黏膜皱襞排列稀疏或皱襞消失,呈光滑管状,一般位于中下腹部或中下腹偏右。

大肠胀气扩张时,管径明显大于小肠,左半结肠在5cm以上,右半结肠多在7cm以上,若极度扩张,可达10cm以上。扩张结肠的边缘,仰卧位呈花边状,立位观察呈波浪状,半月皱襞处的肠壁边缘内陷,肠腔内皱襞不横贯全径,胀大的结肠位于腹部周围。

(4)肠曲积气积液:在立位或侧卧水平投照时,可显示液平面,该征象为肠梗阻的X线特征。液平面的形态、宽窄、数目同肠梗阻的性质、发病时间的长短、肠内液气量的多少以及肠壁张力等因素有关。

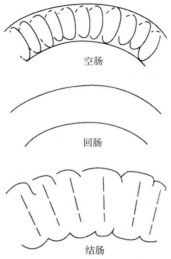

图 5 - 50 不同肠段充气扩张表现

注 空肠:肠腔内较多环形皱襞;回肠:肠腔内不见环形皱襞;结肠:可见结肠袋的间隔。

5.腹腔内肿块影

腹腔内肿瘤在相邻充气肠曲衬托对比下可以显示,表现为均匀的软组织肿块阴影,边界较清晰,充气的肠曲受压移位。

6.腹腔内高密度影

腹腔内高密度影主要为阳性结石、钙斑和异物等。在急腹症患者中,阳性结石包括泌尿系统结石、胆结石、阑尾粪石等。X线检查可依据钙化灶的数目、大小、形态、密度、部位及可移动性等征象判断病变的性质。

7.腹脂线、盆脂线

在局限性腹膜炎或腹外伤时,患侧腹脂线常显示密度增高、变宽、边缘模糊或消失,为脂肪肿胀表现。全腹膜炎或大量腹水时,两侧腹脂线均不清或消失。盆腔内炎症、积液时,盆脂线模糊。

8.胸部改变

腹部外伤时,应注意胸部有无外伤,如肋骨骨折、血气胸、皮下气肿及肺挫伤等。急腹症常合并有胸腔积液、脓胸。膈肌的变化对急腹症的诊断具有重要意义,如急性胆囊炎、急性胰腺炎、肝周围脓肿等可使患侧膈肌运动减弱、消失、膈肌位置上升等。腹内炎症可引起肺底不张、肺下部炎症等征象。

(二)CT 表现

对于急腹症患者,CT 检查能更加准确地判断急腹症的病因和病变程度,为临床医师决定手术还是保守治疗提供重要信息。

1.异常密度改变

CT 平扫如腹腔及腹内脏器有异常密度改变时,CT 值的测量尤为重要,因为它能提供辨认病变性质的信息。如测得的 CT 值相当于水的密度(0~20HU),腹腔内可能是腹水、尿液或淋巴液积存,脏器内者为陈旧性血肿、囊肿、肿瘤中心坏死或液化等;CT 值在 60~90HU 时,一般认为是脏器内的凝固血液,而游离在腹腔的不凝血液的平均 CT 值为 45HU 左右;CT 值大于 90HU 者,则可为结石、结核灶钙化、陈旧血肿钙化、慢性胰腺炎并部分钙化、粪石或有钙化的转移灶等;CT 值为负值者,如在－90～－30HU,则为脂肪组织或脂肪瘤;CT 值更低者为气体。

2.对比增强扫描改变

一般急腹症患者不宜首选对比增强 CT 扫描,采用者多疑为腹腔实体脏器外伤破裂者或腹腔内肿块性质难以确定者,以及考虑为肠系膜血管病变者。CT 增强扫描时,首先应观察 CT 值有无明显改变。如肝、脾外伤后破裂,正常区呈均匀强化,而破裂区可出现轻度不均匀增强或无明显增强;无强化者,如囊肿、肿瘤中心坏死区、血肿等;病变区周围环形增强者,可见于慢性脓肿;腹腔恶性肿瘤可显示不规则形和不均匀增强,有的为间隔样增强;肠系膜血管病变时,显示管腔狭窄或闭塞。

3.腹腔脏器大小改变

胃肠道管腔的扩张,可能是由腔内肿瘤、腔外肿瘤侵及腔壁、炎症粘连、肠扭转等引起的肠梗阻所致;实质脏器普遍增大者,依据 CT 表现,可推测是炎症、水肿或肿块;如为局限性增大,则可推测是肿瘤、脓肿、出血等病变。

4.形态、轮廓改变

病变的形态不规整,边缘显示模糊,结合病变其他表现,可推测病变性质,如炎性肿块、脓肿、脏器破裂及出血等。

5.病变区相邻脏器位置改变

对于腹腔内肿块与邻近脏器的关系,CT 可为定位诊断提供可靠依据。如异常肿块是在腹膜腔内或腹膜腔外,是位于后腹膜间隙或位于盆腔内,根据病变周围脏器受压移位的方向,常有助于确定病变的起源部位。

（郭丽丽）

第四节　食管与胃肠道病变

一、食管病变

(一)食管异物

1.临床与病理

(1)病因、病理:食管异物指某种物质嵌留于食管内不能通过,分为透 X 线异物和不透 X 线异物,前者包括果核、塑料制品、木制品及细小鱼刺等,后者包括硬币、义齿、骨骼、徽章等。

食管异物多停留在食管的生理狭窄处,以食管入口处最常见,其次为主动脉弓压迹处。异物可损伤食管壁,引起局部食管壁充血、水肿甚至溃疡形成。尖锐异物可穿破食管壁,引起食管周围炎、纵隔炎症甚至脓肿形成。

(2)临床表现:一般有明确的异物吞咽史,有异物感、作呕等症状或因异物刺激出现的频繁吞咽动作。可伴有刺痛感或吞咽困难,若损伤食管引起出血、穿孔或者感染,可出现相应的症状和体征。

2.影像学表现

(1)X 线表现:不透 X 线异物多为金属异物,透视与摄片即可明确异物的位置、大小、形状。异物多呈特殊形态的高密度影。食管内不透 X 线的扁平样异物如硬币,由于食管的横径大于前后径,常呈冠状位,与气管内呈矢状位不同(图 5-51)。

透 X 线异物需行食管钡餐或钡棉检查。较大嵌顿异物显示钡剂或钡棉通过受阻,异物较小时产生部分性梗阻,可见钡剂偏向一侧或绕过异物分流而下,少量钡剂涂抹于异物表面可勾画出异物的形状。刺入食管壁的尖刺状异物如鱼刺等,常见钡棉勾挂征象,经反复吞咽或多次饮水后仍不能冲去,可间接提示异物的存在。

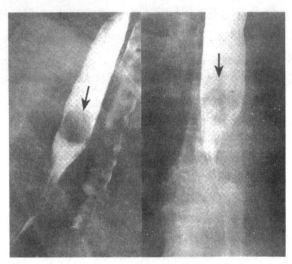

图 5-51 食管内异物

注 食管腔内异物形成充盈缺损,边缘毛糙不清(↑)。

(2)CT 表现:不透 X 线异物可见食管内高密度影,CT 密度分辨力高,多数透光异物也可在 CT 图像上显示。

3.诊断与鉴别诊断

患者明确的误咽史和明显的症状,结合影像表现,不难诊断。

(二)食管炎症

食管炎症可由多种原因引起,如化学性、机械性、感染性或损伤所致,以胃液反流所致的消化性食管炎及吞食化学腐蚀剂引起的腐蚀性食管炎较为多见。

1.反流性食管炎

反流性食管炎又称消化性食管炎。为含胃酸与胃消化酶的胃液通过胃食管连接部反流入食管,长期反复地刺激食管黏膜而引起食管下段黏膜的炎症。

(1)临床与病理:本病常继发食管裂孔疝,晚期可因瘢痕而致食管狭窄。引起本病的主要原因为食管下端括约肌功能及膈肌裂孔钳闭作用减弱,食管、胃之间锐角(His 角)变钝甚至消失,食管排空功能及食管黏膜防御机制下降等。临床表现为餐后 1~2 小时胸骨后烧灼痛,心绞痛样疼痛,反酸、嗳气,甚至引起吞咽困难、呕血等。实验室的辅助检查有食管内 pH 测定、食管压力测定等。

(2)影像学表现。

X 线表现:食管双对比造影是常用检查方法,病变早期可能为阴性,或仅见食管下段数厘米至十几厘米的轻微痉挛性改变,管壁光滑、规则,偶见锯齿状第三收缩波;炎症进展时可见管壁毛糙,糜烂引起的针尖状钡点,或星芒状、网织交错的线样龛影,增生组织所致的颗粒状改变,管壁轻度变形而欠规则;病变晚期瘢痕形成,引起食管管腔狭窄,上段食管扩张,管壁偏移、毛糙,边缘呈毛刺状,狭窄与正常段分界不清,呈移行状。部分患者可显示滑动性食管裂孔疝,特征为横膈上方有疝囊,疝囊上方见狭窄食管。

(3)诊断与鉴别诊断:本病的特征性表现为胸骨后烧灼痛,且与体位有明显关系。双对比造影检查时,早期不易发现异常,而中晚期又难与其他食管炎鉴别,故常需结合病史及内镜与实验室检查确诊。

反流性食管炎引起食管严重狭窄与短缩时,应与硬化型食管癌鉴别,前者狭窄的食管壁与正常部分分界不明显,呈渐进性,狭窄段常有小龛影,而后者狭窄段与正常食管分界清晰,狭窄段短,多<3cm。

2.腐蚀性食管炎

腐蚀性食管炎为患者吞服或误服腐蚀剂造成的食管损伤与炎症。一般腐蚀剂为强酸或强碱。

(1)临床与病理:早期可出现中毒症状,患者有吞咽疼痛和吞咽困难,同时伴有咳嗽、发热等感染症状,后期可再度出现吞咽困难并逐渐加重。其病理改变为:早期产生急性炎症反应,食管黏膜高度水肿,数天后炎症逐渐开始消退,在 3 周左右开始产生瘢痕修复,食管逐渐收缩变窄,严重者食管壁可完全由纤维组织所取代。

(2)影像学表现。

X 线表现:X 线检查应在急性炎症消退后进行,若疑有食管穿孔或因有吞咽困难而可能使对比剂反流入呼吸道时,宜选用碘油造影。

X 线表现取决于病变发展阶段与损伤程度。病变较轻者,早期食管下段痉挛,黏膜正常或增粗、扭曲;后期可不留痕迹或轻度狭窄,狭窄段边缘光整,与正常段移行过渡。病变较重者,受累食管长度增加,但由于腐蚀剂在食管上段停留时间短,一般食管上段损伤常较轻,常以中下段为主,边缘呈锯齿或串珠状,甚至可呈下段管腔逐渐闭塞,呈鼠尾状或漏斗状。狭窄一般为向心性,可呈连续状,也可呈间断状,食管黏膜平坦消失或呈息肉样增粗,形成充盈缺损。狭窄上段常有轻度扩张。有食管穿孔时,可见对比剂进入纵隔内,食管气管瘘者则可见到支气管内出现对比剂。

(3)诊断与鉴别诊断:依据吞服腐蚀剂的病史与食管造影所见即可对本病作出诊断。值得注意的是,灼伤后的食管癌变率极高,应注意日后的随访复查。

(三)食管运动功能障碍性疾病

食管运动功能障碍性疾病可由多种病变所致,常见的有食管痉挛、贲门失弛缓症、老年性食管及硬皮病食管改变等。

1.食管痉挛

食管痉挛是指食管任何部位因运动功能失调、紊乱所致的食管暂时性狭窄。可为局部性与节段性,也可为弥散性痉挛。

(1)临床与病理:该病病因尚不明了,多认为与食管神经肌肉变性、精神心理因素、食管黏膜刺激、炎症和衰老有关。食管的广泛痉挛多伴有弥散性食管肌肉的肥厚,多在中年以后发生。临床上患者可有胸骨下疼痛及压迫感,严重者类似发作性心绞痛,也可伴有吞咽困难,呈间歇性反复发作,使用抗痉挛药物可缓解。

(2)影像学表现。

X线表现:食管造影表现呈多样化。节段性痉挛者多发生在食管中 1/3,表现为间隔 1～2cm 的 4～5 个较深的环形收缩,食管边缘光滑、柔软、黏膜皱襞正常。弥散性食管痉挛者多见于中下 2/3 段,表现为不规则、不协调的收缩波,食管可呈螺旋状、波浪形或串珠状比较对称的狭窄,狭窄段随收缩波而上下移动,管壁光滑、柔软,狭窄近段食管无扩张。

(3)诊断与鉴别诊断:本病的诊断主要依靠 X 线钡餐造影,以特征性的收缩环与管壁柔软以及解痉药治疗有效为其依据。需与反流性食管炎、腐蚀性食管炎鉴别,通常并不困难。

2.贲门失弛缓症

贲门失弛缓症是食管下端及贲门部的神经肌肉功能障碍,以吞咽动作时弛缓不良、食管缺乏有力蠕动为特征,临床表现为吞咽困难。原发性贲门失弛缓症一般认为是神经源性疾病,系肌间奥厄巴赫神经节细胞变性、减少或缺乏,支配食管的迷走神经背侧运动核变性所致。继发性贲门失弛缓症可由迷走神经切断术、重症肌无力等引起。

(1)临床与病理:病理改变主要是奥厄巴赫神经节细胞变性、萎缩消失,贲门部肌肉常萎缩,黏膜及黏膜下层存在慢性炎性改变。本病起病缓慢,病程长,主要症状为下咽不畅,胸骨后有沉重或阻塞感,并与精神、情绪及刺激性食物有关,梗阻严重者可有呕吐。

(2)影像学表现。

X线造影检查表现:①食管下端自上而下逐渐狭窄,呈漏斗状或鸟嘴状(图 5-52),狭窄段长短不一,边缘光滑,质地柔软,黏膜皱襞正常,呈光滑的细条影状;②钡剂通过贲门受阻,呈间歇性流入胃内,呼气时比吸气时容易进入胃内;③狭窄段以上食管不同程度扩张,扩张程度与贲门狭窄程度相关;④食管蠕动减弱或消失,代替原发蠕动的是同步低频幅收缩,遍及食管全长,此外,尚有第三收缩波频繁出现;⑤并发炎症及溃疡时,则黏膜皱襞紊乱,出现溃疡龛影。

(3)诊断与鉴别诊断:典型的 X 线表现结合临床长期间歇性下咽困难,伴胸骨下疼痛,多在情绪激动或进食刺激性食物而加重者不难诊断本病。常需与本病鉴别的主要为食管下端浸润型癌。后者的主要特点为癌灶近端与正常部分分界明显,狭窄段呈硬管状,走行不自然、可成角,狭窄段并不随呼吸动作、钡餐量的多少或解痉药的应用而有所改变,狭窄段内黏膜破坏、消失。

(四)食管肿瘤

食管肿瘤大多数为恶性,且大多数为癌。食管良性肿瘤比较少见,其中主要为平滑肌瘤。

1.食管平滑肌瘤

食管平滑肌瘤为黏膜下壁内的肿瘤,大多数起源于管壁平滑肌,偶尔来自黏膜下或血管的平滑肌。

(1)临床与病理:肿瘤质地坚硬、边缘光滑、包膜完整,向食管腔内外膨胀性生长,多呈圆形或椭圆形,大小不一,多为单发,少数可多发。食管中、下段多见。临床表现为病程较长,症状多不显著,为胸骨后不适或喉部异物感,偶有吞咽梗阻的症状。

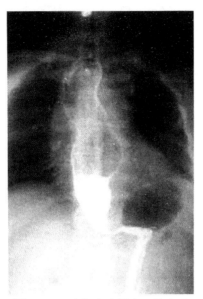

图5-52 贲门失弛缓症X线表现

注 食管下段明显扩张、增宽,下端呈漏斗状狭窄,边缘光滑、整齐,似鸟嘴状改变。

(2)影像学表现。

X线造影表现为:肿瘤呈边缘完整、光滑、锐利的充盈缺损,呈圆形、椭圆形或分叶状,切线位观察显示为半圆形突向食管腔内的阴影,与食管壁呈钝角(图5-53)。钡剂大部分通过后,肿瘤上、下方食管收缩,肿瘤处食管似被撑开,肿瘤周围钡剂环绕涂布,其上、下缘呈弓状或环形,称为环形征。肿瘤局部黏膜皱襞完整,但可变细、变浅,甚至平坦消失。少部分病例因溃疡形成或糜烂而有龛影表现。较大的肿瘤或向壁外生长的肿瘤可借助CT检查了解其大小、形态、边缘、密度及与邻近脏器的相互关系。

(3)诊断与鉴别诊断:食管造影检查所见的环形征为本病的典型表现。常需与食管平滑肌瘤鉴别的是食管癌,其主要特征为充盈缺损不规则,表面黏膜破坏及不规则龛影,致管腔变窄,管壁僵硬。位于中纵隔内的肿物也可压迫甚至侵犯食管,形成类似本病的表现。CT检查可显示纵隔肿瘤的不同特征,多可明确诊断。

2.食管癌

食管癌为我国最常见的恶性肿瘤之一,其发病率北方高于南方,山西、河南为高发区,男性多于女性。多在40岁以上发生,50～70岁占多数。

(1)临床与病理:食管癌的病因尚无定论,与多种因素有关,如饮酒过量、吸烟、亚硝胺、真菌霉素、微量元素、食管上皮病变、营养缺乏、遗传因素等。关于本病的病理学,因其发生于食管黏膜,以鳞状上皮癌多见,腺癌或未分化癌少见,偶见鳞癌与腺癌并存的鳞腺癌。腺癌的恶性程度高,易转移。而生长快、恶性程度高的小细胞癌罕见。因食管组织无浆膜层,癌组织易穿透肌层侵及邻近脏器,转移途径多为淋巴转移与血行转移。

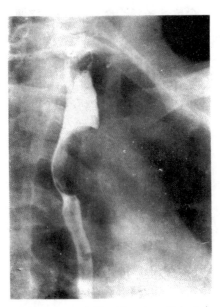

图5－53　食管平滑肌瘤X线表现

　　注　食管中上段局限性充盈缺损,边缘光滑整齐,肿瘤周围钡剂环绕涂布,呈环形征,周围食管柔软。

　　癌肿仅浸润至食管黏膜、黏膜下层,不论有无淋巴结转移,统称为浅表食管癌,无淋巴结转移者为早期食管癌。据其浸润情况又分为上皮癌、黏膜癌及黏膜下层癌。

　　中、晚期食管癌是指癌肿已累及肌层或达外膜或外膜以外,有局部或远处淋巴结转移。大体病理分为以下4型。

　　1)髓质型:肿瘤向腔内外生长,管壁明显增厚,多累及周径大部或全部,肿瘤在腔内呈坡状隆起,表面有深浅不等的溃疡形成。

　　2)蕈伞型:肿瘤似蕈伞状或菜花状突入腔内,边界清,表面多有溃疡,呈浅表性,伴坏死或炎性渗出物覆盖,管壁周径一部分或大部分受累。

　　3)溃疡型:指累及肌层或穿透肌层的深大溃疡,边缘不规则并隆起,食管狭窄不显著。

　　4)缩窄型(即硬化型):癌肿在食管壁内浸润,常累及食管全周,管腔呈环形狭窄,长度短于5cm,壁硬,狭窄近端食管显著扩张。各型均可混合存在。

　　食管癌在早期很少有症状,或仅有间歇性的食物通过滞留感或异物感等,常不易引起注意。肿瘤逐渐增大后才有明显的持续性与进行性的吞咽困难。

　　(2)影像学表现。

　　1)X线表现:食管造影检查表现因分期和肿瘤大体病理类型而异。①早期食管癌的X线表现。a.平坦型:切线位可见管壁边缘欠规则,扩张性略差或钡剂涂布不连续;黏膜粗糙,呈细颗粒状或大颗粒网状,提示黏膜症糜烂。病灶附近黏膜粗细不均、扭曲或聚拢、中断。b.隆起型:病变呈不规则状扁平隆起、分叶或花边状边缘,表面呈颗粒状或结节状的充盈缺损,可有溃疡形成。c.凹陷型:切线位示管壁边缘轻微不规则,正位像可为单个或数个不规则浅钡斑,其外围见多数小颗粒状隆起或黏膜皱襞集中现象。②中、晚期食管癌的X线表现。a.髓质型:范围较长的不规则充盈缺损,伴有表面大小不等的龛影,管腔变窄,病灶上下缘与正常食管分界欠清晰,呈移行性,病变处有软组织致密影。b.蕈伞型:管腔内偏心性的菜花状或蘑菇状充盈缺损,边缘锐利,有小溃疡形成为其特征。与正常食管分界清晰,近端食管轻或中度扩张。c.溃疡型:较大且不规则的长形龛影,其长径与食管的纵轴方向一致,龛影位于食管轮廓内,管腔有轻或中度狭窄。d.缩窄型(硬化型):管腔呈环形狭窄,范围较局限,为3~5cm,边界较光整,与正常区分界清楚,钡餐通过受阻,其上方食管扩张(图5-54)。

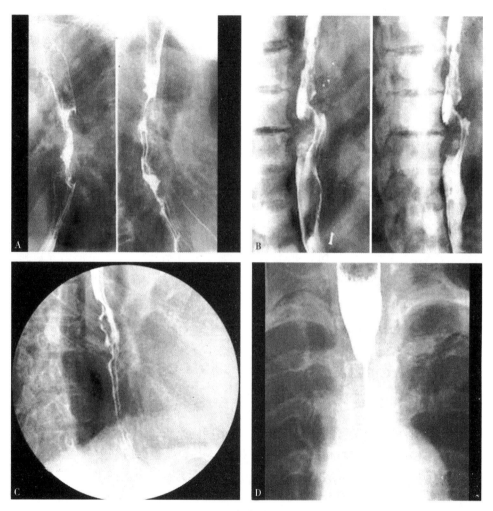

图5-54　食管癌X线表现

注　A.髓质型;B.蕈伞型;C.溃疡型;D.硬化型。

中、晚期食管癌各型病变均可发展为混合型。

食管癌术后可并发食管纵隔瘘、食管胸膜腔瘘、食管气管瘘,应用碘油造影可明确诊断。

2)CT表现:CT可显示肿瘤的食管腔外部分与周围组织、邻近器官的关系,了解有无浸润、包绕及有无淋巴结转移,从而利于肿瘤分期,评估有无复发与转移,并进行疗效判定等。
①CT平扫。a.食管壁改变:食管壁环形、不规则状增厚或局部增厚,相应平面管腔变窄。b.食管腔内肿块:圆形或卵圆形,多呈广基底状,有时其表面可见龛影。c.食管周围脂肪层模糊、消失:提示食管癌已外侵。d.周围组织器官受累:最多见者为气管和支气管,常形成食管—气管

瘘,其次为心包、主动脉等。e.转移:以纵隔、肺门及颈部淋巴结转移多见,少数逆行性转移至上腹部淋巴结,肺部转移少见。②CT 增强扫描:瘤体轻度强化。较大瘤体强化不均匀,常合并低密度的坏死灶,较小瘤体强化均匀。

3)MRI 表现:与 CT 表现相似,MRI 平扫时瘤体呈等 T_1、长 T_2 信号,MRI 增强扫描时肿瘤明显强化。

(3)诊断与鉴别诊断:对于中、晚期的食管癌,食管双对比造影典型特征为充盈缺损、龛影,结合管壁僵硬、黏膜中断、管腔变窄,诊断相对容易;而早期食管癌的诊断则有一定难度,需精心、细致及熟练的检查操作技术,并结合毛刷拉网及内镜检查验证。

食管癌常需与以下疾病鉴别:消化性食管炎形成的溃疡较小,黏膜皱襞无破坏、中断,虽有管腔变窄,但尚能扩张,据此可与溃疡型食管癌的大而不规则的龛影及黏膜中断、管壁不规则僵硬区别。硬化型食管癌典型的局限、环形狭窄与良性狭窄,如腐蚀性食管炎的长段呈向心性狭窄截然不同,且后者有明确的病史。有时食管下段静脉曲张应与髓质型食管癌鉴别,前者具有肝硬化病史,且呈蚯蚓状与串珠状充盈缺损、管壁柔软、无梗阻为其特征性表现。

(五)食管其他疾病

1.食管异物

食管异物指嵌留于食管内不能通过的外来物质,分为透 X 线异物和不透 X 线异物。

(1)临床与病理:多有吞食异物病史,钝性异物常引起吞咽梗阻感、作呕或因异物刺激致频繁做吞咽动作。而尖锐状异物常引起刺痛感,疼痛位置明确,刺破食管可致出血。

(2)影像学表现。

1)X 线表现:不透 X 线异物多为金属性异物,呈特殊形态的高密度影。食管内硬币样不透 X 线的异物常呈冠状位,与滞留于气管内的异物呈矢状位不同。

钡餐或钡棉检查:不同形态的食管异物呈不同的 X 线表现。

圆钝状异物:因异物表面涂抹钡剂而易于显示,有时见钡棉勾挂征象。如为较小的异物,可见钡餐或钡棉偏侧通过或绕流;较大异物嵌顿显示钡剂或钡棉通过受阻。

尖锐状或条状异物:常见钡棉勾挂征象,口服钡剂可见分流。若细小尖刺一端刺入食管壁,另一端斜行向下,口服钡剂或钡棉检查可无任何异常表现。

2)CT 和 MRI 表现:一般用于了解食管壁损伤、穿孔及其周围情况。

食管壁损伤:CT 显示局部食管壁肿胀、增厚,严重者管腔狭窄;MRI 显示长 T_1、长 T_2 条状或梭形信号。

食管穿孔:CT、MRI 显示邻近纵隔内边缘模糊的肿块,周围器官受压。食管周围脂肪层薄时,纵隔可局限性增宽。如果出现气体,则提示急性化脓性纵隔炎或脓肿形成,脓肿在 MRI 上呈长 T_1、长 T_2 不均匀信号。增强时脓肿壁强化明显。

食管穿孔、出血:CT 可显示食管腔内及邻近纵隔内密度较高的血肿,MRI 可显示各期血肿的不同信号。

(3)诊断与鉴别诊断:有明确的异物误咽史及典型的影像学表现者较易明确诊断。

2.食管静脉曲张

食管静脉曲张是由食管任何部位的静脉血量增加和(或)回流障碍所致的疾病。根据曲张的起始部位,分为起自食管下段的上行性食管静脉曲张与起自食管上段的下行性食管静脉曲张,前者占绝大多数,故一般所讲的食管静脉曲张是指前者,为门静脉高压的重要并发症,常见于肝硬化。下行性食管静脉曲张常由上腔静脉阻塞而引起。

(1)临床与病理:正常情况下,食管下半段的静脉网与门静脉系统的胃冠状静脉、胃短静脉之间存在吻合,当门静脉血流受阻时,来自消化器官的静脉血不能进入肝内,大量血液通过胃冠状静脉和胃短静脉进入食管黏膜下静脉和食管周围静脉丛,再经奇静脉进入上腔静脉,于是形成食管和胃底静脉曲张。临床上,患者食管黏膜下静脉由于曲张而变薄,易被粗糙的食管损伤或因黏膜面发生溃疡或糜烂而破裂,导致呕血或柏油样大便。大多门静脉高压所致者可伴脾大、脾功能亢进、肝功能异常及腹腔积液等表现。严重出血者可致休克甚至死亡。

(2)影像学表现。

X线表现:吞钡后的食管造影,早期下段食管黏膜皱襞增粗或稍迂曲,管腔边缘略呈锯齿状,管壁软,钡剂通过良好。进一步发展,典型者呈串珠状或蚯蚓状的充盈缺损,管壁边缘不规则,食管腔扩张,蠕动减弱,排空延迟(图5-55)。胃底静脉曲张表现为胃底贲门附近黏膜皱襞呈多发息肉状的卵圆形、类圆形或弧状充盈缺损,偶呈团块状。增强扫描则可见曲张静脉均匀强化。

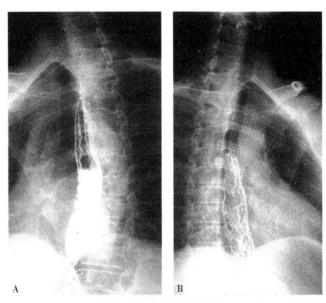

图5-55 食管静脉曲张

注 A、B为双斜位图像,显示食管中下段黏膜增粗、迂曲,呈蚯蚓状改变,局部食管壁欠光整,管壁柔软,食管张力减低,管腔轻度扩张。

(3)诊断与鉴别诊断:有明确的肝硬化病史及典型的钡剂食管造影表现者较易明确诊断。本病应与如下情况鉴别:①检查过程中由于唾液与气泡形成的充盈缺损,但其多随钡剂的下移而消失,而食管静脉曲张的充盈缺损持续存在且不会移位;②食管裂孔疝膈上的疝囊也会出现粗大、迂曲或颗粒状胃黏膜皱襞形成的充盈缺损,但当胃内充盈钡剂后则较易区别;③食管下段癌出现充盈缺损时,也需与食管静脉曲张区别,前者管壁僵硬,管腔狭窄,不能扩张,易与静脉曲张区别。

3.食管裂孔疝

食管裂孔疝是指腹腔内脏器通过膈食管裂孔进入胸腔的疾病。疝入的脏器多为胃。食管裂孔疝是膈疝中最常见的一种。

(1)临床与病理:食管裂孔疝的病因可为先天性,也可为后天性,以后天性者多见。正常情况下,食管裂孔约2.5cm。先天发育不全或后天性的外伤、手术及腹内压升高、高龄等均可致食管裂孔加大、膈食管膜与食管周围韧带松弛变性,致胃经裂孔向上疝入。其他因素如慢性食管炎、食管溃疡的瘢痕收缩、食管癌浸润均可使食管短缩并伴发本病。食管裂孔疝依据其形态可分为:①滑动型;②短食管型(先天或后天性的食管挛缩);③食管旁型;④混合型。也有学者将滑动型食管裂孔疝称为可复性食管裂孔疝,而其余为不可复性食管裂孔疝。

本病有胃食管反流,常并发消化性食管炎,甚至形成溃疡,二者常互为因果。常见症状有反酸、嗳气、胸骨后烧灼感等,多由反流性食管炎引起。

(2)影像学表现。

X线表现:X线造影检查时,直接征象为膈上疝囊。疝囊大小不等,疝囊的上界有一收缩环,即上升的下食管括约肌收缩形成的环,或称A环,该收缩环与其上方的食管蠕动无关。疝囊的下界为食管裂孔形成的环形缩窄,该缩窄区的宽度常超过2cm。食管与胃交界处形成鳞状上皮与柱状上皮交界环,食管裂孔疝时,此环升至膈上,管腔舒张时,显示为管壁边缘的对称性切迹,即食管胃环,或称B环,浅时仅1~2mm,深时可达0.5cm左右,也可呈单侧切迹表现,通常位于A环下方2cm处。

不同类型的食管裂孔疝呈不同的X线表现(图5-56)。

1)滑动型:膈上疝囊并不固定存在,卧位、头低位时显示,而立位时易消失,其由胃食管前庭段及部分胃底构成。

2)短食管型:显示为略短的食管下方接扩大的膈上疝囊,两者之间偶可见局限性环形狭窄(即A环)。由于胃及食管前庭段上升至膈上,其疝囊一侧或两侧可出现凹陷切迹(即上升的B环)。

3)食管旁型:显示疝囊在食管旁,疝囊上方无A环,贲门仍在膈下,钡剂先沿食管贲门流入胃腔,而后进入膈上的疝囊内。

4)混合型:显示贲门位置在膈上,钡剂经食管进入贲门后,同时进入膈下的胃腔与膈上的疝囊内,疝囊可压迫食管,也可见反流征象。

此外,另一特征为在疝囊内可见粗而迂曲或呈颗粒状的胃黏膜皱襞,且经增宽的裂孔与膈下胃黏膜皱襞相连。除以上各自不同类型食管裂孔疝的特征表现外,其共同的间接表现有食管反流、食管胃角变钝、食管下段迂曲、增宽及消化性食管炎的征象。

(3)诊断与鉴别诊断:食管裂孔疝通过钡餐X线检查结合内镜大多可明确诊断,典型的特征为膈上疝囊,且疝囊中可见胃黏膜。食管裂孔疝常需要鉴别的为食管膈壶腹,食管膈壶腹为正常的生理现象,表现为膈上4~5cm一段食管管腔扩张呈椭圆形,边缘光滑,随其上方食管蠕动到达而收缩变小,显示出纤细平行的黏膜皱襞,其上方直接与食管相连而无收缩环存在。而前者疝囊大小不一,边缘欠光整,囊壁收缩与食管蠕动无关且有胃黏膜的显示,加之A环与B环的出现,均不同于食管膈壶腹。此外,有时食管下段憩室也应注意与食管裂孔疝鉴别,其特点为憩室与胃之间常有一段正常食管相隔,且与食管以狭颈相连。

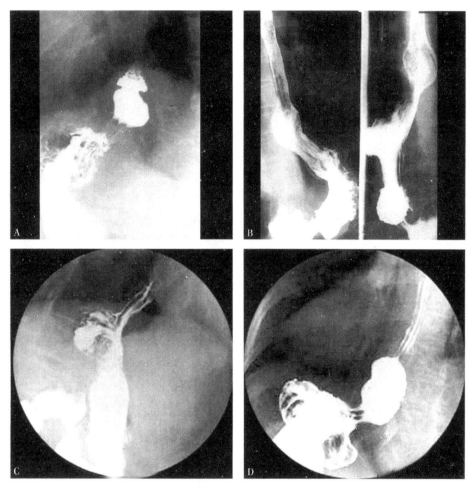

图 5-56　食管裂孔疝 X 线表现

注　A.滑动型食管裂孔疝;B.短食管型食管裂孔疝;C.食管旁型食管裂孔疝;D.混合型食管裂孔疝。

二、胃部病变

(一)慢性胃炎

1.临床与病理

(1)病因、病理:慢性胃炎是由多种病因引起的胃黏膜慢性炎性病变,病因不清,可能与高级神经活动功能障碍、营养不良及物理性、化学性有害因素的持续或反复刺激有关。分型方法多,常用的分型为浅表型、萎缩型与肥厚型。浅表型胃炎病理表现为黏膜充血、水肿,表面可有糜烂出血点。慢性萎缩性胃炎表现为黏膜呈灰色或灰绿色,黏膜皱襞可平坦、变薄或消失,黏膜表面常有糜烂。肥厚型胃炎的黏膜皱襞则粗糙、宽大、扭曲、紊乱,数量减少。

(2)临床表现:常缓慢起病,大部分患者可无明显症状,部分有消化不良的表现。如食欲减退、上腹部饱胀不适、隐痛、反酸、暖气等,少数患者可有上消化道出血表现。萎缩性胃炎时,则胃液减少,无反酸症状。肥厚型胃炎可有类似于溃疡的规律性上腹疼痛。

2.影像学表现

X线钡剂造影难以作出与病理分类一致的诊断。X线钡剂造影时,胃炎表现为胃空腹潴留、胃黏膜增粗、迂曲、胃小区增大、胃小沟增宽、多发表浅龛影及息肉样充盈缺损;胃窦部张力高,可呈向心性狭窄。

3.诊断与鉴别诊断

钡剂造影见有黏膜皱襞增粗、胃小沟与胃小区改变、胃空腹潴留、胃窦部张力高等表现,排除可引起胃黏膜皱襞肥厚的胃淋巴瘤、胃底静脉曲张等疾病,结合临床可考虑本病。

(二)胃溃疡

1.临床与病理

(1)病因、病理:胃溃疡是胃壁溃烂形成的组织缺损。好发于20～50岁,男性多于女性。溃疡好发于胃小弯近幽门侧,尤以胃窦部最多见。多为单发,呈圆形或椭圆形,直径多为0.5～2.0cm,边缘整齐。溃疡口部较为光整,底部较平坦,可深入黏膜下层、肌层和浆膜层,甚至穿破胃壁,形成穿孔性溃疡。急性穿孔可形成急性腹膜炎,慢性穿孔则与周围器官组织粘连。晚期纤维组织增生,导致周围黏膜纠集、胃变形。

(2)临床表现:主要为节律性上腹部疼痛,性质为钝痛、灼痛、胀痛或剧痛,且疼痛与进食有较明显的关系,多出现在餐后0.5～1.0小时,至下次餐前自行消失。

2.影像学表现

X线钡剂造影是发现和诊断胃溃疡常用和有效的方法。可分为直接征象和间接征象。

(1)胃溃疡的直接征象:龛影是胃溃疡的直接征象,龛影多见于小弯侧胃角附近,切线位突出胃轮廓之外,呈乳头状、锥状或其他形状,其边缘光滑清楚,底部平整或略不平。龛影口部常有一圈黏膜水肿造成的透明带,是良性溃疡的重要特征。它有以下3种表现形式。

1)黏膜线:龛影口部有1条宽1～2mm的光滑整齐的透明线。

2)项圈征:龛影口部有宽0.5～1.0cm的透明带,犹如1个项圈。

3)狭颈征:龛影口部明显狭小(图5-57)。慢性溃疡周围由于瘢痕收缩,龛影周围可见黏膜皱襞均匀性纠集,呈车轮状向龛影口部集中,且直达龛影口部。

(2)胃溃疡的间接征象。

1)胃大弯侧切迹:为胃小弯溃疡在胃大弯壁相对应处出现一切迹,使胃腔呈B形。

2)胃液分泌增多:空腹可见潴留液,钡剂涂布差,黏膜显示不清。幽门管溃疡,可引起幽门梗阻,伴有大量胃内潴留液和胃腔扩张。

3)胃变形:胃小弯侧溃疡瘢痕收缩,可使小弯缩短,形成"蜗牛胃"。

(3)特殊征象。

1)穿透性溃疡与穿孔性溃疡:龛影深而大,其深度多超过1.0cm,龛影大,呈囊袋状,可见气钡分层或气、液、钡分层现象。

2)胼胝性溃疡:龛影大,但大小不超过2.0cm,深度不超过1.0cm,龛影周围有较宽透明带,但龛影口部光滑整齐,常伴有黏膜纠集。

3)复合性溃疡:指胃及十二指肠同时发生溃疡。

4)溃疡愈合:溃疡愈合时,龛影变小、变浅,浅小溃疡愈合后不留瘢痕,较大溃疡愈合后可遗留痕迹,使局部胃壁平坦,蠕动呆滞(图5－58)。

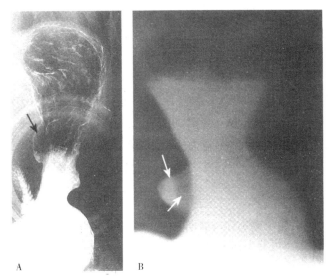

图5－57　胃溃疡龛影X线表现

注　A.胃体中部小弯侧溃疡龛影,向腔外突出(↑);B.胃体下部小弯侧溃疡龛影,可见项圈征(↑)。

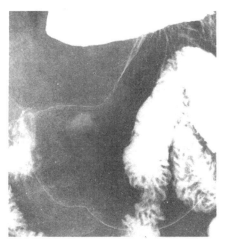

图5－58　胃溃疡愈合后

溃疡若出现下列征象,应考虑恶变:①龛影周围出现小结节状充盈缺损,犹如"指压迹";②周围黏膜皱襞呈杵状增粗或中断;③龛影变为不规则或边缘出现"尖角征";④治疗过程中龛影不愈合,反而增大。

3.诊断与鉴别诊断

钡剂造影发现突出于胃轮廓外的龛影,伴有各种良性溃疡的征象时,即可诊断为本病。应与溃疡型胃癌(恶性溃疡)鉴别,主要从龛影的位置、形状、龛影口部的充钡状态、周围黏膜皱襞情况及邻近胃壁的柔软度与蠕动等方面作出综合分析。

(三)胃癌

胃癌是我国最常见的恶性肿瘤之一。好发年龄为40～60岁,可以发生在胃的任何部位,但以胃窦、小弯与贲门多见。

1.早期胃癌

(1)临床与病理:目前,国内外均采用日本内镜学会提出的早期胃癌的定义与分型。早期胃癌是指癌肿局限于黏膜或黏膜下层,不论其大小或有无转移。依肉眼形态分为 3 个基本类型。

Ⅰ型:隆起型,癌肿隆起高度>5mm,呈息肉状外观。

Ⅱ型:浅表型,癌灶比较平坦,不形成明显隆起或凹陷。根据癌灶凸凹程度不同,本型又分为 3 个亚型。Ⅱa 型:浅表隆起型,癌灶隆起高度≤5mm。Ⅱb 型:浅表平坦型,与周围黏膜几乎同高,无隆起或凹陷。Ⅱc:浅表凹陷型,癌灶凹陷深度≤5mm。

Ⅲ型:凹陷型,癌灶深度>5mm,形成溃疡,瘤组织不越过黏膜下层。

除上述 3 型外,尚有混合型,根据病变类型的主次有Ⅲ+Ⅱc 型、Ⅱc+Ⅲ型以及Ⅱa+Ⅱc型、Ⅱc+Ⅱa 型等。

早期胃癌多见于胃窦部与胃体部,尤以小弯侧最多,其他部位较少。临床症状轻微,多与胃炎及溃疡类似,也可无任何自觉症状。

(2)影像学表现。

1)X 线表现:胃双对比造影可显示黏膜面的微细结构而对早期胃癌的诊断具有重要价值。①隆起型(Ⅰ型):肿瘤呈类圆形突向胃腔,高度超过 5mm,境界清、基底宽、表面粗糙,双对比法及加压法显示为大小不等、不规则的充盈缺损。②浅表型(Ⅱ型):肿瘤表浅、平坦,沿黏膜及黏膜下层生长,形状不规则,多数病变边界清,隆起与凹陷均不超过 5mm,在良好的双对比剂及加压的影像上方能显示胃小区与胃小沟破坏呈不规则颗粒状杂乱影,有轻微的凹陷与僵直。③凹陷型(Ⅲ型):肿瘤形成明显凹陷,深度超过 5mm,形状不规则。双对比法及加压法表现为形态不规则龛影,其周边的黏膜皱襞可出现截断、杵状或融合等表现,较难与良性溃疡的龛影区别。

2)CT 表现:早期胃癌可见黏膜面局限性线样强化。一些浅表型早期胃癌在 CT 上难以显示。

(3)诊断与鉴别诊断:早期胃癌的病变范围较小,因而 X 线双重造影及 CT 检查的重点在于检出病变,进一步行内镜与活检可明确诊断。

2.进展期胃癌

进展期胃癌是指癌组织越过黏膜下层已侵及肌层以下者,也称中晚期胃癌,可伴有癌细胞的近处浸润或远处转移。

(1)临床与病理:Borrmann 把胃癌分成Ⅰ～Ⅳ型。

Ⅰ型:胃癌主要向腔内突起,形成蕈伞状、巨块状、息肉或结节样,基底较宽,但胃壁浸润不明显,可呈菜花状,多有溃疡或小糜烂。外形不规则,生长慢,转移晚。此型也称巨块型或蕈伞型。

Ⅱ型:胃癌向壁内生长,中心形成大溃疡,溃疡呈火山口样,溃疡底部不平,边缘隆起,质硬,呈环堤状或结节状,与正常邻近胃壁边界清楚,也称局限溃疡型。

Ⅲ型:是进展期胃癌中最常见的一种类型,胃癌呈较大的溃疡,形状不整,环堤较低,或欠完整,宽窄不一,与邻近胃壁境界不清。肿瘤呈浸润性生长,也称浸润溃疡型。

Ⅳ型:主要为胃癌在壁内弥散性浸润生长,使胃壁弥散性增厚,但不会形成腔内突起的肿块及大溃疡,也称浸润型胃癌。如癌只限于胃窦及幽门管,可致幽门管变窄;如癌累及胃的大部或全部,致整个胃壁弥散性增厚,胃壁僵硬,胃腔缩窄,则称为"皮革胃"。

进展期胃癌的病灶大小一般为2~15cm,好发部位依次为胃窦、幽门前区、小弯、贲门、胃体、胃底,其主要临床症状为上腹痛、消瘦与食欲减退,呈渐进性加重,可有贫血、恶病质、恶心、呕吐咖啡样物或黑便表现,出现转移后可有相应的症状与体征。

(2)影像学表现。

1)X线表现:不同类型及部位的肿瘤,X线造影表现各不相同。①胃癌的一般X线表现。充盈缺损:形状不规则,多见于Ⅰ型胃癌。胃腔狭窄:主要由浸润型癌引起,也可见于蕈伞型癌。龛影形成:多见于溃疡型癌,龛影形状不规则,多呈半月形,外缘平直,内缘不整齐且有多个尖角;龛影位于胃轮廓内,周围绕以宽窄不等的透明带,即环堤,轮廓不规则且锐利,常见结节状或指压迹状充盈缺损,以上表现称为半月综合征(图5-59)。黏膜皱襞破坏、消失、中断:肿瘤浸润常使皱襞异常粗大、僵直或如杵状和结节状,形态固定不变(图5-60)。胃癌区胃壁僵硬、蠕动消失。②不同部位胃癌的X线造影表现:胃癌因其部位不同,尚有某些特点。贲门胃底癌:胃底贲门区软组织肿块,食管下端的管腔变窄,透视下可见因肿块阻挡而形成的钡剂分流或转向、喷射现象。胃窦癌:胃窦区不规则狭窄,多呈漏斗状,严重者呈长条形或线形,狭窄近端与正常胃交界处分明,可出现肩胛征或袖口征。可见不规则腔内龛影,钡剂排空受阻。全胃癌:整个胃腔狭窄,胃壁增厚、僵硬如皮革,可伴不规则腔内龛影,与邻近正常黏膜界限消失,蠕动消失,扩张受限。

2)CT和MRI表现:CT与MRI检查对于进展期胃癌的主要价值在于肿瘤的分期及治疗效果评价。在检查中应采用阴性对比剂(气或水)充盈胃腔,以充分扩张胃腔,然后进行增强检查,可有助于准确评估胃壁的浸润深度。

胃癌的CT/MRI表现可为胃腔内肿块、胃壁增厚伴溃疡或胃壁弥漫增厚,黏液腺癌可显示片状低强化的黏液湖和(或)沙样钙化;病变处胃壁僵直硬化、胃腔狭窄;增强扫描病变呈不均匀强化(图5-61)。可伴有周围脏器的侵犯,如肝、胰腺等。可伴有腹腔及腹膜后淋巴结转移。可发生脏器转移,如肝、卵巢等。易发生腹膜转移,表现为腹膜增厚、系膜及网膜的片絮影或软组织肿块等。

(3)诊断与鉴别诊断:进展期胃癌多有各种不同征象为主的典型X线造影表现,一般较易诊断。

进展期胃癌中,Ⅰ型即蕈伞型或肿块型,应与其他良、恶性肿瘤、腺瘤性息肉等鉴别,后几种病变均可见充盈缺损,但大多外形光整,尽管有时也有分叶表现,结合临床特征不难鉴别。Ⅱ、Ⅲ型胃癌均有不规则形的扁平溃疡表现,主要应与良性溃疡鉴别。Ⅳ型胃癌,即胃窦部浸润型胃癌,需与肥厚性胃窦炎区别,后者黏膜正常,胃壁有弹性而不僵硬,低张造影显示胃腔可扩张,狭窄的边界不清,无袖口征或肩胛征;弥漫浸润型胃癌需要与淋巴瘤鉴别,后者也可引起胃腔不规则狭窄、变形,但胃壁仍有舒张伸展性。

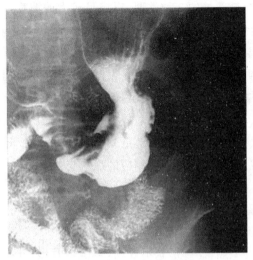

图 5 - 59　半月综合征 X 线表现

注　不规则龛影,呈半月形,外缘略平,内缘不整齐,有多个尖角;龛影位于胃轮廓内;龛影外围绕以宽窄不等的透明带即环堤,轮廓不规则,有指压状充盈缺损。

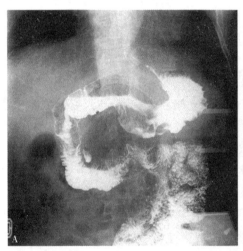
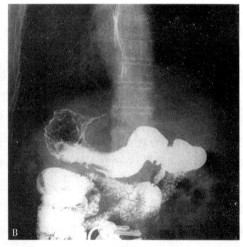

图 5 - 60　皮革胃 X 线表现

注　胃黏膜皱襞消失、破坏,仰卧位(A)及俯卧位(B)胃的形态不变,胃腔明显缩小,胃壁僵硬,透视下胃体部蠕动消失。

X 线造影、内镜是诊断胃癌的重要的检查手段,但 CT 在胃癌的分期、指导临床制订治疗方案及疗效评估方面有重要的作用。

(四)胃淋巴瘤

胃是胃肠道淋巴瘤最常见的部位。胃淋巴瘤占胃恶性肿瘤的 3% ～5%,其发生率仅次于胃癌而居第二位。病变局限于胃和区域性淋巴结者为胃原发性淋巴瘤(＞50%),而全身淋巴瘤伴有胃浸润者为胃继发性淋巴瘤。胃淋巴瘤以非霍奇金淋巴瘤多见。黏膜相关淋巴样组织(MALT)淋巴瘤是一种非霍奇金淋巴瘤的亚型,可见于胃及身体多个部位,多数发展缓慢,预后良好。近年发现幽门螺杆菌与胃的 MALT 淋巴瘤发病密切相关。

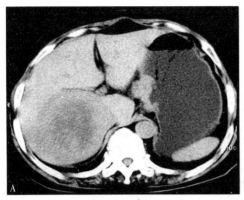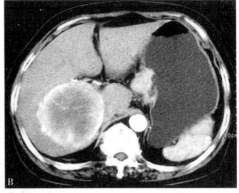

图 5－61　胃癌 CT 表现

注　CT 平扫(A)胃小弯侧可见不规则软组织肿块突向腔内,其腔内面可见一较大溃疡,肿瘤同时向腔外生长,肝右叶可见一巨大类圆形低密度灶;CT 增强扫描(B)动脉期可见肝右叶病变呈典型的环形强化,为胃癌肝转移灶。

1.临床与病理

胃淋巴瘤起自胃黏膜下的淋巴组织,可单发,也可多发。其向内可侵及黏膜层,向外达肌层,病变既可呈息肉样肿块突入腔内,也可在黏膜下弥漫浸润,可有溃疡发生。低度恶性的 MALT 淋巴瘤常局限于黏膜和黏膜下层,少数可突破肌层,并累及淋巴结。

本病发病年龄略小于胃癌,多为 40～50 岁,症状以上腹痛为主,其次为食欲减退、消瘦、恶心、呕吐、黑便及弛张热等,可伴有肿块、表浅淋巴结肿大及肝脾大。

2.影像学表现(图 5－62)

(1)X 线表现:X 线造影检查,胃恶性淋巴瘤常见的表现为局限或广泛浸润性病变;前者为黏膜皱襞不规则、粗大,胃壁柔韧度减低,位于胃窦时使之呈漏斗状狭窄;后者为巨大黏膜皱襞的改变,排列紊乱,胃腔缩窄或变形,但其缩窄与变形程度不及浸润型胃癌。也可有腔内不规则龛影(图 5－62)及菜花样的充盈缺损改变,类似于蕈伞型胃癌。

(2)CT 和 MRI 表现:胃壁增厚为特征(图 5－62),呈广泛性或局限性,增厚可达 4～5cm,但尚具有一定的柔软性,常不侵犯邻近器官或胃周脂肪。增厚的胃壁密度/信号均匀,增强扫描呈一致性强化,但程度略低;有时表现为局部肿块,伴或不伴有溃疡。继发性胃淋巴瘤可显示胃周及腹膜后淋巴结肿大,肝脾大等。

3.诊断与鉴别诊断

X 线造影检查,胃恶性淋巴瘤缺乏特征性表现,因此常不易与胃癌及其他肿瘤鉴别。但如下特征有助于本病的诊断:①病变虽然广泛,但胃蠕动与收缩仍然存在;②胃部病灶明显,但临床一般情况较好;③胃黏膜较广泛增粗,形态比较固定,胃内多发或广泛肿块伴有溃疡,以及临床有其他部位淋巴瘤的表现。CT 检查较具特征性,显示胃壁增厚程度重,且与柔软度改变不一致,胃周脂肪间隙消失少见且胃腔缩窄程度低,增厚胃壁强化程度低,常伴有腹腔内较大淋巴结等。

(五)胃间质瘤

胃间质瘤(GIST)是消化道最常见的原发性间叶起源的肿瘤,目前倾向认为其起源于胃壁的 Cajal 细胞(一种控制胃肠蠕动的起搏细胞),免疫表型表达 KIT 蛋白(CD117),遗传学上存在频发性 *c-kit* 基因突变,组织学上富含梭形和上皮样细胞。GIST 可发生于从食管至直肠的消化道任何部位,其中 60%～70%发生在胃,20%～30%发生在小肠。可发生于各年龄段,多见于 50 岁以上中老年人,男女发病率相近。

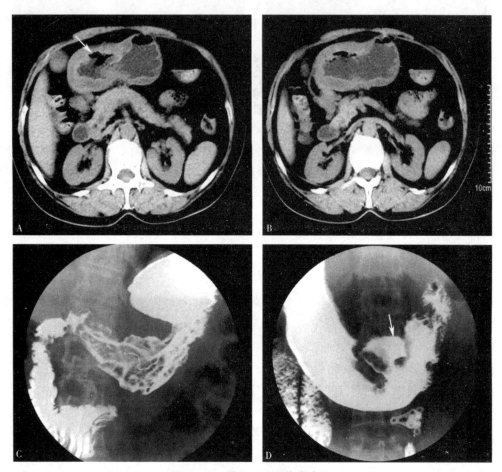

图 5－62　胃淋巴瘤影像学表现

注　同一患者:A 和 B 为 CT 平扫;C 和 D 为 X 线钡餐造影。A.胃前壁溃疡(↑);B.胃壁弥漫增厚,程度重,但壁柔软,浆膜外脂肪清晰;C.胃体、胃窦部黏膜皱襞粗大、紊乱,胃腔狭窄;D.俯卧位胃体小弯侧轮廓内较大不规则龛影(↑)。

1.临床与病理

GIST 可单发或多发,直径大小不等,多数较大,呈膨胀性向腔内外生长,以腔外生长多见,质地坚韧,境界清楚,表面可呈分叶状,瘤体较大时中心多发生坏死,并可有出血及囊性变,肿瘤表面易形成溃疡而与消化道穿通。大体病理可分为黏膜下型、肌壁间型和浆膜下型等。镜下主要由梭形细胞构成,有时单独由上皮细胞构成或由两种细胞混合而成。CD117 免疫组织化学阳性是与胃肠道其他间叶起源肿瘤的主要鉴别点。GIST 应视为具有恶性潜能的肿瘤,肿瘤危险程度与肿瘤大小和核分裂数相关。有无转移、是否浸润周围组织是判断良、恶性的重要指标。恶性者多经血行转移,淋巴转移极少。

临床表现缺乏特异性,症状不明显或表现为不明原因的腹部不适、隐痛及包块,也可发生肿瘤引起的消化道出血或贫血。

2.影像学表现(图5-63)

(1)X线表现:胃间质瘤钡餐检查时显示黏膜下肿瘤的特点,即黏膜展平、破坏,局部胃壁柔软,钡剂通过顺畅(图5-63A)。如有溃疡或窦道形成,可表现为钡剂外溢至胃轮廓外。向腔外生长且肿瘤较大时,显示周围肠管受压。胃肠道造影检查难以显示肿瘤的全貌以及评价肿瘤的良、恶性。

(2)CT表现:肿瘤可发生于胃的各个部位,但以胃体部大弯侧最多,其次为胃窦部。肿瘤呈软组织密度,圆形或类圆形,少数呈不规则或分叶状,向腔内、腔外或同时向腔内外突出生长(图5-63B)。GIST多起源于肌层,可见完整、光滑、连续的黏膜皱襞跨过肿瘤表面,形成“桥样皱襞”典型征象。肿瘤表面可有溃疡形成,由于被覆黏膜的保护,GIST溃疡的形成机制为由内而外形成,形态多为窄口宽基底,呈烧瓶状或裂隙状。病灶较大时,密度多不均匀,可出现坏死、囊变及陈旧出血形成的低密度灶,中心多见。CT增强扫描时实性成分多呈中等或明显强化,坏死囊变区域无强化,有时实性区域可见索条状细小血管影。恶性者,直径多大于5cm,形态欠规则,可呈分叶状,密度不均匀,与周围结构分界不清,有时可见邻近结构受侵及肝等实质脏器转移表现,但淋巴结转移少见。

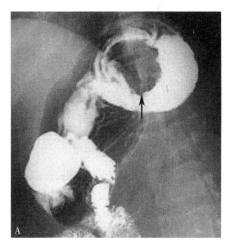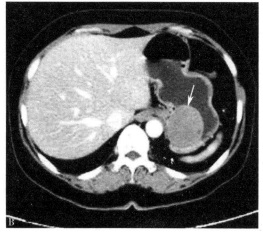

图5-63　胃间质瘤影像学表现

注　同一患者:A为侧卧左前斜位摄片,显示胃及十二指肠球部气钡双重充盈相,可见胃底部巨大充盈缺损(↑),表面尚光滑;B为CT增强扫描静脉期横断位图像,显示贲门水平胃底部类圆形软组织肿块(↑),均匀强化,表面光滑,肿瘤大部分位于胃腔内。

(3)MRI表现:与CT相似,MRI对肿块的坏死、囊变、出血,邻近结构的侵犯范围,肝等脏器的转移显示优于CT。

3.诊断与鉴别诊断

CT和MRI检查是检出和诊断胃间质瘤的主要方法。胃壁黏膜下软组织肿块有外生性倾向,多数较大,密度或信号不均,临床很少引起幽门梗阻症状,常提示为胃间质瘤,但确诊需经病理免疫组织化学检查,KIT蛋白(CD117)阳性表达是其确诊的指标。

鉴别诊断包括胃的其他间叶性肿瘤,如平滑肌瘤、神经鞘瘤、血管球瘤及异位胰腺等,上述病变影像学表现与胃间质瘤可相似,但发生率却较低,病理免疫组织化学检查明显不同。胃淋巴瘤呈息肉样肿块时多突入腔内,黏膜下弥漫浸润致胃壁广泛增厚,常伴有其他部位淋巴结肿大。胃癌主要向胃腔内生长,X线造影显示黏膜破坏、恶性溃疡征象,胃壁僵硬;CT和MRI显示胃腔肿块呈菜花状,邻近胃壁常受侵而呈增厚、胃腔变窄和幽门梗阻等表现。

三、肠道病变

(一)十二指肠溃疡

十二指肠溃疡为常见病,较胃溃疡更为多见。最好发于十二指肠球部,其次为十二指肠降部,其他部位则甚为少见。多于青壮年发病。

1.临床与病理

十二指肠溃疡多发生在球部后壁或前壁,常呈圆形或椭圆形,直径多为4~12mm,溃疡周围有炎性浸润、水肿及纤维组织增生。溃疡可多发,呈2~3个小溃疡,分布于前壁或后壁,也可毗邻在一起。前、后壁同时发生相对应位置的溃疡称为对吻溃疡,若与胃溃疡同时存在,称为复合溃疡。十二指肠溃疡愈合时,溃疡变浅、变小。若原溃疡浅小,黏膜可恢复正常;若原溃疡较深大,则可遗留瘢痕,肠壁增厚或球部变形。溃疡易于复发,可以在原部位,也可在新的部位发生。

临床症状多为慢性周期性节律性上腹痛,多在两餐之间,进食后可缓解,可伴有反酸、嗳气,当有并发症时可呕吐咖啡样物,有黑便、梗阻、穿孔等相应的临床表现。

2.影像学表现

X线表现:有直接征象和间接征象。

(1)直接征象。

1)龛影:切线位一般为锥状或乳头状改变,正面观可显示为类圆形或米粒状钡斑,边缘大多光滑,周围有一圈透明带,或有放射状黏膜皱襞纠集。单发或多发。

2)球部变形:球部因痉挛和瘢痕收缩而变形,是球部溃疡常见而重要的征象,常为球部一侧壁的切迹样凹陷,以大弯侧多见;也可为山字形、三叶形或葫芦形等畸变(图5-64)。若球部变形不合并球部固定的压痛,多提示慢性或愈合性溃疡。

(2)间接征象:①激惹征;②幽门痉挛;③胃分泌液增多;④球部固定压痛;⑤常伴有胃炎的一些表现及胃黏膜皱襞的增粗、迂曲。

3.诊断与鉴别诊断

依据龛影与球部变形,诊断十二指肠溃疡并不困难。与活动性溃疡不易鉴别的为仅有球部变形的愈合性溃疡,后者无龛影形成,如有点状钡斑也多因瘢痕形成的浅凹陷引起,但若显示纠集的黏膜相互交叉、聚拢,结合临床症状消失等可鉴别。十二指肠炎可有球部的痉挛与激惹征,但无龛影及变形。十二指肠球部较大溃疡者还需与恶性肿瘤鉴别,前者无黏膜中断破坏,也无向腔外蔓延的软组织肿块形成。

(二)十二指肠憩室

十二指肠憩室为肠壁局部向外膨出的囊袋状病变,比较常见。多发生在十二指肠降部的内后壁,尤其是壶腹周围,其次为十二指肠空肠曲交界处,可单发或多发,多见于中老年人群。

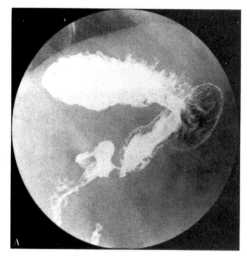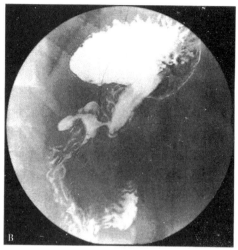

图 5-64 十二指肠球部溃疡 X 线表现

注 十二指肠球部呈三叶状变形,中心黏膜皱襞纠集,龛影不明显。

1.临床与病理

十二指肠憩室是黏膜、黏膜下层通过肠壁肌层薄弱处向肠腔外突出而形成的囊袋状结构。少数可并发憩室炎症。临床上多无明显症状,常在上消化道造影中偶然发现,憩室并发炎症时,可有上腹疼痛等症状。位于十二指肠乳头区的憩室,可压迫胰胆管,造成梗阻性黄疸等临床表现。

2.影像学表现

(1)X线表现:X线造影时仰卧或右前斜位可较好地显示十二指肠环,从而容易发现憩室。憩室通常呈圆形或卵圆形囊袋状影突出于肠腔之外,边缘光滑整齐,大小不一,也可见一窄颈与肠腔相连。加压时,可见正常黏膜位于憩室内并与肠壁黏膜相连(图 5-65)。

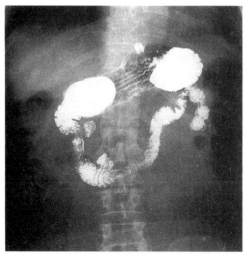

图 5-65 十二指肠降部憩室 X 线表现

注 十二指肠降部可见类圆形囊袋状影向肠管外突出,并有细颈与肠管相通,可见黏膜皱襞深入其中。

(2)CT表现：十二指肠壁外类圆形或类椭圆形囊袋状影，憩室内密度根据内容物的不同表现各异，可见含气—液平的囊袋影或含气、含液囊袋影；若主要为气体和食物残渣混杂，可呈类蜂窝状囊袋影；口服对比剂后多可见憩室囊腔内高密度。CT增强扫描示大部分憩室壁强化，与十二指肠壁强化接近。

（三）十二指肠癌

十二指肠癌病因至今不明。十二指肠癌最常发生于十二指肠降部和水平部，其中多在乳头周围，升部发生者少见，球部则罕见。

1.临床与病理

一般将原发性十二指肠癌分为肿块型、溃疡型与浸润型。临床表现隐匿，无特异性，早期可无任何症状，也可有腹痛、上腹不适等一般症状。随肿瘤发展可有腹痛加重、呕吐、出血、体重减轻，也可有黄疸、便血等。

2.影像学表现

(1)X线表现：上消化道造影或十二指肠低张造影可有如下特征。①以溃疡为主的不规则龛影或钡斑，周围隆起伴充盈缺损；②以多发息肉为主的多发不规则息肉样充盈缺损，伴有肠腔变窄；③浸润型表现为局限性环状狭窄，肠壁僵硬、扩张受限及狭窄近端的十二指肠扩张或伴有胃扩张与潴留，同时伴有黏膜皱襞消失、破坏、中断等表现（图5-66）。

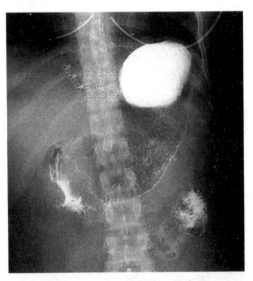

图5-66　十二指肠癌X线表现

注　钡餐造影，十二指肠降段偏侧性狭窄，肠壁僵硬，黏膜破坏，并可见结节状充盈缺损。

(2)CT表现：CT可显示癌肿所造成的肠腔内息肉样肿块、肠壁不规则浸润性增厚及肠腔狭窄，但CT的重要作用在于了解肿瘤向腔外浸润及转移的情况。

3.诊断与鉴别诊断

十二指肠癌发病率相对较低。根据十二指肠低张造影显示不规则的溃疡、息肉状或分叶状肿块，以及边界锐利的环形或偏心狭窄、肠管扩张受限等，可作为诊断本病的主要依据。本病虽具以上特点，仍需与类似的良性肿瘤及十二指肠的巨大良性溃疡鉴别。值得重视的是，还应与胰腺癌、胆管癌对十二指肠的蔓延浸润相鉴别,除密切结合临床表现外,借助超声、CT 检查的优势,并行 ERCP 与内镜活检十分必要。

(四)肠系膜上动脉压迫综合征

正常情况下,肠系膜上动脉在第一腰椎平面由腹主动脉分出后,向前进入肠系膜根部并向下斜行,这两支动脉的夹角一般不超过 45°。十二指肠水平部于第 3 腰椎水平在腹主动脉与肠系膜上动脉之间通过。若肠系膜上动脉开口过低,小肠系膜与后腹壁固定过紧,或系膜松弛、内脏下垂,使前述夹角明显变小,则压迫十二指肠水平部,引起慢性十二指肠淤积。

1.临床与病理

本病并不少见,常见于瘦长体型或体弱者,女性多于男性。一般病程较长,症状轻重不等,可有食后腹痛、腹胀、恶心、呕吐等,部分患者取俯卧位或左侧卧位时可缓解。

2.影像学表现

(1)X 线表现:X 线造影检查可见不同程度的十二指肠梗阻表现,十二指肠肠腔扩张、蠕动亢进且逆蠕动频繁,另一特征性表现为十二指肠水平部笔杆样压迹,即与肠系膜动脉走行一致的局限、光滑、整齐的纵行压迹,状如笔杆,黏膜皱襞可变平(图 5-67)。

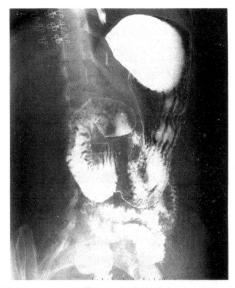

图 5-67 肠系膜上动脉压迫综合征 X 线表现

(2)CT 表现:十二指肠内充盈对比剂后,CT 扫描可直接显示肠系膜上动脉对十二指肠的压迫,可提示该诊断,同时需要与其他非血管因素如粘连带压迫引起的梗阻鉴别。CT 血管成像可显示腹主动脉、肠系膜上动脉和十二指肠水平间的关系,观察十二指肠受压部位,测量腹主动脉和肠系膜上动脉间的距离和夹角。

3.诊断与鉴别诊断

依据十二指肠近端扩张与水平部笔杆样压迹存在,诊断本病并不困难。需要与十二指肠功能失调或动力障碍等鉴别。此外,也需与器质性病变如肿瘤、结核等因素引起的十二指肠梗阻鉴别。

(五)克罗恩病

克罗恩病是一种发病原因不明的非特异性干酪样肉芽肿性炎症性病变,好发于青壮年,可发生于消化道的任何部位,但是以小肠及结肠最为常见,尤其是回肠末端。

1.临床与病理

(1)病理:肠壁的纵行溃疡,呈节段性或跳跃性分布。

(2)临床表现:发病早期症状不明显,随着病情的进展,部分患者出现类似阑尾炎的症状,如腹痛、发热、腹泻、体重下降等,部分患者可出现恶心、呕吐,但脓血便少见,当溃疡穿透肠壁或肠内瘘形成时,可导致肠管粘连、狭窄,严重者出现腹腔脓肿、肠梗阻。本病缓解期与活动期交替,治愈后有复发倾向。

2.影像学表现

(1)X线表现。

1)X线钡餐小肠造影可显示本病特点。发病早期,黏膜钡剂涂布不良,黏膜面可见多发小点状溃疡面形成。

2)随着病情进展,肠管上可出现呈节段性或跳跃性分布、深浅不一、沿肠管纵轴分布的纵行溃疡,多位于肠系膜附着侧,也可合并横行溃疡。

3)肠管因水肿、纤维组织增生,管壁增厚、僵硬(图 5-68),管腔不同程度狭窄,钡剂充盈时呈现长短不一、宽窄不一的"线样征"。

4)肠管因黏膜水肿,炎症细胞浸润,黏膜表面可见纵横交错的裂隙状溃疡及结节状突起,钡剂充盈时可见结节状充盈缺损影,呈鹅卵石状,称为"鹅卵石征"。

5)病变肠管因溃疡导致管壁僵硬、凹陷,病变对侧肠管呈外膨性改变,呈一个或多个假憩室样变形。

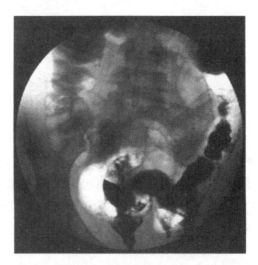

图 5-68 横结肠、降结肠结肠袋结构消失,管壁僵硬

(2)CT表现。

1)主要 CT 表现为管壁的增厚,可以是局限性或弥散性,周围黏膜及浆膜呈炎性改变。

2)活动期 CT 增强扫描可见管腔狭窄,肠壁增厚且分层,黏膜层明显强化;静止期时,黏膜层无强化,肠壁呈分层强化或均匀强化(图5-69)。

3)周围肠系膜脂肪间隙增厚时,肠间距可扩大,伴发炎症时,肠系膜密度增高。

4)部分患者出现肠系膜淋巴结的肿大,一般大于3mm。

5)肠系膜血管增多、增粗、迂曲,导致肠管的直小动脉被拉长,间距增宽,呈梳齿状排列,称为"梳样征",是表明克罗恩病处于活动期的重要征象。

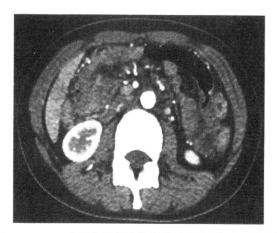

图5-69 CT增强扫描见降结肠管腔变窄,管壁可见强化

3.诊断与鉴别诊断

克罗恩病诊断要点为节段性或跳跃性分布的纵行溃疡,好发于回肠末端,肠管狭窄,"鹅卵石征""梳样征"为其代表性特征。本病最易与肠结核相混淆,可通过以下鉴别:①发病部位的不同,肠结核最易累及回盲部,且本病呈连续性分布而不是节段性分布;②肠结核多继发于肺结核;③肠结核为环形溃疡,克罗恩病为纵行溃疡;④肠结核管壁为对称性增厚,管腔环形狭窄,克罗恩病管壁增厚为非对称性,多为系膜侧管壁增厚,对侧肠管可见假憩室样改变。

(六)肠结核

肠结核是肠道受结核杆菌侵犯引起的慢性特异性感染,多为继发性,大多继发于肺结核,通过血源性、肠源性或邻近的器官蔓延而来。实验室检查多数可发现结核菌素试验阳性,红细胞沉降率加快。病变组织病理检查可找到结核杆菌,抗结核治疗有效。

1.临床与病理

(1)病理:主要为肠壁或肠系膜淋巴结可见干酪样坏死性肉芽肿,部分肉芽肿可融合。依据大体病理分为:①溃疡型,回肠末端好发,肠壁淋巴组织充血、水肿、渗出,进而干酪样坏死,形成溃疡,溃疡可深达肌层至浆膜层,在病变修复过程中,大量纤维组织增生和瘢痕形成可导致肠管狭窄和变形;②增殖型,病变多局限在回盲部,有大量肉芽组织及纤维组织增生,使局部肠壁增厚、僵硬,肠腔狭窄,黏膜局部隆起,形成结节样或息肉样肿块突入肠腔内;③混合型,兼有上述两种病变者,在临床上较为多见。

(2)临床表现:以青壮年患者多见,好发于回盲部及回肠末端。临床表现无特异性,起病多较缓慢,常见的症状有腹泻、腹痛、便秘、发热、盗汗、体重减轻、右下腹扪及包块等。

2.影像学表现

(1)X线表现。

1)X线平片：一般不用于诊断肠结核。

2)胃肠双对比剂造影或钡剂灌肠：是回盲部肠结核病变检查常用方法。①溃疡型肠结核：此型较多见，常为多发。溃疡多较表浅，黏膜皱襞紊乱，肠管痉挛收缩，肠管刺激性增高。当钡餐检查时，钡剂到达病变所在部位时不能停留而迅速通过至远端肠管，如同跳跃状，造成回肠末端、盲肠及部分升结肠不充盈或细线状充盈，而周围肠管充盈良好，即"跳跃征"。该激惹征象可随着治疗好转而消失，此为溃疡型肠结核的典型表现。当干酪样坏死物质破溃形成小溃疡时，在充盈像可见多发小针刺状或小结节样的龛影突出肠腔外。在后期病变修复过程中，大量纤维组织增生和瘢痕形成造成管壁增厚，管腔狭窄、变形。②增殖型肠结核：主要以肠管狭窄为主。黏膜上可见息肉样增生，X线表现为不规则的充盈缺损影，结肠壁增厚，肠管不规则变形、狭窄，近段肠管扩张，结肠袋消失，黏膜增粗、紊乱，升结肠短缩、僵直，该型较少有龛影及激惹征出现。若出现肠梗阻征象时该检查慎用，因黏稠钡剂会造成不完全肠梗阻演变为完全性肠梗阻。

肠结核另一重要的特征为连续性病变，与周围正常肠管分界不清。此外，肠结核易累及周围肠管及系膜，造成盲肠变形，位置上移，回盲瓣常受累。

（2）CT表现（图5-70）。

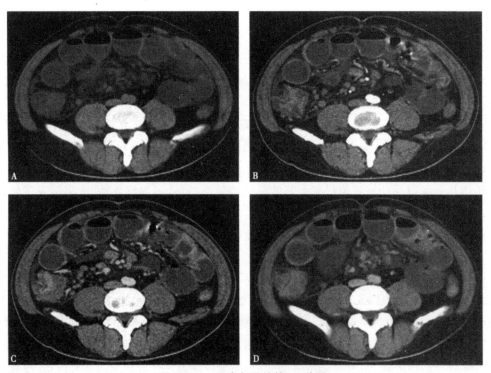

图5-70 回盲部肠结核CT表现

注 A.CT平扫显示回盲部、近段升结肠管壁明显增厚，回肠末端管腔缩窄，近段肠管管腔扩张、积液，可见气—液平面影；B.CT增强扫描显示动脉期管壁不均匀明显强化，浆膜面毛糙，周围可见多发索条影，肠系膜可见多发肿大淋巴结影；C、D.门脉期及延迟期可见病灶持续强化。

1)CT平扫：病变以回盲部为中心，受累范围较广，肠壁轻度增厚，管腔狭窄、变形，肠管短缩,增生型肠结核可见肠腔内肿块影。

2)CT增强扫描:在口服对比剂增强检查时,可见回盲部充盈不良,盲肠及升结肠呈细线样充盈,而周围的升结肠和小肠充盈良好,类似钡剂检查的跳跃征。

3.诊断与鉴别诊断

(1)回盲部克罗恩病:病变节段性(非连续性)分布,界线清楚,裂隙性溃疡即纵行溃疡多见。多位于肠腔一侧,黏膜增粗,呈铺路石征,肠瘘及窦道多见,抗结核治疗无效。肠结核多为表浅溃疡,且多在与肠管长轴垂直方向分布,病变多连续,累及范围较广。

(2)溃疡性结肠炎:两者鉴别较困难,溃疡性结肠炎以脓血便为主,肠结核中该症状较少见。前者以左侧结肠受侵多见,后者多以右侧结肠及回盲部多见。溃疡性结肠炎弥漫锯齿状细小龛影多见,而后者龛影多较局限。前者形成假性息肉,形状不规则,肠管狭窄呈细管状,无结肠袋,后者炎性肉芽肿局限且较光滑,肠管短缩、变形。

(3)结肠癌:应与回盲部增殖型结核相鉴别,结肠癌表现为充盈缺损影,移行段较短,呈蕈伞状、息肉状,形态欠规整。肠结核病变区移行段较长,与正常肠管界限不清。肠结核会引起盲肠及回肠上移,而结肠癌不具有该征象。

(4)原发性结直肠淋巴瘤:分为肿块型、息肉型和溃疡型。T细胞结直肠淋巴瘤病变多呈溃疡型,B细胞结直肠淋巴瘤病变多呈肿块型或息肉型。超声内镜在诊断原发性结直肠淋巴瘤方面较有优势,可发现肠壁增厚、肠壁层次结构消失和弥散性低回声。

(七)结直肠癌

结直肠癌是发病率仅次于胃癌、食管癌的消化道常见恶性肿瘤之一,是由肠道黏膜上皮发生的恶性肿瘤,病因尚不明确,与高脂低纤维饮食、遗传、结肠腺瘤、息肉病、溃疡性结肠炎等有密切关系。

1.临床与病理

(1)病理:在组织病理学上分型为腺癌、黏液癌、胶样癌、乳头状腺癌、类癌、腺鳞癌等,大多数以腺癌多见。分化较好的腺癌细胞多呈腺管状或高柱状;分化差、低分化腺癌细胞多矮柱状或不定形,呈小巢状或条索状排列;黏液癌细胞内含有大量黏液,将细胞核推于细胞一侧周边,称为"印戒征"。肿瘤的大体分型为:①增生型,肿块向肠腔内生长,呈结节状或息肉状,肠壁增厚,盲肠好发;②浸润型,肿瘤沿肠壁浸润,造成肠壁僵硬,外形不规则,引起肠腔狭窄及肠梗阻,好发左侧结肠;③溃疡型,肿瘤向肠壁深层生长并向周围浸润,是结肠癌常见类型;④黏液型,肿瘤切面呈清白色胶冻样,产生大量黏液,多见于直肠。

(2)临床表现:好发部位依次为直肠、乙状结肠、升结肠、盲肠等。发病年龄在40岁以上,以中老年男性多见。早期症状不明显,随着肿瘤增大,会出现排便习惯及粪便性状的改变,右侧结肠癌以贫血和腹部肿块为主,左侧结肠癌以便血、腹泻、腹泻与便秘交替等为主。直肠癌会有便频、便血、里急后重感。

2.影像学表现

(1)X线表现(图5-71)。

1)X线平片:一般不用于诊断结直肠癌。

2)X线钡餐灌肠:通过将稀释的钡剂从肛门灌入,使直肠、全部结肠、盲肠显影,可以清楚地显示下消化道的构造及黏膜。

3)气钡双重造影:气钡双重造影对发现早期病变有重要价值,且敏感性高、并发症发生率低,在临床诊断中处于重要地位。

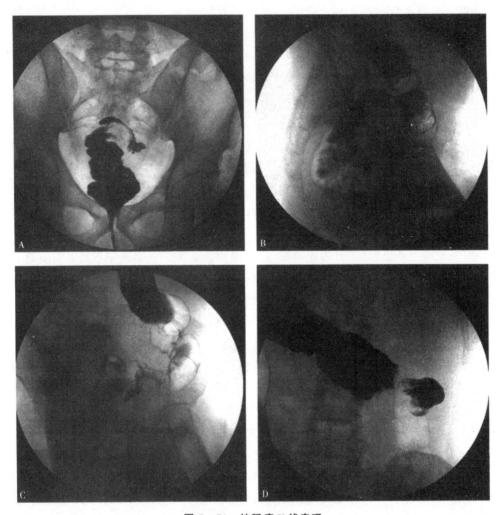

图 5－71　结肠癌 X 线表现

注　A、B、C、D 为同一患者 X 线钡剂灌肠结果,显示直肠乙状结肠移行处可见充盈缺损影,局部黏膜皱襞破坏、消失,管腔变窄,管壁增厚,造影剂通过受阻。

早期小结肠癌:是指癌组织未超过黏膜下层,直径＜2cm,表现为突入囊腔的类圆形充盈缺损影,外形光整,蠕动正常。

进展期结肠癌:癌组织已侵及肠壁肌层并向其深层生长。可表现为增生型、浸润型、溃疡型。①增生型:病灶向肠腔内隆起,呈菜花状,形成不规则的充盈缺损影,且体积较大,表面可见小的溃疡及糜烂,黏膜皱襞破坏中断。肿瘤侵及肠壁致管壁增厚、僵硬,肠壁变形,结肠袋消失。当肿瘤较大时,透视下可见钡剂通过受阻,触诊可发现病变区有肿块。②浸润型:癌组织突破黏膜下层向其深层浸润性生长,造成病变处肠管狭窄,管壁僵硬,外形不规则,黏膜破坏中断,病变范围较清晰。若病变仅累及肠管的一部分,可造成一侧肠管狭窄,若病变累及肠壁一周,则形成向心性狭窄。此型常伴有不同程度的梗阻征象。透视下可见钡剂通过受阻。③溃疡型:肿块形成明显的溃疡,X 线上为肠腔内充盈缺损表面出现较大龛影,呈星芒状、锯齿状、边界不整,形态不规则,周围可见环堤,局部管壁僵硬,黏膜皱襞破坏消失,结肠袋消失。

(2)CT 表现(图 5 - 72、图 5 - 73)。

1)CT 平扫:管腔内可见分叶状肿块影,管壁增厚,与周围组织分界欠清,局部可见小龛影或低密度影。

2)CT 增强扫描:管壁及肿块明显强化。溃疡型结肠癌时可见"火山口"改变。癌组织浸润性生长时可造成肠管狭窄,浆膜面毛糙。

CT 检查对结肠癌早期病变、分期、周围组织受累情况、有无淋巴结转移及远处转移有重要的价值。

3)功能成像:MSCT 灌注成像成为近年研究的热点之一,它是一种功能成像技术,指注射对比剂后对选定层面进行动态扫描,获得该层面内每一个像素的时间—密度曲线,得到组织血流动力学信息,从而评估器官组织的血液灌注。

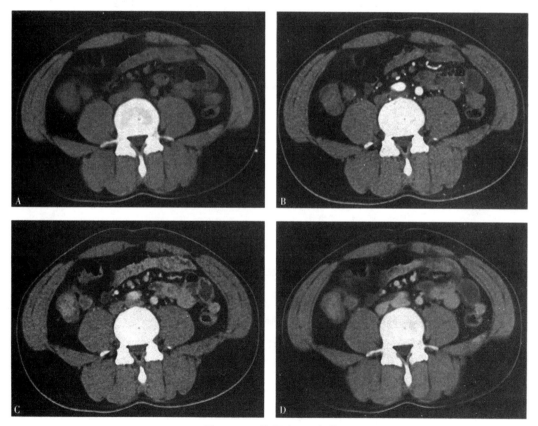

图 5 - 72 结肠癌 CT 表现

注 A.CT 平扫显示结肠肝区肠腔内不规则软组织肿块影,管壁增厚,管腔狭窄;B.CT 增强扫描动脉期可见软组织肿块明显不均匀强化,浆膜面毛糙,周围可见多发肿大淋巴结影;C、D.门脉期及延迟期软组织肿块仍可见强化。

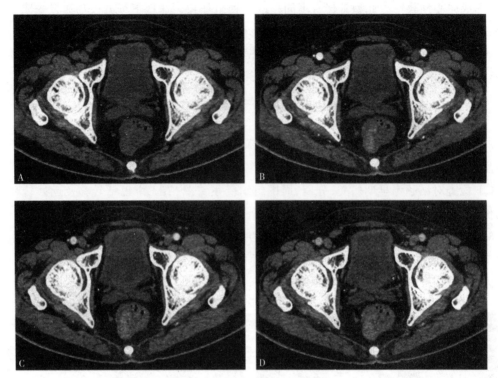

图 5 − 73　直肠癌 CT 表现

注　A.CT 平扫显示直肠中下段肠腔内不规则软组织肿块影,管壁明显增厚,管腔狭窄;B.CT 增强扫描显示动脉期软组织肿块明显不均匀强化;C、D.门脉期及延迟期可见肿块持续强化。

（3）MRI 表现。

1）MRI 平扫:结直肠癌 T_1WI 呈中等信号,T_2WI 呈等或高信号,脂肪抑制序列呈高信号。病变边界欠清,除管壁弥漫增厚型外,病灶往往与肠壁呈广基相连,表面不光整,呈菜花状外观,容易侵犯肌层、浆膜层,信号往往欠均匀。结肠癌特别是直肠、乙状结肠癌和结肠肝曲癌容易突破浆膜层后侵犯周围邻近脏器,表现为与邻近脏器正常分界消失、界限不清,周围脂肪间隙内可见异常信号灶,且与原发肿瘤信号相一致。

2）MRI 增强扫描:与 CT 增强表现类似,增强扫描呈明显强化。晚期会有周围脏器受累,局部或远处淋巴结转移,远隔器官转移,以肝、肺、骨多见。

3）MRI 功能成像:①磁共振结肠成像（MRC）,通过摄取对比剂增加肠道的信号对比,得到了临床认可;②扩散加权成像,通常用表观扩散系数来描述活体组织水分子的扩散情况。

3.诊断与鉴别诊断

（1）增生型结肠癌与结肠良性肿瘤及息肉相鉴别:后者外形较光滑整齐,黏膜规整,肠管蠕动正常。

（2）与结核性病变相鉴别:增殖型的回盲部结核常为末端回肠与盲肠同时受累,盲肠挛缩向上。

（3）与阿米巴性结肠炎相鉴别:有阿米巴感染史,阿米巴肉芽肿与正常的结肠分界不清,为渐变性改变。

(4)与其他部位的恶性肿瘤侵及或转移至结肠相鉴别:如胃癌蔓延至横结肠,胰腺癌侵及横结肠,卵巢癌、子宫癌、前列腺癌、肾癌侵及邻近的肠道,肺癌血行转移至结肠等,结合病史及临床资料可以鉴别出结肠肿物为原发灶还是继发而来。

(八)结肠腺瘤

结肠腺瘤是大肠的常见病变,也是结肠癌主要的癌前病变,多发生于直肠或乙状结肠。最常见的发生人群为40岁以上的中老年人。

1.临床与病理

(1)病理:根据腺瘤的外观形态将其分为3种类型:隆起型、扁平型、凹陷型,隆起型又分为有蒂和无蒂两类。根据腺瘤病理类型的不同,可将其分为管状腺瘤、绒毛状腺瘤、管状绒毛状腺瘤和锯齿状腺瘤,其中,管状腺瘤最为常见,绒毛状腺瘤癌变率最高。

(2)临床表现:腺瘤较小时患者可无任何症状及体征,腺瘤较大时,部分患者会出现腹泻、便血、肠套叠及肠梗阻等症状。

2.影像学表现

(1)X线表现。

1)隆起型:结肠腔内充盈缺损影,边缘规整,黏膜规则,蠕动正常,部分肿块也可合并溃疡,肿块较大时可使钡剂通过困难,病变区可触及肿块,严重者可引起肠梗阻。

2)扁平型:病变导致肠管偏心性狭窄,轮廓较规整,黏膜规则,肠管蠕动正常,若肿块较大,也能引起肠梗阻。

3)凹陷型:肠腔内龛影,形态较为规则,边界规整,龛影周围可伴有不同程度的充盈缺损与狭窄。

(2)CT表现:可以发现结肠内较小的病灶,评价周围淋巴结,也可以对梗阻部位及梗阻的近端肠管进行评价。结肠腺瘤根据不同的类型表现不同,隆起型腺瘤在病灶较小时就可发现,最易引起肠梗阻;扁平型腺瘤发现相对不易;凹陷型腺瘤可见壁内龛影。但不同类型腺瘤形态较为规则,CT增强扫描可见明显强化。

3.诊断与鉴别诊断

(1)结肠息肉:结肠黏膜表面的局限性隆起,X线钡餐检查表现为结肠腔内的充盈缺损,圆形或长条形,边界锐利清晰。单纯X线两者鉴别较为困难,结肠镜可将两者进行鉴别。

(2)肠结核:多继发于肺结核,好发部位为回盲部及结肠末端,有腹痛、腹泻、午后低热、盗汗等症状,X线可见黏膜破坏、龛影及息肉状充盈缺损,结肠袋结构消失,以上几点及结肠镜检查有助于两者之间的鉴别。

(3)结肠癌:结肠癌充盈缺损影不规则,黏膜皱襞中断、破坏,管壁僵硬,蠕动消失,结肠袋结构消失,而结肠腺瘤充盈缺损影光滑、整齐,黏膜规则,蠕动正常。

(郭丽丽)

第五节　肝、胆囊、胰腺、脾病变

一、肝脏疾病

(一)肝硬化

1.临床与病理

(1)病因、病理:肝硬化是以肝组织弥散性纤维化、假小叶和再生结节形成为特征的慢性肝病。常见病因有病毒性肝炎、酒精中毒,其他病因有药物中毒、胆汁淤积、慢性心功能不全、寄生虫感染等。

在各种病因的作用下,肝细胞出现广泛的变性、坏死、纤维组织增生和肝细胞结节性再生,最终肝小叶结构和血液循环途径被改建,肝逐渐变形、变硬、体积缩小而发展为肝硬化。病理学按病变形态不同可分为小结节性肝硬化,结节直径<1cm;大结节性肝硬化,结节直径1~3cm;混合性肝硬化,大小结节共存。中、晚期可引起门静脉高压、脾大、侧支循环建立及腹水等改变。

(2)临床表现:早期可无明显症状,中、晚期出现不同程度的腹胀、消化不良、消瘦、贫血、黄疸、腹水、脾大和腹壁静脉怒张等门静脉高压表现。实验室检查显示血清转氨酶升高,白蛋白/球蛋白比例倒置。

2.影像学表现

(1)X线表现:钡餐造影可见胃底、食管静脉曲张。血管造影可见肝动脉分支减少、扭曲,脾静脉与门静脉扩张。

(2)CT表现:CT扫描能充分反映肝硬化的大体病理形态改变。

1)CT平扫。①肝大小的改变:中、晚期肝硬化可出现肝叶增大和萎缩,也可为全肝萎缩。常见尾状叶、左叶外侧段增大,右叶、左叶内侧段萎缩,致肝脏各叶大小比例失调。②肝形态轮廓的改变:结节再生和纤维化收缩,致肝表面凹凸不平,部分肝段正常形态消失(图5-74A)。③肝密度改变:肝脂肪变性、纤维化可引起肝弥散性或不均匀性密度降低,较大而多发的再生结节表现为散在的略高密度结节影。④肝门、肝裂增宽,胆囊移位。⑤继发改变:脾大、腹水、门静脉扩张、侧支循环形成以及脾门、胃底、食管下段及腰旁静脉血管增粗、扭曲。

2)CT增强扫描:再生结节强化方式与肝实质相同,呈均匀强化。出现门静脉扩张及侧支循环形成等表现可更加明确诊断(图5-74B、C)。若合并门静脉主干或分支血栓形成,则门静脉周围出现大量迂曲、增粗的侧支静脉,增强扫描于门静脉主干及左右主支周围出现大量扭曲、扩张的静脉血管丛,称为门静脉海绵样变。

(3)MRI表现:MRI在显示肝脏大小与形态轮廓改变、肝门增宽、肝裂增宽、胆囊移位、脾肿大、腹水与门静脉扩张等方面与CT相同。

1)MRI平扫:肝再生结节T_1WI一般呈等信号,T_2WI呈低信号,当结节信号发生改变时,应注意癌变可能。T_2WI中肝硬化变细的血管和炎性纤维组织增生表现为肝实质结构紊乱,并可见高信号的细小网状结构(图5-74D)。

2)MRI增强扫描:应用Gd-DTPA增强扫描,肝再生结节无明显强化。静脉注射超顺磁性氧化铁(SPIO)后进行对比,硬化结节因含有库普弗细胞,可吞噬SPIO,信号进一步降低。

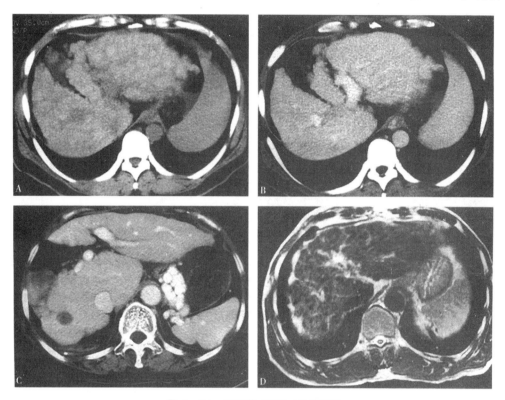

图5-74 肝硬化CT及MRI表现

注 A.CT平扫示肝内大小不等的结节,肝表面凹凸不平,肝裂增宽,脾大;B.CT增强扫描示肝均匀强化,门静脉扩张;C.另一例肝硬化,CT增强扫描示胃底静脉明显迂曲、扩张;D.肝硬化MRI T_2WI示肝脏变形,肝实质内可见混乱的细小网格结构与低信号再生结节。

3.诊断与鉴别诊断

根据中、晚期肝硬化典型的肝脏大小、形态、轮廓及密度与信号异常,以及脾大、门静脉高压改变等影像学表现,可以作出诊断。30%~50%的肝硬化合并肝癌,诊断中应注意肝硬化再生结节与早期原发性肝癌的鉴别。前者多期增强扫描动脉期无强化,MRI T_2WI为低信号;后者动脉期明显强化,门静脉期强化程度降低,呈快进快出征象,MRI T_2WI为稍高信号。

(二)脂肪肝

1.临床与病理

(1)病因、病理:正常肝脂肪含量低于5%,超过5%则可致脂肪肝。脂肪肝的常见病因有肥胖、糖尿病、肝硬化、酗酒、库欣综合征、肝炎、激素治疗等。上述病因诱发三酰甘油和脂肪酸等脂类物质在肝内聚积、浸润,从而导致肝细胞脂肪变性。根据肝脂肪浸润的分布范围,分为弥散性脂肪肝和局灶性脂肪肝;根据脂肪含量占肝总量的比重分为轻度脂肪肝、中度脂肪肝和重度脂肪肝。大体病理可见肝大、颜色变黄、油腻感,肝脂肪含量升高。

（2）临床表现：各有不同，轻度脂肪肝多在体检时偶然发现；中、重度脂肪肝有食欲缺乏、疲倦、乏力、恶心、呕吐及体重减轻和肝区或右上腹隐痛等慢性肝炎表现；或在原发病的基础上出现肝大与高脂血症。

2.影像学表现

（1）CT表现。

1）CT平扫：显示肝密度降低，肝CT值低于脾CT值；弥散性脂肪肝表现为全肝密度降低；局灶性脂肪肝表现为肝叶、肝段或亚段局部密度降低。肝密度显著降低时，肝内血管呈相对高密度而显示清晰，其走向、排列、大小、分支正常，无受压移位和被侵犯征象（图5-75）。弥散性脂肪肝内存在的正常肝组织称肝岛，表现为圆形或条形相对高密度。

2）CT增强扫描：均匀强化，动态增强模式与正常肝相同；强化程度低于脾；强化的血管在脂肪浸润的肝实质内显示特别清晰（图5-75）。肝岛表现为与脂肪浸润区同步均匀强化。

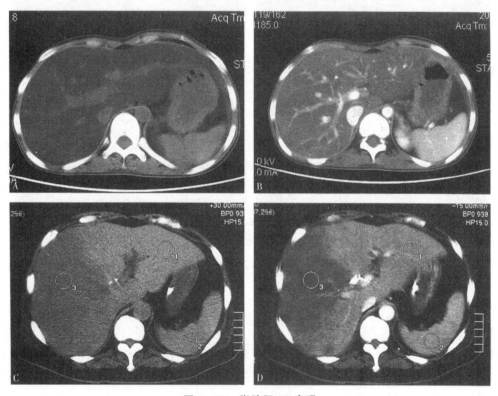

图5-75 脂肪肝CT表现

注　A.弥散性脂肪肝，CT平扫示肝密度明显降低，肝内血管显示更高密度；B.弥散性脂肪肝，CT增强扫描示肝均匀强化，但强化程度低；C.局灶性脂肪肝，CT平扫示肝右叶呈楔形低密度区；D.局灶性脂肪肝，CT增强扫描示病灶强化差，但有血管通过。

（2）MRI表现。

1）MRI平扫：常规MRI检查，仅少数脂肪肝在T_1WI和T_2WI上见到稍高信号。应用化学位移成像的同相位和反相位成像，可以显示肝脂肪浸润，在反相位图像上，脂肪浸润的信号比同相位的信号明显下降为其特征。

2)MRI增强扫描:与CT增强表现相同。

3.诊断与鉴别诊断

根据CT平扫时肝弥散性密度低于脾,肝内血管相对高密度而清楚显示,其走向、排列、大小、分支正常,无受压移位和被侵犯征象,增强扫描与正常肝相同,即可诊断为弥散性脂肪肝。局灶性脂肪肝有时需要与肝肿瘤等占位性病变鉴别,局灶性脂肪肝表现为片状或楔形低密度区,对比增强CT可见病灶内血管分布正常,无占位效应。MRI化学位移成像反相位中肝信号明显下降,即可诊断为脂肪肝。

(三)肝脓肿

1.临床与病理

(1)病因、病理:肝脓肿为肝组织局限性化脓性炎症。根据致病微生物的不同,可分为细菌性、阿米巴性、真菌性、结核性肝脓肿等,以细菌性肝脓肿常见,致病菌多为大肠埃希菌、金黄色葡萄球菌。

病理上肝脓肿常为单发,也可为多发,多为单房,少数为多房。肝右叶脓肿多于左叶。全身或肝邻近器官化脓性感染的细菌及其脓毒栓子通过血液循环、胆道或直接蔓延等途径到达肝脏,导致局部肝组织充血、水肿,然后坏死、液化,形成脓腔;以多发小脓肿开始,最后融合形成大脓肿,周围肉芽组织增生,形成脓肿壁。脓肿壁周围肝组织多伴水肿。

(2)临床表现:细菌性肝脓肿主要表现为寒战、发热、肝区疼痛和肝大、白细胞计数升高等急性感染表现。真菌性肝脓肿主要见于免疫功能低下或使用免疫抑制剂者。阿米巴肝脓肿患者多有阿米巴痢疾病史。

2.影像学表现

(1)X线表现:站立位腹部平片有时可见肝区含气或气液平面的脓腔影,同时可见右膈膨隆、右肺下叶盘状不张等表现。

(2)CT表现。

1)CT平扫:显示肝内圆形或类圆形低密度病灶,中央为脓腔,可有间隔,CT值略高于水而低于肝组织,部分可见气泡或气—液平面;脓肿壁为脓腔周围的一条环形带,密度高于脓腔而低于正常肝实质(图5-76A);急性期脓肿壁周围可见环状低密度水肿带,边缘模糊。

2)增强扫描:动脉期脓肿壁呈明显环形强化,脓腔和外周水肿带不强化。环形强化的脓肿壁和外周低密度水肿带形成"双环征"(图5-76B),若同时可见脓肿壁内层的炎性坏死组织不强化呈低密度影,则形成"三环征"。门静脉期及延迟期扫描,脓肿壁仍进一步持续强化,多房脓肿的分隔有强化(图5-76C)。"环征"和脓肿内的小气泡为肝脓肿的特征性表现。

(3)MRI表现。

1)MRI平扫:脓腔T_1WI呈均匀或不均匀低信号,T_2WI呈明显高信号;脓肿壁信号T_1WI高于脓腔而低于肝实质,T_2WI呈中等信号。磁共振弥散加权成像肝脓肿的信号特点主要与脓液的成分有关,脓腔内含细菌、炎症细胞、黏蛋白、细胞碎片组织的黏稠酸性液体时,水分子扩散受限,DWI呈高信号。

2)MRI增强扫描:脓肿壁呈环形强化,多房脓肿的间隔也可增强。

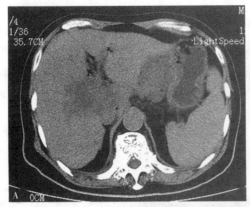
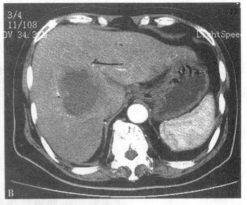
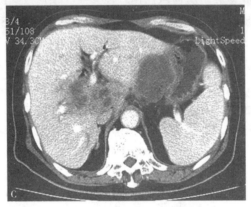

图 5－76　肝脓肿 CT 表现

注　A.CT 平扫,肝右叶及尾叶边界不清的低密度灶,并见脓肿壁小气泡;B.增强动脉期,脓肿壁强化,呈"环征",脓腔不强化;C.增强门脉期,图 B 的下方层,可见多房脓肿,分隔强化。

3.诊断与鉴别诊断

根据细菌性肝脓肿多有肝大、肝区疼痛及全身感染的临床表现,CT 及 MRI 上显示囊性病灶,特别是有典型"环征"、脓肿内小气泡、DWI 呈高信号时可以确诊。早期肝脓肿未液化时需要与肝癌鉴别,结合临床有无炎症反应,血甲胎蛋白(AFP)是否升高,抗感染治疗后复查脓肿吸收可资鉴别。多发性脓肿需与转移瘤鉴别,后者壁厚度不均,周围常无水肿带,有原发性肿瘤史。肝囊肿壁薄、无强化、周围无水肿带,易与肝脓肿鉴别。

(四)海绵状血管瘤

1.临床与病理

(1)病因、病理:海绵状血管瘤为肝内最常见的良性肿瘤,大小不等,可单发或多发。海绵状血管瘤外观呈紫红色,表面光滑,质地柔软,一般无包膜。肿瘤由异常扩张、大小不等的血窦组成,血窦内衬有单层内皮细胞,血窦间有发自中心的放射状分隔形成海绵状结构,血窦内充满血液,管壁厚薄不同。瘤体的中央或瘤体内常见散在分布的纤维瘢痕组织,偶可见出血、血栓、钙化。

(2)临床表现:绝大多数肝血管瘤无任何临床表现,少数较大血管瘤可出现上腹部不适、胀痛,有时可触及肿块。血管瘤破裂可引起瘤内、包膜下或腹腔内出血。

2.影像学表现

(1)超声表现:肝内圆形或类圆形肿块,边界清晰。小的血管瘤,多呈均匀低回声,内可见血管断面回声;大于3cm的血管瘤呈高回声或混合性回声,边界清晰,内可见血窦形成的无回声区,钙化则为强回声伴有声影。瘤体后方回声常增强,瘤体内血流缓慢,多普勒血流信号不丰富,周边可见血流信号。大的血管瘤可致肝轮廓改变,肝内结构受压、变形、移位。

(2)CT表现:CT平扫表现为边界清晰的低密度区,圆形或类圆形,较大病灶中心可见不规则的更低密度影或小钙化影。CT增强扫描病灶于动脉期出现周边结节状或棉团状高强化,密度与动脉接近,延迟扫描病灶的强化从周边向中心逐渐扩大充填,使病灶全部或部分呈等密度,大病灶中心可仍呈低密度,为瘢痕组织或血栓形成所致。约30%的血管瘤尤其是小于3cm的血管瘤不出现典型表现,增强方式多变,但延迟扫描绝大多数有等密度充填表现。血管瘤强化过程表现为"快进慢出"的特征(图5-77A、B)。

(3)MRI表现:血管瘤在T_1WI上呈边缘光滑的均匀稍低信号,T_2WI上呈均匀高信号,且随回波时间延长其信号逐渐升高,呈所谓"灯泡征"。Gd-DTPA对比增强后T_1WI血管瘤动态变化(图5-77C、D)同CT。

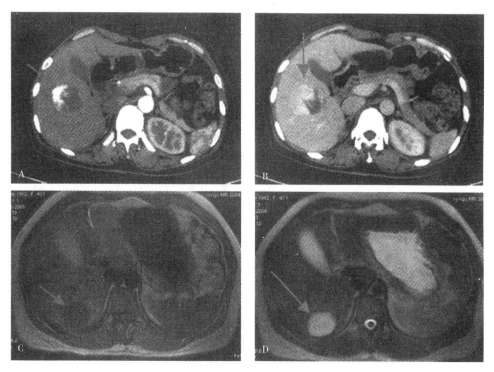

图5-77 肝海绵状血管瘤CT及MRI表现

注 A.CT增强扫描动脉期肝右叶病灶边缘结节状高密度强化;B.门脉期对比剂逐渐向内充填;C.MRI T_1WI像肝右后叶圆形均匀稍低信号灶;D.MRI T_2WI像呈均匀高信号,呈"灯泡征"。

3.诊断与鉴别诊断

血管瘤出现典型CT增强和超声特征者,诊断不难。约90%海绵状血管瘤CT可以确诊。若MRI发现"灯泡征",超声发现肿瘤边缘裂开征或血管贯通征,则可提高诊断的准确率。注意不典型血管瘤的鉴别诊断。不典型血管瘤包括以下几种情况。

(1)增强扫描对比剂快速填充的血管瘤:CT、MRI 表现为立即均匀的强化,最常见于小的血管瘤,特别是直径小于1cm的血管瘤,与其他富血供的肿瘤鉴别较困难,T_2WI 对鉴别诊断有所帮助,但富血供的胰岛细胞瘤肝转移也可以有类似的表现。鉴别点在于:①延迟期扫描,延迟扫描血管瘤持续强化,而富血供的转移瘤无此表现;②血管瘤在所有的增强期都与主动脉密度相一致,即具有同步性。

(2)玻璃样变的血管瘤:其影像学表现与典型血管瘤完全不一样。①典型血管瘤 T_2WI 呈明显高信号,而此种血管瘤在 T_2WI 仅为轻微高信号;②缺乏早期强化的表现。在晚期才会出现外围的轻度强化。MRI 一般不能区分此类血管瘤与其他的恶性肿瘤。

(3)瘤内有液—液平面的血管瘤:超声一般不易发现此液—液平面。上层液性成分为非凝固状态的血清:CT 上表现为低密度,MRI 上表现为 T_1WI 等于肌肉信号,T_2WI 明显高信号。下层为红细胞:CT 上表现为高密度,T_1WI 高于肌肉信号,T_2WI 呈轻度的高信号。

(4)血管瘤病:血管瘤可代替大部分的肝实质。幼儿常见,伴随心力衰竭,病死率较高。成年人的血管瘤病常无症状。CT 上没有典型的表现,但是延迟扫描可以提示诊断。MRI 有较为典型的表现。

(五)肝细胞腺瘤

1.临床与病理

(1)病因、病理:肝细胞腺瘤好发于生育年龄的女性。口服避孕药及应用合成代谢类固醇药物导致发病危险性增高。70%～80%腺瘤为单发,但是多发者并不少见。病理大体描述:边界清晰、质地较软、灰白色或者黄褐色,常染有胆汁的结节。组织学类似正常肝细胞,体积较大,富含脂肪和糖原,细胞内外均可见脂肪沉积,细胞间隔有扩大的血窦,由动脉供血,缺乏门静脉供血,血供丰富。缺乏结缔组织,无中央斑痕,易于出血,有恶变倾向。肿瘤内无中央静脉、汇管区,缺乏小胆管结构,此特点可以与 FNH 鉴别。

(2)临床表现:多数无任何临床表现,少数较大的肝细胞腺瘤可出现上腹部不适、胀痛,有时可触及肿块。瘤体破裂可引起瘤内、包膜下或腹腔内出血。

2.影像学表现

(1)超声表现:多为类圆形,边界光整,一般为均质的高回声,也可回声不均质,有时也可见低回声或囊样改变。钙化可能出现在坏死区,表现为高回声点并声影。彩色多普勒可显示瘤周血管和瘤内血管,血管内的血流波谱为典型平坦连续型或比较少见的三相波形。

(2)CT 表现:CT 平扫为边界清晰、圆形等密度或低密度肿块,部分可见出血及脂肪成分,少数可见钙化。CT 增强扫描,病灶动脉期呈不均匀高强化,门静脉期密度相对均匀,可以表现为高、等或低密度,延迟期多为均匀低密度。有时可见包膜的延迟强化。

(3)MRI 表现:T_1WI 多表现为信号强度不均匀,信号强度增高提示病灶内有脂肪或出血,信号强度下降则提示病灶内有坏死、钙化或者陈旧性出血;T_2WI 多表现为信号强度不均匀,信号强度增高提示病灶内有陈旧出血或坏死,信号强度下降则提示病灶内有钙化或有新鲜出血;增强 MRI,选用 Gd-DTPA 表现与 CT 增强类似,应用超顺磁性氧化铁表现为腺瘤不摄取对比剂。

3.诊断与鉴别诊断

(1)与局灶性结节增生相鉴别:二者不同的是局灶性结节增生不易恶变,也不易出血,因此很少需要治疗。在 CT 和 MRI 增强图像上,动脉期均匀、显著强化的增强,其中央瘢痕在增强早期为低密度或低信号,而在延迟期呈高信号或高密度。瘢痕在 T_2WI 上表现为典型高信号。

(2)与富血供转移病变相鉴别:富血供转移病变鉴别困难,应仔细搜寻其他腹部器官有助于发现可能的原发肿瘤。多数富血供的转移病灶是多发的,并且转移性结节在平扫、门静脉期和延迟期图像上多为低密度或低信号的病变。MRI 图像也比较有特征:富血供的转移病变通常是在 T_1WI 上为低信号和在 T_2WI 上为显著高信号。脂肪和出血在腺瘤内多见,而罕见于富血供的转移病变中。

(六)局灶性结节增生

1.临床与病理

(1)病因、病理:局灶性结节增生(FNH)多见于中青年人,为肝非常少见的良性占位性病变,并非真正肿瘤,属肿瘤样病变。其病理特点为血供非常丰富,其内部结构均匀,出血和坏死少见。FNH 由正常排列成结节的肝细胞、纤维间隔、增生的胆管、浸润的炎症细胞、血管组成。特点是病灶中心有星状瘢痕及辐射状纤维分隔,瘢痕内有厚壁供血动脉。

(2)临床表现:多数无任何临床表现,少数较大者可出现上腹部不适、胀痛。

2.影像学表现

(1)超声表现:为边界清晰的低回声及均匀的实质回声肿块,偶见低回声的星状瘢痕。CDFI 肿块内探及丰富的血流信号,频谱一般为动脉频谱。

(2)CT 表现:CT 平扫,多数呈孤立的等密度或略低密度肿块,边界清楚,密度均匀,少有钙化。少数病灶中可见低密度瘢痕。CT 增强扫描:①肿瘤强化特征,动脉期呈均匀一致的高强化,有时可见到中心瘢痕组织呈低密度(但并非都能显示);门静脉期病灶可持续强化,呈略高密度或等密度,而延迟期多呈相对低密度;②肿瘤周围血管影,动脉期可显示增粗的供血动脉,门静脉晚期和延迟期病灶周围可见血管影,这与肿瘤周围有扩大的血管、血窦有关;③瘢痕和分隔,部分可以显示瘢痕组织,在平扫时呈低密度,在门静脉期和延迟扫描时可见瘢痕逐渐强化,呈等密度或高密度,有时在增强时可显示辐射状纤维分隔。

(3)MRI 表现:MRI 平扫,T_1WI 和 T_2WI 可表现为 4 种情况。①都为等信号(典型)。②相对低信号和高信号。③等信号和相对高信号。④相对低信号和等信号。典型者中央或偏心瘢痕在 T_1WI 和 T_2WI 分别为低信号和高信号。FNH 假包膜的组成包括 FNH 压迫周围正常的肝实质、周围的血管、炎性的反应。由于 FNH 的假包膜为压迫周围正常组织以及一些灶周血管和炎性浸润,因此在 T_2 上为高信号(特征性),而且可能会有延迟强化(图 5-78)。

3.诊断与鉴别诊断

FNH 与纤维板层型肝细胞癌(FL-HCC)的鉴别诊断:①FNH 一般发生于年轻及中年女性;②FNH 病灶很少超过 5cm;③FNH 钙化少见,有文献报道少于 2%;④中心瘢痕信号的不同及强化表现的不同,FL-HCC 中心瘢痕在所有序列上均为低信号,而 FNH 内的瘢痕在 T_2 上为高信号;⑤包膜信号的不同,FNH 假包膜表现为 T_1 低信号,T_2 高信号;而 FL-HCC 的假包膜在 T_1、T_2 上均为低信号,增强扫描的延迟期呈持续强化。

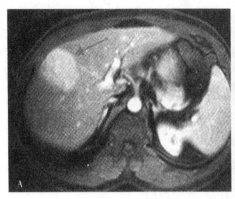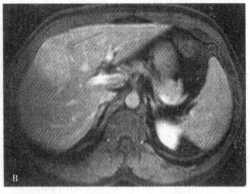

图 5-78 局灶性结节增生 MRI 表现

注 A.MRI 动脉期病灶快速显著增强,中心瘢痕呈低信号;B.门静脉后期扫描病灶呈略高信号,中心瘢痕呈高信号。

(七)原发性肝癌

1.临床与病理

(1)病因、病理:原发性肝癌指自肝细胞或肝内胆管细胞发生的癌肿,是我国常见的恶性肿瘤之一,90%为肝细胞肝癌。原发性肝癌的病因和发病机制尚未完全肯定,目前认为与肝硬化、病毒性肝炎、黄曲霉素等某些化学致癌物质和水土因素有关。大体类型分为 3 型:结节型、巨块型和弥漫型。

(2)临床表现:原发性肝癌早期一般无明显症状,中、晚期表现为肝区疼痛、消瘦、乏力、腹部包块、腹水、黄疸、上消化道出血等;大多数患者甲胎蛋白(AFP)阳性。

2.影像学表现

(1)超声表现:肝实质内单发或多发的圆形或类圆形肿块,多数呈膨胀性生长,局部肝表面膨隆,瘤内表现为均匀或不均匀的弱、强回声或混杂回声,肿瘤周围可见完整或不完整的低回声包膜,外周常有声晕。彩色多普勒显示瘤内部和边缘可见丰富的血流信号,频谱为高阻力、高速度动脉型。超声可检出门静脉、肝静脉及下腔静脉内癌栓,胆管阻塞、扩张等征象,同时可显示肝门、腹主动脉旁肿大淋巴结(图 5-79A)。

(2)CT 表现:CT 平扫肿瘤表现为肝实质内单发或多发低密度肿块,可致肝局部膨隆,较大的肿瘤密度多不均匀,中心可有坏死,少数可有钙化或出血,多数边界不清,少数有边界清晰的包膜。CT 增强扫描可见典型肝癌动脉期明显强化,邻近门静脉见到高密度显影,提示有动静脉瘘的存在,门静脉期和肝实质期病灶密度明显降低,呈"快进快出"的特征表现;少数血供不丰富的肝癌动脉期可不出现高强化。肝癌侵犯血管或癌栓形成,可见门静脉、肝静脉或下腔静脉扩张,血管内出现充盈缺损和管壁强化。侵犯胆道系统,引起胆管扩张。肝门、腹主动脉旁淋巴结增大提示淋巴结转移。多数患者可见肝硬化、脾大和腹水,少数有门静脉高压和侧支循环形成(图 5-79B、C、D)。

(3)MRI 表现:肝癌在 T_1WI 上呈边界不清的稍低信号,少数可呈等信号或高信号;T_2WI 呈略高于肝实质的高信号,随 TE 时间延长,信号减低,边界变模糊。如肿瘤内有脂肪变性、出血、坏死囊变等,可呈不均匀混杂信号。假包膜在 T_1WI 上表现为环绕肿瘤的低信号环。Gd-DTPA 对比增强扫描强化特征与 CT 相同。

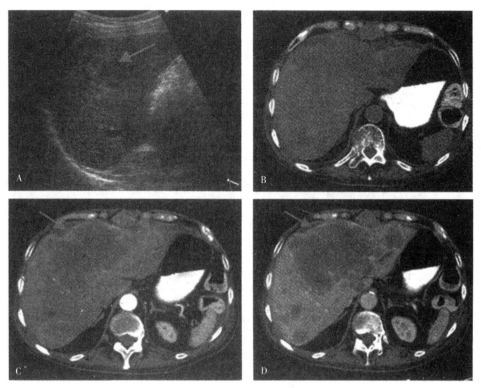

图 5-79 原发性弥漫型肝癌超声和 CT 表现

注 A.超声表现为右前叶实性混合回声肿块,周围低回声晕;B.CT 平扫肝实质内多发大小不等低密度结节灶,边界欠清;C.肝动脉期扫描可见病灶边缘强化明显;D.门脉期病灶密度低于周围肝组织,边缘趋于清晰。

3.诊断与鉴别诊断

肝癌常需与血管瘤、肝硬化再生结节、炎性假瘤、转移性肝癌、肝腺瘤、局灶性结节增生等相鉴别。CT 和 MRI 增强多期扫描,发现"快进快出"征象、肿瘤假包膜、血管受侵或肿瘤内的脂肪变性等表现,则有助于肝癌的诊断。

(八)纤维板层型肝细胞癌

1.临床与病理

(1)病因、病理:纤维板层型肝细胞癌是一种罕见的肝细胞癌类型,仅占总发生率的 1%～2%。男、女发病率相近,以青少年好发,患者中 35 岁以下者达 15%～40%。常为单发分叶状病灶。质地较硬,呈膨胀性生长,与正常肝组织分界清楚,可以有假包膜,呈巨块型,直径通常大于 10cm。瘤体中央有星状纤维瘢痕向周围放射并将肿瘤分隔是其重要特征。另一特点是瘢痕中央可有斑点状钙化。

(2)临床表现:无特征性,以腹块和上腹部不适为主。绝大多数患者无肝硬化基础,少有乙肝病毒(HBV)感染,AFP 多阴性。

2.影像学表现

(1)超声表现:呈低回声、高回声或混合型回声,边缘清晰,部分内部可见放射状低回声。彩色多普勒血流显像显示瘤内实性部分血流信号丰富。彩色多普勒血流成像(CDFI)测得肿块内部为低阻、低速动脉血流频谱。

(2)CT 表现:CT 平扫为低密度肿块,边缘清晰,可有分叶。中央瘢痕呈边界清晰星状或不规则更低密度影,可见斑点状钙化。CT 增强扫描:动脉期肿瘤实质均匀或弥散性早期强化,门静脉期强化消退快,密度较周围的肝组织低(图 5-80)。中央瘢痕在动脉期及门静脉期大多无明确强化,少数肿瘤延时期出现强化,是由于这些少数中央瘢痕内含有血管间质成分所致。肝门部淋巴结转移率高于普通型肝细胞癌。

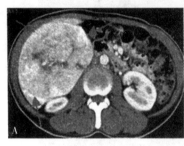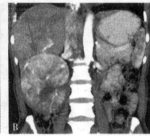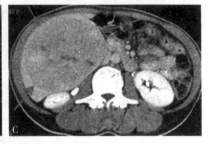

图 5-80　纤维板层型肝细胞癌 CT 表现

注　A、B.CT 增强扫描轴位和冠状位像示动脉期肿瘤早期强化;C.CT 增强扫描延迟期肿瘤强化消退快,密度较周围的肝组织低,动脉期及延迟期均可见中央瘢痕。

(3)MRI 表现:T_1WI 多为均匀低信号,T_2WI 上肿瘤信号不均匀,多为高信号。中心瘢痕在所有序列上均为低信号,这是一个很重要的鉴别点,仅有少数为高信号。肿瘤的假包膜主要为纤维成分在 T_1、T_2 上为低信号,增强扫描的延迟期呈持续强化。

3.诊断与鉴别诊断

肝细胞癌内可以出现纤维瘢痕,但是一般数量较少,罕见有钙化,临床常有肝硬化和 AFP 升高。

FL-HCC 在 CT 图像上无明显特异性,但在年轻和无肝硬化的患者中,若发现肝内巨大肿块,除外海绵状血管瘤后,应考虑到 FL-HCC 的可能性,但应注意与局灶性结节增生(FNH)相鉴别。

(九)肝转移癌

1.临床与病理

(1)病因、病理:肝转移癌是指人体其他部位的恶性肿瘤经门静脉、肝动脉及淋巴途径转移到肝所致。全身各组织脏器的恶性肿瘤有 30%～50% 可转移到肝。肝转移癌以胃癌、结肠癌、直肠癌、胰腺癌及乳腺癌、肺癌、肾癌转移到肝多见。

(2)临床表现:早期一般无明显症状,晚期在原发肿瘤症状基础上出现肝症状,与其他肝肿瘤相似,无特异性,但一般来说症状较轻,发展较慢,可表现为肝大、肝区疼痛、消瘦、黄疸及腹水,AFP 多为阴性。

2.影像学表现

(1)超声表现:肝内多发强回声、低回声或混合回声结节,以低回声为主,大小不一。部分出现"牛眼征"或"靶征",表现为肿瘤周围有较宽的低回声晕,内部有高回声或等回声。部分肿瘤内出现坏死,类似囊肿,但多数边界不清,壁厚且厚薄不均。

(2)CT 表现:CT 平扫肝内多发大小不等的圆形或类圆形低密度肿块,可以有囊变、出血或钙化。CT 增强扫描多数呈不均匀边缘强化;瘤中央强化程度取决于肿瘤的血供,血供丰富的肿瘤动脉期呈显著强化,类似于原发性肝癌,少数增强后变为等密度。强化后典型表现为病灶中心为低密度,边缘呈环形强化,外周有稍低于肝密度的水肿带,构成"牛眼征"(图5-81A)。

(3)MRI 表现:表现为肝内多发肿块,T_1WI 上多数呈边界较清楚的低信号,信号均匀或不均匀,肿瘤伴有新鲜出血或转移性黑色素瘤可呈高信号;T_2WI 上多呈高信号,部分肿瘤中央可见小圆形 T_1 低信号、T_2 高信号区,系中心性坏死或含水量增加,称为"靶征",有的肝转移癌周围 T_2WI 可见高信号带,一般认为是瘤体周围水肿或血管丰富的反映,称为"晕圈征"。增强扫描可提高肿瘤的检出率,多数呈不均匀或环状强化(图5-81B)。

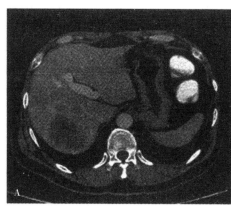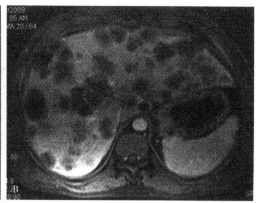

图 5－81　肝转移癌 CT 及 MRI 表现

注　A.CT 增强扫描;B.MRI 增强扫描。二者均可见肝内多发大小不等结节灶,呈"牛眼征"。

3.诊断与鉴别诊断

(1)血管丰富的肝转移癌:CT 和 MRI 增强扫描可见明显肿瘤增强征象,有时与肝细胞癌难以鉴别。但其总体以环状强化为主要特征,再结合临床诊断很重要。

(2)胃肠道癌及乳腺癌等的腺癌肝转移:CT 和 MRI 增强检查,早期时相可见边缘增强,中心为低密度(信号);延迟期边缘为低密度(信号),中心部呈高密度(信号)为其特征。

(3)囊肿型转移瘤:如食管癌、肝癌、宫颈癌等肿瘤内部几乎全部坏死、液化,需与肝囊肿及囊腺癌鉴别诊断。

二、胆系疾病

(一)胆系先天性疾病

胚胎时期胆系发育障碍或变异可导致出生后先天性胆囊异常、先天性胆管闭锁、先天性胆管扩张等,从而引起胆系生理和病理改变。常见的胆囊异常有双胆囊、双房胆囊、扁帽样胆囊、葫芦状胆囊、胆囊憩室、胆囊异位、胆囊缺如等。

先天性胆管扩张是由于先天性胆管壁发育不良、胆道不同程度狭窄或阻塞,引起胆管增粗,内压增高,形成扩张。按其部位和形态,胆管囊状扩张分为 5 种类型,如图 5 - 82 所示。Ⅰ型为先天性胆总管囊肿,最多见;Ⅱ型为胆总管憩室;Ⅲ型为胆总管十二指肠壁内段囊状扩张;Ⅳ型为多发性肝内、外胆管囊状扩张;Ⅴ型为多发性肝内胆管囊状扩张。临床上主要分为肝外胆管囊状扩张,包括Ⅰ、Ⅱ、Ⅲ型;肝内胆管囊状扩张,即Ⅴ型;肝内、外胆管囊状扩张,即Ⅳ型。

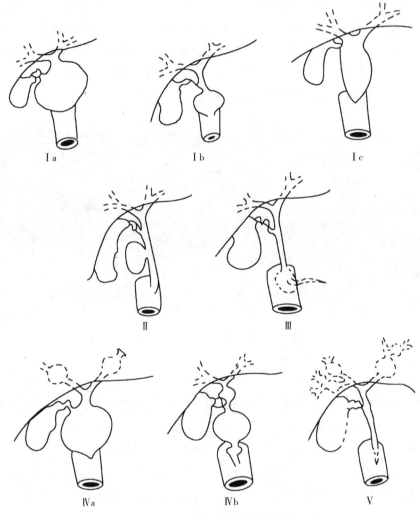

图 5 - 82　先天性胆管囊状扩张

1.肝外胆管囊状扩张

(1)临床与病理:本病以女性、儿童多见。临床表现以Ⅰ型比较明显,间歇性黄疸、腹痛和右上腹部包块为三大典型症状。但至少一半病例不具备典型表现。胆总管憩室可无临床症状,只在憩室巨大、压迫胆总管和门静脉时,才可能出现黄疸和门静脉高压。

Ⅰ型的病理改变主要表现为胆总管呈囊状或梭形扩张，扩张上方的胆管可以正常或轻度扩张。Ⅱ型可见胆总管外侧壁的憩室，憩室有一颈部与胆总管相通；如果颈部由于炎症狭窄，憩室则与胆总管不相通。Ⅲ型为胆总管向十二指肠内突出而形成的胆总管末端的囊状扩张。

（2）影像学表现。

1）X线表现：经皮穿刺胆道成像（PTC）、内镜逆行胰胆管造影（ERCP）可直接显示囊状扩张的胆总管，胆囊正常；胆总管憩室可在胆总管显影的同时充盈；胆总管膨出，于十二指肠降部见到囊状扩张的末端胆总管。

2）CT表现：肝门区见扩张的胆总管，呈水样密度，直径为2～16cm，密度均匀，边缘光滑，壁薄而均匀，肝内胆管轻度扩张或正常。

3）MRI表现：局部扩张的肝外胆管呈类圆形或梭形，T_1WI呈低信号，T_2WI呈高信号（图5-83）。磁共振胆胰管成像（MRCP）可显示与PTC相同的表现。

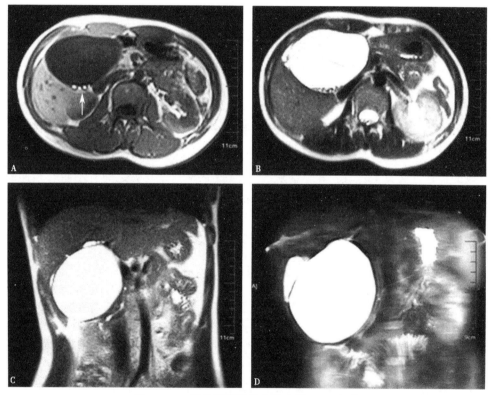

图5-83　胆总管囊肿伴有结石的MRI表现

注　A.横断位T_1WI，肝外胆管类圆形扩张，呈低信号，囊肿底部可见多发高信号结石（↑）；B.横断位T_2WI；C.冠状位T_2WI；D.MRCP，囊肿呈高信号，肝内胆管无扩张。

（3）诊断与鉴别诊断：影像学表现为肝外胆管类圆形或梭形扩张，肝内胆管轻度扩张或正常，尤其MRCP同时能从不同角度观察扩张胆管，可明确显示肝外胆管扩张的类型和程度，基本取代PTC或ERCP等有创性检查。本病易于诊断，但本病易并发胆管结石，发生胆管癌的可能性明显增加，诊断时需加以注意。

2.肝内胆管囊状扩张

肝内胆管囊状扩张由 Caroli 报道,故又称 Caroli 病,为先天性染色体缺陷引起。有两种类型:一种为单纯性肝内胆管扩张合并胆管炎和胆管结石,无肝硬化;另一种合并小胆管增生、纤维化而致肝硬化和门静脉高压,部分可能恶变。

(1)临床与病理:肝内胆管多发囊状扩张,囊与囊或与胆管相通,内有胆汁。同时可有胆管结石。合并肝硬化则出现肝形态、大小异常和门静脉高压的病理改变。腹痛、肝大为常见的临床表现。可有肝硬化和门静脉高压的症状和体征。

(2)影像学表现。

1)X 线表现:PTC 和 ERCP 显示肝内胆管有多发囊状、梭形扩张,并与周围胆管相连,可弥漫分布于全肝或较局限。

2)CT 表现:表现为肝内多发、大小不等、无强化的囊性病灶,囊与囊之间可见小的胆管相连。有时囊肿包绕伴行门静脉小分支,CT 增强检查可出现囊内强化的小圆点影,称为中心点征。单纯性肝内胆管囊状扩张,囊肿位于肝实质周围部分,扩张的胆管内可见胆管结石。合并小胆管增生、纤维化的肝内胆管扩张,囊肿主要在肝门附近,无胆管结石而可见肝硬化和门静脉高压征象。

3)MRI 表现:与 CT 表现相似,可见肝内胆管多发囊状扩张,T_1WI 呈低信号,T_2WI 呈高信号。MRCP 可清楚显示肝内扩张的胆管,表现与 PTC 和 ERCP 相同。

(3)诊断与鉴别诊断:MRCP 可直接显示肝内胆管囊状扩张的部位、范围和程度,为诊断本病有效的检查方法。主要与肝囊肿鉴别,CT、MRCP 见到囊与囊之间有小胆管相连即可区别。偶尔也要与多发性肝脓肿鉴别,脓肿之间也可与胆管相通,但脓肿壁较厚,有强化,与胆管扩张不同,临床表现也各异。

3.肝内、外胆管囊状扩张

肝内、外胆管囊状扩张不少见,临床症状和影像学表现兼有上述肝内、肝外胆管扩张的特点。

(二)胆石症

在胆汁淤滞和胆道感染等因素的影响下,胆汁中胆色素、胆固醇、黏液物质和钙盐析出、凝集而形成胆结石。胆结石依部位可分为胆管结石和胆囊结石,统称为胆石症。西方国家多为胆固醇类结石,我国以胆色素类结石常见,但近年胆固醇类结石发病率有上升的趋势。目前,超声、CT、MRI 检查已成为本病临床主要检查手段,正确诊断率达 95%。

1.临床与病理

根据成分不同,胆结石分为胆固醇性、色素性和混合性胆结石。胆固醇结石的胆固醇含量达 70% 以上,结石一般较大,常单发,圆形或类圆形,直径可达数厘米,表面光滑,剖面呈放射状,质轻软。色素性胆结石主要成分为胆红素钙,胆固醇含量低于 25%,呈泥沙样或颗粒状,剖面见分层状,结石多发。混合性胆结石包含以上两种成分,大小、数目不等,常呈多面体形,切面成层,形似树干年轮或呈放射状。胆结石在胆囊或胆管内引起胆汁淤滞,易继发胆囊、胆道梗阻和感染,进而又促进结石形成和发展。

胆石症的主要临床症状为反复、突发性右上腹绞痛,疼痛为持续性,3~4小时后缓解,并放射至后背和右肩胛下部。如合并胆囊炎则疼痛不缓解,伴有畏寒、发热、呕吐等表现。体格检查墨菲征阳性。

2.影像学表现

(1)X线表现:X线平片能够发现含钙量高的结石,称为阳性结石,占全部胆囊结石的10%~20%。胆囊内阳性结石表现为右上腹部大小不等、边缘高密度和中间低密度的环形、菱形、多角形致密影,多发者聚集成堆,形似石榴籽。80%~90%的胆囊结石为含钙量低的阴性结石,X线平片不能显示。胆管结石在X线平片上很难显示。PTC或ERCP检查可见胆管或胆囊内结石的充盈缺损或胆道狭窄、梗阻。

(2)CT表现:肝内、外胆管或胆囊内单发或多发、圆形、多边形或泥沙状的高密度影,部分胆固醇结石表现为近似脂肪密度的低密度影。相当一部分结石呈等密度而不能显示,胆管结石以高密度结石多见(图5-84A)。肝内胆管结石与肝内胆管走向一致,常伴有周围胆管扩张(图5-84B)。胆总管结石时上部胆管扩张,结石部位的层面,扩张的胆管突然消失,于充满低密度胆汁的扩张胆管中央或后部可见高密度的结石,形成靶环征或半月征。

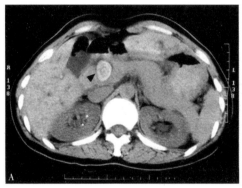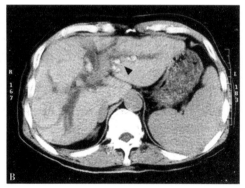

图5-84 胆管结石CT平扫表现

注 A.胆总管下段可见分层状高密度结石(▲);B.肝内胆管结石伴周围胆管扩张(▲)。

(3)MRI表现:胆结石在T_1WI上多表现为低信号,少数可呈高信号或高低混杂信号,与胆结石成分相关,在T_2WI上均为低信号。MRCP既可观察到结石的部位、大小、形态、数目等,又能显示梗阻上方胆管的扩张程度。MRCP显示扩张胆总管下端呈倒杯口状充盈缺损,为胆总管结石的典型表现(图5-85)。

3.诊断与鉴别诊断

X线平片显示胆结石有很大限度。超声简便易行,可靠性高,为胆囊结石的首选检查方法,CT显示胆管结石优于超声。诊断有困难的胆管阴性结石,可行MRI及MRCP检查,ERCP已很少用于结石的诊断,而多用于治疗。胆石症影像学诊断一般不难,但胆管结石常引起胆道梗阻,需要与胆管肿瘤、胆管炎症等鉴别。

(三)胆囊炎

胆囊炎分为急性胆囊炎和慢性胆囊炎。胆系的胆汁淤滞、胆结石等为诱发因素。细菌经血、淋巴路径到达胆囊,在机体抵抗力降低的情况下,细菌在胆囊内停留、繁殖,发生急性胆囊炎。急性胆囊炎治疗不彻底,反复发作,可导致慢性胆囊炎。

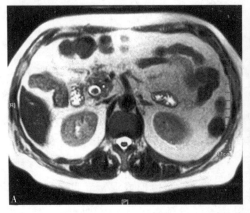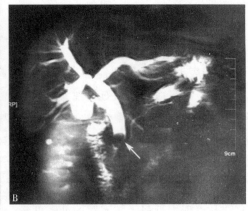

图 5－85　胆总管下段结石 MRI 表现

注　A.T_2WI,胆总管内可见低信号结石影;B.MRCP,胆总管下段呈倒杯口状充盈缺损(↑),其上方肝内外胆管扩张。

1.急性胆囊炎

急性胆囊炎为常见急腹症。通常由于胆结石嵌顿,引起胆囊管阻塞,胆汁淤滞,胆囊内压力增高,压迫胆囊壁血管和淋巴管,胆囊血供障碍,导致炎症发生。

(1)临床与病理:病理表现为 3 种类型。单纯性急性胆囊炎,胆囊黏膜充血、水肿,胆囊轻度肿胀;化脓性急性胆囊炎,胆囊壁弥散性白细胞浸润,形成广泛蜂窝织炎,胆囊肿大,胆囊壁增厚,浆膜纤维素性脓性渗出,发生胆囊周围粘连或脓肿;坏疽性急性胆囊炎,胆囊高度肿大,胆囊壁缺血、坏死、出血,甚至穿孔,引起胆汁性腹膜炎。如为产气细菌感染,则胆囊坏疽的同时,胆囊内和胆囊壁内可见积气,为气肿性急性胆囊炎。

临床表现为急性发作性右上腹痛,放射至右肩胛部,为持续性疼痛并阵发性绞痛,伴有畏寒、高热、呕吐。体格检查见右上腹压痛,墨菲征阳性,可扪及肿大的胆囊,严重者可出现黄疸。实验室检查白细胞计数增高,血清胆红素或碱性磷酸酶增高。

(2)影像学表现。

1)X 线表现:X 线平片不用于诊断急性胆囊炎,如显示阳性结石,间接提示急性胆囊炎的可能。

2)CT 表现:主要表现为胆囊增大,直径＞5cm;胆囊壁弥散性增厚,壁厚可超过 3mm;增厚的胆囊壁常呈分层状强化,其中内层强化明显且强化时间较长,外层为无强化的组织水肿层;炎症渗出,胆囊周围脂肪密度增高并可有液体潴留;胆囊坏死、穿孔,可见胆囊壁连续性中断,胆囊窝可见含有液平面的脓肿。CT 发现胆囊壁内或胆囊腔内有气体,则为气肿性急性胆囊炎。

3)MRI 表现:胆囊增大,胆囊壁增厚。增厚的胆囊壁因水肿而出现 T_1WI 低信号、T_2WI 高信号。

(3)诊断与鉴别诊断:超声为急性胆囊炎最常用的检查手段。CT 对显示胆囊窝液体潴留、胆囊穿孔或合并肝脓肿以及气肿性胆囊炎的检出有较高价值。MRI 显示的诊断信息不优于 CT,临床较少应用。

2.慢性胆囊炎

慢性胆囊炎多由反复发作的急性胆囊炎发展而来,也可没有明显的急性过程。发病过程常与胆结石并存且互为因果。

(1)临床与病理:由于长期、慢性炎症反复发作,胆囊黏膜萎缩,粗糙不平;胆囊壁因纤维组织增生而增厚、钙化;胆囊缩小,或因积水而肿大。胆囊功能不良。常有结石并存。

临床症状不典型,常出现腹胀不适、上腹部隐痛、厌油、消化不良等。体格检查右上腹有局限性压痛,墨菲征阳性。

(2)影像学表现。

1)X 线表现:可发现阳性结石和少数胆囊壁钙化。

2)CT 表现:CT 平扫,多见胆囊萎缩所致的胆囊缩小,胆囊壁均匀或不均匀性增厚,可有钙化;CT 增强检查,胆囊壁均匀强化。

3)MRI 表现:与 CT 表现相似。

(3)诊断与鉴别诊断:慢性胆囊炎主要采用超声检查。CT 显示的胆囊壁增厚往往受到胆囊充盈状况的影响,所以实际应用不如声像图。MRI 显示的征象并不优于 CT。慢性胆囊炎的胆囊壁增厚需与胆囊癌鉴别,后者胆囊壁的增厚更显著,一般超过 5mm,且不规则,另有胆囊变形、壁僵硬等改变。同时还需要排除胆囊周围炎、肝硬化、低蛋白血症所致的胆囊壁增厚。

(四)胆囊癌

1.临床与病理

(1)病因、病理:胆囊癌常发生于 50～70 岁老年人,女性多见。胆囊癌的发病与胆囊结石长期刺激致胆囊黏膜发生慢性炎症改变有关,胆囊的腺瘤性息肉也有发展成癌的倾向。胆囊癌多发生在胆囊体部和底部,80% 为腺癌,可分为浸润型、乳头型;其次为未分化癌和鳞癌。胆囊癌的转移以直接侵犯邻近肝脏及淋巴转移多见。

(2)临床表现:患者早期无典型、特异的临床表现,仅有右上腹痛、食欲缺乏、恶心、呕吐等胆石症和胆囊炎的症状,早期诊断困难,后期可出现黄疸、发热、右上腹肿块和腹水等症状。

2.影像学表现

(1)超声表现:胆囊癌根据形态不同,分为隆起型、厚壁型、混合型、实块型。其表现为胆囊壁不均匀增厚,结节状低回声或等回声实性肿块突入胆囊腔内。胆囊形态失常。胆囊癌容易侵及肝,出现胆囊周围的异常回声。

(2)CT 表现:CT 平扫,胆囊壁增厚型表现为胆囊壁不规则或偏心性增厚,内缘凹凸不平;结节隆起型表现为单发或多发宽基底结节突入腔内;实块型表现为肿块充满整个胆囊,周围肝实质受侵,呈边界不清的低密度影。CT 增强扫描,不规则增厚的胆囊壁或结节及肿块有明显强化(图 5-86)。CT 能清楚显示胆囊癌并发的高密度结石,当肿块较大,来源不清时,在肿块内发现结石可帮助确诊胆囊癌。

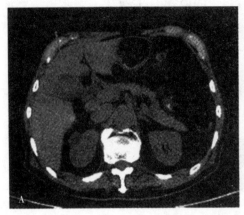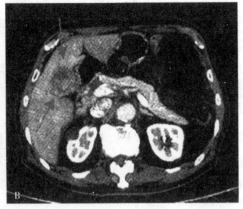

图 5 - 86　胆囊癌 CT 表现

注　CT 扫描示胆囊壁不规则增厚,并可见软组织肿块形成,增强扫描病变呈明显强化。

(3)MRI 表现:胆囊癌表现与 CT 相似,肿瘤组织在 T_1WI 呈不均匀低信号,T_2WI 呈不均匀高信号,增强后出现不均匀强化。T_2WI 上肿瘤周围的肝实质多形成不规则高信号带,提示肿瘤侵犯肝脏。MRI 可显示胆囊或肿块内的无信号结石,并能发现 CT 不能显示的等密度结石。

3.诊断与鉴别诊断

(1)慢性胆囊炎:胆囊壁增厚均匀一致,增强后虽有强化效应,但边缘光滑,内壁清楚、明显。胆囊窝脂肪层清楚。

(2)胆囊息肉、胆囊乳头状瘤:CT 和 MRI 表现为胆囊壁乳头状赘生软组织灶,边缘光滑,邻近胆囊壁无增厚,增强扫描强化较弱。

(3)增生的腺肌病:呈乳头状向腔内突起,增强扫描无强化或轻度强化。

(4)黄色肉芽肿性胆囊炎:不易与厚壁型胆囊癌相鉴别。厚壁型胆囊癌壁不规则增厚,增强的胆囊壁连续性中断;黄色肉芽肿性胆囊炎增强扫描强化弱,且无周围侵犯和淋巴结转移,可帮助鉴别。

(五)胆管癌

1.临床与病理

(1)病因、病理:胆管癌是可发生在肝内胆管和左、右肝管直至壶腹部的所有起源于胆管上皮的癌肿。其病因不明,原发性硬化性胆管炎、慢性炎性肠病和胆石症与本病的发病有一定关系。先天性胆管扩张症发生癌变的机会较高。胆管癌多为腺癌,少数为未分化癌、乳头状癌和鳞癌。胆管癌好发于肝门区左、右肝管汇合处、胆囊管与肝总管汇合处和胆总管中下段。胆管癌病理上分为乳头状、结节状、硬化型和弥漫型。生长方式以局限型较多,也有弥散性生长者。胆管癌生长较慢,主要转移方式是淋巴转移,少数血行转移至肺。

(2)临床表现:本病的主要症状为进行性加重的梗阻性黄疸,伴恶心、呕吐、体重减轻、全身瘙痒及食欲缺乏、陶土样便等。

2.影像学表现

(1)超声表现:扩张的胆管突然狭窄或截断,局部可显示低回声或稍强回声边缘不整的软组织肿块,无声影,与胆管壁分界不清;可显示肝门区淋巴结肿大及肝内转移灶(图 5 - 87A)。

(2)CT 表现:肝内外胆管向心性扩张,扩张的胆管突然变窄或截断,中断处可见局部胆管壁增厚或局部软组织肿块,增强扫描轻至中度强化(图5-87B、C)。

(3)MRI表现:与CT相似,扩张胆管表现为T_1WI低信号,T_2WI明显高信号,于胆管狭窄或截断部位可见T_1WI低信号,T_2WI呈不均匀高信号的软组织肿块。MRI增强扫描肿块动脉期呈中度强化,强化持续时间较长(图5-87D)。

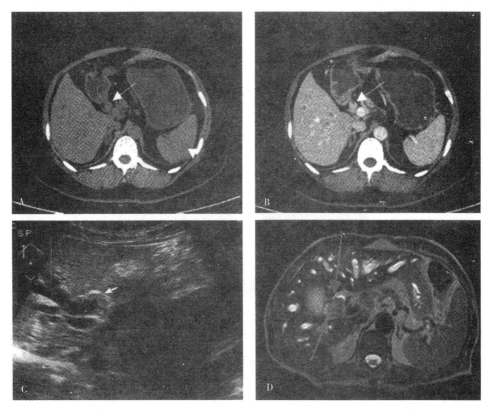

图5-87 胆管癌

注 A.超声表现为扩张的胆管突然截断,局部管壁不规则增厚,管内显示低回声软组织肿块;B、C.胆总管中段可见软组织结节影,增强扫描有明显强化;D.MRI扫描示肝门部T_2WI呈不均匀高信号的软组织肿块,肝内胆管扩张。

3.诊断与鉴别诊断

胆管癌通常引起黄疸,主要应与其他慢性胆道梗阻疾病鉴别,其中多见于胆道结石和结石引起的炎症,胆管的突然截断、形态不规则、边缘不对称更多提示肝外胆管癌,而胆管渐进性变细、形态规则、边缘对称更多见于肝外胆管良性狭窄。USG则见胆道结石多为强回声且后方伴声影。少数泥沙样结石回声较弱且后方无声影时较难鉴别,需结合其他检查综合判断。但由于结石、炎症、胆管癌互为成因,常混合出现,鉴别较为困难。

三、胰腺疾病

(一)胰腺炎症

1.临床与病理

(1)病理:急性胰腺炎可分为两种。①急性间质性胰腺炎:是较轻类型,也称为水肿性胰腺炎。胰腺体积增大、水肿和细胞浸润；胰腺内散在局灶性坏死,周围脂肪组织出现轻度皂化。②坏死性胰腺炎:是较重类型。胰腺实质和胰腺邻近组织发生广泛坏死、出血、液化;肾周筋膜增厚。胰周、肠系膜、大网膜等区域脂肪组织坏死和液体集聚;胰腺内外形成假性囊肿;可并发蜂窝织炎和胰腺脓肿。慢性胰腺炎的胰腺内广泛纤维化,质地变硬,体积缩小;胰管呈不规则、串珠样扩张,胰管内结石和胰体钙化。

(2)临床表现:急性胰腺炎多有过量饮酒、高脂肪餐或胆道结石病史。主要临床表现是突发性剧烈中上腹痛,并向背部放射;大多数患者伴有恶心、呕吐及发热等症状。查体有中上腹压痛、反跳痛和肌紧张等腹膜炎体征。严重者有低血压、休克和多器官功能衰竭的表现。实验室检查白细胞计数升高,血、尿淀粉酶升高。慢性胰腺炎主要临床表现是中上腹痛,饮酒和饱餐后常加重。胰腺功能不全导致胰液分泌减少,出现消化不良、厌食、腹泻和脂肪痢等,体重下降。可并发糖尿病表现。

2.影像学表现

(1)CT 表现(图 5 - 88～图 5 - 90)。

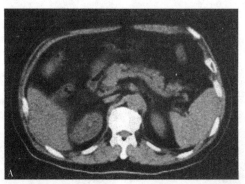

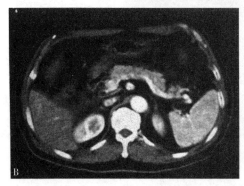
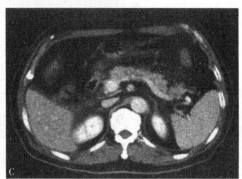

图 5 - 88　急性间质性胰腺炎 CT 表现

注　A.CT 平扫显示胰腺密度不均匀,边缘模糊,周围脂肪密度模糊增高;B.CT 增强扫描动脉期胰腺组织均匀强化,边缘仍不清楚;C.门静脉期胰腺实质均匀强化,边缘不清楚。

1)CT 平扫。①急性间质性胰腺炎表现为胰腺弥散性肿大;密度正常或轻度降低,均匀或不均匀;轮廓清楚或模糊;可见胰周积液、肾前筋膜增厚。②坏死性胰腺炎的胰腺密度不均匀,坏死区呈低密度而出血灶呈稍高密度。③慢性胰腺炎主要表现为胰腺体积节段性或弥散性缩小,少数者体积正常或增大。④局限于胰头者呈肿块样改变,可见胰管扩张、胰腺结石和胰腺实质钙化。

2)CT 增强扫描。①急性间质性胰腺炎表现为胰腺均匀强化。②坏死性胰腺炎的胰腺强化不均匀,坏死、出血灶不强化;胰周改变更明显,可出现假性囊肿、胰周脓肿、假性动脉瘤等。③慢性胰腺炎的胰管扩张等征象显示更为清楚。

（2）MRI 表现。

1)急性间质性胰腺炎在 MRI 平扫上表现为胰腺弥散性肿大,T_1WI 呈低信号,T_2WI 呈高信号;胰周积液呈 T_2WI 高信号,显示较 CT 敏感。

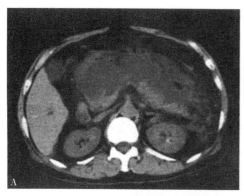
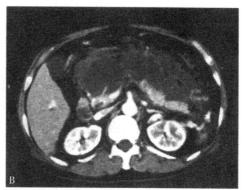
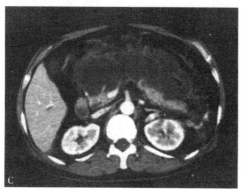

图 5－89　坏死性胰腺炎 CT 表现

注　A.CT 平扫显示胰腺实质破坏,边缘模糊,见大量胰周积液,呈稍低密度;左侧肾前筋膜增厚;B.CT 增强扫描动脉期残余胰腺组织强化,较均匀,胰腺边缘不规整,周围积液无强化,脂肪间隙密度增高;C.实质期胰腺实质均匀强化。

2)坏死性胰腺炎的胰腺实质在 T_1WI 及 T_2WI 上信号不均匀,脂肪抑制序列显示清楚,出血灶呈 T_1WI 稍高信号;MRI 增强扫描胰腺实质不均匀强化,坏死区无强化。MRI 对假性囊肿、胰腺出血、脓肿的显示、定位优于 CT。

3)慢性胰腺炎表现为胰腺萎缩、胰管串珠样扩张;胰腺实质强化不明显;胰腺纤维化在 T_1WI 及 T_2WI 均表现为信号降低。MRCP 可更好地显示胰管串珠状扩张。

（3）超声表现。

1)急性胰腺炎表现为弥散性肿大,急性间质性胰腺炎的胰腺形态规则、边缘清楚,胰周积液和肾前筋膜增厚。

2)坏死性胰腺炎的胰腺或不规则、边缘不清楚,胰周积液明显,可见胰腺脓肿,呈不均匀混合回声。

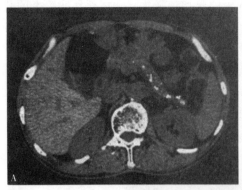
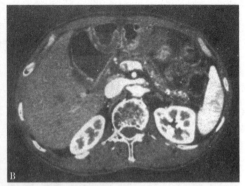
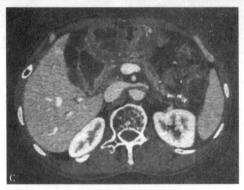

图 5 - 90 慢性胰腺炎 CT 表现

注 A.CT 平扫显示胰腺体积弥散性缩小,边界尚清楚,胰腺实质内大量散在分布的斑点状钙化影;B.CT增强扫描动脉期胰腺实质不均匀强化;C.门静脉期胰腺实质强化,胰管轻度不均匀扩张,显示清楚。

3)慢性胰腺炎常常体积缩小,边缘僵硬不整,内部回声粗糙,可见斑点状高回声,提示钙化,胰管不均匀扩张。

3.诊断与鉴别诊断

急性胰腺炎临床表现典型,影像检查能显示胰腺本身改变和胰周、腹膜后间隙等的继发性改变,结合血、尿淀粉酶水平,可以准确作出诊断。对急性胰腺炎的并发症,如假性囊肿、胰周脓肿、假性动脉瘤形成、静脉血栓、肠瘘、急性呼吸窘迫综合征等,也能通过影像检查诊断。CT和 MRI 是诊断急性胰腺炎和评价其严重程度、监测疗效及评估预后的最佳影像检查方法。但少数轻型者,影像检查可为阴性。慢性胰腺炎的影像表现典型,诊断不难。表现为胰头肿大的慢性肿块型胰腺炎需与胰头癌相鉴别。

(二)胰腺癌

1.病因、病理

胰腺癌是消化系统较常见的恶性肿瘤,多发生于胰头部,好发于 40~70 岁的中老年人。好发组织学类型为胰腺导管上皮细胞癌。肿瘤以浸润性生长方式向周围扩展,沿淋巴和血行扩散较早。

2.临床表现

胰腺癌早期症状不明显,随病变进展可出现腹痛、黄疸、体重明显下降,也可出现食欲缺乏、恶心、呕吐、消化不良和乏力等症状。胰头癌常出现黄疸;胰体尾部癌常有腹痛和腹部肿块。本病恶性程度高,早期发现困难,切除率低,预后差。

3.影像学表现

(1)超声表现:胰腺多呈局限性肿大,内见异常回声肿块,轮廓不规则,边缘模糊,可向周围组织呈蟹足样浸润,肿块回声多数为低回声,后方回声衰减,内有液化、坏死时出现无回声区。胰头癌压迫胆总管致梗阻以上肝内外胆管扩张,胆囊增大、饱满,胰管扩张,并可推压或侵犯邻近血管及器官。胰颈癌可推压门静脉、肠系膜上静脉变形、移位。胰尾癌易推压和侵犯胃、脾、脾静脉和左肾。晚期可发现肝转移灶,周围淋巴结转移和腹水。

(2)CT表现:CT平扫时胰腺癌多呈低密度或等密度。肿瘤较大时表现为相应部位局限性隆起,如有坏死液化,则出现更低密度区。胰腺癌为乏血供肿瘤,CT增强扫描时胰腺期肿块强化低于周围正常胰腺组织,此期利于其直接征象的显示。静脉期仍为低密度灶,但与周围正常胰腺组织的对比缩小。肝内外胆管、胆囊、胰管不同程度扩张,胰管、胆管扩张形成的“双管征”并于胰头肿块处骤然截断为胰头癌的主要间接征象。胰腺癌晚期易侵犯、包埋邻近血管,并出现肝门、腹膜后淋巴结及肝内转移,静脉期检出率较高(图5-91)。

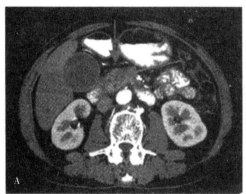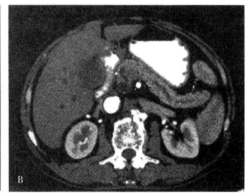

图5-91 胰腺癌CT表现

注 A.CT增强扫描见胰头钩突部增大,低密度肿块;B.胆、胰管扩张,呈“双管征”。

(3)MRI表现:胰腺轮廓发生改变,局部不规则肿大,肿瘤T_1WI上多数呈低信号,与正常胰腺组织分界不清,T_2WI上呈不均匀高信号,Gd-DTPA增强扫描早期肿瘤强化不明显,与强化的正常胰腺组织形成明显对比。胰头癌压迫、侵犯主胰管和胆总管下端造成梗阻,梗阻部位以上胰管、胆管和胆囊扩张。MRCP可显示胰头段胆总管狭窄、中断,同时伴有病变段以上胆系和胰管均匀性扩张。

4.诊断与鉴别诊断

本病主要与胰腺局限性炎性病灶相鉴别:后者常有长期饮酒史和反复胰腺炎病史;位置多位于胰头和钩突区。影像学表现:①胰腺钙化:肿块或主胰管内钙化;②胰管改变:不规则或串珠样扩张;③其他:胰周常有液体积聚及胰腺假性囊肿形成等。以上均有助于炎性病灶的诊断。

(三)胰腺实性假乳头状瘤

1.病因、病理

胰腺实性假乳头状瘤(SPTP)是少见的良性或低度恶性肿瘤或具有恶性潜能的良性肿瘤,占胰腺外分泌肿瘤的1%~2%。好发于女性,且以年轻女性多见,胰尾、胰头为好发部位。肿瘤为边界清晰的圆形、椭圆形肿块,瘤体通常较大,可大于 5cm。

2.临床表现

早期体积小,无任何临床表现,体积较大时可出现腹部不适、胀痛。

3.影像学表现

(1)超声表现:胰腺多呈局限性体积增大,内见异常回声肿块,轮廓及边界较清晰,肿块多为囊实性回声,以囊性结构为主的肿瘤,可见多囊的分隔及乳头状或壁结节样突起。很少会引起胆系及胰管的扩张,也多无脏器及淋巴结的转移。

(2)CT 表现:CT 平扫主要表现为囊实性混杂密度,实性结构边缘分布为主,部分呈乳头状或壁结节样突起。动态增强后实性部分早期轻度强化,后期呈渐进性强化。以囊性结构为主的肿瘤,多表现为实质部分呈小片状,增强后呈中高强化,飘浮在低密度的囊性部分中,或囊实部分相间分布,不规则排列;以实性结构为主的肿瘤的囊性部分呈小圆形,位于包膜下;或与实性部分混合分布。实性部分平扫密度与肌肉相仿,门静脉期肿瘤强化略高于动脉期,但强化程度均低于正常胰腺组织。肿瘤很少会引起胆胰管扩张,远处脏器转移罕见。

(3)MRI 表现:T_1WI 实性部分呈中低信号,T_2WI 呈中高信号,增强扫描实性部分呈不均匀的中高强化;囊性部分 T_1WI 呈低信号,T_2WI 呈明显高信号,无强化。肿瘤多有包膜、出血,出血在 MRI 上可表现为特征性的"分层现象"。

4.诊断与鉴别诊断

根据 SPTP 的影像特征并结合发病年龄和性别,大部分术前能够作出准确的定性诊断。SPTP 应与以下肿瘤相鉴别。

(1)黏液性囊腺瘤或癌:多个增强的分隔和内部实性结节是其典型影像表现,分隔和实性部分边界清晰。囊壁厚薄不均,一般厚度 >3mm,可有钙化或无钙化,胰管可有扩张。由于肿瘤产生黏液,在 MRI 的 T_1WI 上呈高、低混杂信号,T_2WI 上则均表现为高信号,小房间隔在 T_2WI 上显示清晰。增强扫描囊壁、房间隔、壁结节可见强化。如肿瘤较大,形态不规则,囊壁或分隔较厚,肿瘤内出现实性的乳头状结构等均应考虑为癌。

(2)浆液性囊腺瘤:浆液性囊腺瘤影像上呈轮廓清楚的分叶状肿物,血供丰富,肿瘤可明显强化而呈蜂窝状肿物,可见中央的星状瘢痕及其钙化。

(3)胰腺癌囊变:胰腺癌系乏血供肿瘤,可出现囊变,有时需与 SPTP 相鉴别,但前者具有围管浸润的生物学特性,易导致胰、胆管扩张及血管的侵犯,影像学检出远处转移灶的概率远高于 SPTP。

(4)无功能性胰岛细胞瘤:少数胰岛细胞瘤可发生囊变,但不同于 SPTP,前者无女性好发趋势,且动态增强后病灶实性部分早期强化明显具有鉴别价值。

四、脾脏疾病

(一)脾囊肿

1.临床与病理

(1)病因、病理:脾囊肿是脾组织的瘤样囊性病变,分为寄生虫性囊肿和非寄生虫性囊肿两大类。寄生虫性囊肿多为棘球蚴病囊肿,常与肝、肺棘球蚴病并存。非寄生虫性囊肿包括真性和假性囊肿:真性囊肿有表皮样囊肿、皮样囊肿、血管和淋巴管囊肿等,囊内壁被覆扁平、立方或柱状上皮;假性囊肿较真性囊肿多见,约占非寄生虫囊肿的80%,多为单房性,可有外伤史,囊壁无内皮细胞被覆。

(2)临床表现:寄生虫性囊肿以中青年多见,非寄生虫性囊肿以青少年多见。小者无临床症状,大者可引起压迫症状,以左上腹不适或隐痛最多见。破裂、出血或继发感染时表现为腹膜炎的症状和体征。

2.影像学表现

(1)CT表现。

1)CT平扫:寄生虫囊肿表现为单发或多发类圆形水样密度影,边缘光滑、锐利,囊壁可有钙化,"囊中囊"是其特征性改变。非寄生虫性囊肿表现为单发或多发圆形、类圆形低密度影,边界清楚,壁菲薄,偶尔可伴有钙化(图5-92A)。

2)CT增强扫描:病变无强化(图5-92B),少数寄生虫囊肿的囊壁可有轻度强化。

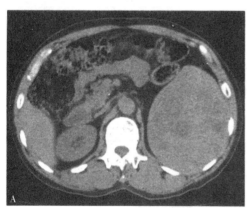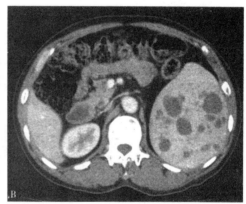

图5-92　脾囊肿CT表现

注　A.CT平扫:肿大的脾内多发囊性结节;B.CT增强扫描:病灶无强化,边缘光滑、锐利。

(2)MRI表现。

1)MRI平扫:T_1WI为低信号,T_2WI为高信号,边缘光滑、锐利,壁厚薄均匀。

2)MRI增强扫描:病变无强化。

3.诊断与鉴别诊断

CT及MRI显示境界清楚,无强化的水样密度或信号病灶,即可诊断为本病。但依影像学表现难以区分真性囊肿与假性囊肿,需参考有无外伤史和感染史。

(二)脾血管瘤

1.临床与病理

(1)病因、病理:脾血管瘤是脾最常见的良性肿瘤,成人以海绵状血管瘤多见,儿童多为毛细血管瘤。单发,也可多发。大者内可发生血栓、机化、纤维化、钙化及出血、坏死、囊变等。一般无包膜,内部由管径不等的毛细血管或血窦组成,血管内充满红细胞。

(2)临床表现:好发年龄为20~60岁,一般无临床症状,多为体检时偶尔发现,瘤体较大者可有腹胀表现。

2.影像学表现

(1)X线表现:脾区内可见斑点状、星芒状或条纹状钙化。DSA的主要特征为从动脉期至静脉后期一直可见斑点状、棉絮状对比剂潴留征象。

（2）CT表现。

1）CT平扫：圆形、类圆形低密度病灶，边界较清楚。多为单发，也可以为多发，大小不等（图5-93A）。较大血管瘤可致脾体积增大，瘤体中央可有瘢痕形成，表现为更低密度。当内部有新鲜出血时，呈高密度。病灶内有时可见斑点状、星芒状钙化灶。

2）CT增强扫描：动脉期肿瘤边缘多呈斑片状强化（图5-93B），门静脉期和平衡期强化扩大并逐渐向中心充填，延迟后与正常脾密度一致（图5-93C）。与肝血管瘤呈类似改变，当肿瘤中心有血栓形成或瘢痕存在时，中心可始终不强化。

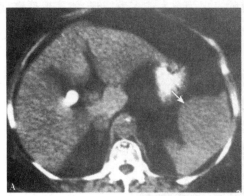
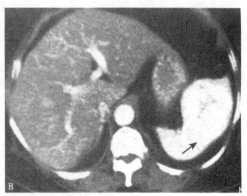
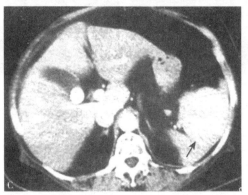

图5-93　脾血管瘤CT表现

注　A.CT平扫：病变呈类圆形低密度，边界清楚（↑）；B.增强动脉期：边缘结节状强化（↑）；C.增强延迟期：病变充填，密度均匀，略高于脾（↑）。

（3）MRI表现：MRI对血管瘤的显示较CT敏感。

1）MRI平扫：类似于肝海绵状血管瘤，T_1WI为低信号，T_2WI为高信号，且随TE时间的延长，信号强度递增，T_2WI可显示"灯泡征"。肿瘤中心的血栓、瘢痕在T_1WI上为更低信号，在T_2WI上为等信号或低信号。

2）MRI增强扫描：与CT增强表现相同。

3.诊断与鉴别诊断

CT显示边界清楚的肿块、明显强化且从边缘向中心逐渐充填，MRI T_2WI显示"灯泡征"，即可诊断为本病。

（三）脾淋巴瘤

1.临床与病理

（1）病因、病理：脾淋巴瘤是脾脏较常见的恶性肿瘤,分为原发性脾淋巴瘤及全身性淋巴瘤脾浸润两种,后者多见。病理上分为4型。

1)均匀弥漫型:脾均匀增大,无明显肿块形成,镜下瘤细胞弥漫分布,直径<1mm。

2)粟粒结节型:病灶呈小结节状分布,直径1～5mm。

3)多发肿块型:病灶多发,直径1～10cm。

4)巨块型:病灶直径>5cm。

（2）临床表现：左上腹部疼痛及肿块是最常见的症状,部分患者伴有低热、食欲减退、恶心、呕吐、贫血、体重减轻或乏力。脾增大,手触其边缘有结节状感觉。

2.影像学表现

（1）CT表现。

1)CT平扫:均匀弥漫型和粟粒结节型均可表现为脾大,密度较均匀,外形不变或呈球形,CT值正常或略低。多发肿块型表现为脾内多发且大小不等的低密度灶,呈圆形或不规则形,边界可清楚,也可模糊(图5-94A)。巨块型表现为左上腹巨大占位,正常脾可完全消失或仅存少许,易与左肾上腺和肝左叶病变相混淆。

2)CT增强扫描:均匀弥漫型和粟粒结节型表现为不均匀强化。多发肿块型及巨块型表现为轻度强化,与强化明显的正常脾组织对比更清楚(图5-94B)。

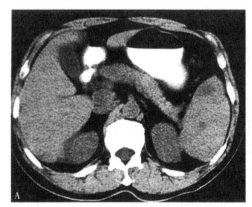
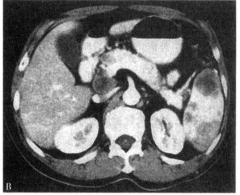

图5-94 脾淋巴瘤CT表现

注 A.CT平扫:脾内多发大小不等的低密度占位性病变,边缘不清楚;B.CT增强扫描:病变边缘清晰,不规则强化。

（2）MRI表现。

1)MRI平扫:T_1WI呈等信号或等低混合信号,与正常组织分界不清;T_2WI肿块信号略高于脾,也可略低于脾。

2)MRI增强扫描:Gd-DTPA增强扫描对病变的显示与诊断很有价值。弥漫型表现为不规则的高或低信号区;肿块型表现为高信号衬托下的低信号灶,可分布于整个脾。

3.诊断与鉴别诊断

CT及MRI显示增强后弥漫肿大的脾内单发或多发低密度、低信号结节或肿块,可提示为本病的可能。需要与脾转移瘤相鉴别,鉴别要点包括:脾转移瘤多有原发性肿瘤病史;脾大小基本正常;轻至中度强化;病灶间很少融合。

(四)脾梗死

1.临床与病理

(1)病因、病理:脾梗死是指脾内动脉的分支阻塞所致的脾组织缺血性坏死。其病因主要有血栓形成、动脉粥样硬化、慢性白血病、镰状细胞贫血等。病理上,脾梗死多发生在脾的前缘,梗死灶大小不等,常数个梗死灶同时存在或几个梗死灶融合成大片状。梗死灶形态多呈锥状,底部位于被膜面,尖端指向脾门。

(2)临床表现:大多数患者无症状,有时出现左上腹部疼痛。

2.影像学表现

(1)X线表现:脾动脉造影(DSA)显示脾内动脉分支闭塞。

(2)CT表现。

1)CT平扫:脾梗死早期表现为脾内三角形低密度影,基底位于脾外缘,尖端指向脾门,边缘清晰或略模糊(图5-95A)。偶尔梗死灶内伴有出血,呈不规则高密度影。陈旧性梗死灶因纤维收缩,脾可缩小,轮廓呈分叶状。

2)CT增强扫描:脾梗死灶无强化,轮廓比平扫显示更清楚(图5-95B)。

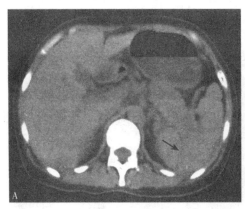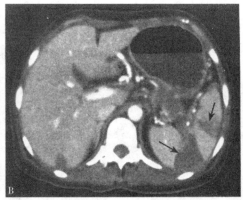

图5-95　脾梗死CT表现

注　A.CT平扫:脾实质内多发楔形低密度影,边界模糊(↑);B.CT增强扫描:病灶无强化,轮廓显示清晰(↑)。

(3)MRI表现:MRI对脾梗死的检出较敏感。

1)MRI平扫:T_1WI表现为低信号,T_2WI表现为高信号,形态特点与CT相同。

2)MRI增强扫描:梗死灶无强化。

3.诊断与鉴别诊断

CT显示低密度、MRI显示长T_1、长T_2三角形阴影,无强化,即可提示为本病。需要与脾脓肿、脾破裂出血相鉴别,鉴别要点如下。

(1)脾脓肿:常有败血症症状;病灶呈圆形或椭圆形低密度;内可见小气泡或气—液平面,为特异性表现;增强后呈环状强化;与正常脾实质之间可见低密度水肿带。

(2)脾破裂出血:有外伤史;脾轮廓不规则,并可见裂隙;同时合并包膜下血肿和积液。

(郭丽丽)

第六节 腹膜腔和肠系膜病变

一、腹腔积液

正常时,腹膜腔内可有极少量液体,在 CT 及 MRI 上均不能显示,当病变导致腹膜腔内有较多液体时,称为腹腔积液。

(一)临床与病理

腹腔积液是指腹膜腔内出现液体,可为渗出液或漏出液。产生的原因主要是腹膜的炎症、肿瘤、门静脉压增高和低蛋白血症等。根据病因不同,产生积液的量不同,部位也不一致。肝硬化引起的腹腔积液主要位于肝、脾周围,卵巢癌引起的腹腔积液主要位于盆腔,腹腔炎症引起的腹腔积液主要位于炎症的附近。大量积液时,积液可充满盆腹腔。

(二)影像学表现

1.X 线表现

少量腹腔积液在 X 线平片上不能显示;大量腹腔积液者,腹部密度明显增高。

2.CT 表现

CT 检查可确认有无积液以及积液的部位和量。少量或中等量积液多呈新月形,位于肝、脾周围或结肠旁沟(图 5-96A),肝、脾被推离腹壁;盆腔内积液多位于膀胱直肠窝内。大量积液时,小肠漂浮,集中在前腹部(图 5-96B),这时低密度脂肪性的肠系膜在周围腹水的衬托下可清楚显示。

3.MRI 表现

MRI 检查对少量积液特别敏感,其形态与 CT 表现一致,T_1WI 呈低信号,T_2WI 呈高信号(图 5-96C、D)。

(三)诊断与鉴别诊断

上腹部的腹腔积液要与胸腔积液鉴别,一般来说,腹腔积液在膈肌前,胸腔积液在膈肌后。包裹性积液需与腹腔脓肿鉴别,腹腔脓肿 CT 值较高,周围腹膜增厚较明显,增强后可见脓肿壁强化。MRI 扫描脓肿的 T_1WI 信号比积液稍高。

二、腹膜感染性病变

(一)腹膜炎

腹膜炎是腹膜常见的疾病。腹膜炎多继发于胃肠道穿孔、腹腔脏器炎症、肠坏死、腹部创伤以及术后感染等,局限性腹膜炎可以是腹膜炎吸收后局限化,也可以是发病开始就是局限性的。腹膜炎病因还包括结核性、癌性、乳糜性等。

1.临床与病理

急性腹膜炎虽有多种不同病因,但临床症状及体征相近,一般表现为腹痛、发热、全腹肌张力增强、压痛及反跳痛、白细胞增多等。依病因的不同,病史可有一定差异,例如,胃、十二指肠穿孔一般都有溃疡病史;外伤性腹腔脏器破裂而导致的全腹膜炎均有明显外伤史;腹部术后感染继发的腹膜炎则具有近期手术史;局限性腹膜炎常合并有局部病因,如急性阑尾炎(或合并穿孔)常并发右下腹局限性腹膜炎;结核性腹膜炎通常起病缓慢,有腹部揉面感,可伴有腹部压痛。

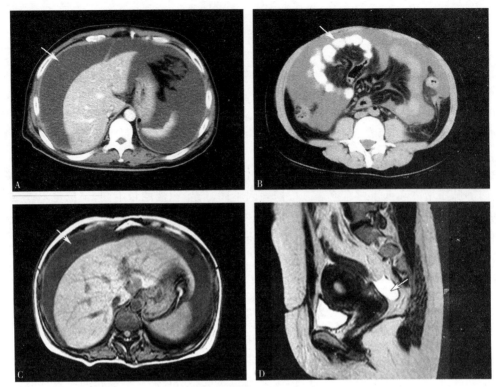

图 5－96　腹腔、盆腔积液

注　A.上腹部 CT：肝、脾周围可见水样密度影(↑)；B.腹腔大量积液,肠管漂浮于前腹部(↑)；C.MRI 检查：T_1WI 显示腹腔积液呈低信号影(↑)；D.MRI 检查：T_2WI 显示盆腔积液呈高信号影(↑)。

2.影像学表现

(1)X 线表现：①小肠、大肠充气和扩张；②肠壁增厚与肠管活动受限；③腹脂线模糊或消失；④腹腔积气。

(2)CT 表现：急性腹膜炎 CT 表现为腹腔积气、积液,腹膜及相邻腹膜外脂肪层水肿、增厚和肠壁增厚等。腹腔积气表现为大量气腹和小气泡征,当积气与积液同时存在时,可在 CT 横轴位片上显示出气—液平面。腹膜、肠系膜、大网膜及肠壁水肿、增厚时,均可与正常部分比较而得以确诊。结核性腹膜炎主要征象包括腹腔积液、腹膜增厚,增厚的腹膜可以呈小结节状,大网膜可以呈饼状,可以合并淋巴结肿大,增强扫描呈环形强化。

(3)MRI 表现：与 CT 相同,对少量渗出、水肿显示更清楚。

3.诊断与鉴别诊断

急性腹膜炎的影像学检查不应仅仅满足于疾病的诊断,还应尽可能地明确积液的原因、趋势和积液的部位,以便临床制订治疗方案及引流的途径。

急性腹膜炎的影像学诊断主要依据腹腔积气、积液、肠壁增厚、粘连等,其中以积气、积液为主要表现,但是腹内积气也可见于其他一些原因,如腹部术后、诊断性或治疗性人工气腹等,因而应从临床等方面排除这些情况。

(二)腹腔脓肿

腹腔脓肿常继发于腹部手术、创伤后腹膜炎、细菌性胃肠道炎症、胃肠道穿孔及肠坏死等。

1.临床与病理

腹腔脓肿指腹腔内某一间隙的局部积脓,为腹腔内肠曲、内脏、腹壁、网膜或系膜等包裹粘连而形成。腹腔脓肿按其发病部位有膈下脓肿、肠系膜肠曲间脓肿、盆腔脓肿等。临床上,一般有腹痛及感染所致的全身性反应,如寒战、发热、心率快、白细胞增多等,经抗感染治疗后上述症状消失。检查时,上腹部脓肿可出现上腹部软组织肿胀、皮肤及皮下水肿,有压痛或叩击痛;下腹部脓肿一般有肠积气,可扪及边界不清的肿块,局部压痛或反跳痛;盆腔脓肿者可有腹泻,直肠指诊有触痛并可触及炎性肿块。

2.影像学表现

(1)X线表现:腹腔脓肿在腹部平片上一般无明显改变,部分病例可显示脓腔气影,表现为较大的气液腔、气团或多发性排列成串的小气泡。

(2)CT表现:腹腔脓肿一般循腹腔解剖间隙分布,但由于各解剖间隙之间的连通性对腹腔积液及脓肿引流的影响以及脓肿的局限化,脓肿累及范围与解剖间隙之间可不一致,在CT图像分析中需要注意。

腹腔脓肿CT表现为:①CT平扫,腹膜腔内低密度肿物,边缘模糊,密度介于软组织肿物与积液之间,中央密度更低;②CT增强扫描,中心无强化,边缘可见环形强化(图5-97);③邻近脏器和周围结构受压;④脓肿内有时可见低密度气体影,呈现气—液平面或多发排列成串的气泡影,这可能是产气菌感染所致,也可以是脓肿与肠道相通的结果。

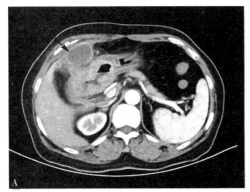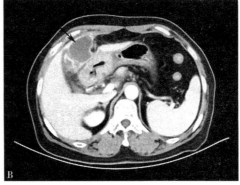

图5-97　腹腔脓肿CT表现

注　A.CT增强扫描动脉期;B.CT增强扫描静脉期:右上腹部见囊性肿物(↑),囊壁清楚,脓肿壁明显强化,脓腔内容物不强化(↑)。

(3)MRI表现:①MRI平扫腹腔内见局限性肿块,T_1WI为稍低信号,T_2WI为明显高信号,周围脓肿壁为等信号;②MRI增强扫描脓肿壁明显强化,脓肿腔无强化。

3.诊断与鉴别诊断

在腹腔脓肿的影像学诊断与鉴别诊断中,需要密切结合腹腔脓肿的病因以及扩散途径进行综合分析和判断。首先要熟悉腹腔内脏器与腹膜反折所形成的韧带、系膜、网膜等,并了解这些结构与脏器间所构成的间隙、隐窝、陷凹以及脓肿扩散与引流途径的关系。此外,还要充分了解病史、临床症状及体征等,然后依据不同病例,选择适宜的影像学检查方法,并将其检查的影像征象进行综合分析,才能作出较为准确的诊断。

三、腹膜腔肿瘤

腹膜腔肿瘤包括原发性与继发性。原发性腹膜腔肿瘤比较少见,主要包括腹膜间皮瘤、纤维瘤、脂肪瘤和原发浆液性乳头状癌等。腹膜腔肿瘤大多数为转移瘤,多来源于胃、结肠、肝、胰腺、胆道、子宫及卵巢等恶性肿瘤。

(一)临床与病理

腹膜腔肿瘤的临床表现主要有腹胀、腹部肿块、腹腔积液及胃肠道功能障碍等,部分患者首发症状是不明原因的腹腔积液。大量的腹腔积液推压膈肌上升可导致呼吸困难,较大的肿块可以压迫邻近的胃肠道及输尿管而引起相应的梗阻症状。继发性腹膜腔肿瘤可有原发性肿瘤的相关症状。

(二)影像学表现

1.X 线表现

腹膜腔肿瘤腹部常规 X 线平片检查时,可发现腹腔积液、肠壁增厚、肠间隙增宽、部分脏器受压移位。钡剂双对比造影检查时,可以发现胃肠道壁增厚、僵硬或粘连、位置固定或受压移位等。以上征象均缺乏特征性,其诊断价值有限。

2.CT 表现

腹膜腔肿瘤可发生于腹膜腔任何部位,如腹膜、网膜、肠系膜和韧带等,显示为结节状、扁平状软组织肿块或腹膜不规则弥散性增厚,增强扫描呈轻度强化。发生于壁腹膜的肿瘤可呈扁平形,以腹膜为基底突向腹内,也可呈大小不等的结节或肿块;肠壁脏腹膜受肿瘤浸润,一般均显示肠壁增厚及粘连;肠系膜受肿瘤浸润表现为肠系膜增厚、出现结节;网膜、韧带的肿瘤浸润则表现为软组织结节、肿块或呈饼状。肿瘤常合并腹腔积液。

3.MRI 表现

腹膜腔肿瘤形态学表现与 CT 相同,其信号表现为 T_1WI 稍低信号,T_2WI 稍高信号,增强扫描呈轻度强化。

腹膜转移瘤是最常见的腹膜腔肿瘤,是癌细胞经血行或直接种植到腹膜、网膜和肠系膜所致的肿瘤。多继发于肝、胃、结肠、胰腺和卵巢的恶性肿瘤,表现为腹膜不规则增厚、腹腔内结节或肿块,多伴有腹盆腔积液(图 5 - 98)。

腹膜间皮瘤是原发于腹膜间皮细胞的肿瘤,临床表现无特征性,常见的症状和体征有腹痛、腹水、腹胀及腹部包块等。腹膜间皮瘤约占所有间皮瘤的 20%,儿童罕见。腹水是腹膜间皮瘤最常见的 CT 表现,当腹膜、网膜和肠系膜广泛粘连时,CT 可见广泛的腹膜不规则增厚、大网膜受累、粘连,形成饼状肿块(图 5 - 99)。

腹膜原发性浆液性乳头状癌(EPSPC)是一种较少见的恶性肿瘤,其组织学特点及临床表现与卵巢浆液性乳头状癌十分相似,表现为腹水、盆腔不规则包块或盆底腹膜不规则增厚,部分呈结节状,但双侧卵巢正常或略增大。

(三)诊断与鉴别诊断

原发性腹膜腔肿瘤非常少见,因此应在除外转移性肿瘤后方可考虑。继发性腹膜腔肿瘤比较常见。患者有原发恶性肿瘤病史时,首先考虑转移瘤。CT 检查根据前述表现结合转移瘤扩散途径可诊断,特别是病变多发并有明确的原发恶性肿瘤时。对于无原发恶性肿瘤者,鉴别诊断较为困难。肿瘤的最终诊断依靠腹腔穿刺病理细胞学或术后组织学检查。

腹膜腔肿瘤的诊断尚须对不同类型的患者,选择最具优势的检查方法,必要时同时使用多种检查方法进行综合分析,获得初步诊断或进行鉴别诊断。

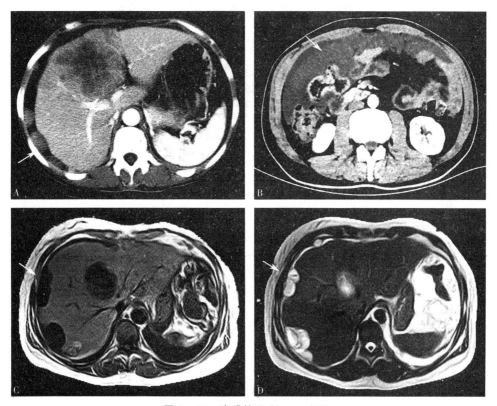

图 5 - 98　腹膜转移瘤 MRI 表现

注　A.肝癌腹膜转移,肝左内叶可见混杂密度肿块,腹膜多发结节(↑);B.卵巢癌腹膜转移,大网膜密度增高,呈饼状(↑);C、D.卵巢癌腹膜转移,T_1WI 呈稍低信号,T_2WI 呈稍高信号(↑)。

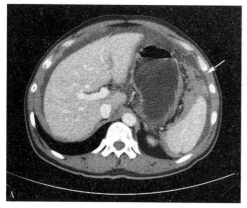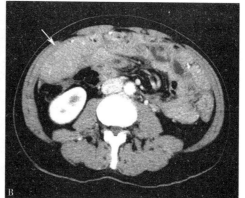

图 5 - 99

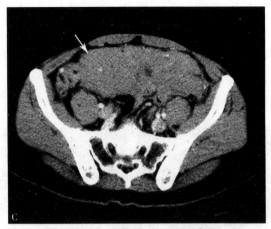

图 5 - 99　腹膜间皮瘤 MRI 表现

注　A.脾周腹膜结节样增厚(↑),增强扫描呈轻度强化;B.大网膜增厚,呈饼状(↑);C.下腹盆腔形成肿块(↑)。

(司晓辉)

第七节　急腹症病变

一、胃肠道穿孔

(一)临床与病理

1.病理

胃及十二指肠溃疡为穿孔最常见的原因,穿孔多发生在前壁,穿孔时胃及十二指肠内的气体和内容物流入腹腔,引起气腹和急性腹膜炎。慢性穿孔多发生在后壁,穿透前浆膜与附近组织器官粘连,故内容物不流入腹腔。由于小肠肠曲彼此紧靠,穿孔后纤维蛋白沉着,相互粘连而使穿孔很快被封闭,又因小肠气体很少,故小肠内容物流出很少,也很少造成气腹。结肠内气体较多,穿孔后肠内容物随大量气体进入腹腔,导致气腹和局限性腹膜炎或全腹膜炎。

2.临床表现

突发性、持续性剧烈上腹痛,并蔓延至全腹部。查体有腹肌紧张、腹部压痛及反跳痛等腹膜刺激症状。

(二)影像学表现

1.X 线表现

气腹是胃肠道穿孔的重要征象,但应首先除外非胃肠道穿孔原因,方可诊断胃肠道穿孔。

(1)气腹游离于腹腔内,称为腹腔内游离气体。

(2)立位透视和平片,可见膈下游离气体影,呈新月形或镰刀状(图 5 - 100)。

(3)仰卧位,肠腔内外的气体将肠管内壁和外壁轮廓显示非常清楚,称为双壁征。

(4)镰状韧带被气体勾画出来,显示为线条状密度增高影,自肝下向内下行,称为镰状韧带征。

(5)大量游离气体表现为卵圆形透亮区,状如橄榄球,称为橄榄球征或气穹隆征。

(6)侧位水平投照则气体位于腹壁与肠道之间。

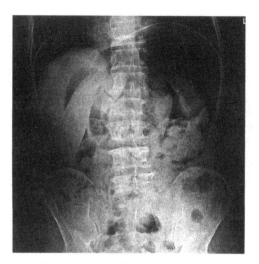

图 5 - 100 膈下游离气体 X 线表现

注 立位腹部平片显示双侧膈下游离气体。

影像分析时应注意以下几种情况。①胃、十二指肠球部及结肠内正常时可有气体,因此,穿孔后大都有游离气腹征象,而小肠及阑尾正常时一般无气体,穿孔后很少有游离气腹征象。②胃后壁溃疡穿孔,胃内气体可进入小网膜囊,如网膜孔不通畅,气体则局限在网膜囊内,立位摄片于中腹显示气腔或气液腔,即网膜囊上陷窝充气,而气体并不进入腹腔。③腹膜间位或腹膜后空腔器官向腹膜后间隙穿孔,气体进入肾旁前间隙,还可进入腹膜后其他间隙,出现腹膜后间隙充气征象,而腹腔内并无游离气体,因此,没有游离气腹征象并不能排除胃肠道穿孔。④充气扩大的肠管介于肝横膈之间,例如间位结肠,结肠袋及其间隔是识别结肠的重要根据。⑤充气扩大的肠管互相重叠,犹如双壁征。⑥横膈下脂肪或网膜脂肪介于肝与膈之间。

腹腔内积液是胃肠道穿孔后继发性腹膜炎的表现。积液较少时可无阳性表现,较多时可见小肠间隙增宽,升、降结肠内移,结肠旁沟增宽,液体游离到肝脏下面,肝三角显示模糊或消失,充气肠管漂浮征。可显示腹脂线模糊和麻痹性肠胀气。

肠淤胀、麻痹表现为肠管积气积液、扩张、蠕动减弱。

2.CT 表现(图 5 - 101)

(1)不仅能显示腹腔游离气体,还可确认胃肠穿孔后积液以及积液的部位和量,特别是能显示少量积液。

(2)横结肠系膜上方的腹水最初位于 Morrison 囊,即肝后下间隙内,表现为围绕肝右叶后内缘的水样密度。

(3)横结肠系膜下方的积液,早期位于盆腔的膀胱直肠陷凹或子宫直肠陷凹内,其后可延伸至结肠旁沟内。

(4)大量积液时,小肠漂浮集中在前腹部,低密度脂肪性肠系膜在周围腹水衬托下可清楚显示。

(5)小网膜囊积液表现为胃体后壁与胰腺之间水样低密度区,大量积液时,脾胃韧带受推移。

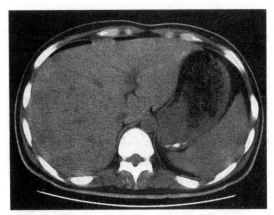

图 5-101 胃肠道穿孔 CT 表现

注 腹腔内游离气体。

(三)诊断与鉴别诊断

X 线平片及 CT 可显示腹腔积气,结合临床突发性、持续性剧烈上腹痛表现,即可诊断为本病。膈下游离气体有时需与间位结肠及正常胃泡内气体相鉴别,可通过变换体位、采取侧卧位水平投照观察气体是位于胃肠道内还是胃肠道外。此外,腹部手术后短期内可见膈下游离气体,不要误诊为胃肠道穿孔。

二、肠梗阻

(一)急性小肠梗阻

1.急性机械性小肠梗阻

急性机械性小肠梗阻是小肠梗阻最常见的一种。发病的原因很多,如各种原因引起的肠粘连、粘连系带牵拉和压迫、小肠炎症狭窄、肠腔内肿瘤以及蛔虫团等的堵塞。其中肠粘连引起者最为常见。

影像学表现:一般首选 X 线透视和腹部平片检查。

(1)X 线表现:典型 X 线表现为小肠扩张、积气。单纯性小肠梗阻肠管内在气体衬托下,在上中腹部常显示层层的平行排列、互相靠拢的鱼肋样黏膜皱襞或皱襞稀少。肠腔内积液在立位检查时可见有多个液平面呈阶梯状排列,此为单纯性小肠梗阻特征性表现。胃及结肠内气体较少或消失。

十二指肠梗阻时,卧位可见胃和十二指肠充气、扩张;立位可见胃及十二指肠内有较大液平面,其余肠道内无液平面。空肠梗阻常显示上腹偏左侧有少量扩张肠曲,肠曲黏膜皱襞排列密集。回肠中下段梗阻可见满腹空肠及回肠积气、扩张,立位可见阶梯状排列的液平面。梗阻的部位较高时,一般表现为积气、扩张的肠曲少、液平面少,且肠曲和液平面位置高,肠腔内皱襞显著。梗阻部位较低时经常表现为扩张的肠曲多、液平面多,全腹显示扩张积气和液平面(图 5-102)。

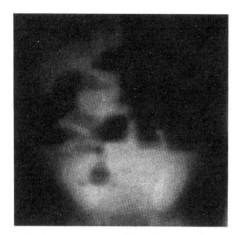

图 5-102 肠梗阻腹部平片表现

注 肠梗阻患者的腹部平片可见气—液平。

依梗阻的程度可分为完全性和部分性梗阻两类。其中,完全性小肠梗阻的梗阻点以下肠腔内无积气和液平面,结肠内不积气或在粪便中混有少量积气,梗阻 24 小时后复查一般仍表现为结肠无积气。小肠积气、积液加重时可提示为完全性小肠梗阻。

(2)CT 表现:肠套叠引发肠梗阻的典型 CT 征象可显示有 3 层肠壁。最外层为鞘部肠壁,中层、内层为套入部的折叠肠壁,内层中心部为套入部分肠腔。鞘部及套入部肠腔内均可有对比剂和(或)气体,由于肠壁、肠系膜、气体和对比剂的密度不同,因而套叠部形成多层表现,若套叠部与层面垂直,可呈多层靶环状表现(图 5-103)。

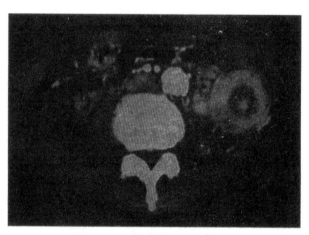

图 5-103 肠套叠 CT 平扫图像

注 肠套叠并肠梗阻患者的 CT 平扫图像可见降结肠壁的层状改变。

(3)超声表现:肠梗阻的肠管扩张伴积气、积液,表现为不同程度的肠管扩张,内径多超过 3cm,肠腔积气为形态不定的强回声团,其后方逐次衰减。积液则显示为液性无回声区,内有浮动的强回声点,有积液的肠腔显示清楚。梗阻近端肠管扩张并出现频繁强蠕动,伴有液体无回声及气体点为局限、边界清楚、类似包块样的低回声或无回声区,动态观察无明显蠕动;麻痹性肠梗阻,肠蠕动明显减弱或消失,回声显示无明显的位移及气液流动征象。

2.绞窄性肠梗阻

这种肠梗阻由于肠系膜血管发生狭窄,致使血液循环发生障碍,引起小肠坏死。绞窄性肠梗阻常见的原因是小肠扭转、粘连带压迫和内疝等。

(1)影像学表现。

1)X线表现:绞窄性肠梗阻除单纯性肠梗阻X线表现即小肠扩张、积气和积液的基本征象外,还可出现特殊征象,如由于扩张的小肠肠曲充满大量液体,形成类似软组织肿块阴影,即假肿瘤征、咖啡豆征、多个小跨度蜷曲肠袢、长液面征、空回肠换位征等。结肠内一般无气体,但绞窄时间过长时可有少量气体出现。

2)CT表现:CT检查可协助确定假肿瘤征,结合前述CT征象,对诊断有一定帮助。此外,若检查发现肠系膜血管扭曲、变形,则有利于小肠扭转的诊断。

3)超声表现:除参考上述各征象外,应重点观察包块样低回声或无回声区即假肿瘤征,以及空肠、回肠黏膜皱襞换位征象等。

(2)鉴别诊断:绞窄性肠梗阻的诊断与鉴别诊断极为重要。明确绞窄性肠梗阻诊断后,需立即行急诊手术治疗。因此,当已确认小肠梗阻时,还必须检查分析是否有绞窄性肠梗阻可能。如果发现小跨度蜷曲肠袢、假肿瘤征或咖啡豆征、空回肠换位以及腹腔内大量腹水这些绞窄性肠梗阻征象,结合临床和发病过程,再排除与其相似的疾病,可作出初步诊断。

3.麻痹性肠梗阻

麻痹性肠梗阻常见于腹部手术后、腹部炎症、腹膜炎、胸腹部外伤及感染等。

影像学表现:麻痹性肠梗阻的X线表现特点是胃、小肠和大肠等均积气、扩张,其中结肠积气显著。立位可见液平面,但液面少于机械性小肠梗阻。多次复查肠管形态改变不明显。碘剂造影时,一般3~6小时对比剂可进入结肠,可排除机械性小肠梗阻的可能。

4.血运性肠梗阻

该病由肠系膜血管阻塞所致。肠系膜血管阻塞可因血栓形成、栓塞和损伤引起。肠系膜静脉血栓形成多继发腹腔感染所造成的血栓性静脉炎及静脉回流受阻等疾病。肠系膜动脉栓塞多发生于心脏病、动脉粥样硬化斑块脱落等。

(1)影像学表现:X线表现与前述肠梗阻基本相同。根据梗阻的部位和范围不同,其表现也有差异。肠曲扩张的范围与肠系膜上动脉的分布相一致,受累肠曲管壁增厚、僵直、管腔变小、黏膜皱襞增粗,造影检查可见肠管外形呈锯齿状。可有类似于软组织肿块阴影,即假肿瘤征象。肠壁坏死征象则表现为肠壁内可见小量气体阴影,如弧形线状透亮影,并呈间断性发生,有时可呈半月状。

(2)鉴别诊断:本病应与相似的绞窄性小肠梗阻相鉴别。小肠梗阻是以小肠扩张、积气和积液为主要征象,而右侧结肠则不应有积气和扩张,这是二者之间主要的鉴别点。

(二)急性大肠梗阻

此处重点讲述乙状结肠扭转。

乙状结肠扭转发生于乙状结肠过长而肠系膜附着部过短的患者,多见于老年人。病理改变可分为非闭袢性和闭袢性乙状结肠扭转两种。

影像学表现如下。X线表现:一般非闭袢性乙状结肠扭转处以上的结肠较轻程度扩张,横径在7~8cm。扩张的结肠位于中腹部或左腹部,回肠可轻度扩张。立位时扩张结肠内无或少量液体。闭祥性乙状结肠扭转,乙状结肠明显扩张,横径可超过 10cm,甚至可达 20cm。扩大的乙状结肠呈马蹄形,顶部可达中、上腹部。钡剂灌肠表现:完全性梗阻时,钡剂充盈乙状结肠下部,向上逐渐变细,呈鸟嘴状,并指向一侧;若梗阻不完全,可有少量钡剂进入扭转的肠祥,此时显示肠管呈螺旋状、变细,钡剂可进入扩张的近侧肠管。

三、腹部创伤

(一)脾破裂

1.临床与病理

(1)病理:在腹部闭合性损伤中常见,多见于脾上极,其次为脏面和膈面。根据破裂程度分为完全性破裂、中央破裂和包膜下破裂 3 种类型。

(2)临床表现:左上腹疼痛或弥散性腹痛,重者伴失血性休克。查体有腹肌紧张、压痛和反跳痛。

2.影像学表现

(1)X 线脾动脉造影:最直接和可靠的检查方法,其表现取决于脾外伤的类型和程度。

1)造影剂外溢为脾破裂的直接征象之一,脾内血肿表现为脾内动脉分支受压移位,可见无血管区,实质期为充盈缺损。

2)脾实质受压移位为包膜下血肿表现,实质期见脾实质边缘受压、变平、不规整和移位。

3)脾破裂在动脉期或实质期见脾脏呈楔形中断、分离,不规则充盈缺损,一个完整的脾变成若干块状。

4)血管损伤可见血管断裂、阻塞、痉挛等。

(2)CT 表现。

1)CT 平扫:脾包膜下血肿 CT 平扫表现为脾外周新月形或双凸形高密度影,随时间推移,变为等密度或低密度影。

2)CT 增强扫描:正常脾有强化,而血肿无强化。脾撕裂显示为脾实质内单发或多发线条形、不规则形低密度裂隙,边缘模糊,可伴脾实质内点状、片状高密度影。脾实质内血肿根据创伤的时间,CT 平扫可表现为圆形或不规则形略高密度、等密度或低密度影(图 5 - 104);脾实质内新鲜血肿表现为圆形或不规则形高密度影。CT 增强扫描脾实质强化,而血肿不强化。脾破裂常伴有脾周血肿和腹腔积血。

(3)超声检查。

1)脾破裂显示为脾体积增大,轮廓中断,脾内的新鲜血肿表现为强回声、低回声或不均匀回声。

2)包膜下出血表现为一个混合性肿块回声,部分被脾包膜围绕,被压缩的脾实质回声增强。

3)脾周血肿及腹腔积血时,表现为脾周无回声区及腹腔内游离性无回声区。

3.诊断与鉴别诊断

临床有外伤史,CT 显示脾包膜下新月形或双凸形高密度影,即可诊断为脾包膜下血肿;CT 显示脾实质内线条形、不规则形低密度裂隙伴点状、片状高密度影,即可诊断为脾撕裂;CT 显示脾实质内圆形或不规则形等或略高密度影,即可诊断为脾内血肿。如果 CT 平扫仅见腹腔积血和(或)脾周血肿,而未显示脾撕裂的征象,必须应用增强检查仔细评估有无脾破裂。

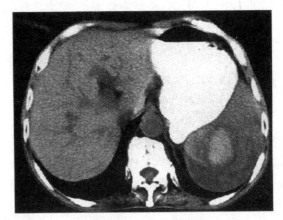

图 5 - 104 脾破裂 CT 表现

注 CT 平扫脾实质内多发低密度影,边界模糊,并见高密度出血灶。

(二)肝破裂

1.临床与病理

(1)病理:仅次于脾破裂的常见腹部损伤,占腹部损伤的 15％～20％。是由暴力撞击、高空坠落或利器穿通腹腔引起肝实质撕裂或挫伤。右肝较左肝为多。单纯性肝破裂病死率约为 9％,合并多个脏器损伤和复杂性肝破裂的病死率高达 50％。

(2)临床表现:右上腹或全腹疼痛,失血性休克,腹膜炎症状和体征。

2.影像学表现

(1)X 线透视或平片:①肝脏轮廓局限性膨出或不规整,结肠肝曲受压下移位或膈顶隆起;②肝三角消失,肝下缘模糊不清;③右下胸部肋骨骨折,胸腔积液,气胸,皮下气肿或腹水征象。

(2)选择性肝动脉造影:诊断肝裂伤的重要检查方法。①对可疑肝裂伤或已明确诊断者,为了解其损伤范围以及进行介入治疗前准备,可施行肝动脉造影;②血管造影显示对比剂外溢是肝破裂直接征象;③肝内血肿可压迫肝内动脉分支移位,使肝局部区域成为无血管区;④肝内动脉闭塞为动脉损伤征象;⑤肝包膜下大血肿或肝周大血肿推压肝脏可见肝实质受压移位,在动脉期及实质期均可显示;⑥外伤后期,受损的动脉周围形成包膜,导致假性动脉瘤,造影时可见对比剂呈团块状聚集,排空慢。肝动静脉瘘罕见。

(3)CT 表现。

1)CT 平扫:肝包膜下血肿往往呈半月形或梭形,界限清楚,紧贴包膜,血肿密度依时间长短而不同,早期是血凝块,平扫比肝实质密度稍高,然后密度逐渐减低,最后密度与液体相似。

2)CT 增强扫描:大多数血肿呈低密度。

肝实质内血肿呈圆形或类圆形,为略高或等密度(图 5 - 105),肝内血肿可以单发或多发,位于肝实质内或包膜下。增强不强化。

肝挫伤表现为肝内低密度灶,边界不清楚,是由于水肿、出血、坏死和胆汁外渗所致。假性胆汁囊肿,多见于肝穿通伤或外科手术后,偶尔可见于肝钝性伤。肝钝性伤出现的是星状或放射状裂伤,其动态变化是:1 周内其病变的界线清楚,密度低;2～3 周后,病变界限变得模糊不清,裂伤的宽度变窄;最后几乎变为等密度。见于肝内或近肝处,表现为低密度,与血肿、脓肿、胰腺外假囊肿相似,明确诊断需穿刺或胆道造影。肝创伤时,如果血管受损则可发生肝动脉假性动脉瘤和肝动脉门脉瘘,表现为肝创伤后占位,在注射对比剂后有明显增强。动静脉瘘在增强扫描时,其特征性表现是肝实质内出现三角形密度增强影,朝向肝表面,这是由于动脉血流增加所致。

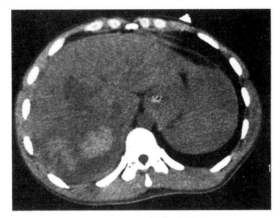

图 5 - 105 肝破裂 CT 表现

注 CT 平扫右肝大片状低密度影伴多发类圆形出血灶。

肝撕裂呈窄带样或不规则样低密度,边缘模糊。CT 表现为线状或分支状界限不清的病变,病变部比肝实质的密度低,仅急性血凝块的密度可稍高于肝脏。伴有肝周血肿和腹腔积血。

3.诊断与鉴别诊断

有外伤史,CT 示肝包膜下新月形或双凸形等、低或略高密度影,无强化,可诊断为肝包膜下血肿;CT 示肝实质内圆形或类圆形等或略高密度影,无强化,可诊断为肝内血肿;CT 示肝实质内窄带样或不规则样低密度裂隙,无强化,可诊断为肝撕裂。与脾破裂一样,若 CT 平扫仅见腹腔积血和(或)肝周血肿,而未显示肝撕裂的征象,必须应用增强检查仔细评估有无肝破裂。

（司晓辉）

第六章　泌尿系统

第一节　检查技术的应用

一、超声检查

超声检查是泌尿系及肾上腺疾病首选的检查方法。多种病变所致的泌尿系统与肾上腺的大体形态和内部结构的异常多可被 USG 检出,并作出诊断和(或)提示。

二、X 线检查

X 线检查包括腹部平片、尿路造影、膀胱造影。尿路造影根据对比剂引入的途径分为排泄性尿路造影(IVP/IVU)和逆行性尿路造影。IVP 是最经典、最常用的尿路检查方法,主要对肾脏轮廓、功能和尿路形态进行检查和评价,其尿路显影的程度对肾功能有一定的依赖性,肾功能过度受损时患侧可不显影或显影不清。逆行性尿路造影适用于 IVP 不显影或显影不佳,同时又需要明确尿路状态的患者。

三、CT 检查

CT 图像的高空间和高密度分辨力使其成为目前诊断泌尿系及肾上腺病变的最佳检查手段。其强大的三维后处理功能和对病变的多方位显示,更为诊断和治疗提供了前所未有的准确而直观的信息。CT 是目前空间分辨率最高的肾上腺检查方法,易于发现小至几毫米的病变,优于 MRI,是肾上腺病变最佳的影像检查技术。

CT 血管成像(CTA)主要用于肾动脉血栓、狭窄、动脉瘤等的筛查和诊断,图像准确、逼真,诊断准确,可为血管介入治疗提供可靠依据。因其无创性及操作简单,现已基本取代了肾动脉造影在临床诊断中的位置。

四、MRI 检查

梯度回波序列的同相位和反相位成像技术,能确定在细胞水平含水与脂质的病变,常用于肾上腺腺瘤的鉴别诊断。磁共振尿路造影(MRU)用于检查尿路梗阻性病变,不用对比剂也能显示扩张的肾盂、肾盏和输尿管及充盈的膀胱。因无辐射,特别适用于先天发育畸形、肾积水的患者。MRI 诊断肾上腺嗜铬细胞瘤的敏感性和特异性均高于 CT。

(司晓辉)

第二节　正常影像学表现

一、正常 X 线表现

1. X 线平片

肾位于脊柱两侧,呈蚕豆样,密度均匀,一般右肾略低于左肾。

2. 尿路造影

在造影像上,肾的收集系统分为肾盂、肾盏两部分,肾盂上接肾盏,下连输尿管。肾盂形态变异很大,可分为常见型、分支型及壶腹型(图 6-1)。尿路造影时,输尿管管腔充盈对比剂后显影,呈细长条致密影。输尿管有 3 个生理狭窄区,即与肾盂相连处、跨越髂血管及小骨盆边缘处和进入膀胱处,3 个狭窄将输尿管分为 3 段:腹腔段、盆腔段和膀胱壁内段。膀胱造影能显示膀胱内腔。膀胱充盈时,横置在耻骨联合上方,边缘光滑、整齐,密度均匀(图 6-2)。

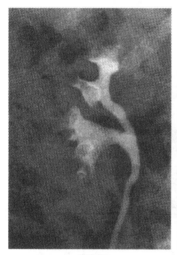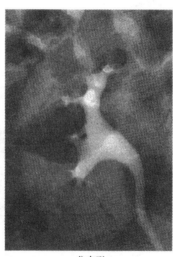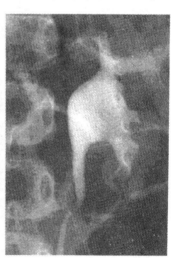

常见型　　　　　　　　　　分支型　　　　　　　　　　壶腹型

图 6-1　肾盂分型

二、正常 CT 表现

1. 肾

肾在周围低密度脂肪组织的对比下表现为圆形或卵圆形软组织密度影,肾实质密度均匀,皮、髓质不能分辨,CT 值平均为 30HU。肾窦内含有脂肪,呈较低密度,肾盂为水样密度。肾的中部可见肾门内凹,指向前内。快速注入对比剂后即刻扫描,皮质强化呈环状高密度影,并有条状高密度间隔伸入内部,髓质未强化,仍为低密度。1 分钟后扫描,髓质内对比剂增多,密度逐渐增高,皮、髓质密度相等,分界消失,肾脏呈均匀高密度,CT 值可达 140HU。5～10 分钟后延迟扫描,肾实质强化程度减低,肾盏、肾盂和输尿管内充盈对比剂,密度逐渐升高而显影(图 6-3)。

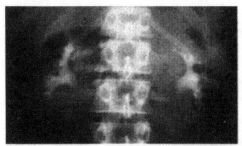

造影5分钟

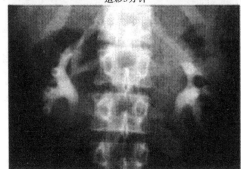

造影15分钟

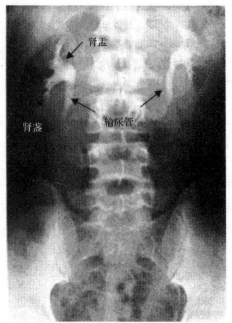

造影20分钟

图 6－2　肾盂造影

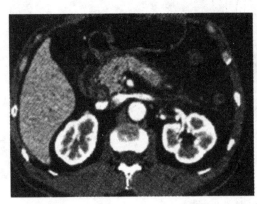

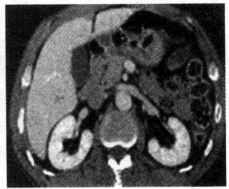

图 6－3　肾脏强化图像

2.输尿管

正常输尿管显示不佳,充盈对比剂时,横断面呈圆形高密度影,位于脊柱两侧、腰大肌的前方。

3.膀胱

膀胱大小、形状及膀胱壁的密度与充盈程度有关。膀胱内有尿液充盈时,在周围低密度脂肪的对比下膀胱壁显示为厚度均一的薄壁软组织密度,厚度一般不超过3mm。CT增强扫描,早期膀胱壁强化明显;延期扫描,膀胱内充盈含对比剂的尿液为均匀高密度。

4.肾上腺

肾上腺位于肾上极内上方,右侧常为斜线状、倒"V"状或倒"Y"状,左侧多为倒"V"状、倒"Y"状或三角形。肾上腺呈软组织密度,类似肾脏密度,皮、髓质不易分辨。CT增强扫描时均匀强化(图6－4)。

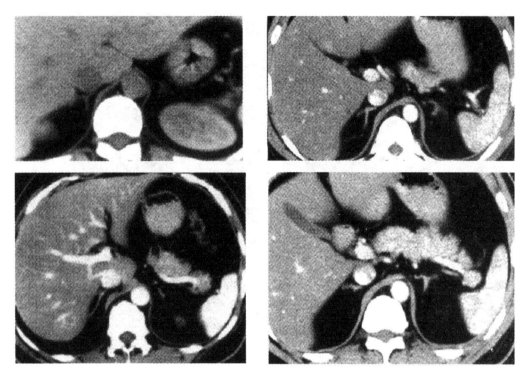

图 6 - 4　肾上腺 CT 图像

三、正常 MRI 表现

1.肾

由于有肾周脂肪对比,肾边界清晰,肾门和肾盏均能清楚显示。T_1WI 上由于肾皮质和髓质含水量不同,皮质信号稍高于髓质,T_2WI 上均呈较高信号,皮、髓质分界较差。肾盏的信号较肾实质更低,类似于水的信号强度。肾窦脂肪组织在 T_1WI 和 T_2WI 上分别呈高信号和中等信号。肾动脉和静脉由于流空效应均呈低信号。MRI 增强检查,肾实质强化形式取决于检查时间和成像速度,表现与 CT 相同。

2.输尿管

常规扫描不易显示,如输尿管内含有尿液时,T_1WI 上表现为低信号,T_2WI 上为高信号。磁共振尿路成像(MRU)可较好显示肾盏、肾盂和输尿管全程,类似于 X 线尿路造影检查。

3.膀胱

如膀胱内充盈尿液时,T_1WI 上为低信号,T_2WI 上为高信号。膀胱壁的信号强度与肌肉相似,T_1WI 上比尿液高,T_2WI 上比膀胱内尿液和周围脂肪信号低,形成较显著的对比,膀胱壁显示清楚。

4.肾上腺

T_1WI 呈低信号,T_2WI 信号强度类似肝实质,并明显低于周围脂肪,使用脂肪抑制技术检查,肾上腺信号强度明显高于周围被抑制的脂肪组织。MRI 增强扫描时均匀强化(图 6-5)。

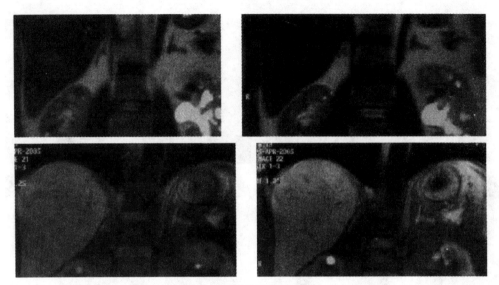

图 6 - 5　肾上腺 MRI 图像

（司晓辉）

第三节　基本病变的影像学表现

一、X 线表现

1.腹部 X 线平片

基本病变主要为肾影大小和轮廓的改变及肾区和输尿管、膀胱区内高密度钙化影。

(1)肾影大小和轮廓改变:肾影大小改变可为先天性异常或后天性病变所致。先天性者包括重复肾、多囊肾等所致的肾影增大及先天性肾发育不良所致的肾影缩小。后天性者常合并有肾影轮廓改变,可为肾肿瘤、肾囊肿、脓肿、血肿及肾积水等所致的肾影增大,而肾动脉狭窄或慢性肾盂肾炎则可使肾影变小。肾影大小和轮廓异常多不能提供确切诊断信息。

(2)肾区钙化影:主要为肾盂肾盏结石所致,也可见于肾结核、肾细胞癌、肾囊肿和肾动脉瘤等。肾区钙化影的形态因病变而异,如鹿角状钙化是肾盂肾盏结石的表现特征,肾结核钙化为细小点状、斑状甚至全肾钙化(肾自截),肾细胞癌钙化为细点状或弧线状,肾囊肿钙化常为弧线状,而肾动脉瘤钙化多为环状,因而钙化形态可能提示病变性质。

(3)输尿管和膀胱区异常钙化影:多为结石所致。输尿管结石位于其走行区内,易见于生理性狭窄处(图 6 - 6A);膀胱结石常呈椭圆形高密度影,横置于耻骨联合上方。此外,输尿管钙化还可见于输尿管结核,呈节段性条状或双轨道状高密度影;膀胱钙化也可见于膀胱肿瘤,呈细点状、絮状或线状高密度影。

2.尿路造影

(1)肾显影异常:仅在排泄性尿路造影上显示,包括肾实质显影异常和肾盏、肾盂显影异常,常为显影浅淡、显影延迟和不显影,但均无特异性。

（2）肾盂和输尿管数目和位置异常:多为先天性发育异常。例如,同一侧显示两套肾盂和输尿管,常为肾盂输尿管重复畸形,也可为交叉异位肾。

（3）肾盏、肾盂受压变形:多为肾内病变所致,主要为肾囊肿、肾肿瘤、血肿或脓肿。此外,较大的肾周病变,如肾上腺肿瘤、肾周血肿或脓肿也可间接压迫肾盂、肾盏,使之移位、变形。

（4）肾盏、肾盂破坏:表现为肾盏、肾盂边缘不规则乃至正常结构完全消失,主要见于肾结核、肾盂癌、侵犯肾盏、肾盂的肾细胞癌及黄色肉芽肿性肾盂肾炎等。其中肾盂癌和肾细胞癌除造成破坏外,还可见肾盏、肾盂内有不规则充盈缺损。

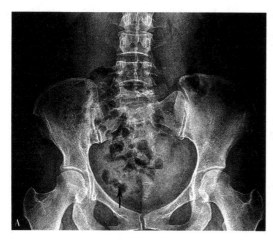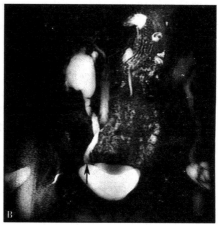

图 6-6　右侧输尿管结石 KUB 及 MRU 表现

注　A.KUB 示右侧输尿管下段结石(↑);B.MRU 可见右侧输尿管下段管腔结节样低信号影(↑),其上端输尿管及右侧肾盂扩张、积水。

（5）肾盂、肾盏、输尿管和膀胱内充盈缺损:显示病变区内无对比剂充盈,为肾盂、肾盏、输尿管和膀胱壁病变突入腔内或腔内病变所致,主要为肿瘤、结石和血块等,也可为气泡。其中血块、气泡所产生的充盈缺损,其位置、形态在短期内复查易发生变化;泌尿系统结石对照 X线平片,多易确定;而肿瘤所致的充盈缺损固定不变,其中发生于肾盂、肾盏者常并有破坏,而发生在输尿管或膀胱的肿瘤可致邻近管壁或膀胱壁呈僵硬改变。

（6）肾盏、肾盂、输尿管和膀胱扩张、积水:分别显示肾盂增大、外形饱满;肾盏杯口消失,呈杵状扩张;输尿管管径增宽;膀胱呈现不规则形、塔形或哑铃形扩张。病因可为梗阻性或非梗阻性,以前者多见,常为结石、肿瘤、血块或炎性狭窄等。非梗阻性扩张见于先天性巨肾盂、巨输尿管、巨膀胱以及某些神经源性膀胱等。

（7）膀胱输尿管反流:仅显示在逆行性膀胱造影检查时,若发现输尿管、肾盂、肾盏内有对比剂充盈,即可确定为膀胱输尿管反流。其原因颇多,包括先天性异常、尿路感染、膀胱出口梗阻和输尿管膀胱入口处损伤等。

3.肾动脉造影

造影检查异常所见主要是不同原因引起的肾动脉狭窄与闭塞。此外,也可显示肾动脉瘤、肾动静脉畸形和肾肿瘤等病变所致的血管异常。

(1)肾动脉狭窄和闭塞：见于动脉粥样硬化、大动脉炎、纤维肌肉发育不良等病变。不同病变引起肾动脉狭窄的部位、程度、形态和范围各不相同：大动脉炎引起的狭窄多累及肾动脉开口处或近侧段，常为边缘光滑的向心性狭窄；动脉粥样硬化性狭窄是由于内膜粥样斑块所致，常为偏心性狭窄；纤维肌肉发育不良性狭窄主要位于肾动脉中、远段，常延伸至分支，狭窄为多发性，其间有囊状扩张，故呈串珠状改变。肾动脉主干或分支完全中断或内有充盈缺损见于肾动脉栓塞，若为完全性栓塞，还可见全部肾实质或患支供应肾段实质不显影，代表肾梗死。

(2)肾动脉扩张：常见于动脉瘤，表现为动脉壁囊状膨出或梭形扩张，边缘光整。

(3)肾实质肿块：肿块使邻近血管发生移位，恶性肿瘤出现网状和不规则杂乱的肿瘤血管，并有对比剂池状充盈，以及由于动静脉瘘而使静脉提早显影。

二、CT 表现

1.肾

CT 检查除显示肾脏数目、位置、大小和形态改变以外，还可显示肾实质异常，肾盏、肾盂异常，以及肾周异常。

(1)肾实质异常：主要是密度不同的肾实质肿块。依肿块密度可分为：①水样密度囊性肿块，边缘通常光滑，无强化，见于各种类型肾囊肿；②低密度、软组织密度或混杂密度肿块，增强检查有不同形式和程度强化，多为各种类型良、恶性肾肿瘤，也可为炎性病变；③高密度肿块，见于囊肿出血和部分肾细胞癌，也可见于肾实质血肿。肾实质病灶内异常钙化常见于肾结核或肾细胞癌等病变。

(2)肾盂、肾盏异常：包括肾盂、肾盏积水，肾盂、肾盏壁增厚，以及肾盂、肾盏内肿块。肾盂、肾盏扩张、积水常由尿路梗阻所致；肾盂、肾盏壁增厚常见于慢性肾盂肾炎或肾结核等炎性病变；肾盂、肾盏内肿块主要为较高密度的血块及肿瘤，后者发生强化。此外，还可见高密度钙化影，常为肾盂、肾盏结石。

(3)肾周异常：主要表现为肾周脂肪密度增高、筋膜增厚或出现积液(积血)、肿块，多为炎症、外伤所致，也可见于肿瘤，其中多为肾肿瘤的周围侵犯。

2.输尿管

主要异常表现是输尿管扩张、积水及输尿管腔内肿块和输尿管管壁增厚，腹膜后肿块还可造成输尿管移位。

(1)输尿管扩张、积水：输尿管明显增粗，呈水样低密度。多为梗阻所致，病因常为结石、肿瘤或血块。此外，输尿管积水还可见于先天性狭窄、损伤性狭窄或纤维束带压迫，此时 CT 检查梗阻端可无确切异常显示。

(2)输尿管腔内肿块：包括血块或软组织密度肿块，后者多为输尿管肿瘤。此外，还可见高密度的结石。

(3)输尿管管壁增厚：均匀弥散性增厚多见于炎症浸润；串珠状增厚及僵硬短缩多由输尿

管结核引起;局灶性偏心性增厚并形成肿块,多见于输尿管肿瘤。

3.膀胱

主要异常表现是膀胱肿块和膀胱壁增厚。

(1)膀胱大小、形态异常:大膀胱常由于各种原因的尿道梗阻所致,而小膀胱主要见于慢性炎症或结核病所造成的膀胱挛缩。膀胱形态不规则,呈囊袋状突出,是膀胱憩室的表现。

(2)膀胱壁增厚:弥散性增厚,见于炎症或慢性尿道梗阻,注意应在充盈状态下判断膀胱壁的厚度,若超过 5mm 即认为异常;局限性增厚,常为膀胱肿瘤,也可为膀胱周围炎症或肿瘤累及膀胱。

(3)膀胱肿块:与膀胱壁相连的软组织密度肿块,可为肿瘤和血块,偶为炎症;肿瘤和炎症有强化,血块无强化,且位置通常随体位发生改变。高密度钙化常为结石,也可见于肿瘤。

(4)膀胱移位:由盆腔内肿块压迫所致。

4.肾动脉 CTA

异常表现类似 X 线肾动脉造影检查。

5.CT 尿路成像

异常表现类似 X 线排泄性尿路造影检查。

三、MRI 表现

1.肾

MRI 检查能显示肾的位置、大小、数目和形态异常及肾实质、肾盏、肾盂和肾周异常。

(1)肾实质异常:肾实质肿块由于性质不同而信号强度各异,增强表现也不相同。水样长 T_1 低信号和长 T_2 高信号灶,类圆形,无强化,主要见于单纯性肾囊肿;短 T_1 高信号和长 T_2 高信号灶,见于出血性肾囊肿和肾内血肿。T_1WI 和 T_2WI 混杂信号肿块,内有脂肪信号灶,为肾血管平滑肌脂肪瘤;内无脂肪信号,呈不均匀强化,常见于其他肾肿瘤。

(2)肾盏和肾盂异常:T_1WI 和 T_2WI 上皆呈极低信号灶,通常为肾结石;肾盏、肾盂扩大,信号强度类似于水,为肾积水;肾盏、肾盂肿块,T_1WI 和 T_2WI 上分别高于和低于尿液信号,有强化表现,见于肾盂肿瘤。

(3)肾周异常:异常表现类似 CT 所见。

2.输尿管

常见的异常表现是输尿管扩张、积水,T_1WI 和 T_2WI 上均与游离水信号,强度相同。梗阻所致者,常可于梗阻端发现异常信号的结石或肿瘤。

3.膀胱

异常表现类似 CT 所见。

(1)膀胱壁增厚:弥散性增厚为炎症或梗阻;局限性增厚主要见于肿瘤。

(2)膀胱肿块:T_1WI 和 T_2WI 检查,均呈极低信号,为膀胱结石;类似膀胱壁信号,有强化,多为膀胱肿瘤。

4.肾动脉 MRA 检查

异常表现类似于肾动脉造影检查。

5.MRU 检查

异常表现类似尿路造影所见,可清楚显示输尿管扩张、积水,并能明确梗阻部位,有时还可发现梗阻原因,如输尿管结石表现为腔内低信号影,以及邻近病变造成的输尿管狭窄等。

(司晓辉)

第四节　先天畸形

一、肾的囊性畸形

(一)常染色体显性遗传多囊肾病(ADPKD,曾称成人型多囊肾病)

1.临床与病理

(1)病因、病理:ADPKD 约 75% 为遗传,其余为突变。因收集管和肾小管及其之间连接部的结构在发育过程中存在缺陷,一头为盲端的排泄管与有功能的肾小球相连,即形成肾小管潴留性囊肿。增大的囊肿压迫邻近肾实质,致局部缺血、功能毁坏并堵塞正常肾小管,导致肾功能的进行性损害。约 95% 为双侧性。大体观,肾体积增大,表面满布大小不等的囊肿。

(2)临床表现:多数在 40 岁后出现症状,主要表现包括腰痛、血尿、蛋白尿、尿路感染、高血压、慢性肾衰竭等,部分患者合并肾结石,常伴其他器官囊肿,以肝多见。本病进展缓慢,发病越早者预后越差,死亡原因包括尿毒症、颅内出血、心肌梗死、心力衰竭,平均死亡年龄为50 岁。

2.影像学表现

(1)USG 表现:双肾体积增大,实质内布满大小不等的囊状无回声区,一般互不交通,实质回声增强,集合系统显示不清;合并感染者,囊区内见密集、细小光点回声,后方不伴声影,且囊腔可相互交通。

(2)IVP 表现:KUB 及实质期示双侧肾影明显增大;分泌期见肾盏增宽、变平并常弯曲包绕,呈蜘蛛样形态,两肾程度可不同。并发感染时,肾周围炎可使肾影、腰大肌影模糊不清。

(3)CT 表现:双肾体积明显增大,呈分叶轮廓,实质密度不均匀减低;增强后见数目不一、难以计数、大小不等的囊肿满布于实质内。分泌期集合系统可呈延长或移位等异常表现。20%～46%的病例合并肝囊肿(图 6-7)。

3.诊断与鉴别诊断

筛查、诊断、随访首选 USG,ADPKD 应与肾单纯性多发囊肿相鉴别,后者一般肾实质回声存在,集合系统回声完整,囊肿数目虽多,但可数。

(二)常染色体隐性遗传多囊肾病(ARPKD,又称婴儿型多囊肾病)

1.临床与病理

(1)病因、病理:目前认为,ARPKD 由单基因(基因定位于 6P21-23)突变引起,ARPKD除肾集合管扩张、形成皮质和髓质囊肿,引起双肾增大外,常有肝内胆管扩张、中央胆管缺如、门静脉发育不良、肝纤维化和先天性肺发育不良等。双肾体积明显增大,可为正常的 10 倍;外形光滑,切面见许多呈放射状排列、大小比较一致的梭形或柱状囊肿(主要由集合管扩张而成)。

(2)临床表现:按发病年龄和病变程度,临床分为 4 型。①围生期型:约 90%的肾集合管囊性变而肝轻微受累,可伴先天性肺发育不良,以肾巨大、肾衰竭及呼吸功能受损为特点;②新生儿型:约 60%的肾集合管囊性变并肝轻度受累,出生后 1 个月内出现肾衰竭;③婴儿型:约 25%的肾集合管囊性变并肝中度受累,出生后 6 个月出现肾衰竭;④童年型:约 10%的肾集合管囊性变并肝重度受累,出生后 5 年内出现门静脉高压,20 岁前进展至终末期肾病。

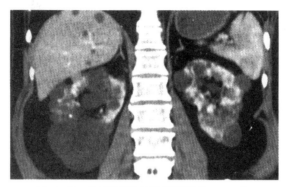

图 6 - 7 CT 增强后实质期冠状位 MPR 像

注 示双侧成人型多囊肾,合并肝多发囊肿。

2.影像学表现

(1)USG 表现:双肾增大,主要表现为肾实质回声弥散性增强(囊肿小,不能显示),后方无声影,与集合系统不易区分,强回声自中央部向皮质边缘减弱或无异常改变,多伴有多囊肝及肝门静脉管壁增生,回声增强。

(2)IVP 表现:因肾功能受损,多显影不良,对比剂在扩张的肾曲管内滞留,呈散在不规则斑点及放线状影像。

(3)CT 表现:CT 平扫双肾明显增大,轮廓尚光整,密度普遍减低;增强后,皮质似海绵状,以髓质为主,见圆形小囊肿,呈放射形排列延伸至皮质,肾盂受压。肝脏门脉区胆管扩张且增多,其周围结缔组织增生(图 6 - 8)。

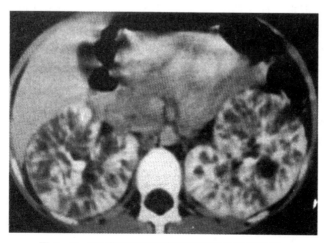

图 6 - 8 CT 增强后实质期示双侧婴儿型多囊肾

(4)MRI 表现:双肾增大,略呈浅分叶轮廓,皮、髓质分界不清,皮、髓质内见多个小类圆形长 T_1、长 T_2 信号灶,增强后可见自乳头向皮质呈放射状排列的条管状强化影。肝、脾增大,肝内可见多个长 T_1、长 T_2 信号小囊肿,并与扩张胆管相连。

3.诊断与鉴别诊断

根据影像表现,结合发病年龄、临床表现及家族史等,诊断多能确立。首选 USG 筛查,可进一步行 CT 或 MRI 检查确诊。

二、髓质海绵肾(MSK)

(一)临床与病理

1.病因、病理

本病为常染色体隐性缺陷疾病,可能与感染、梗阻、遗传有关,属肾乳头处集合管先天发育异常,又称髓质集合管扩张症、Cacchi-Ricci 病。病理特征是髓质锥体内集合管呈均匀弥散性扩张,形成小囊和囊样空腔;扩张的集合管与近端正常的集合管相通,在与肾盏连接处直径正常或相对缩小;常并发结石、感染、钙化和肾内梗阻,肾其余部分结构和发育正常。一般为双侧性,部分或所有乳头受累,单侧性或仅累及一个乳头者少见。肾可轻度增大,有一半患者伴钙盐沉着。

2.临床表现

本病早期多无症状,往往成年时才发现症状,如反复发作的镜下血尿或肉眼血尿、尿路感染或肾功能损害后症状,腰部、上腹部绞痛或有排石史。大部分患者肾功能尚属正常,很少发展到尿毒症,一般预后较好。

(二)影像学表现

1.USG 表现

肾锥体内呈分布一致的高回声区,呈放射状排列,内部可有成簇的小结石呈高回声,大多不伴声影,无囊腔回声显示(因囊腔较小)。肾皮质回声均匀,肾脏大小接近正常。

2.IVP 表现

KUB 示肾小盏的锥体部呈簇状、放射状或多发粟粒状分布的钙化或结石。分泌期示肾盂、肾盏正常或肾盏增宽,杯口扩大、突出,其外侧见对比剂在扩大的肾小管内呈扇形、花束状和毛刷样阴影。囊腔间不相通。因结石密度不均匀,边缘不整齐,环绕于肾盂、肾盏周围的多数囊腔似菜花状(图 6-9)。

3.CT 表现

肾形态正常或略大,肾盏旁锥体内多发小斑点状高密度结石,成扇形排列;增强后扩张的肾集合管内结石周围有高密度对比剂充盈,无结石的肾锥体集合管呈条纹状或小囊状对比剂积聚,肾功能多正常(图 6-10)。

(三)诊断与鉴别诊断

USG、KUB、IVP、CT 均可用于诊断 MSK。USG、KUB 的优点是简单、辐射小、花费少,是首选方法,IVP、CT 对集合管的扩张显示较为特异、直观,USG 特别是 CT 对海绵肾结石显示率高。

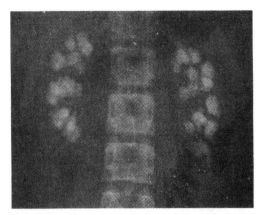

图 6 - 9　KUB 示双肾辐射状分布的钙化、结石灶

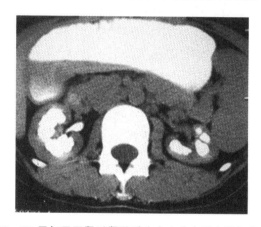

图 6 - 10　CT 平扫示双肾以肾髓质为中心分布的多发钙化、结石灶

三、马蹄肾

（一）临床与病理

1.病因、病理

马蹄肾为两肾的上极或下极融合，以下极融合多见。胚胎早期，两侧肾胚基在两脐动脉之间被挤压而融合，形态似马蹄而得名。两肾融合部位称为峡部，由肾实质或结缔组织构成。

2.临床表现

临床可无症状，也可因脐部或腰部疼痛及肿块而就诊。部分合并尿路感染、积水、结石引起的尿频、脓尿等。

（二）影像学表现

1.X 线表现

X 线平片上两肾影位置较低，肾轴发生改变。尿路造影检查，两肾下肾盏距离缩短，两肾上肾盏距离增大，肾盂转向前方，输尿管由前内下行。

2.CT 表现

两肾下极或上极（少见）肾实质于脊柱前方相连，其密度及强化方式与肾实质相似。

3.MRI 表现

部位、形态与 CT 表现相似,融合部位信号、强化方式与肾实质相似(图 6－11)。

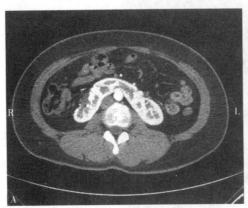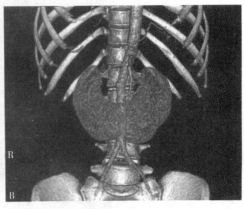

图 6－11　马蹄肾

注　增强扫描皮质期(A)和三维重建(B)可见双肾下极肾实质于脊柱前方相连,其密度及强化方式与肾实质相似。

(三)诊断与鉴别诊断

影像学上发现双肾上极或下极肾实质相连,即可明确诊断。

四、肾盂输尿管重复畸形

(一)临床与病理

1.病因、病理

肾盂输尿管重复畸形即重复肾,胚胎发育过程中输尿管上端分支过早或过多,导致肾内形成上、下两套肾盂及输尿管。重复的输尿管可汇合后共同开口于膀胱,也可分别开口于膀胱或其他部位。若重复的输尿管开口于膀胱以外,称为异位输尿管开口。男性异位开口多见于后尿道及精囊,女性多见于尿道、前庭和阴道。异位输尿管开口可发生狭窄,导致肾盂、输尿管积水。

2.临床表现

临床多无症状,在合并感染和结石时可有临床症状。异位开口的位置不同,其临床表现不同,女性患者的典型症状是既有正常自行排尿,又有持续漏尿或尿失禁。若异位开口于男性尿道外括约肌近端尿道,则无尿失禁现象。

(二)影像学表现

1.X 线表现

X 线平片无异常发现;排泄性尿路造影可显示同一侧肾区有两套肾盏、肾盂、输尿管,可见两支输尿管相互汇合或分别进入膀胱及其他开口部位。

2.CT 表现

CTU 可清楚显示肾盂、输尿管畸形的形态、汇合的位置和异位开口的部位(图 6－12)。

3.MRI 表现

MRU 与 CTU 的表现相似。

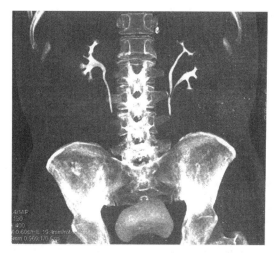

图 6－12　左双肾盂畸形

注　CTU 冠状位示左侧双肾盂畸形。

(三)诊断与鉴别诊断

影像学上发现同侧或两侧肾区有两套肾盂、输尿管,即可明确诊断。

(司晓辉)

第五节　泌尿系统结石

一、肾与输尿管结石

(一)临床与病理

1.病理

结石形成受多种因素影响,常含有多种成分,如草酸钙、尿酸盐、磷酸钙、胱氨酸盐等。我国以磷酸钙和草酸钙为主的混合结石最常见。

2.临床表现

主要表现为血尿和疼痛。肾结石发作时,疼痛为肾绞痛或钝痛;输尿管结石发作时疼痛较肾结石重,常向会阴部放射,且发作后约半数会出现肉眼血尿。尿路梗阻时可继发感染和肾积水,出现膀胱刺激症状。

(二)影像学表现

1.X 线表现

(1)X 线平片:约 90％的泌尿系结石可以在 X 线平片上显影(阳性结石),呈圆形、类圆形、三角形、桑葚状或条状等多种形态的高密度影;典型肾盂肾盏铸型结石呈鹿角形或珊瑚状,输尿管结石长轴与输尿管走行方向一致。结石大小不一,肾结石大小悬殊,输尿管结石一般较小。结石可以单发或多发,单侧或双侧均可发病。较小肾结石可随体位改变发生位置移动,输尿管结石因治疗或者输尿管逆蠕动等因素可发生上下移动。阴性结石 X 线平片不能显示。

(2)尿路造影:能够发现 X 线平片不显示的阴性结石及其位置,确定有无伴发泌尿系积水,了解肾排泄功能。阴性结石表现为所在部位的充盈缺损;与对比剂密度相当的肾或输尿管结石,往往容易被掩盖而难以辨认;对对比剂密度高的阳性结石仍可以准确定位。

(3)逆行肾盂造影:可作为静脉肾盂造影的补充。阴性结石形成的肾盏、肾盂内充盈缺损需要与肿瘤、血凝块等相鉴别。

2.CT 表现

(1)阳性及阴性结石在 CT 图像上均呈高密度,CT 值在 100HU 以上。CT 可准确显示结石的位置、数目、形态及大小。

(2)结石引起的肾盏、肾盂及输尿管扩张。

(3)肾及输尿管周围炎症与渗出等。

(4)多方位 MPR 重建可以显示肾盂、肾盏及输尿管全程,利于检测容易遗漏的小结石。

(5)小的肾结石需要与肾窦内动脉壁钙化鉴别(图 6-13、图 6-14)。

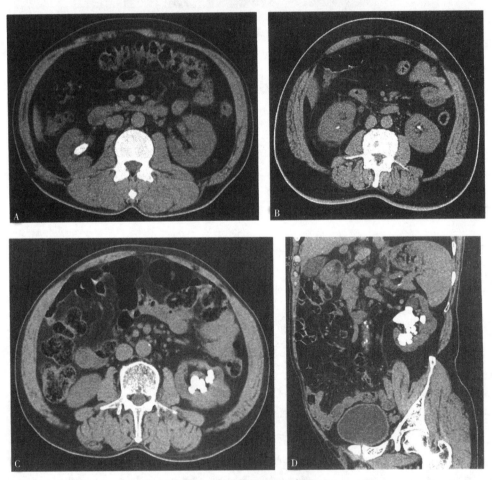

图 6-13 肾结石 CT 表现

注 A.右肾盂条状高密度结石,肾窦脂肪模糊;B.双肾盏内点状高密度结石;C.左侧肾盏内多发类圆形结石;D.MPR 重建左侧肾盂肾盏多发结石,形成铸型,上肾盏积水、扩张。

3.MRI 表现

(1)由于对钙化不敏感,MRI 在肾及输尿管结石显示方面不如 CT。

（2）MRU 能够清楚显示结石所致的充盈缺损及引起的梗阻部位以上的泌尿系统扩张。

4.超声表现

（1）典型结石表现为肾窦或输尿管走行区单发或多发、点状、团状或珊瑚状强回声,后方伴声影。

（2）同时还可观察伴发肾、输尿管积水的扩张程度。

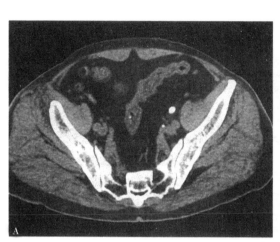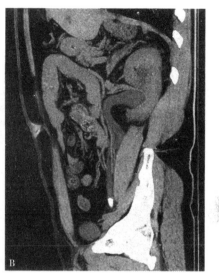

图 6－14 输尿管结石 CT 表现

注 A.CT 平扫横轴位;B.MPR 重建。左侧输尿管盆腔段卵圆形结石,其上输尿管及肾盂扩张、积水,输尿管周围脂肪密度增高,边缘模糊。

（三）诊断与鉴别诊断

肾与输尿管结石影像表现典型,诊断不难。但是 X 线平片上,肾结石需要与阳性胆囊结石、肠系膜淋巴结钙化等鉴别。侧位片上胆囊结石位于腹部中前 1/3,脊柱前方;肾结石偏后,与脊柱重叠;肠系膜淋巴结钙化偏前,且往往成簇分布,并可随时间发生位置改变。此外,X 线平片上肾结石需与髓质海绵肾、肾钙质沉着症鉴别,输尿管结石需与盆腔静脉石鉴别。CT 或超声检查可以协助诊断。

二、膀胱结石

（一）临床与病理

1.病理

常为草酸盐为主的结石、尿酸盐为主的结石和混合结石。

2.临床表现

主要症状为排尿疼痛、尿流中断和血尿,继发感染者可出现尿频、尿急、尿痛等膀胱刺激症状;膀胱结石疼痛可放射至阴茎和会阴部。

（二）影像学表现

1.X 线表现

（1）X 线平片:位于耻骨联合上方、盆腔中下部,呈单发或多发、大小不等的圆形或类圆形高密度影(图 6－15A)。较大者,边缘毛糙,密度不均匀,可出现分层现象,并且可以随体位改变而活动。膀胱憩室内结石位置一般较固定。膀胱造影检查能够进一步证实膀胱内阳性结石的诊断,阴性结石表现为膀胱腔内充盈缺损。

(2)膀胱造影:可诊断膀胱憩室,明确憩室内结石的存在与否。

2.CT 表现

(1)CT 能进一步明确膀胱阳性及阴性结石诊断,准确定位结石位于膀胱腔内、憩室内或膀胱壁。

(2)CT 平扫呈高密度,CT 值在 100HU 以上(图 6－15B)。

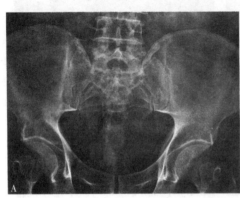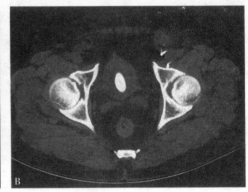

图 6－15　膀胱结石的 X 线和 CT 表现

注　A.骨盆正位片,膀胱区类圆形高密度结石,边缘清楚、规则;B.平扫,膀胱内高密度结石,密度不均匀,呈类同心圆状。

3.MRI 表现

(1)MRI 较少应用于膀胱结石的检查,在 T_1WI、T_2WI 上均呈低信号,在液体信号衬托下呈边缘清楚的充盈缺损。

(2)MRI 可显示继发性膀胱炎症及膀胱周围改变。

(三)诊断与鉴别诊断

膀胱结石的诊断主要依赖于 X 线平片、膀胱造影和超声检查,根据其位置和表现特征,诊断并不困难。但当膀胱结石表现不典型时需与以下疾病相鉴别。

1.膀胱息肉

本病较少见,多发生于慢性炎症、寄生虫及异物刺激,继发感染时有膀胱刺激征等临床表现,血尿较肿瘤轻。CT 表现为附着于膀胱壁的软组织密度影,增强后呈轻度强化,不随体位改变而移动,可与膀胱结石相鉴别。

2.膀胱异物

有膀胱异物植入的病史。膀胱镜检查是主要鉴别手段,可以直接看到异物的性质、形状和大小。膀胱区 X 线平片对不透光的异物有鉴别诊断价值。

(司晓辉)

第六节　泌尿系统结核

一、肾结核

(一)临床与病理

肾结核绝大多数由血源性感染引起,首先在皮质和(或)髓质内形成结核性脓肿,进而破入肾盏,产生空洞,并造成肾盏、肾盂的黏膜破坏和溃疡形成,导致肾盏、肾盂狭窄和其壁增厚。肾盂狭窄可致感染蔓延至其余肾盏,进一步侵犯相邻肾实质,造成肾实质的广泛破坏,形成多发空洞,成为结核性脓肾,致肾功能丧失。肾结核时若机体抵抗力增强,则病变趋向好转,出现钙盐沉积,发生局部钙化,甚至全肾钙化(肾自截)。

临床上,肾结核早期多无明显症状,当感染波及肾盂或输尿管、膀胱后,出现尿频、尿痛、脓尿和血尿。此外,还可伴有全身症状如消瘦、乏力、低热等,以及贫血、红细胞沉降率加快、肾功能受损等相关实验室检查指标的改变。

(二)影像学表现

1.X 线表现

X 线平片检查可无异常发现,有时可见肾实质内云絮状或环状钙化,甚至全肾钙化。尿路造影:早期病变局限在肾实质时,可表现正常;当肾实质空洞与肾小盏相通,病变累及肾小盏时,显示肾小盏边缘不整如虫蚀状,并可见小盏外侧有一团对比剂与之相连;病变进展造成肾盏、肾盂广泛破坏或形成肾盂积脓时,排泄性尿路造影常不显影,逆行尿路造影显示肾盂、肾盏及多发空洞共同形成一大而不规则空腔(图 6-16A)。

2.CT 表现

肾结核发展阶段不同而表现各异。早期,显示肾实质内低密度灶,边缘不整,增强检查,其壁呈环状强化并可有对比剂进入,代表肾实质内结核性空洞,然而肾盂、肾盏的早期破坏难以显示;随着病变进展,发生肾盏、肾盂狭窄,可见部分肾盏乃至全部肾盏、肾盂扩张,呈多个囊状低密度影,CT 值略高于水,肾盂壁可显示增厚(图 6-16B、C)。肾结核钙化时,呈多发点状或不规则高密度影,甚至全肾钙化(图 6-16D)。

3.MRI 表现

表现类似 CT 所见,肾实质的脓肿或空洞及扩张的肾盏和肾盂均呈长 T_1 低信号和长 T_2 高信号灶,MRU 也可清楚地显示这些改变。

(三)诊断与鉴别诊断

肾结核的诊断主要依赖于尿中查出结核分枝杆菌和相应的临床及影像学表现,后者多以尿路造影和 CT 检查为主,可显示病变范围、程度和病期,特别是尿路造影能显示早期肾盏改变,CT 则能显示肾盂壁增厚和敏感地发现病灶钙化,均有助于正确诊断。

二、输尿管结核

(一)临床与病理

输尿管结核多由同侧肾结核向下蔓延所致,也可为膀胱结核分枝杆菌随尿液反流引起的逆行感染。病变早期,输尿管黏膜破坏,溃疡形成,管径扩大;后期因结核性肉芽组织形成,发生管壁增厚、僵直,管腔狭窄甚至闭塞。病变的输尿管也可发生部分乃至全部钙化。临床上,输尿管结核表现同肾结核。

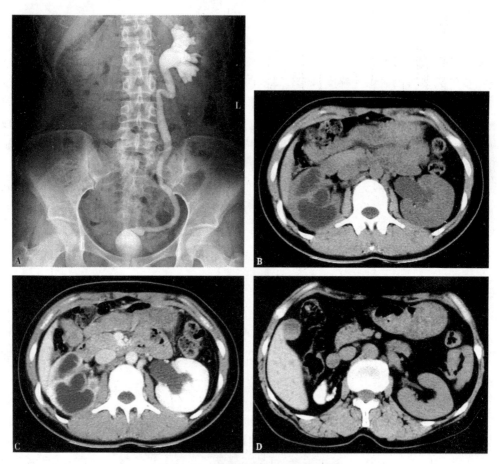

图 6 - 16　进展期肾结核影像学表现

　　注　A~C.右肾结核,IVP 检查(A),右肾未见显影,左肾肾盂、肾盏和输尿管轻度扩张、积水,膀胱充盈差;CT 平扫(B)和对比增强 CT(C)可见右肾盏、肾盂扩张,并与肾实质内囊状低密度影共同形成不规则囊腔,囊壁显示不均匀增厚和强化;D.CT 平扫(另一病例)显示右肾体积缩小、钙化(肾自截)。

(二)影像学表现

1.X 线表现

X 线平片检查多无价值,偶可发现输尿管钙化。尿路造影:病变早期,输尿管全程扩张,管壁轻微不规则。病变进展期,管壁僵直,蠕动消失,出现多发不规则狭窄与扩张而呈串珠状表现;输尿管外形也可极不规则,呈扭曲状,犹如软木塞钻表现;严重者输尿管管壁硬化、短缩,管腔狭窄,形似笔杆。串珠状、软木塞钻状和笔杆状表现是输尿管结核的特征。

2.CT 表现

早期输尿管结核常无异常发现或呈轻度扩张,后期则可显示输尿管管壁较弥散性增厚,管腔呈多发不规则狭窄与扩张,可累及输尿管全程,冠、矢状面重组显示较佳。

3.MRI 表现

表现类似 CT 检查所见。MRU 典型表现是输尿管僵硬、不规则,呈多发、相间的狭窄与扩张,犹如尿路造影所见。

(三)诊断与鉴别诊断

输尿管结核影像学诊断主要靠尿路造影和 CT 检查,输尿管呈串珠样、软木塞钻状或笔杆状表现和输尿管管壁增厚及并存的肾结核表现,这些均是诊断的可靠依据,结合临床典型表现,不难作出诊断。

三、膀胱结核

(一)临床与病理

膀胱结核多由肾、输尿管结核蔓延而致。初期膀胱黏膜充血、水肿,形成不规则溃疡和(或)肉芽肿,开始于患侧输尿管口处,其后蔓延至三角区乃至全部膀胱。病变晚期,肌层广泛受累,膀胱壁增厚并发生挛缩。膀胱结核的典型临床表现为尿频、尿痛、脓尿和血尿。

(二)影像学表现

1.X 线表现

X 线平片价值有限。尿路造影检查:早期,膀胱壁不规则及变形,甚至形成充盈缺损,此时应与肿瘤性病变鉴别;晚期,膀胱挛缩,体积变小,边缘不规整而呈锯齿状改变。

2.CT 表现

膀胱壁内缘不规则,膀胱壁增厚且膀胱腔变小。

3.MRI 表现

MRI 表现类似 CT 所见。

(三)诊断与鉴别诊断

膀胱结核早期影像学表现缺乏特征,晚期膀胱挛缩、体积变小、壁增厚,通常合并有肾和输尿管结核表现,结合临床和实验室检查,多不难诊断。膀胱结核晚期需与慢性膀胱炎鉴别,后者虽有膀胱体积变小与壁增厚,但多合并假性憩室,且无肾和输尿管改变,一般不难鉴别。

（司晓辉）

第七节　肿瘤与肿瘤样病变

一、肾细胞癌

(一)临床与病理

肾细胞癌(RCC)是最多见的肾恶性肿瘤,占 80%～90%,男性较女性多见。肾细胞癌起源于肾小管上皮,有十余种亚型,其中血供丰富的透明细胞型多见(70%以上),预后相对较好的乏血供乳头状细胞型次之(10%～15%),血供介于前两者之间且预后较好的嫌色细胞型较少见(<5%),其他亚型均罕见(<1%)。肾细胞癌典型临床表现为胁腹部痛、无痛性肉眼血尿

和胁腹部肿块;10%～40%患者可发生不同类型的副肿瘤综合征。肾细胞癌易发生在肾上极或下极,瘤周可有假性包膜,瘤体血供多丰富,切面为实性,常有坏死、出血和囊变,并可有钙化。肾细胞癌易发生周围侵犯、淋巴结转移和肾静脉内瘤栓,约30%于初诊时已发生远隔转移。

(二)影像学表现

1.超声表现

肾包膜常隆起,并可见边缘不光整的肿块,较小者常呈高回声,而较大者多为低回声,可有坏死、囊变所致的局灶性无回声区(图6-17A)。CDFI常显示肿块周边和瘤内有丰富血流。

2.CT表现

CT平扫,肾实质内类圆形或分叶状肿块,较大者常突出肾外;体积较小肿块的密度可以较均匀,略低于、高于或类似周围肾实质,较大肿块密度不均,内有不规则形低密度区;10%～20%肿块内可见点状或不规则形钙化。CT增强检查,大多数肿瘤(透明细胞型RCC)在皮质期呈明显不均匀强化,肿瘤中心可见无强化的坏死区(图6-17B),而于实质期和排泄期表现为较低密度(图6-17C);相对乏血供性肿瘤(其他类型RCC)在增强各期虽有强化,但程度较低。其他表现,肿瘤向肾外侵犯,可致肾周脂肪密度增高和肾筋膜增厚;肾静脉和下腔静脉发生瘤栓时,管腔增粗,并于增强检查时显示腔内充盈缺损(图6-17D);淋巴结转移表现为肾门和腹主动脉旁淋巴结增大。

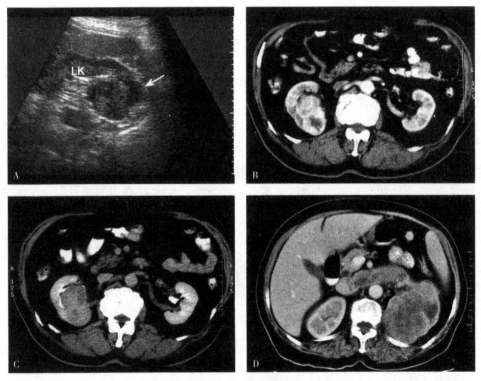

图6-17 肾细胞癌超声及CT表现

注 A.左肾细胞癌超声检查,显示肾实质内不均匀低回声肿块(↑),LK表示左肾;B、C.右肾细胞癌CT增强检查,皮质期(B),肿瘤明显不均匀强化,密度接近肾皮质,中心可见坏死无强化区;排泄期(C),肿瘤密度低于正常肾实质,并可见肿瘤对肾窦脂肪和肾盂的压迫和侵犯;D.左肾细胞癌CT增强检查,除显示左肾肿块不均匀强化外,尚见左肾静脉和下腔静脉内瘤栓,表现为管径增粗和腔内不均匀密度的充盈缺损。

3.MRI 表现

T_1WI 肿块信号强度常低于肾皮质；T_2WI 肿块常呈混杂信号，周边可有低信号带，代表假性包膜；MRI 增强检查，不同亚型 RCC 的各期强化表现同 CT 增强检查所见。

（三）诊断与鉴别诊断

肾细胞癌的影像学诊断主要依赖于超声和 CT 检查，典型肾细胞癌表现为实质内不均质多血供肿块，呈浸润生长，结合临床症状可作出诊断，并可进行肿瘤分期。诊断中，较为困难的是少数（约占 5%）囊性肾细胞癌与复杂性肾囊肿的鉴别，以及早期肾癌与含脂肪量很少的血管平滑肌脂肪瘤的鉴别，往往需穿刺活检甚至手术方可明确诊断。

二、肾盂癌

（一）临床与病理

肾盂癌好发于 40 岁以上男性，临床表现为无痛性全程血尿，瘤体较大或并肾积水时可触及肿物。肾盂癌 80%～90% 为移行细胞癌，肿瘤可沿尿路种植在输尿管和膀胱壁上。

（二）影像学表现

1.X 线表现

尿路造影检查，显示肾盂、肾盏内有固定不变的充盈缺损，形态不规则（图 6－18A）；肾盂和肾盏可有不同程度的扩张、积水。当肿瘤侵犯肾实质时可致相邻的肾盏移位、变形。

2.超声表现

表现为高回声的肾窦发生变形，内有低回声团块（图 6－18B）；肾积水明显时，于团块周围排列着扩张的肾盏，颇具特征；CDFI 显示瘤内血流不丰富。

3.CT 和 MRI 表现

平扫检查，表现为肾窦区肿块，其密度或信号强度既不同于肾窦脂肪，也不同于尿液，易于辨认（图 6－18C）；肿块较大时可侵犯肾实质。增强检查，肿块有轻度强化（图 6－18D）。MRU 检查，可清楚显示肿瘤所致的充盈缺损。

（三）诊断与鉴别诊断

肾盂癌的影像学诊断依据是发现肾盂、肾盏内肿块，其中尿路造影检查是较敏感的检查方法，尤有助于发现较小肿瘤。超声、CT 和 MRI 检查均可进一步用于分期诊断。临床和影像检查拟诊为肾盂癌，需同时检查输尿管和膀胱，以免漏诊多部位的移行细胞癌。肾盂癌应与肾盂内阴性结石及血块鉴别，晚期肿块较大造成肾盂积水时，还应与肾结核或黄色肉芽肿性肾盂肾炎鉴别。

三、肾血管平滑肌脂肪瘤

（一）临床与病理

血管平滑肌脂肪瘤（AML）常称为错构瘤，是肾最常见的良性肿瘤，由不同比例的平滑肌、血管和脂肪组织构成。临床上多无症状，较大者可触及肿块，且易自发破裂出血而导致急性腹痛和休克。肿瘤一般为孤立性，合并有结节性硬化的患者则常发生双肾多发性错构瘤。

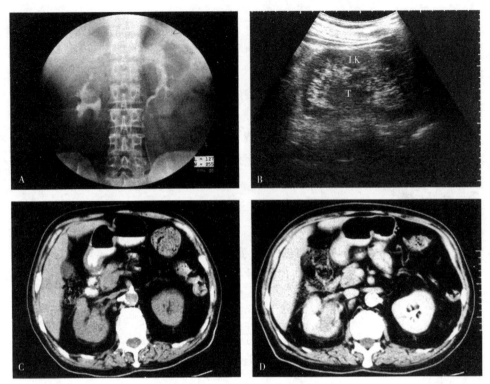

图6-18 肾盂癌影像学表现

注 A.右肾盂癌IVP检查,表现肾盂内形态不规则的充盈缺损;B.左肾盂癌超声检查,可见肾窦内低回声肿块(T),LK表示左肾;C、D.右肾盂癌CT检查,CT平扫(C)表现为右侧肾窦内软组织密度肿块;增强扫描排泄期(D),肿块轻度强化,占据大部分肾盂,含对比剂的残余肾盂位于肿块外侧。

(二)影像学表现

1.X线表现

尿路造影检查,小的AML无异常表现,大的AML显示肾盏、肾盂受压、变形和移位。

2.超声表现

典型者表现为肾实质内边界锐利的高回声团块,肿瘤出血时回声不均,呈高、低回声交错的洋葱皮样表现;CDFI一般无彩色血流信号,较大瘤灶可见少量彩色血流信号。

3.CT表现

CT平扫检查,表现为肾实质内边界清楚的混杂密度肿块,内有脂肪性低密度灶和软组织密度区,前者为瘤内脂肪成分,后者为血管和平滑肌组织(图6-19A);较大肿瘤发生出血时,可见形态不规则高密度灶。CT增强检查,肿块的脂肪性低密度区和出血灶无强化,而平滑肌、血管成分显示较明显强化(图6-19B)。

4.MRI表现

肿瘤在T_1WI和T_2WI上均呈混杂信号肿块,内有脂肪性高信号或中等信号灶;发生出血时,其信号强度与出血时期相关;应用水—脂肪信号分离技术,可检测到瘤内脂肪信号,即使脂肪量很少也能发现,因而是更敏感的检查手段。

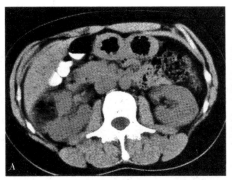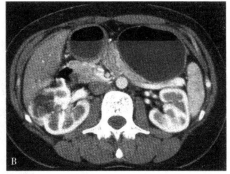

图 6 - 19　肾血管平滑肌脂肪瘤 CT 表现

注　A.CT 平扫,右肾不规则形肿块,以脂肪密度为主,边缘呈软组织密度,中心主要为脂肪密度并少量网格状软组织影,后者为血管和平滑肌组织;B.CT 增强皮质期,肿瘤边缘软组织影明显强化,中心网格状软组织影强化不明显。

(三)诊断与鉴别诊断

肾血管平滑肌脂肪瘤的影像表现取决于瘤内脂肪与非脂肪成分的比例及是否合并有出血,肿块含有确切脂肪成分是诊断的主要依据,即便极少量脂肪也具有确诊意义。

四、膀胱癌

(一)临床与病理

膀胱癌是膀胱肿瘤中最常见的类型,主要为移行细胞癌,少数为鳞癌和腺癌。移行细胞癌常呈乳头状向腔内生长,故又称乳头状癌,还可向外侵犯肌层,进而延伸至周围组织和器官。部分移行细胞癌及鳞癌和腺癌呈浸润性生长,造成膀胱壁局限性增厚,也可侵犯周围组织和器官。膀胱癌常见于 40 岁以上男性,临床表现为血尿,可伴有尿频、尿急和尿痛等膀胱刺激症状。

(二)影像学表现

1.X 线表现

尿路造影检查,肿瘤通常单发,也可多发。乳头状癌表现为自膀胱壁突向腔内的结节状或菜花状充盈缺损,表面多凹凸不平(图 6 - 20A);少数膀胱癌尤其是非乳头状癌时充盈缺损可不明显,仅显示局部膀胱壁僵硬。

2.超声表现

超声显示膀胱壁不规整,并有宽基底或带蒂的结节状、菜花状中等回声团块突入腔内(图 6 - 20B)。

3.CT 和 MRI 表现

肿瘤的密度和信号强度既不同于膀胱腔内尿液,也不同于膀胱周围脂肪组织,因而可以清楚显示。平扫表现为自膀胱壁突向腔内的结节状、分叶或菜花状肿块,肿瘤侵犯肌层,显示局部膀胱壁增厚;增强检查早期肿块有明显强化,延时扫描腔内充盈对比剂而表现为充盈缺损

（图6-20C、D）。这些影像检查技术还能发现膀胱癌对周围组织和邻近器官的侵犯，以及盆腔淋巴结转移等。

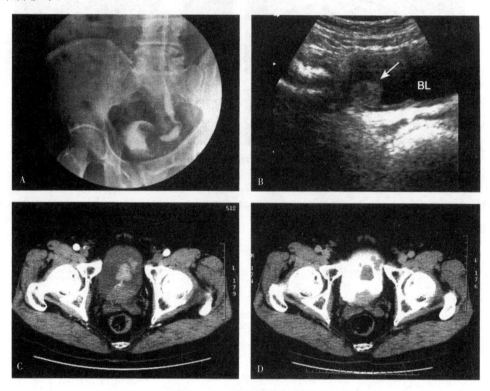

图6-20 膀胱移行细胞癌

注 A.排泄性尿路造影，表现为膀胱腔左侧菜花状充盈缺损，肿瘤累及左侧输尿管口造成输尿管扩张；B.超声检查，表现为腔内中等回声结节(↑)，BL表示膀胱；C、D.多发膀胱癌，CT增强扫描，增强早期(C)可见突入腔内的多发不规则形肿块，其中后方肿块以宽基底与膀胱三角区相连，肿块均呈均匀强化，延迟扫描(D)显示腔内充盈对比剂，肿块表现为轮廓清晰的充盈缺损。

（三）诊断与鉴别诊断

影像学检查时，多数膀胱癌表现为向腔内生长的结节状或菜花状肿块，结合临床症状多可作出诊断；对于膀胱镜检查已发现的膀胱癌，应用CT或MRI检查还可显示肿瘤侵犯范围和有否转移，有助于肿瘤分期和临床治疗方案的选择。膀胱癌一般不难与膀胱结石或血块鉴别，但少数浸润性生长的膀胱癌与膀胱炎鉴别困难，此时膀胱镜检查并活检可明确诊断。

（司晓辉）

第八节 肾上腺疾病

一、肾上腺增生

（一）临床与病理

1.病理

双侧肾上腺皮质弥漫增生，可呈结节状，较正常肾上腺大。

2.临床表现

肾上腺皮质增生属于功能亢进性病变,根据增生的组织来源和分泌激素不同而临床表现各异,包括皮质醇过多分泌导致的库欣综合征、醛固酮增高导致的原发醛固酮增多症,即 Conn 综合征,以及性激素过量导致的男性假性性早熟和女性假两性畸形等。

(二)影像学表现

1.CT 表现

(1)双侧肾上腺弥散性增大,但密度和形态仍维持正常。

(2)当肾上腺侧支宽度大于 10mm 和(或)横断面最大面积大于 $150mm^2$ 即可诊断。

(3)结节性肾上腺增生也是皮质增生的一种表现类型,除显示弥散性增生所具有的双侧肾上腺增大外,边缘可见一个或多个小结节影,且通常为双侧性。

2.MRI 表现

双侧肾上腺弥散性增大,增大肾上腺信号强度与正常肾上腺相似(图 6-21)。

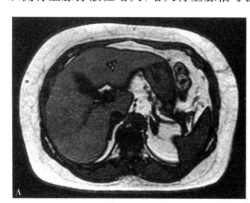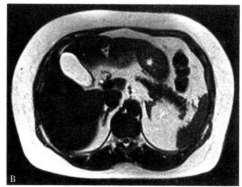

图 6-21 肾上腺增生 MRI 表现

注 A.T_1WI 左侧肾上腺增粗,略厚于同层面膈肌脚厚度,呈等信号;B.T_2WI 左侧肾上腺均匀增粗,信号正常。

3.超声表现

表现为肾上腺增大,回声均匀,但对发现轻度肾上腺增大的敏感性较低。

(三)诊断与鉴别诊断

肾上腺增生时,影像学检查可显示正常,这是由于肾上腺增生虽有组织学和功能的异常,但仍维持正常大小,因而常规影像学检查难以发现。影像学检查发现双侧肾上腺弥散性增大时,虽能提示肾上腺增生的诊断,但难以确定其性质,需结合临床表现和实验室检查,以明确是库欣综合征或 Conn 综合征引起的肾上腺增生,还是先天性肾上腺皮质增生。

二、肾上腺腺瘤

(一)临床与病理

1.病理

肾上腺皮质内圆形肿块,有包膜,出血、坏死少见,肿块周围腺体萎缩。醛固酮瘤内富含脂类物质。

2.临床表现

肾上腺腺瘤好发于 20～40 岁,女性多见。无功能腺瘤,一般无临床症状,多数是体检时发现。肾上腺皮质腺瘤患者出现满月脸、多血质外貌、向心性肥胖、痤疮、紫纹、高血压、继发性糖尿病和骨质疏松等;实验室检查发现血和尿中 17-羟和 17-酮皮质激素增多。肾上腺醛固酮腺瘤患者临床表现为高血压、肌无力、麻痹、夜尿增多;实验室检查有低血钾、高血钠、血浆和尿中醛固酮水平增高、肾素水平下降。

(二)影像学表现

1.CT 表现

(1)CT 平扫:边界清楚、密度均匀的圆形或椭圆形软组织肿块,多位于肾上腺内支、外支夹角之间。肿块呈等密度或密度接近于水。功能性皮质腺瘤的对侧肾上腺萎缩,而无功能性皮脂腺瘤的对侧肾上腺正常。

(2)CT 增强扫描:呈均质或不均质一过性强化。

2.MRI 表现(图 6-22)

(1)在 T_1WI、T_2WI 上信号与肝信号相似或稍高。

(2)因瘤体内多含脂质,在脂肪抑制序列可见信号衰减。

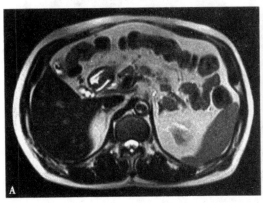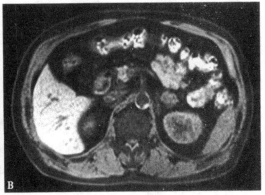

图 6-22 肾上腺皮质腺瘤 MRI 表现

注 A.T_2WI 显示类圆形结节,与肝信号相似;B.脂肪抑制 T_2WI 病灶信号衰减。

3.超声表现

肾上腺区圆形或椭圆形低或弱回声团块,直径多为 1～2cm,边界回声高而光整,内部回声均匀。

(三)诊断与鉴别诊断

醛固酮增多症患者消瘦,腺瘤多小于 2cm,平扫密度多接近水。皮质醇增多症患者肥胖,腺瘤直径范围 2～4cm,平扫呈等密度。肾上腺无功能腺瘤需与肾上腺皮质癌鉴别。

三、嗜铬细胞瘤

(一)临床与病理

1.病理

肿瘤常较大,易发生坏死、囊变和出血。有完整包膜,恶性者有包膜侵犯并可发生淋巴结或脏器转移。

2.临床表现

阵发性或持续性高血压为嗜铬细胞瘤的主要表现。病情发作时血压升高,常伴有头痛、多汗、面色苍白、心悸、恶心、呕吐等表现。

(二)影像学表现

1.CT 表现(图 6－23)

(1)CT 平扫:肾上腺圆形或椭圆形肿块,3～5cm,边缘锐利,密度不均匀,常发生坏死、囊变、出血等,偶有钙化。恶性嗜铬细胞瘤,肿块大小 7～10cm,分叶状,边缘不规则,粘连或包埋主动脉、下腔静脉等大血管,腹膜后淋巴结肿大及远处转移。

(2)CT 增强扫描:明显不均匀强化。

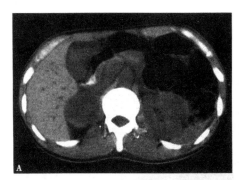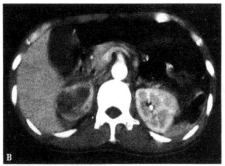
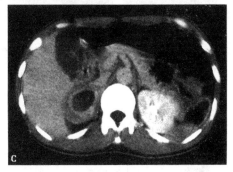

图 6－23 肾上腺嗜铬细胞 CT 表现

注 A.CT 平扫示右肾上腺区一类圆形软组织肿块,密度不均匀,边界欠清晰;B.CT 增强扫描早期呈不均匀中度强化,其内囊变、坏死区未见明显强化;C.延迟扫描呈不均匀低密度区。

2.MRI 表现

(1)MRI 平扫:在 T_1WI 上呈低信号或等信号,在 T_2WI 上呈高信号,信号强度接近脑脊液。多数肿瘤信号均匀,少数因肿瘤内出血或坏死、囊变而信号不均匀。

(2)MRI 增强扫描:实性部分呈持续性强化。

3.超声表现

肿块边缘回声高而平滑,与肾包膜回声构成典型的"海鸥征",内部回声均匀。但有出血或玻璃样变性时,回声可不均匀。

(三)诊断与鉴别诊断

肾上腺是嗜铬细胞瘤最常发生的部位,因此,所有临床拟诊嗜铬细胞瘤的患者均应首先行肾上腺区检查,若CT、MRI检查发现单侧或双侧肾上腺较大的类圆形肿块,并具有上述表现特性,结合临床症状和实验检查,通常可作出正确的定位和定性诊断。

四、肾上腺皮质癌

(一)临床与病理

1.病理

肿块较大,形状不规则,分叶,包膜不完整,易发生出血、坏死、囊变。淋巴结及远处转移出现早。肿块周围及对侧肾上腺萎缩。

2.临床表现

肾上腺皮质癌可分为功能性和非功能性。大部分肾上腺皮质癌为功能性,多数表现为皮质醇增多症,少有表现醛固酮增多症。

(二)影像学表现

1.CT表现(图6-24)

(1)CT平扫:见较大分叶状肿块,密度不均匀,有时可见钙化。常有肾静脉、下腔静脉瘤栓,腹膜后淋巴结转移及肝、肾侵犯。

(2)CT增强扫描:肿块周边有不规则强化环,中心坏死部分的低密度区则无强化。

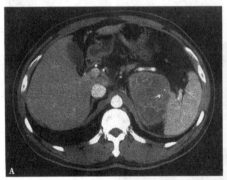
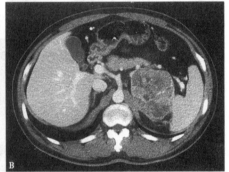
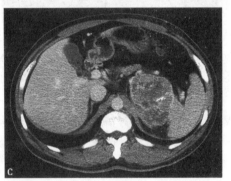

图6-24 肾上腺皮质癌CT表现

注 A.动脉期;B.静脉期;C.延迟期。三期见左侧肾上腺类圆形、密度不均匀的肿块,周围组织受压,病灶呈不均匀强化,其内可见低密度无强化区及钙化灶。

2.MRI表现

(1)MRI平扫:信号取决于肿块的成分及是否有出血、坏死、囊变等。肿块越大,信号往往越不均匀。

（2）MRI 增强扫描：不均匀强化，内有不规则无强化区。

3.超声表现

（1）肾上腺区分叶状低回声或回声不均的肿块（>3cm）。

（2）一般位于肾上极的侧方或前下方，边界多不清楚，内部可因出血、坏死而形成不规则的低回声区。

（三）诊断与鉴别诊断

中老年患者，CT、MRI 检查发现一侧肾上腺区巨大不规则实性肿块，要考虑到本病可能，若发现远处转移灶，则诊断可明确。应与直径较大的嗜铬细胞瘤相鉴别，临床表现和实验室检查是鉴别的重点。

五、肾上腺结核

（一）临床与病理

1.病理

常双侧发病，同时累及皮质和髓质，病理上可见大量干酪样坏死，不同程度的纤维化和钙化，有时可形成脓肿。

2.临床表现

肾上腺结核常引起皮质醇减少症，表现为乏力、消瘦、色素沉着、低血压、尿 17-羟皮质类固醇降低等。

（二）影像学表现

1.CT 表现（图 6-25）

（1）CT 平扫：①干酪化期，双侧肾上腺增大，形成不规则肿块，其长轴与肾上腺一致；肿块密度不均，内有多发低密度区，代表干酪样坏死灶；病变中心或边缘可见点状钙化；②钙化期，双侧肾上腺弥散性钙化，其形态和方向与肾上腺一致。

（2）CT 增强扫描：肿块周边部及内隔发生强化，其内低密度区无强化。

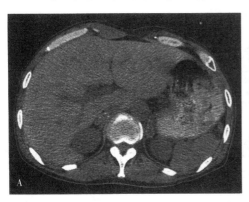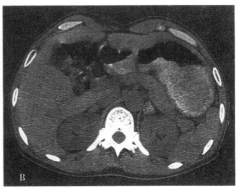

图 6-25 肾上腺结核 CT 表现

注 A.CT 平扫；B.CT 增强扫描。双侧肾上腺见不规则形多发结节影，方向与肾上腺走行一致，并可见多发点状高密度钙化影。

2.MRI 表现

①干酪化期:双侧肾上腺肿块,呈混杂信号,T_1WI 和 T_2WI 上主要呈低信号,其内可有长 T_1、长 T_2 信号灶;②钙化期:钙化灶在 T_1WI 和 T_2WI 上呈极低信号。

3.超声表现

(1)表现为双侧肾上腺区不规则低回声病变,边界不清,回声杂乱。

(2)病程长者尚可见钙化所致的强回声后方并有声影。

(三)诊断与鉴别诊断

肾上腺结核多具有较长病史及典型临床表现,当 CT、MRI 及超声检查显示双侧肾上腺病变并具有如上表现时,可诊断为肾上腺结核并能确定病期。在干酪化期,肾上腺结核所致的双侧肾上腺肿块需与其他双侧性肾上腺病变,如转移瘤、嗜铬细胞瘤、腺瘤等鉴别,这些病变的影像学表现有所不同,且临床症状、体征和实验室检查有明显差异,一般不难鉴别。

六、肾上腺囊肿和假性囊肿

(一)临床与病理

1.病理

肾上腺囊肿常为单房,内有红棕色液体,囊壁可有钙化。

2.临床表现

肾上腺囊肿和假囊肿多无明显症状,多于体检时偶然发现。囊肿较大时可压迫、推移周围器官而引起症状。

(二)影像学征象

1.CT 表现

(1)CT 平扫:肾上腺类圆形或椭圆形肿块,呈均一水样密度。边缘光滑、锐利,壁薄而一致。少数囊肿边缘可有弧线状钙化。

(2)CT 增强扫描:无强化。

2.MRI 表现

(1)MRI 平扫:在 T_1WI 上呈低信号,在 T_2WI 上呈高信号,信号均匀。出血性假囊肿可见血液降解物的信号。

(2)MRI 增强扫描:无强化。

3.超声表现

肾上腺区域的、边缘光滑的圆形无回声区,壁薄,后方回声强。

(三)诊断与鉴别诊断

肾上腺囊肿影像学表现具有特征,即为肾上腺类圆形囊性肿块,CT 和 MRI 检查分别为均匀水样密度和信号强度,不强化,诊断并不困难。

(司晓辉)

第七章 生殖系统

第一节 检查技术的应用

一、男性生殖系统检查技术

（一）CT检查

空腹状态，CT检查前2～4小时口服1.5％泛影葡胺800～1000mL，以充盈和识别盆腔肠管。检查时应使膀胱处于充盈状态。扫描范围从髂前上棘水平至耻骨联合下。CT增强检查时，用高压注射器经静脉快速推注对比剂80～100mL，对病变区进行多期或连续动态扫描。

（二）MRI检查

MRI检查可采用体部多通道线圈或直肠内表面线圈。使用直肠内线圈时，患者检查前1天进食少渣饮食，晚间口服缓泻剂，前列腺的MRI检查尽量在活检前进行，以避免活检后出血对诊断造成干扰。常规行FSE序列 T_1WI、T_2WI 及 $FS-T_2WI$ 横断面检查，矢状面 T_2WI 检查，必要时增加其他方位成像检查。增强是经静脉快速注射顺磁性对比剂Gd-DTPA，剂量为0.1～0.2mmol/kg，对病变区进行多期动态增强检查。弥散加权成像是前列腺疾病检查常用的序列，具有较高的敏感性。^{1}H-MRS检查可分析前列腺病变内枸橼酸盐、胆碱复合物和肌酸浓度变化，在前列腺癌鉴别诊断中有较高价值。

（三）超声检查

在男性生殖系统疾病检查中应用广泛，超声成像可经腹或经直肠扫查。经腹扫查常选用凸阵或线阵探头，探头频率多为10MHz，需要充盈膀胱，取仰卧位进行检查。经直肠扫查常选用双平面或多平面高频探头，需要清洁直肠并适度充盈膀胱，检查时采用膀胱截石位或左侧卧位，可用于引导前列腺针刺活检。CDFI可以辅助评估病变组织血流灌注水平。

二、女性生殖系统检查技术

（一）X线检查

女性生殖系统呈软组织密度，与周围结构缺乏自然对比，普通X线平片不能显示，故需引入对比剂行子宫输卵管造影或盆腔动脉造影。

1.子宫输卵管造影

子宫输卵管造影是通过插管经子宫颈口注入碘化油或有机碘剂以显示子宫腔和输卵管内

腔的检查方法,可观察输卵管的畅通情况。一般选择月经干净后 5～10 天进行,检查前需排空膀胱。具体操作是在透视下注入对比剂,待子宫和输卵管充盈后摄片,并于注入碘油后 24 小时或注入水溶性碘剂后 1～2 小时重复摄片。

2.盆腔动脉造影

应用 Seldinger 技术行股动脉插管,将导管顶端置于腹主动脉分叉处、髂总或髂内动脉内,注入对比剂行造影检查,以显示髂内动脉及子宫动脉。若导管置于肾动脉起始处稍下方,能显示卵巢动脉。目前,CTA 和 MRA 广泛应用于诊断血管病变或观察病变血供,因而 DSA 造影术很少用于疾病的诊断,而是主要用于疾病的介入治疗。

(二)CT 检查

女性生殖系统周围有丰富的脂肪组织,位居盆腔深部而受呼吸运动的影响小,因而适于 CT 检查,但由于 CT 检查的辐射剂量高而应用受限,不宜作为初查和常规影像检查方法,尤其对于育龄期女性及孕妇应禁忌。对于绝经后妇女或盆腹腔有较大肿块时可行 CT 检查,为临床诊断和治疗提供更多有价值的信息。

1.CT 平扫

空腹状态并排空大便,检查前 2～3 小时分多次口服稀释阳性对比剂、等渗甘露醇或清水,以充盈和识别盆腔肠管,条件许可时经直肠注入对比剂充盈直肠和乙状结肠,已婚妇女阴道内需放置纱布或卫生棉条(低密度并含气)。检查时,膀胱需适度充盈。扫描范围通常自髂嵴水平至耻骨联合下缘水平。检查后行薄层多平面重建并进行多方位观察,以进一步显示病变,尤其是肿块性病变的全貌及其与周围结构的关系。

2.CT 增强扫描

常规平扫发现异常后,尤其是发现肿块性病变,应行多期 CT 增强检查。即用高压注射器经静脉快速团注非离子型碘对比剂后,于不同延迟时间对病变区进行多次扫描。

(三)MRI 检查

MRI 检查无电离辐射且有较高软组织分辨力,可进行多参数、多平面及功能成像等,有利于女性生殖系统的显示及疾病的诊断,已逐步成为一些疾病首选和主要的影像检查技术,如先天性子宫发育畸形和子宫内膜癌等。

1.MRI 平扫

检查采用体部多通道相控阵线圈,常规行 SE 序列 T_1WI 和 $FSET_2WI$(最好行薄层高分辨力 T_2WI)横断面及矢状面检查,必要时增加其他方位检查。其中,T_2WI 检查非常重要,不但能显示子宫体及宫颈的各解剖带,且能显示卵巢,易于发现病变,有助于确定盆腔病变的起源和范围。弥散加权成像(DWI)对发现病灶、鉴别病变的良恶性、判断疗效及复发有较高价值。

2.MRI 增强扫描

平扫发现病变后,通常需行多期动态增强 MRI 检查,即经静脉快速注入顺磁性对比剂 Gd-DTPA,随后对病变区行脂肪抑制 T_1WI 多期动态增强检查。

(四)超声检查

超声检查多采用彩色多普勒超声诊断仪,可采用线阵、凸阵探头及阴道探头。检查途径包括经腹、经阴道及经直肠扫查。①经腹扫查是最常用的检查途径,探头首选凸阵探头,频率为3.0~5.0MHz,检查时膀胱需适度充盈。以子宫矢状切面为标准,充盈膀胱推开肠管,能清晰显示包括子宫底在内的子宫长轴完整轮廓。②经阴道扫查用于已婚妇女及无阴道畸形者,多用端式凸阵探头,频率为5.0~7.5MHz,检查前需排空膀胱。经阴道扫查能清楚显示子宫、卵巢和肿块结构,但因穿透力所限而远场显示欠佳。③经直肠扫查主要用于未婚女性,以及阴道萎缩、畸形等经腹扫查图像模糊但又不适宜经阴道扫查的情况,患者检查前需排空大、小便,探头选择及优缺点与经阴道扫查相同。④彩色多普勒血流成像(CDFI)能显示子宫和卵巢病变的血流情况。

(司晓辉)

第二节 正常影像学表现

一、男性生殖系统正常影像学表现

(一)X线表现

对于男性生殖系统疾病,X线检查仅在输精管精囊造影中还偶有应用。

(二)CT表现

1.前列腺

前列腺紧邻膀胱下缘,呈圆形或横置椭圆形均匀软组织密度影,边缘光整,径线随年龄增长而增大。上缘不超过耻骨联合水平。增强检查动脉期中央腺体强化,晚期中央腺体和周围带密度趋于一致。CT检查不能分辨前列腺各解剖带,更不能识别前列腺被膜。

2.精囊

精囊位于膀胱后方,邻近前列腺上缘,呈"八"字形软组织密度影,边缘常呈小分叶状。两侧精囊前缘与膀胱后壁之间各有一尖端向内的锐角形脂肪性低密度区,称为精囊角。

(三)MRI表现

1.前列腺

(1)常规MRI:主要用横轴位图像观察,前列腺大小、形态及毗邻关系同CT检查。在T_1WI上,前列腺呈均匀等信号,不能识别各解剖带(图7-1A)。在T_2WI上,前列腺各解剖带由于组织结构和含水量差异而呈不同信号强度(图7-1B):移行带位于尿道周围,为中央腺体,呈低信号;中央带位于移行带周围,亦呈低信号,与移行带难以区分;周围带位于中央带后外方,腺体为主,内含较多液体,呈较高信号;前纤维肌基质位于尿道前方,呈低信号(表7-1)。位于前列腺周边的细环状低信号影代表前列腺被膜。

前列腺静脉丛表现为前列腺周围细带状或蜿蜒状结构,T_1WI呈低信号,T_2WI呈高信号。

(2)弥散加权成像(DWI):前列腺的信号强度总体上略高于周围组织,其中周围带信号强度稍低于移行带和中央带。

(3)磁共振波谱(MRS):正常前列腺组织内含有高浓度的枸橼酸盐,为腺体组织产生和分泌;此外,还含有胆碱及其化合物与肌酐。在前列腺各解剖带,这些代谢物的含量有所差异:周围带的 Cit 波峰最高,波峰/Cit 的比值约为 60%;中央腺体的 Cit 含量较低,但其波峰不应低于 Cho(图 7-1C、D)。随年龄增长,Cit 波峰由于腺体增生而增高。

(4)MR 动态增强(DCE-MRI):正常的前列腺组织强化形式同 CT。

表 7-1　前列腺各部位和 T_2WI 上信号强度

部位	解剖带	组织学	占腺体比例(青年)	T_2WI 信号强度
中央腺体(内腺)	移行带	腺体组织	5%	低信号
周围腺体(外腺)	中央带	腺体组织	25%	低信号
前纤维肌基质	周围带	腺体组织	70%	高信号
		非腺体组织		低信号

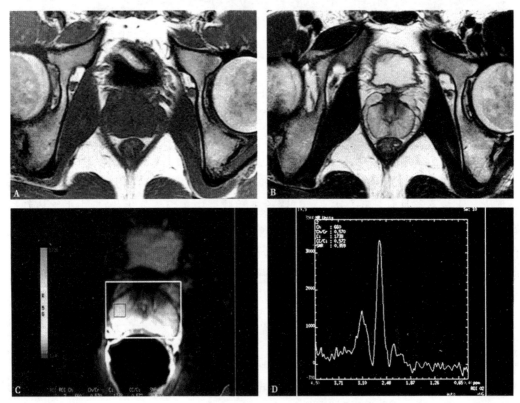

图 7-1　正常前列腺 MRI 和 MRS 表现

注　A.T_1WI 呈均一等信号;B.T_2WI 移行带和中央带呈低信号,周围带则呈较高信号,蜿蜒绕行于前列腺前缘与膀胱之间的稍高信号结构为前列腺周围静脉丛;C.MRS 多体素检查定位像,大方框代表 MRS 范围;D.周围带上感兴趣区(C 图小方框)的 MRS 谱线图,谱线中位于 2.6ppm 的 Cit 波峰最高,而位于 3.0ppm 和 3.2ppm 的 Cre 峰和 Cho 峰较低且融合在一起,(Cho+Cre)/Cit 的比值为 57.2%。

2.精囊

精囊由卷曲的精曲小管构成,其内充有液体。在 T_1WI 上,精囊呈均匀略低信号;T_2WI 上,则呈迂曲管状高信号,其壁为低信号(图 7-2)。

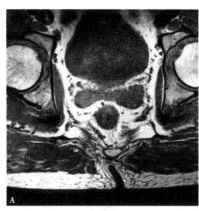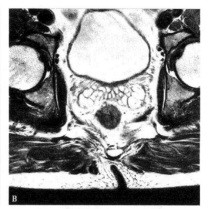

图 7－2 正常精囊 MRI 表现

注 $T_1WI(A)$上,精囊呈均一略低信号;$T_2WI(B)$上,呈迂曲管状高信号,壁呈低信号。

3.阴囊和睾丸

正常睾丸呈卵圆形结构,T_1WI 呈稍低信号,T_2WI 呈稍高信号。睾丸周边环绕一层薄的 T_2WI 低信号影,代表睾丸白膜。睾丸鞘膜内正常情况下有少量液体,呈 T_1WI 低信号和 T_2WI 高信号。附睾在 T_2WI 上呈不均匀中等信号,强度低于睾丸。

二、女性生殖系统正常影像学表现

(一)X 线表现

女性生殖系统呈软组织密度,与周围结构缺乏自然对比,不能显示,需引入对比剂进行子宫输卵管造影或盆腔动脉造影。

1.子宫输卵管造影

正位子宫腔呈倒置三角形。宫颈管由于黏膜皱襞存在,边缘呈羽毛状。两侧输卵管自子宫角向外下走行,管腔纤细,呈迂曲、柔软的线状影(图 7－3A)。输卵管因蠕动充盈可不连续。注入碘油后 24 小时或注入水溶性碘剂后 1～2 小时摄片,对比剂可向腹腔弥散,呈片状或多发弧线状、波浪状致密影,提示输卵管通畅(图 7－3B)。

2.盆腔动脉造影

子宫动脉由髂内动脉发出,先向内下走行,发出分支供应宫颈和阴道,继而沿子宫侧缘转向上行,并不断发出螺旋支供应宫体和内膜。卵巢动脉起于腹主动脉前壁,迂曲下行,供应卵巢。

(二)CT 表现

1.子宫和阴道

宫体呈横置梭形或椭圆形软组织密度影,边缘光滑(图 7－4A),有时中心区可见较小的类圆形或"T"形低密度区为宫腔。宫颈呈圆形或横置椭圆形软组织密度影,外缘光滑,横径小于 3cm。宫旁组织位于宫体、宫颈和阴道上部的两侧,为脂肪性低密度区,内含细小点状或条状软组织密度影,代表血管、神经和纤维组织,其中,可见条带状自宫底向前外侧走行的子宫圆韧带。CT 增强扫描,子宫肌层呈明显均匀强化,中心低密度宫腔显示更为清晰。阴道表现为盆底软组织影,上方与宫颈相连。阴道易误诊为盆底结节或病变。

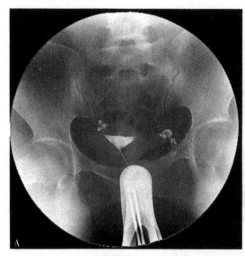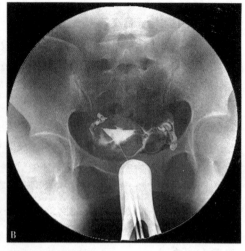

图 7 - 3 正常子宫输卵管造影表现

注　A.注入对比剂后,子宫腔显影,呈倒置三角形,两侧输卵管呈迂曲的线状影,壶腹部末端呈漏斗状扩大;B.1 小时后重复摄片,对比剂排入腹腔,呈均匀片状高密度影。

2.卵巢和输卵管

在育龄期,大多可识别出正常卵巢:位于子宫侧壁与髋臼内壁之间,呈卵圆形低密度影,其内可见囊性卵泡或生理性囊肿(图 7 - 4A、B)。当卵巢有许多微小的囊性卵泡时,CT 表现为卵巢的密度减低或卵巢皮质多发微囊。绝经后女性卵巢体积变小,缺乏小囊,呈软组织密度影。增强检查卵泡无强化。CT 上正常输卵管不能显示。

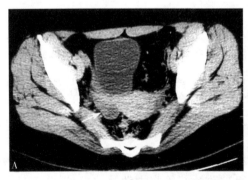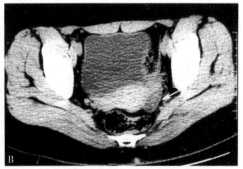

图 7 - 4 育龄期正常女性盆腔 CT 平扫表现

注　宫体呈横置椭圆形软组织密度影(A、B);宫旁稍低密度影为右侧卵巢(↑)。

(三)MRI 表现

1.子宫和阴道

MRI 平扫 T_1WI 上,宫体、宫颈和阴道呈均匀等信号,周围是高信号脂肪组织,其内常可见成对、呈低信号的子宫圆韧带和子宫骶骨韧带;T_2WI 是观察子宫的最佳序列,宫体、宫颈和阴道呈分层表现(图 7 - 5A)。宫体自内向外分 3 层:中心高信号,代表子宫内膜和宫腔分泌物;中间薄的低信号带称为结合带(JZ),为子宫肌内层;周围是中等信号的子宫肌外层。宫颈自内向外分 4 层信号:高信号的宫颈管内黏液、中等信号的宫颈黏膜、低信号的宫颈纤维基质(与宫体联合带连续)和中等信号的宫颈肌层(与宫体子宫肌外层连续)。阴道只有 2 层信号:

中心为高信号的阴道上皮和内容物,周围为低信号的阴道壁。T₂WI 矢状位能清晰显示子宫、宫颈及阴道的全貌。MRI 增强扫描示不同年龄子宫开始出现强化的部位不同,但在延迟期呈均匀、明显强化。

2.卵巢和输卵管

约 96% 的育龄期女性 MRI 上可识别出正常卵巢,T₁WI 上呈卵圆形等低信号,与周围高信号脂肪组织形成显著对比,然而不易与邻近含液肠管区分;T₂WI 上,其周边不同发育期的卵泡呈大小不等、边界清晰的类圆形均匀高信号,而内部的中央基质呈低信号(图 7-5B)。增强之后,基质轻度强化,而卵泡无强化,因此显示更为清晰。MRI 增强检查及多方位成像有助于识别正常卵巢。生理性卵泡的囊性灶随生理周期变化可自行消失,最好在下一次月经周期第 4～5 天进行复查。绝经后妇女由于卵巢萎缩和缺乏卵泡,而致卵巢多难以识别。正常育龄期妇女可见少许生理性盆腔积液。MRI 正常输卵管也难以识别。

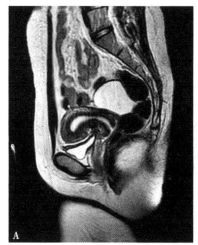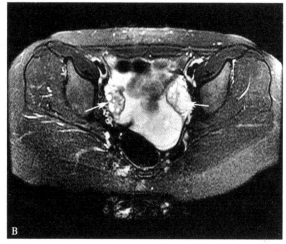

图 7-5　正常子宫和卵巢 MRI 表现

注　A.T₂WI 矢状位,宫体分 4 层信号,即中心高信号、中间低信号、周围中等信号及最外低信号,分别代表子宫内膜和分泌物、子宫肌内层、子宫肌外层及子宫浆膜层;B.T₂WI 轴位抑脂像,在子宫两侧分别可见双侧卵巢(↑)呈不均匀高信号,其周边卵泡为显著高信号,盆腔可见少量积液。

(司晓辉)

第三节　基本病变的影像学表现

一、前列腺

前列腺对称性增大常见于良性前列腺增生(BPH)和炎性病变,少数见于前列腺癌。超声示腺体内部回声均匀或稍强并散在点状回声;CT 示腺体内可见点状高密度钙化,多提示 BPH。MRI 可提供更详细、准确的诊断,以移行区增大为主并有多发不均匀高信号结节,提示为腺体增生为主的 BPH;若以中等信号结节为主,则提示基质增生为主的 BPH。超声示内部回声不均,且以低回声为主,或有强弱不等点片状回声时,提示炎性病变。

前列腺非对称性增大，局部结节状膨隆、分叶状改变，超声示周围区有低、等或高回声结节，CDFI 显示结节内部及周围有丰富血流，血流方向紊乱，提示为前列腺癌；MRI 示 T_2WI 和 T_2 脂肪抑制序列上周围带内出现低信号病灶，常提示为前列腺癌，但也有可能为良性病变，如慢性前列腺炎、肉芽肿性病变和活检后出血。

MRS 有助于鉴别前列腺疾病，正常前列腺组织内含有高浓度的枸橼酸盐、胆碱与肌酸等代谢产物。BPH 外周带磁共振波谱表现与正常外周带相似，中央腺体区波谱表现取决于增生成分，腺体增生为主，则 Cit 峰较高，Cho 峰和 Cre 峰变化不明显，Cit/Cho 比值增高；若基质增生为主，则 Cit 和 Cho 浓度均降低；当 Cit 峰明显下降或消失、Cho 显著升高时，两者波峰可呈现倒置，(Cho＋Cre)/Cit 的比值显著增高，支持前列腺癌的诊断。PWI 示病灶区血流灌注明显高于正常前列腺组织，DWI 示病灶区 ADC 值低于正常外周带组织 ADC 值时，同样支持前列腺癌的诊断，当诊断前列腺癌时，注意周围结构浸润和有无远处转移等。

二、子宫

子宫形态异常，但宫壁各层回声/信号正常者，常见于各种子宫畸形，如双角子宫、单角子宫。若子宫明显小于正常，宫体与宫颈的比例小于 1：1，常为子宫发育不良或幼稚子宫。

子宫增大，轮廓不规则或局限性隆起，常见于子宫肌瘤、子宫肉瘤或子宫内膜癌。近浆膜面的肌瘤易造成子宫形态的不规则；宫腔内膜呈现"宫腔分离征"，其间有中等或弱回声团块，T_1WI 呈均匀中等信号、T_2WI 呈均匀低信号常见于黏膜下肌瘤或息肉，有时肌瘤可以有钙化表现。若为混杂回声的实性肿块，CDFI 显示肿块周围及内部血流丰富，MRI 示 T_1WI 呈等或高信号，T_2WI 呈中高信号并侵及邻近区带，有结合带破坏、中断，并呈不均匀强化，为子宫内膜癌。若 T_2WI 示子宫体的低信号结合带弥散性或局限性增厚，超声示粗粒状不均匀强回声或低回声区，子宫内膜线呈弧形向前或向后移位，为子宫腺肌病。

宫颈外形异常，局部不规则增厚，前后唇不对称，表面不光滑，黏膜回声中断，肿块回声不均匀，以低回声为主，MRI 示 T_1WI 呈等低信号，T_2WI 呈高信号，常为子宫颈癌。

三、卵巢

卵巢的囊性肿块，囊壁菲薄、光滑，超声呈一致性透声暗区，MRI 呈水样信号，提示为卵巢囊肿或囊腺瘤。囊腺瘤还常同时伴有囊内分隔，其中，浆液性囊腺瘤分隔纤细，MRI 示较大的单房结节，T_1WI 呈低信号，T_2WI 呈高信号；黏液性囊腺瘤囊壁较厚，并常有较多的分隔，T_1WI 和 T_2WI 上囊液的信号均高于浆液性囊腺瘤，并且各囊间的信号也常不一致。囊壁不光滑，囊壁厚薄不均，囊内分隔较厚并见明显实性部分，超声示内部回声不均匀，MRI 呈混杂信号，并见实性部分强化，常为囊腺癌。超声示囊内有明显的点团状强回声，可伴声影，有时可见囊内"脂液分层"，MRI 示内部信号混杂，内有脂肪高信号或钙化低信号，常为囊性畸胎瘤。

卵巢实性肿块，形态规则，边缘光滑，内部回声/信号均匀，常不强化或轻度强化，常为良性肿瘤。形态不规则，边界不清，内部回声强弱不均并伴有杂乱的点团状回声，MRI 示信号不均匀，MRI 增强检查可见明显不均质强化，常为卵巢恶性肿瘤。

（司晓辉）

第四节 前列腺疾病

一、良性前列腺增生

(一)临床与病理

1.病理

多发生于尿道两侧与后方的移行带,压迫尿道。前列腺体积和重量都增加,质韧。增生组织内包括不同比例的腺体、结缔组织和平滑肌,并形成增生结节,周围有假包膜。增生区由于纤维肌肉组织增生,形成交错花纹,中间有蜂窝状或囊样结构。前列腺增生致膀胱出口梗阻,容易导致膀胱慢性炎症和结石形成。膀胱逼尿肌代偿肥厚,形成小梁、憩室。逼尿肌失代偿后导致膀胱内高压,随着病情加重成为无张力性膀胱,出现充溢性尿失禁和膀胱输尿管反流,引起肾后性功能损害。

2.临床表现

常表现为尿频、尿急、夜尿、排尿困难及膀胱尿潴留,严重时可伴发肾、输尿管积水。其临床表现严重程度与尿道梗阻程度、病变进展快慢以及合并感染等因素有关,而与前列腺体积大小不成正比。直肠指诊可触及前列腺体积增大和增生结节。血清前列腺特异性抗原(PSA)正常或略高于正常水平。

(二)影像学表现

1.X 线表现

(1)X 线平片诊断价值不大,仅可显示前列腺结石,容易与尿道结石、静脉石混淆。

(2)膀胱造影可以发现膀胱底部和颈部的受压以及膀胱形态的改变,IVP 可辅助观察肾盂、输尿管积水。

2.CT 表现

(1)CT 平扫:前列腺对称性增大,横径大于 5cm 或上缘超过耻骨联合上方 2cm 并突入膀胱底部。前列腺密度均匀,可见前列腺内圆形、小片状、小砂粒状高密度钙化。

(2)CT 增强扫描:多期增强扫描显示前列腺增生区延迟明显均匀强化。

3.MRI 表现

(1)MRI 平扫:对于前列腺增生的诊断价值较高,能较好地区分前列腺解剖结构和增生结节。前列腺均匀、对称性增大,呈均匀长 T_1 信号,边界清晰。T_2WI 显示前列腺解剖结构清晰,中央腺区对称性增大,信号不均匀(图 7-6),包括有高信号的腺体结节和低信号基质增生结节,边缘见低信号假包膜。周围带受压变薄。在增大中央腺区与周围带之间可见环形线状低信号的外科包膜。矢状位 T_2WI 显示前列腺压迫、推移膀胱、精囊,膀胱壁和精囊信号正常。

(2)磁共振功能成像:DWI 显示增生区无弥散受限,^{1}H-MRS 显示前列腺增生区(Cho+Cre)/Cit 比值与正常组织类似或略高。

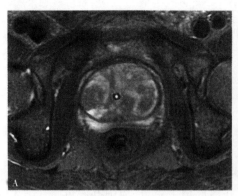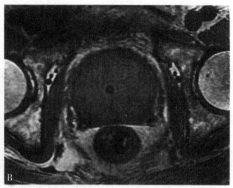

图 7-6 前列腺增生 MRI 表现

注 A.轴位脂肪抑制 T_2WI；B.轴位 T_1WI。前列腺增生区呈不均匀长 T_1、长 T_2 信号，中央腺区与周围带分解清晰，周围带受压变薄。

4.超声表现

(1)前列腺均匀、对称性增大，以中央腺区增大为主。内部回声均匀减低或稍强，有时内部可见高回声钙化影。

(2)增生结节单发或多发，形态规则，界限清晰，回声增强。外周区回声稍强，包绕在移行区两侧和后方。

(3)超声测量前列腺大小的公式为：总体积＝横径×前后径×长径×0.52(cm³)。

(三)诊断与鉴别诊断

老年人好发，临床表现为尿频、尿急、夜尿及排尿困难。影像学表现为前列腺体积对称性增大，以移行区增生为主，伴有增生结节形成，周围带受压变薄。BPH 最佳检查方法为 MRI 和经直肠前列腺超声检查(TRUS)。需要鉴别的疾病包括前列腺癌、前列腺炎症和前列腺脓肿，有时还需与膀胱癌相鉴别。

二、前列腺癌

(一)临床与病理

1.病因、病理

前列腺癌是男性生殖系统较常见的恶性肿瘤，好发于 50 岁以上。

前列腺癌约 75% 发生在前列腺外周带的腺体，多数起源于被膜下的周边部。肿瘤质硬，瘤体多呈结节状，边界不清。大多数(90% 以上)为腺癌，少数为黏液癌、移行细胞癌或鳞状细胞癌。前列腺癌早期可浸润包膜，晚期突破包膜，侵犯前列腺周围脂肪、精囊和邻近结构，如膀胱、尿道，也可发生淋巴和血行转移，后者以成骨性转移多见。

2.临床表现

早期临床多无症状。出现症状者，主要表现为局部尿道受压，引起排尿困难、血尿及局部疼痛等。直肠指诊可触及前列腺硬结，表面不规则。实验室检查，前列腺特异性抗原(PSA)升高。

（二）影像学表现

1.CT 表现

肿瘤早期局限于前列腺被膜内时,可表现为前列腺外形不对称性膨隆,前列腺内可见密度稍低或密度不均匀的癌结节。由于前列腺癌结节与正常组织的密度差别小,CT 检查时要用窄窗宽观察。肿瘤突破被膜向外侵犯,最易受累的是精囊。膀胱精囊角消失是肿瘤外侵的一个征象,也可见精囊增大。精囊受累的患者,80％已有盆腔淋巴结转移。

2.MRI 表现

肿瘤 T_1WI 上为等、低信号,T_2WI 上正常的前列腺外周带呈高信号,肿瘤为低信号;DWI上肿瘤呈明显高信号;MRS 检查,肿瘤区 Cit 峰值明显下降和(或)(Cho＋Cr)/Cit 的比值显著增高;动态增强肿瘤明显强化,呈快进快出表现(图 7－7)。MRI 能够发现早期限于前列腺被膜内的肿瘤,被膜显示完整。当肿瘤外侵时,T_1WI 上表现为前列腺周围的高信号脂肪消失,两侧精囊不等大,信号降低;累及膀胱时为低信号,膀胱壁信号中断。

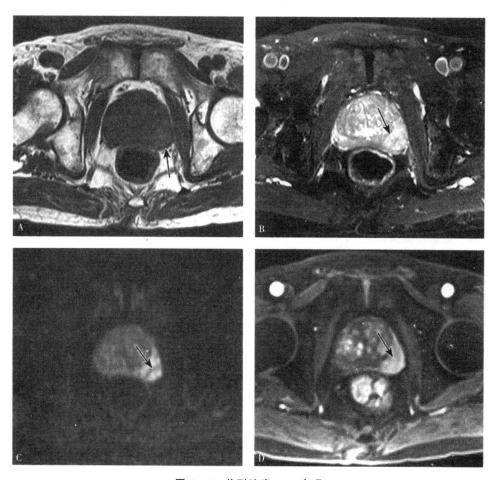

图 7－7　前列腺癌 MRI 表现

注　A.T_1WI;B.T_2WI;C.DWI;D.增强。前列腺左侧外周带见异常信号,T_1WI 呈等信号,T_2WI 呈稍高信号(↑),DWI 呈高信号(↑),增强后明显强化(↑)。

(三)诊断与鉴别诊断

MRI T$_2$WI 上发现高信号的外周带内异常低信号结节,DWI 上呈明显高信号,MRS 检查,病变区 Cit 峰值明显下降和(或)(Cho+Cr)/Cit 的比值显著增高,动态增强扫描病灶明显强化,呈快进快出表现,即可明确诊断。

(司晓辉)

第五节 女性生殖系统发育异常

一、临床与病理

女性生殖道先天性畸形发生率为 0.1%~0.5%,在不育或流产妇女中约占 9%,常合并肾脏的先天性畸形。

输卵管、子宫、宫颈和阴道上 2/3 分别来自两侧米勒(Müllerian)管和窦—阴道球,在发育中要融合、腔化,而阴道下 1/3 单独发育。因此,米勒管发育、融合及再腔化过程中的异常均可导致女性生殖道发生各种类型畸形。较为常见的为子宫不同类型畸形包括单角子宫、双子宫、双角子宫、纵隔子宫。

二、影像学表现

1.X 线表现

子宫、输卵管造影能显示子宫内腔,根据显影内腔的形态和其内有无纵隔及其长度可诊断出大多数子宫畸形,并可明确畸形的类型。然而,造影检查不能显示子宫外形,此外,子宫腔粘连也限制了造影检查的应用。

2.CT 表现

CT 可发现先天性无子宫、较小的幼稚子宫及双子宫。CT 检查不能确切显示宫腔形态,因此不能发现局限于腔内的子宫畸形,如纵隔子宫。

3.MRI 表现

MRI 的多序列、多方位成像能够清楚显示子宫外形、内部各解剖带及宫腔,是目前显示子宫畸形的最佳方法。如单角子宫呈香蕉状表现,鞍型子宫的宫腔呈心形表现,双子宫有两个分开的宫体和宫颈。纵隔子宫的宫底外缘光滑或轻度凹陷(<1cm),而双角子宫的宫底外缘有明显切迹,共用一个子宫颈(图 7-8)。

三、诊断与鉴别诊断

对于临床疑为子宫畸形的患者应首选 MRI 检查,其次是超声和子宫输卵管造影。MRI 能显示宫腔内外情况,根据上述各畸形表现特征,不难作出诊断。

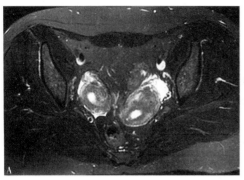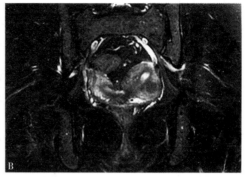

图 7 - 8 双角子宫的 MRI 表现

注 A.横轴位脂肪抑制 T_2WI,可见左、右对称的两个子宫体及宫腔;B.冠状位 T_2WI 抑脂,可见双侧宫腔共用一个子宫颈。

（司晓辉）

第六节　子宫疾病

一、子宫输卵管炎

（一）临床与病理

病理上急性子宫输卵管炎显示充血、水肿,继而形成积脓;慢性期发生宫腔粘连、输卵管粘连和闭塞。子宫输卵管结核首先累及输卵管,形成干酪性坏死和溃疡,进而产生输卵管僵直、变硬、狭窄和粘连,宫腔也发生狭窄、粘连和变形,并可发生钙化。

子宫输卵管炎是导致妇女不孕的主要原因之一。子宫输卵管炎性疾病可分为非特异性子宫输卵管炎及子宫输卵管结核。子宫输卵管炎急性期可表现为高热、下腹痛、白带多或子宫出血症状;慢性期主要为腰背痛、坠胀感和月经失调。子宫输卵管结核多无明显症状和体征,或表现为一般感染症状,常伴有不孕。

（二）影像学表现

1.X 线表现

子宫输卵管造影是检查子宫输卵管炎的主要方法,同时还有分离粘连的治疗作用。①慢性输卵管炎:病变多为双侧性,显示输卵管粗细不均,但仍较柔软;当输卵管完全梗阻时,梗阻近端管腔扩大,且复查 X 线片显示对比剂不能进入腹腔;当梗阻不完全时,近端输卵管明显扩张、粗如拇指,对比剂进入远端,呈油滴状而不弥散,是非特异性炎症的重要表现;宫腔受累则形态不规整,粘连处呈充盈缺损。②子宫输卵管结核:显示宫腔边缘不规整,严重时宫腔狭小、变形。双侧输卵管狭窄、变细、僵直、边缘不规则,可呈狭窄与憩室状膨大相间表现,由于溃疡而形成多发的小窦道,充盈对比剂时呈植物根须状表现,是结核的重要特征。

2.CT 和 MRI 表现

有时能够发现炎症时异常增粗、积液的输卵管,MRI 输卵管水成像可以显示扩张输卵管全貌,有利于发现梗阻部位。

(三)诊断与鉴别诊断

临床上,急性输卵管炎不宜行子宫输卵管造影,以防止感染扩散;慢性非特异性子宫输卵管炎和子宫输卵管结核均有确切症状和体征,根据上述子宫输卵管造影表现,一般不难作出诊断,治疗后随诊复查,还可用于评估疗效。

二、子宫肌瘤

(一)临床与病理

1.病因、病理

子宫肌瘤确切病因不明,可能与女性激素尤其是与雌激素有关,另外神经中枢活动对肌瘤的发生也可能起重要作用。根据肌瘤发生部位可分为宫体部肌瘤和宫颈部肌瘤,以宫体部肌瘤占绝大多数。肌瘤原发于子宫肌层,可分为肌壁间肌瘤、浆膜下肌瘤和黏膜下肌瘤3种,其中肌壁间肌瘤最为常见。子宫肌瘤常多发,各种类型肌瘤可发生于同一子宫,称为子宫多发肌瘤。肌瘤为实性球形占位,表面光滑,界限清楚,肌瘤周围肌层受压,形成假包膜。常见肌瘤变性有玻璃样变、囊性变、红色变性、脂肪变性、钙化及肌瘤恶变,其中以玻璃样变最为常见。

2.临床表现

子宫肌瘤患者多无明显症状,偶于体检时发现。常见症状有经量增多、经期延长,甚至继发贫血,肌瘤较大时,患者自诉于下腹正中可扪及质硬肿块,有时可有腰酸、下腹坠胀及白带增多。

(二)影像学表现

1.超声表现

肌壁间肌瘤声像图可显示为子宫增大,单发肌瘤表现为低回声团块,肌瘤内可呈漩涡状或条纹状回声,肌瘤可压迫宫腔,使内膜线偏移。黏膜下肌瘤声像图常显示"宫腔分离征",其间可见等回声或弱回声肿块;浆膜下肌瘤显示为子宫体浆膜下有球形或结节状肿物突出,瘤体与子宫相连,无分离现象。子宫肌瘤变性可使声像图表现复杂化、多样化。当肌瘤体积较大、血供不足时,可出现玻璃样变,肌瘤内漩涡状结构消失,回声减低。囊性变时,肌瘤内可见不规则囊性结构,肌瘤钙化时常表现为肌瘤周边弧形强回声伴后方明显衰减。

2.CT表现

CT平扫显示子宫体积增大、轮廓不规整,向外突出的瘤体与周围脂肪有清晰界限。肌瘤与肌层可呈均质或不均质的等密度,瘤体有时可见环状或弧状钙化(图7-9)。CT增强扫描可见肌瘤与肌层呈明显均匀强化,囊性变区域无强化。肌瘤变性时,肌瘤密度一般低于肌层。对肌瘤玻璃样变、红色样变,CT图像无特异性。

3.MRI表现

子宫增大,轮廓不平整。在T_1WI上肌瘤与周围肌层信号相近,T_2WI上肌瘤呈极低信号。肌瘤变性可致信号明显不均,根据不同病理改变其信号各异。玻璃样变T_2WI上呈低信号,黏液样变T_2WI上呈高、低混杂信号,囊性变T_2WI上呈高信号,红色样变及脂肪变性时

MRI影像上呈不同时期的出血信号和脂肪信号。肌瘤恶变时因肌瘤内有不规则出血及坏死，在 T_1WI 上呈高信号，在 T_2WI 上呈混杂信号，增强后早期即有强化是其特点。

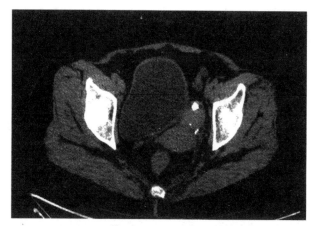

图 7 - 9　子宫左侧类圆形软组织密度影

注　密度与子宫呈等密度，边缘可见钙化。

（三）诊断与鉴别诊断

子宫肌瘤应与子宫腺肌病、卵巢肿瘤、子宫内膜息肉、子宫恶性肿瘤、子宫肥大症、子宫先天畸形、葡萄胎、陈旧性异位妊娠等进行鉴别。

三、子宫颈癌

（一）临床与病理

1.病因、病理

子宫颈癌可能由多种因素综合导致，一般认为其发病与性生活紊乱、早年分娩、多产、密产及经济状况和地理环境等因素有关。研究表明，某些病毒，如人乳头瘤病毒、单纯疱疹病毒Ⅱ型等与子宫颈癌的发生有一定关系。

子宫颈癌好发于宫颈鳞状上皮和柱状上皮交界的移行带区，鳞癌占绝大多数，其次为腺癌。子宫颈癌经历宫颈正常上皮—上皮内瘤样病变—癌的发展过程，其病程一般较长，甚至达10 年。

2.临床表现

早期子宫颈癌常无症状。常见症状有接触性阴道流血；阴道排液增多，可呈白色或血性，有腥臭；至晚期病灶侵及周围盆腔组织及盆壁、压迫直肠、输尿管、坐骨神经时可出现腰痛、肛门坠胀、便秘、里急后重、尿频、尿急、下腹疼痛等症状。

（二）影像学表现

1.超声表现

Ⅰ期，超声对癌灶不能识别，或仅显示为宫颈局部低回声区；宫颈不规则增大，宫颈管受浸润阻塞时表现为子宫增大，尤其绝经后的子宫增大，宫腔内可见积液。Ⅱ期，肿块向宫旁浸润，宫旁可见不规则低回声包块（图 7 - 10）。Ⅲ期及Ⅳ期，肿块向前侵及膀胱，可见膀胱后壁浆膜层及肌层回声中断并向膀胱内突出，与后方肿瘤病灶无分界；肿块侵及输尿管，可见肾积水及输尿管梗阻的声像图改变。

宫颈处见一范围约 2.4cm×3.4cm 不规则低回声区，内见丰富血流信号，考虑子宫颈癌。

2.CT 表现

Ⅰ期，CT 平扫检查可无异常，肿瘤较大时显示宫颈增大，但边缘规整，其内可因坏死呈略低密度灶，强化扫描肿瘤强化程度低于残留的宫颈组织，宫旁结构无异常密度灶。Ⅱ期，宫颈增大，边界模糊，轮廓不规整，宫旁可见与宫颈相连的软组织密度包块，宫旁脂肪组织密度增高。Ⅲ期，肿瘤可侵犯盆壁，累及闭孔内肌及梨状肌，盆腔淋巴结可显示肿大。Ⅳ期，肿瘤累及膀胱及直肠时，这些结构周围低密度脂肪间隙消失，膀胱及直肠壁增厚，可见肿块影，可有其他脏器转移灶及腹膜后淋巴结肿大。

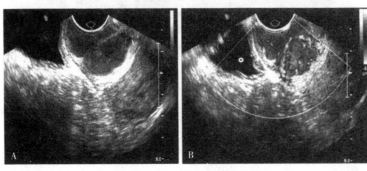

图 7-10　子宫颈癌超声图像

3.MRI 表现

MRI 可清晰显示宫颈各带解剖及宫颈与阴道的分界，因此肿瘤范围的显示要优于 CT 检查（图 7-11）。Ⅰ期，对于微小肿瘤，MRI 不能辨别，当癌灶明显侵犯宫颈基质时，T_2WI 上显示为中等信号包块，低信号纤维性宫颈基质中断，它使宫颈管扩大或脱入阴道内。Ⅱ期，宫颈显示增大，宫旁出现包块，宫旁脂肪组织内出现异常信号影。Ⅲ期，肿瘤累及盆壁，向下侵及阴道下部，可出现肾积水表现。Ⅳ期，膀胱及直肠受累，其周围脂肪层消失，膀胱壁或直肠壁增厚或有肿块。

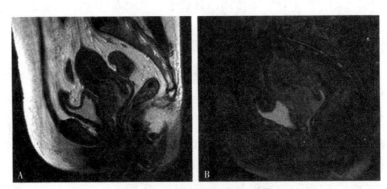

图 7-11　子宫颈癌 MRI 图像

注　宫颈增大，可见软组织肿块，T_2WI、抑脂像序列像呈略高信号。

(三)诊断与鉴别诊断

子宫颈癌需与子宫颈肥大、子宫颈部肌瘤、子宫内膜癌等疾病相鉴别。子宫颈肥大由子宫颈慢性炎症及多产等原因所致,宫颈与宫体肌层连续,回声均匀。子宫颈部肌瘤虽有宫颈部肿块,但肿块边界清晰,无浸润征象。子宫颈癌合并宫腔积液应与子宫内膜癌合并宫腔积液相鉴别,子宫内膜癌患者除有绝经后阴道排液及流血,还表现为子宫内膜弥散性不均质增厚或形成团块状回声,子宫肌层常受累,有浸润征象。

四、子宫内膜癌

(一)临床与病理

1.病因、病理

子宫内膜癌确切病因未明,可能与广泛应用外源性雌激素使子宫内膜处于长期持续刺激状态、体质因素、遗传因素及绝经后延等有关。大体病理依病变形态和范围可分为局限型和弥漫型。局限型多见于宫底部及宫角部,呈小菜花样或息肉样。弥漫型分布范围广,累及大部甚至全部子宫内膜,伴子宫肌层不同程度受浸润。转移途径主要有直接蔓延、淋巴转移,晚期可有血行转移。

2.临床表现

本病早期无明显症状,仅在体检时偶然发现。常见症状有绝经后阴道流血、阴道排液增多伴异味、下腹部及腰骶部疼痛,晚期常伴全身症状,呈恶病质及全身衰竭。早期妇科检查可无异常,随病情进展可扪及子宫增大、子宫固定及盆腔不规则肿物。

(二)影像学表现

1.超声表现

早期子宫内膜癌,超声一般无特殊异常表现。进展期及晚期子宫内膜癌超声表现包括:子宫体积增大,轮廓规则或呈分叶状;弥散性肿瘤显示内膜不均匀增厚,并可向下延伸至宫颈管(图7-12),局限性肿瘤仅累及部分内膜,呈结节状回声,肿瘤出现出血、坏死时,其内部呈不规则无回声区;肿瘤侵及肌层时,肌层内可见不规则团块状回声,CDFI示肿瘤周边及内部实性成分较丰富的血流信号,频谱多普勒显示为低阻动脉血流信号;肿瘤阻塞宫颈管时可见宫腔积液;宫旁受累时可见宫旁不规则实性肿物,累及膀胱时可见膀胱壁不规则增厚或肿块形成;腹膜后可有肿大淋巴结。

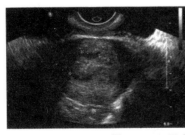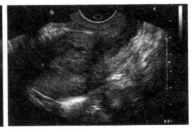

图7-12 子宫内膜癌超声图像

注 宫腔内膜增厚,呈结节状,不规则,范围约2.4cm×1.7cm×3.3cm,连续至宫颈内膜,考虑为子宫内膜癌。

2.CT 表现

Ⅰ期肿瘤,当病灶较小未侵犯肌层时,显示正常;当肿瘤浸润肌层时,子宫显示增大,增强扫描肿瘤强化不如正常肌层明显而显示为低密度肿块,边界欠清。Ⅱ期肿瘤,累及宫颈时,显示宫颈不规则增大,由于肿瘤阻塞宫颈管而致宫腔积液。Ⅲ期肿瘤,宫旁组织受累,正常脂肪低密度消失,代之以不规则肿块影。Ⅳ期肿瘤,膀胱或直肠受累时显示局部膀胱壁或直肠壁增厚或形成肿块,也可发现腹膜后淋巴结肿大及远处脏器转移。

3.MRI 表现

MRI 具有较高诊断价值,可判断肌层受累深度、有无宫颈侵犯及宫外蔓延,有助于临床治疗及预后判断。Ⅰ期肿瘤,病变局限于内膜时,MRI 仅显示内膜增厚,T_2WI 上呈中等或高信号,但比正常内膜信号为低。增强 T_1WI 检查示子宫内膜癌的信号强化程度不同于正常肌层,可准确评价肿瘤的范围及侵犯深度。Ⅱ期肿瘤,T_2WI 示肿块延伸至宫颈并使宫颈管扩张,肿瘤进一步侵犯可破坏和中断低信号的宫颈纤维基质带。Ⅲ期及Ⅳ期肿瘤蔓延至宫旁组织,使信号发生改变,盆腔及腹膜后淋巴结肿大,同时可有宫腔积液(图 7-13)。

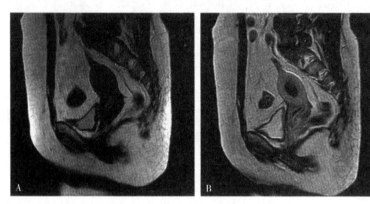

图 7-13 子宫内膜癌 MRI 图像

注 子宫内膜增厚,子宫体部宫腔内见软组织信号,增强扫描示中度强化。

(三)诊断与鉴别诊断

本病主要与子宫内膜增生症、子宫肌瘤变性、绒毛膜癌、子宫平滑肌肉瘤等进行鉴别。子宫内膜癌的诊断主要依赖分段诊断刮宫及细胞学检查,影像学检查的目的在于明确肿瘤范围。

(司晓辉)

第七节　卵巢疾病

一、卵巢囊肿

(一)临床与病理

1.病因、病理

卵巢囊肿是与卵巢密切相关的潴留性囊肿,可分为单纯浆液性囊肿、滤泡囊肿、黄素囊肿、多囊卵巢囊肿及巧克力囊肿等,以单纯性卵巢囊肿较多见。

单纯性卵巢囊肿好发于30~40岁,组织来源不清,常为薄壁单房,内含清亮液体,囊壁由纤维结缔组织构成,有时可见被覆的扁平上皮;滤泡囊肿由卵泡内液体潴留而成,一般直径不超过5cm,常单发,囊肿可自行缩小或消失;黄素囊肿是由绒毛膜促性腺激素刺激卵泡引起的,常为多房性,双侧发生,囊肿可自行破裂吸收;多囊卵巢囊肿是由于内分泌紊乱引起的卵巢囊状增生硬化,特点为重复性不排卵;巧克力囊肿是因子宫内膜异位引起卵巢出血形成的慢性血肿。

2.临床表现

卵巢囊肿较小时多无症状。囊肿大,可因重力作用引起腰痛。中等大小的囊肿,重心偏向一侧或妊娠期子宫位置改变时,易发生蒂扭转,为常见的妇科急症。若囊肿破裂,可产生急性腹痛,肿物突然消失或缩小。巧克力囊肿大小可随月经周期而变化。

(二)影像学表现

1.CT 表现

CT 表现为均匀一致的囊性低密度区,呈水样密度,CT 值0~15HU,边缘光滑,分界清楚,囊壁薄而均匀,增强检查囊内无强化,囊壁可有轻度强化(图7-14)。

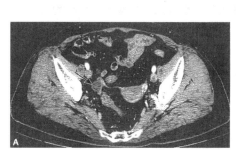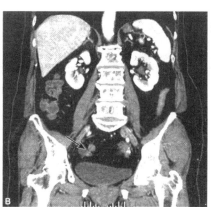

图7-14 卵巢囊肿CT表现

注 A.CT 横断面增强,右侧附件区可见均匀一致的囊性低密度区,囊内不强化(↑);B.CT 增强冠状面重建,病变显示清晰(↑)。

2.MRI 表现

囊肿在 T_1WI 上为低信号(图7-15A),T_2WI 上为均匀一致高信号(图7-15B),信号强度变化与一般体液相似。巧克力囊肿在 T_1WI 和 T_2WI 上均表现为高信号。其他卵巢囊肿不易区别。

(三)诊断与鉴别诊断

CT、MRI 显示圆形或类圆形水样密度(信号)灶,增强不强化即可诊断为本病。

二、功能性囊肿

(一)临床与病理

因排卵期卵巢轴功能受干扰,滤泡未破裂,卵泡腔液体潴留,形成滤泡囊肿。正常生长过程中卵泡直径在 1.5～2.5cm,大于 2.5cm 时则称为滤泡囊肿。常为单发,偶见多发。多数滤泡囊肿在 6 周后可自行消失。当囊肿出现扭转或坏死时可表现为急腹症。

排卵后卵泡形成黄体,黄体进一步扩大,可达 3～6cm,形成黄体囊肿。多为单发,妊娠期多见。非妊娠期可引起排卵期腹痛、月经不调,出现破裂可引起持续性阴道流血、突发中下腹部疼痛,严重者可休克。

卵泡膜黄素囊肿为滤泡囊肿壁上卵泡膜细胞的黄素化,见于多胎妊娠、滋养细胞疾病及卵巢过度刺激综合征。多数无症状,可于孕中期消失。发生扭转、破坏也可引起急腹症。

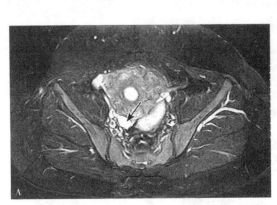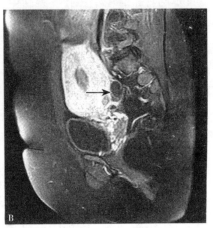

图 7－15 卵巢囊肿 MRI 表现

注 A.T₂WI 横断面囊肿为高信号(↑);B.T₁WI 矢状面囊肿为低信号(↑)。

(二)影像学表现

1.CT 表现

滤泡囊肿典型表现为附件区或直肠子宫陷凹处的均匀水样低密度肿块,呈圆形或椭圆形,边缘光滑,壁薄,无内隔;增强扫描,囊壁多轻度强化,囊内无强化;扭转或出血时,病灶内密度增高,其内可见液—液平。黄体囊肿呈单房,多数呈水样密度,少数囊内密度混杂,囊壁较厚(一般为2～3mm),增强扫描囊壁明显强化。卵泡膜黄素囊肿多为双侧卵巢同时发生,各囊肿大小不一。

2.MRI 表现

滤泡囊肿形态学表现类似 CT 检查所见,囊液在 T_1WI 上为低信号,而 T_2WI 上为非常高的信号;出血时 T_1WI 呈高信号。黄体囊肿囊液 MRI 信号多样,通常 T_1WI 呈等或稍低信号、T_2WI 呈稍高信号,囊液含较多蛋白质或血液成分时,T_1WI、T_2WI 均呈高信号,其囊壁较厚、强化明显。

(三)诊断与鉴别诊断

滤泡囊肿、黄体囊肿需与单发囊性的浆液性囊腺瘤相鉴别,功能性囊肿可随月经周期形态发生变化,随诊病变可消失;而囊腺瘤可伴有壁结节,随诊肿瘤无变化或稍增大。黄体囊肿出血时,需要与子宫内膜异位囊肿相鉴别,前者表现为 T_1WI、T_2WI 高信号,后者 T_2WI 呈较低信号。

三、卵巢肿瘤

(一)浆液性囊腺瘤和黏液性囊腺瘤

1.临床与病理

浆液性囊腺瘤和黏液性囊腺瘤分别占卵巢全部肿瘤的 23％和 22％,浆液性和黏液性囊腺瘤易发生在中年女性,主要临床表现是盆腹部肿块,较大肿块可产生压迫症状,造成大小便障碍,扭转时引起急腹症。

病理上,肿瘤可为多房或单房,囊壁和内隔均较光滑,内含稀薄或黏稠的液体。浆液性囊腺瘤多为单侧,可含有钙化,有单纯性及乳头状两型:前者多为单房,囊壁光滑;后者常为多房,内见乳头,恶变率较高,可达 30％～50％。黏液性囊腺瘤多为单侧,体积较大或巨大,直径多大于 10cm,常为多房,囊内少有乳头样生长,恶变率 5％～10％。

2.影像学表现

(1)CT 表现:肿瘤常表现为盆腔内较大肿块,巨大者可占据大部分盆腹腔。浆液性囊腺瘤呈水样低密度,壁薄且均匀一致,体积一般较小,囊壁上可见乳头状软组织突起。黏液性囊腺瘤密度较高,囊壁较厚,体积大,囊壁上少有乳头状突起,且多为单侧发生;病变呈多房时,各房密度可略有差异。CT 增强检查,壁和内隔或乳头状突起有轻度均匀强化,囊腔不强化。

(2)MRI 表现:这两种肿瘤均表现为边界清楚的肿块,浆液性囊腺瘤多表现为单房,少数双房或多房,表现为 T_1WI 低信号、T_2WI 高信号,囊壁及分隔轻度强化,壁结节均匀强化。黏液性囊腺瘤多表现为多房囊性,由于各房囊内蛋白含量不同,而导致肿瘤各房 T_1WI 信号高低不同,T_2WI 上仍呈较高信号。Gd-DTPA 增强检查,肿瘤的壁和内隔发生强化(图 7-16),少见壁结节,且通常壁结节较小(<5mm)。

3.诊断与鉴别诊断

良性卵巢浆液性和黏液性囊腺瘤需要与交界性肿瘤、子宫内膜异位囊肿、滤泡囊肿鉴别。交界性囊腺瘤壁可见单个较大乳头或较小密集排列的乳头;子宫内膜异位囊肿常呈 T_1WI 高信号、T_2WI 低信号,囊壁较厚,强化明显;滤泡囊肿一般<5cm,可于多次月经后消失。

(二)成熟性囊性畸胎瘤

1.临床与病理

成熟性囊性畸胎瘤是卵巢常见的良性肿瘤,约占全部卵巢肿瘤的 20％。可见于任何年龄,主要见于育龄妇女,通常无症状,大者可触及肿块,发生扭转时出现疼痛。

肿瘤由来自 3 个胚层的成熟组织构成,其中以外胚层组织为主。肿瘤呈囊性,表面光滑,囊壁较厚,内含皮脂样物质、脂肪、毛发,并可有浆液、牙齿或骨组织。约 10％的囊性畸胎瘤为双侧性。

2.影像学表现

(1)CT 表现:盆腔内边界清楚的混杂密度囊性肿块,内含脂肪、软组织密度成分和钙化。有时肿块内可见脂—液平面,偶可在界面处见漂浮物,代表毛发团。囊壁可发生局限性增厚,呈结节状突向腔内,称为皮样栓。少数囊性畸胎瘤无明确脂肪成分和钙化,仅含蛋白样液体而呈略高密度,不具特征。

(2)MRI 表现:盆腔内混杂信号肿块。其特征是肿块内含有脂肪信号,即 T_1WI、T_2WI 上均呈高信号,T_1WI 及 T_2WI 脂肪抑制序列信号明显降低(图 7−17)。此外,MRI 检查同样可发现液—液平面、由囊壁向内突入的壁结节,以及 T_1WI 及 T_2WI 低信号的钙化区。MRI 增强检查,壁及壁结节可轻中度强化。

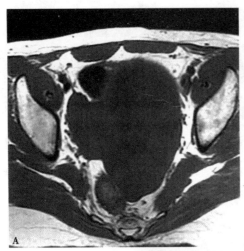
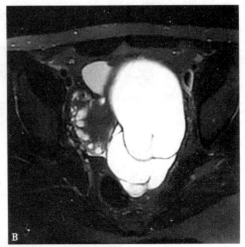
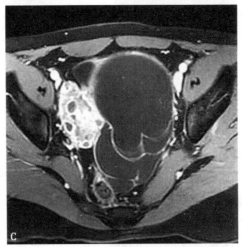

图 7−16 卵巢黏液性囊腺瘤的 MRI 表现

注 A.T_1WI 横轴位见右侧卵巢低信号肿块,分隔显示欠清;B.T_2WI 横轴位显示肿块呈多房囊性高信号,内有低信号细线样分隔;C.T_1WI 横轴位 Gd−DTPA 增强,肿瘤壁及分隔呈线样强化,瘤壁和分隔厚薄较均匀。

3.诊断与鉴别诊断

含脂肪成分的成熟畸胎瘤较容易诊断,主要与未成熟畸胎瘤相鉴别,后者为恶性肿瘤,发生年龄较小(11~30 岁),病灶较大,呈分叶状,实性为主,病灶内密度不均,伴钙化、出血、坏死,脂肪成分较少,增强强化明显,可见腹膜转移及腹水。

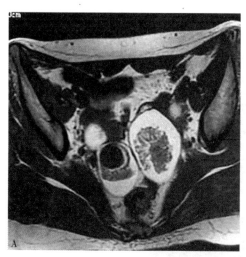
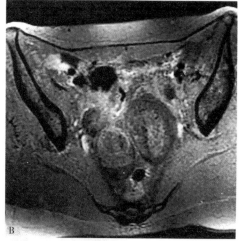
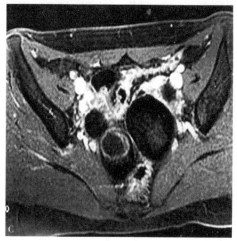

图 7 - 17　卵巢成熟性囊性畸胎瘤的 MRI 表现

注　A.横轴位 T₁WI 图像显示双侧卵巢肿物,脂肪成分呈高信号;B.横轴位 T₁WI 脂肪抑制图像显示脂肪成分信号明显减低;C.T₁WI 横轴位 Gd - DTPA 增强,可见壁轻度强化。

（三）卵巢癌

1.临床与病理

卵巢癌是卵巢最常见的恶性肿瘤,占原发性卵巢恶性肿瘤的 90%。临床上,卵巢癌早期无症状,发现时已多属晚期。表现为腹部迅速生长的肿块,常并有压迫症状,多有血性腹水,并有消瘦、贫血、乏力等表现。CA125、CA19 - 9、人附睾蛋白 4(HE4)等实验室检查具有较大的临床意义。病理上,卵巢癌主要分为浆液性癌(60%～70%)、内膜样癌(10%～20%)、透明细胞癌(10%～15%)、黏液性癌(5%)等。肿瘤可位于单侧或双侧卵巢,其中浆液性癌多数为双侧病变,常表现为形态不规则、囊实性肿块,囊壁多发结节。卵巢癌的扩散包括局部侵犯、腹膜腔的直接种植和淋巴转移,而血行转移较为少见。黏液性囊腺癌腹膜直接种植可形成腹腔假性黏液瘤。卵巢癌临床分期按照累及部分、盆腔蔓延及淋巴结转移等分为 4 期。

2.影像学表现

(1)CT表现:早期肿瘤难以发现,晚期肿瘤表现为盆腹腔内囊性、囊实性或实性肿块,囊实性多见,囊壁、分隔厚薄不均,囊性成分呈水样密度,增强分隔、囊壁和实体部分显著强化(图7-18)。多数肿瘤伴有大量腹水。

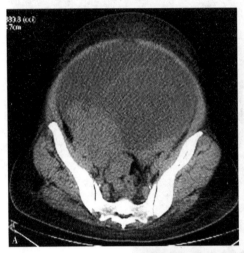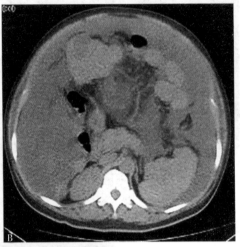

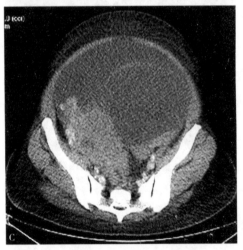

图7-18 双侧卵巢浆液性囊腺癌CT表现

注 A、B.CT横轴位平扫,双侧卵巢区可见较大囊实性占位,腹腔大量腹水,腹膜结节样转移;C.CT横轴位增强,卵巢肿瘤实性成分分布不均匀明显强化。

肿瘤发生局部延伸时,如输尿管受累,则发生肾积水;侵犯子宫时,造成宫旁脂肪密度增高,子宫增大且形态不规则。大网膜转移时,呈饼状软组织肿块;腹膜腔转移也可在肠系膜和壁腹膜表面形成多发小的结节;黏液性囊腺癌发生种植性转移时,形成腹腔假性黏液瘤,表现为盆、腹腔内低密度肿块,当位于肝外缘处时,呈分隔状表现,致肝表面形成多个扇形压迹。部分肿瘤合并钙化,腹膜和网膜转移时也可出现钙化。此外,还可发现盆腔、腹膜后和腹股沟淋巴结转移和肝内转移。

(2)MRI表现:通常表现为不规则的囊实性肿块,囊液视其内容而在T_1WI上表现为低至高信号,而 T_2WI 上均显示为高信号。实性成分呈 DWI 高信号、T_1WI 等低信号、T_2WI 较高信号,囊内隔和囊壁形态不规则,增强检查强化明显,而囊液无强化。MRI 检查同样能发现腹水、腹腔的种植性转移、淋巴结转移和邻近结构的直接侵犯。

3.诊断与鉴别诊断

卵巢癌需要与颗粒细胞瘤、纤维卵泡膜细胞瘤、卵巢转移瘤等鉴别。颗粒细胞瘤多呈多发囊性肿块,囊内 T_1WI 及 T_2WI 信号不均,囊间隔厚薄不均,无壁结节;纤维卵泡膜细胞瘤是卵巢常见的实性良性肿瘤,T_2WI 呈低信号为其特征;卵巢转移瘤多为双侧发生,原发病变可来自胃、乳腺和肠道,结合原发肿瘤病史,对鉴别诊断有帮助。

(四)卵巢转移瘤

1.临床与病理

卵巢是恶性肿瘤易发生转移部位之一,卵巢转移瘤好发于 $30\sim50$ 岁,与绝经前卵巢血供丰富有关。有时转移瘤的症状较原发肿瘤更为明显,表现为下腹部肿块,生长迅速,并有腹胀和腹痛,常出现腹水和(或)胸腔积液。

卵巢转移性肿瘤可来自肿瘤直接延伸、腹腔种植、淋巴或血行转移,其中原发瘤多为胃肠道或乳腺肿瘤。来源于胃肠道的卵巢转移瘤常称为卵巢克鲁肯贝格瘤,占卵巢全部恶性肿瘤的 $4\%\sim10\%$,常为双侧性。

2.影像学表现

(1)CT 表现:CT 可发现原发于乳腺、胃及肠管等部位的原发肿瘤,对卵巢转移瘤有较高价值。CT 显示双侧或单侧卵巢肿块,源于胃的转移瘤常为分叶状实性肿块或囊实性肿块,囊变坏死后信号不均,增强后实性部分显著强化;源于乳腺的卵巢转移瘤体积相对较小,表现为实性分叶状肿块,增强后实性部分显著强化;源自肠道的卵巢转移瘤常较大,多表现为囊性为主的肿块,增强后实性部分中等强化。常并有腹水和(或)胸腔积液,还可发现其他脏器转移。

(2)MRI 表现:类似 CT 所见,卵巢肿块呈 T_1WI 等低信号、T_2WI 高信号,瘤内坏死囊变时可出现水样 T_1WI 低信号、T_2WI 高信号,实性部分呈 DWI 高信号,且强化明显。

3.诊断与鉴别诊断

卵巢转移瘤与卵巢黏液腺癌鉴别困难,双侧卵巢病变应警惕转移瘤可能,原发肿瘤的检查有助于诊断。

(司晓辉)

第八章　乳腺

第一节　检查技术的应用

乳腺常见的影像学检查方法有乳腺 X 线检查、MRI 检查、超声检查等,对乳腺疾病可提供重要的形态学和功能学依据。

一、X 线检查

乳腺 X 线摄影是乳腺疾病重要的筛查方法,应包括双侧乳腺,以利于两侧对比观察。常规标准投照体位为乳腺侧斜位和轴位,根据病变情况可进一步行垂直侧位摄影、旋转摄影、局部压迫点片及全乳或局部压迫点片放大摄影等。乳腺导管造影适用于非妊娠、哺乳期乳头溢液的患者,经乳腺导管在乳头开口处注入对比剂,观察乳腺导管有无阻塞、侵蚀及扩张。

二、MRI 检查

乳腺 MRI 检查具有优良的软组织分辨力,对良、恶性病变鉴别效能较高,无辐射等,能为乳腺疾病提供更详尽的信息,目前在临床应用日趋广泛。MRI 检查采取俯卧位和乳腺表面线圈,双乳自然悬垂于线圈的双孔内,常规行矢状位、轴位 T_1WI 和 T_2WI,结合脂肪抑制技术,提高诊断敏感性,动态增强扫描有利于鉴别乳腺良、恶性病变,静脉内快速团注 Gd – DTPA,结合快速扫描序列完成动态和三维数据采集。

三、超声检查

超声具有无辐射、方便、经济的特点,所以较适合妊娠期、哺乳期妇女乳腺疾病的普查。选用高频探头(7～13MHz)可提高探测图像的对比度。检查时要进行横切、纵切和斜切扫查,且对于腋窝及锁骨上淋巴结检查极为方便。超声对于液性组织敏感,是鉴别乳腺囊性或实性肿物的首选检查方法。CDFI 根据病变血流情况进行半定量分析,提高乳腺癌的早期诊断和鉴别诊断。超声对小于 1cm 的乳腺癌检出率不如乳腺 X 线摄影。

(司晓辉)

第二节　正常影像学表现

一、X 线表现

(一)钼靶 X 线平片

正常乳腺组织在 X 线钼靶摄影片上显示为密度中等或略低、边缘模糊的小片状和羽毛状影,其间夹杂脂肪组织,位于前部的脂肪称为皮下脂肪,将皮肤与乳腺分开,皮下脂肪内可见大而浅表的静脉。乳房悬韧带显示为皮下脂肪中介于乳腺与皮肤间的细条带状影。乳腺后方与胸壁间的脂肪称为乳房后间隙。一般正常乳腺实质轮廓略呈半球形,钼靶 X 线表现随年龄不同而异。

1.青春期

乳腺内主要为腺体结缔组织,呈均匀的致密影。乳腺周围有厚 1.0mm 左右光滑的薄层皮肤包绕。皮下脂肪及腺体间脂肪呈磨玻璃样密度,其内可见自乳头向四周呈放射状分布的乳腺导管影。

2.成人期、哺乳期

乳腺腺体增殖、脂肪增加,腺体表现为结节状致密影。

3.老年期

绝经期后乳腺腺体萎缩,主要为脂肪组织及结缔组织,显示为低密度脂肪背景上向乳头方向集中的索条状及网状影。

乳腺因内部结构差异,可分为:①萎缩退化型(脂肪型),腺体萎缩,大量脂肪组织取代了腺体组织,见于老年期;②腺体型,腺体呈团状高密度影,夹杂低密度脂肪,见于成人期、哺乳期;③致密型,乳腺大部分为腺体或结缔组织,脂肪组织甚少,表现为致密影,见于年轻未孕女性(图 8-1)。

(二)乳腺导管造影

乳腺导管自乳头向里逐级分支变细,呈树枝状。自乳头开口处起分为:一级乳腺导管,宽 0.5~2.3mm,长 1.0~3.0cm;二级乳腺导管,宽 0.5~2.0mm;三级乳腺导管,宽 0.2~1.0mm;等等。正常乳腺导管分支走行自然,管壁光滑、均匀,管内无残缺现象。造影时,若注射压力过高,对比剂可进入腺泡内,形成斑点状致密影(图 8-2)。

二、MRI 表现

MRI 可清楚显示乳腺的皮肤、乳头、皮下脂肪、乳腺实质、肌肉、血管和结缔组织。乳腺在 MRI 上的表现因所选择的脉冲序列不同而异,信号强度依据个体的乳腺组织特点而变化。乳腺内的脂肪组织在 T_1WI 上显示为高信号,T_2WI 上显示为中高信号。腺体组织显示为中等信号,低于脂肪而略高于肌肉信号。乳腺导管组织以矢状位 MRI 图像最清楚直观,显示为向乳头汇集的不规则分支状结构,呈略高于胸壁肌肉且明显低于相邻脂肪的中等信号。采用脂肪抑制序列成像,乳腺内的脂肪显示为低信号,而腺体组织为中等信号。增强扫描时,正常乳腺组织呈轻微强化,信号强度缓慢渐进性增加,强化程度不超过强化前信号强度的 1/3,强化峰值在延迟期。萎缩退化型(脂肪型)乳腺主要是脂肪信号,其内仅见一些 T_1WI 及 T_2WI 均显示为低至中等信号的索条状"乳腺小梁"(图 8 - 3A);致密型乳腺以实质成分为主,T_1WI 及 T_2WI 显示为均匀性的低至中等信号,周围有高信号的皮下脂肪环绕(图 8 - 3B);腺体型乳腺介于脂肪型和致密型之间,显示为在高信号的脂肪组织中可见斑片状中等信号的腺体组织。

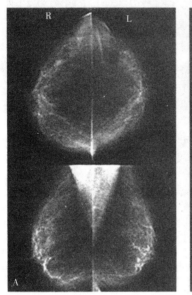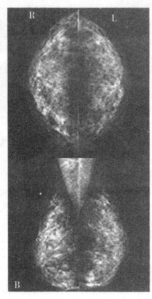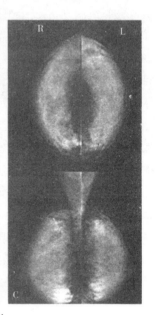

图 8 - 1　正常乳腺分型钼靶 X 线摄片

注　A.脂肪型;B.腺体型;C.致密型。

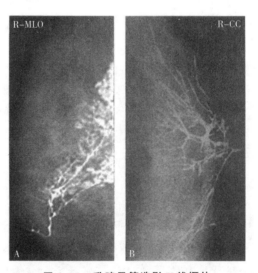

图 8 - 2　乳腺导管造影 X 线摄片

注　A.侧斜位;B.轴位。右侧乳腺导管造影正常表现:乳管呈分支状,管壁光整、柔软。

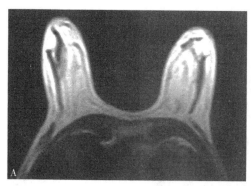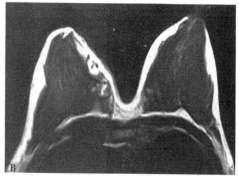

图 8 - 3　正常乳腺 MRI 平扫 T_1WI 图

注　A.脂肪型;B.致密型。

（司晓辉）

第三节　基本病变的影像学表现

一、X 线表现

(一)肿块

在 X 线摄片上两个不同投照位置均可见的占位性病变,有鼓出的边缘;仅在一个位置上见到的可疑肿块影称为"致密影";无明显鼓出边缘的称为"不对称"。肿块的描述包括形态、边缘和密度。肿块的形态有圆形、卵圆形、分叶形和不规则形,不规则形多为恶性表现,前 3 种形态要结合其他征象综合考虑;边缘对诊断病变性质最为重要,边界清晰、光滑,与周围组织分界清楚、锐利多为良性病变;而小分叶、浸润和星芒状边缘多为恶性征象;密度是以肿块与其周围相同体积的乳腺组织相比,分为高、等、低和脂肪密度 4 种描述。大多数恶性病变呈高或等密度;乳腺癌不含脂肪,脂肪密度多为良性病变(图 8-4)。

(二)钙化

钙化从形态上分为典型良性钙化、中间性钙化(可疑钙化)、高度恶性可能的钙化 3 种。

典型良性钙化有以下类型。①皮肤钙化:典型者中心呈透亮改变,不典型者可借助切线位投照鉴别。②血管钙化:管状或轨道状。③粗糙或爆米花样钙化:为纤维腺瘤钙化的特征表现。④粗棒状钙化:连续棒杆状,偶可呈分支状,直径通常大于 1mm,可能呈中央透亮改变。这些钙化常见于分泌性病变,如浆细胞性乳腺炎和导管扩张症。⑤圆形钙化:如果是多发,可能大小不一,小于 1mm 者,常位于小叶腺泡中;小于 0.5mm 的,可称其为点状钙化。⑥环形或蛋壳样钙化:环壁很薄,常小于 1mm,为球形物表面沉积的钙化,见于脂肪坏死或囊肿。⑦中空状钙化:大小可从 1mm 到 1cm,甚至更大,边缘光滑,呈圆形或卵圆形,中央为低密度。壁的厚度大于环形或蛋壳样钙化。此类常见于脂肪坏死、导管内钙化的残骸,偶见于纤维腺瘤。⑧牛奶样钙化:为囊肿内钙化,在轴位表现不明显,为绒毛状或不定形状,在侧位上边界明确。

此型根据囊肿形态的不同而表现为半月形、新月形、曲线形或线形。⑨缝线钙化:钙质沉积在缝线材料上所致,尤其在放疗后常见。典型者为线形或管形,绳结样改变常可见到。⑩营养不良性钙化:常在放疗后或外伤后的乳腺上见到,钙化形态不规则,多大于0.5mm,呈中空管状改变。⑪点状钙化:直径小于0.5mm、边缘清晰的圆形或卵圆形钙化。

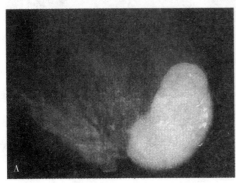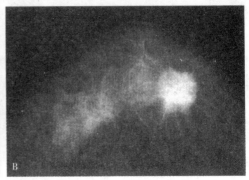

图8-4 乳腺肿块

注 A.良性肿块:形态规整,边缘清晰、锐利;B.恶性肿块:形态不规则,边缘不规整,可见毛刺征。

不能定性的钙化:不能定性或模糊的钙化,常为圆形或薄片形,非常小而模糊,形态学上不能确定其性质。

高度恶性可能的钙化:①多形性和非均质钙化(颗粒点状钙化),较不定性钙化更可疑,其大小形态不一,直径常小于0.5mm;②线样或线样分支状钙化(铸形钙化),细而不规则的线样钙化,常不连续,直径小于0.5mm。这些征象提示钙化是从被乳腺癌侵犯的导管腔内形成的。

钙化分布方式:①簇状,指小于2cm立方范围的群集钙化,以前认为这是一种恶性分布形态,目前认为是一种中性分布形态,良、恶性均可;②线状,排列成线形,可见分支点;③段样,常提示病变来源于一个导管及其分支,也可能是发生在一叶或一个段以上的多灶癌,尽管良性分泌性病变也会有段样钙化,但如果钙化的形态不是特征性良性时,首先考虑其为恶性钙化,不伴肿块时,多数为导管原位癌;④区域状,较大范围内的钙化,不能用段样及簇状来描述;⑤弥漫或散在,随意分散分布在整个乳腺(图8-5)。

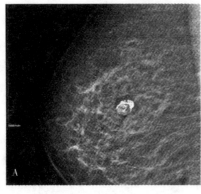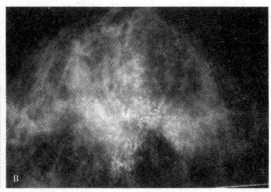

图8-5 钙化

注 A.良性爆米花样粗大钙化;B.恶性沙粒状、簇状细小钙化。

二、MRI 表现

MRI 对乳腺病变的分析应包括形态学表现、平扫信号强度及动态增强特点。DWI 是目前唯一能够检测活体组织内水分子扩散运动的无创方法,可通过测量表观扩散系数(ADC)定量反映水分子运动受限情况,有助于乳腺疾病的诊断及乳腺癌疗效评估,已经得到越来越广泛的临床应用。MRS 是检测活体内代谢和生化成分的一种无创伤性技术,能显示良、恶性肿瘤之间的代谢物差异,有助于乳腺良、恶性疾病的鉴别。

(一)形态学表现

通常乳腺 MRI 平扫 T_1WI 有利于观察乳腺脂肪和纤维腺体的解剖分布情况,有无囊肿及导管扩张,T_2WI 能较好地识别囊肿和扩张的导管。

单纯乳腺 MRI 平扫检查在病变检出及定性诊断方面与 X 线检查相比并无显著优势,因此应常规行 MRI 增强检查。乳腺癌通常早于并强于背景实质强化。因此,应在动态增强的早期图像上对乳腺癌进行检查。乳腺异常强化的形态学表现可概括为点状强化、肿块强化和非肿块强化。

1.点状强化

点状强化为小而孤立的强化灶,通常小于 5mm。由于病灶太小而难以描述其形态和边缘特征,无明确的占位效应。双侧对称的多发点状强化为背景实质强化的一种类型。少部分的点状病变为乳腺癌,影像医师应注重分析其信号特征及随访变化情况。点状病变随访 2~3 年保持稳定提示良性,新出现或随访增大则提示恶性可能。

2.肿块强化

肿块强化为具有三维空间占位效应的病变。对于肿块性病变的分析,需从形态(卵圆形、圆形及不规则形)、边缘(清楚、不规则及毛刺状)和内部强化(均匀、不均匀、边缘强化及内部暗分隔)3 个方面进行描述。形态为卵圆形或圆形、边缘清楚及内部暗分隔提示为良性;反之,形态不规则、边缘不规则或毛刺状、边缘强化则提示为恶性。

3.非肿块强化

如增强后既非点状强化也非肿块强化,则认为是非肿块强化。非肿块强化内部强化成分常与多发点状或片状正常腺体或脂肪相间存在。对于非肿块强化的分析,需从分布类型(局灶、线样、段样、区域、多区域及弥漫)及内部强化特征(均匀、不均匀、集簇状及成簇环形)进行描述。集簇状强化是指大小不等、形态不一的小结节样强化集中分布,多提示恶性,需要活检。成簇环形强化是指导管周围的细环形强化成簇分布(图 8-6),多见于导管原位癌(DCIS)。沿导管走行的线样、分支样及段样分布的异常强化提示导管内病变,建议活检。

(二)平扫信号强度

平扫 T_1WI 上,病变多呈低或中等信号;T_2WI 上病变信号强度则依据其细胞、胶原纤维成分及含水量不同而异,通常胶原纤维成分含量多的病变信号强度低,细胞含量多呈略低信号或等信号,含水量多的病变信号强度高。

一般良性病变内部信号多为高信号,但约 64% 的纤维腺瘤内可有由胶原纤维形成的分隔,其在 T_2WI 上表现为低信号(图 8-7);恶性病变内部可有液化、坏死、囊性变或纤维化,甚至出血,可表现为混杂信号。

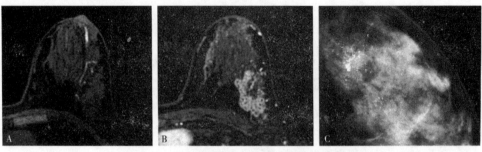

图 8-6　左乳腺高级别导管原位癌影像学表现

注　A.T_1WI 平扫可见左乳外侧导管扩张,呈线样及分支样高信号;B.增强早期图像,示左乳外上段样分布异常强化,内部呈成簇环形;C.左侧乳腺 X 线摄影放大图像,示左乳外上细小多形性钙化,段样分布。

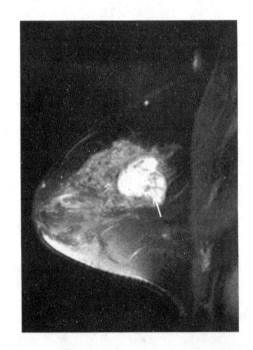

图 8-7　乳腺纤维腺瘤内部低信号分隔 MRI 表现

注　平扫 T_2WI 显示肿块呈不均匀高信号,其中可见低信号分隔(↑),外形分叶。

(三)动态增强特征

影像医师可肉眼观测病灶内部强化随时间变化的特点。离心性强化指仅病灶中心区域早期强化,随时间推移,病灶内其他区域缓慢持续强化,多见于良性肿块(图 8-8)。向心性强化指病灶边缘早期快速强化,随时间推移,向中心渗透(图 8-9),多见于恶性肿块。渐进型强化指病灶早期不均匀强化,随时间推移,病灶内部持续强化,延迟期趋于均匀,多见纤维腺瘤。快速廓清型强化指病灶增强早期快速强化,随时间推移,快速廓清(图 8-10),多见于恶性病变。

　　影像医师也可通过后处理软件测量病灶内感兴趣区的时间—信号强度曲线,描述病灶早期及延迟期的增强特征(图 8-11)。早期增强特征是指注射对比剂后 2 分钟内的强化模式,根据信号增强幅度分 3 种类型:缓慢(信号强度增加<50%)、中等(信号强度增加 50%~100%)及快速(信号强度增加>100%)。延迟期增强特征指 2 分钟后的强化类型,分 3 种类型:流入型(信号强度随时间增加>10%)、平台型(信号强度轻度升高后保持不变,曲线呈水平形)及流出型(信号强度达到顶点后下降>10%)。总体上,良性病变表现为上升型,恶性病变常为流出型,平台型曲线既可为良性病变,也可为恶性病变。

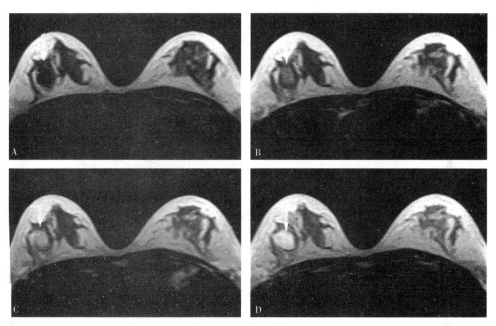

图 8-8　右乳腺良性肿块(纤维腺瘤)MRI 表现

　　注　A.MRI 横断面平扫;B、C、D.分别为 MRI 横断面增强后 1.5 分钟、3.0 分钟和 7.5 分钟。动态增强检查显示病变(↑)轮廓清晰,强化方式由中心向外围扩散而呈离心性强化,边缘光滑、清晰。

(四)DWI 及波谱成像

　　DWI 序列的 b 值推荐 800s/mm^2,ADC 值(×10^{-3}mm^2/s)分类如下:非常低为 ADC 值<0.9;低为 0.9≤ADC 值<1.3;中等为 1.3≤ADC 值<1.7;高为 1.7~2.1;非常高为>2.1。影像医师需结合 T$_2$WI 及增强图像,测量病变实性区域的 ADC 值。乳腺恶性肿瘤细胞密度较高,ADC 值低,平均 ADC 值范围为 0.8~1.3,而乳腺良性病变 ADC 值中等偏高,平均 ADC 值范围为 1.2~2.0。乳腺黏液腺癌因其富含水分,ADC 值高或非常高,而少数乳腺良性病变如导管内乳头状瘤,也可出现低 ADC 值。在 ^{1}H-MRS 上,大多数乳腺癌可检出增高的胆碱峰(图 8-12),相比之下,仅有少数良性病变可出现胆碱峰。

(五)其他相关征象

　　包括乳头回缩、乳头受侵、皮肤回缩、皮肤增厚、皮肤受侵、腋窝淋巴结肿大、胸肌受侵、胸壁受侵及结构扭曲等,这些征象有助于乳腺癌的诊断、鉴别诊断及分期。

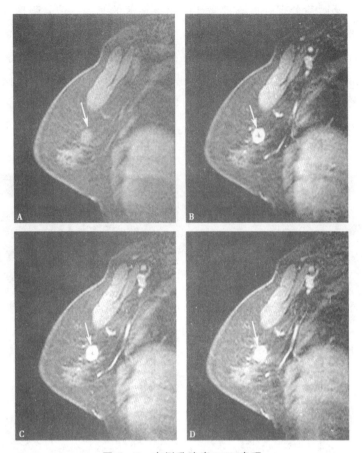

图 8 - 9 右侧乳腺癌 MRI 表现

注 A.MRI 矢状面平扫;B、C、D.分别为 MRI 矢状面增强后 1 分钟、2 分钟和 8 分钟。右乳肿物(↑)边缘欠光滑,动态增强早期肿物呈不均匀强化,且以边缘强化明显,随时间延迟,肿物强化方式由边缘环形强化向中心渗透而呈向心样强化。

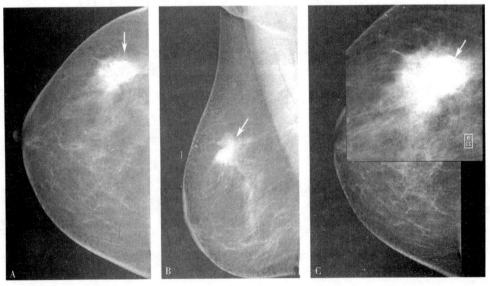

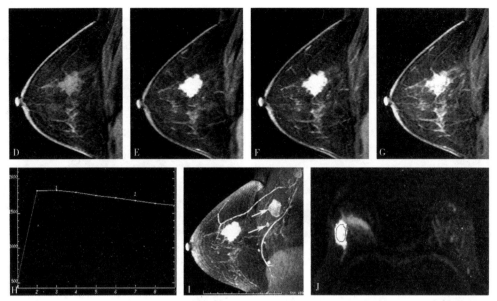

图 8 - 10　右乳腺非特殊型浸润性导管癌伴右腋下多发淋巴结转移 X 线和 MRI 表现

注　A.右乳 X 线头尾位;B.右乳 X 线内外斜位;C.右乳病变局部放大。显示右乳外上不规则分叶状、高密度肿物(↑),边缘毛刺,密度不均匀。D.MRI 增强前平扫;E、F、G.分别为 MRI 增强后 1 分钟、2 分钟和 8 分钟;H.动态增强病变时间—信号强度曲线图;I.MIP 图;J.DWI 图。显示右乳外上方不规则肿块,边缘不规则,动态增强后肿块呈明显强化,病变时间—信号强度曲线呈流出型。对应 DWI 图病变呈明显高信号,右腋下相当于胸外侧动脉,周围可见多发淋巴结肿大(I.↑)。

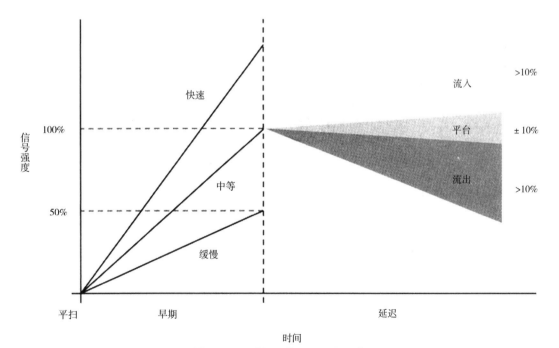

图 8 - 11　时间—信号强度曲线类型

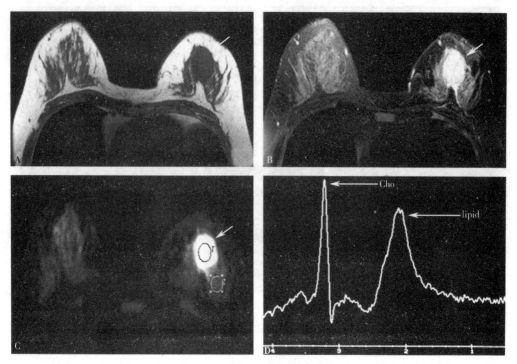

图 8－12　乳腺 MRI 平扫、DWI 和 MRS 检查（左侧乳腺癌）

注　A.MRI 平扫横断面 T_1WI,显示左乳内低信号肿块(↑);B.MRI 平扫横断面脂肪抑制 T_2WI,肿块呈较高信号(↑);C.DWI 检查,肿块呈明显高信号(↑);D.MRS 检查,可见明显增高的 Cho 峰。

（司晓辉）

第四节　乳腺增生症

乳腺增生症又称乳腺纤维囊性增生病、乳腺小叶增生和乳腺结构发育不良等。乳腺小叶增生是乳腺疾病中发病率最高的一种疾病,发病年龄多在 30～40 岁,单侧或双侧发病,其病因与卵巢内分泌功能失调有关。

一、临床与病理

1.病理

病理学改变主要是乳腺小叶内末梢导管、腺泡及纤维组织不同程度增生,根据增生成分不同分为腺性增生、纤维性增生、囊性增生和混合型增生。表现为小叶增大、增多,纤维组织增生,导管扩张,腺泡囊性扩张等。

2.临床表现

主要临床症状为乳房胀痛,可触及多发肿块和结节,质韧,与周围无粘连,其临床症状与月经周期有关。

二、影像学表现

1.X 线表现

乳腺 X 线摄影表现为弥漫或局限性片状、絮状或大小不等的结节影,边界模糊不清,内可见散在的颗粒状或条状钙化。纤维囊变表现为略高密度圆形结节,边缘光滑,周围可见很薄的一圈透亮带,称为晕圈征。

2.CT 表现

可见乳腺组织增厚,呈片状或块状多发致密影,其内可见索条状低密度影。可见囊肿形成。

3.MRI 表现

T_1WI 增生的腺体组织表现为多发低或中等小片状信号,T_2WI 信号强度与组织增生性质有关,含水量多的信号增高。动态增强扫描病变中等延迟强化,囊肿无强化。

4.超声表现

两侧乳腺腺体增厚,伴粗大的光点状及斑状回声,囊性病变后方回声增强。

三、诊断与鉴别诊断

超声和乳腺 X 线摄影是本病基本和首选的检查方法,CT、MRI 应用较少。乳腺小叶增生的诊断应密切结合患者的年龄、临床症状及体征。发病年龄多为 30～40 岁,疼痛与月经周期有关,双侧乳腺体积增大,实质增厚,内部回声弥漫回声增强和密度增高。主要与浸润性乳腺癌进行鉴别,根据皮肤增厚、乳头内陷、毛刺等恶性征象容易区分。

(司晓辉)

第五节 乳腺癌

一、临床与病理

(一)病因、病理

乳腺癌有明显的家族遗传倾向。乳腺是多种激素的靶器官,而乳腺癌则是激素依赖型的肿瘤。组织学上乳腺癌分为以下类型。

1.非浸润性癌

非浸润性癌包括小叶原位癌、导管内癌。

2.早期浸润性癌

早期浸润性癌包括小叶癌早期浸润、导管癌早期浸润。

3.浸润性特殊型癌

浸润性特殊型癌包括乳头状癌、髓样癌、小管癌(高分化腺癌)、腺样囊性癌、黏液腺癌、大汗腺样癌、鳞状细胞癌、乳头佩吉特病。

4.浸润性非特殊型癌

浸润性非特殊型癌包括浸润性小叶癌、浸润性导管癌、单纯癌、硬癌、髓样癌、腺癌。此外，尚有一些罕见的癌，包括富脂质癌、分泌性癌、黏液表皮样癌、纤维腺瘤癌变、乳头状瘤癌变，以及伴化生的癌。

（二）临床表现

乳腺癌患者最主要的症状和体征是无痛性肿块，少数患者疼痛是首发症状，其次为乳头溢液、糜烂，乳头牵拉内陷，皮肤水肿、增厚，呈"橘皮样"改变等。当肿瘤发生转移时，患者会出现相应的临床表现和体征。

二、影像学表现

1.钼靶X线检查

（1）肿块：约70%的乳腺癌患者在X线摄片上能清晰显示肿块影。在乳腺癌中，X线摄片上测得的肿块大小有94.2%小于临床测量，这是恶性病变的重要征象（Leborgne定律）。乳腺肿块的形状多呈类圆形、分叶状或不规则形。80%以上肿块的边缘可见轻微或明显的毛刺或浸润，或二者兼有（图8-13）。

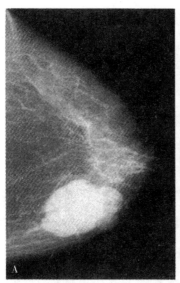
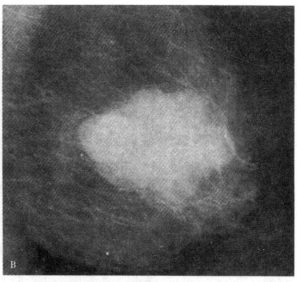

图 8-13　乳腺癌的不规则分叶状肿块

（2）钙化：X线摄片对乳腺钙化的检出最具优势，检出率约占40%，是诊断乳腺癌的重要X线征象。有4%～10%的病例，钙化是诊断乳腺癌的唯一阳性征象。诊断恶性钙化的依据为：①孤立微小丛状钙化，直径0.5mm以下，在每平方厘米内超过5枚；②成群无法计数（30枚以上）的微小钙化或大小不等的钙化，以微小钙化为主，且密集分布于某一区域（图8-14A）；③小线虫状、泥沙或针尖、线样、分支状钙化（图8-14B）；④病变区域内及其附近同时发现钙化，或仅在病变区边缘发现钙化；⑤沿乳导管方向密集分布的钙化。X线摄片不足之处是对于接近胸壁和致密型乳腺的小癌灶易漏诊。

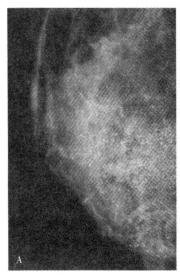 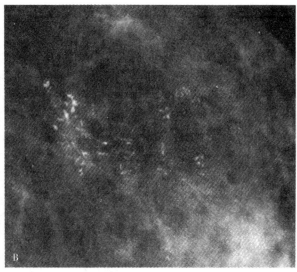

图 8-14 乳腺癌的钙化

注 A.微小钙化密集分布于乳腺内侧;B.小线虫状、泥沙或针尖、线样、分支状钙化。

(3)局限致密浸润:乳腺癌患者如出现下列情况之一时,在 X 线摄片上可能见不到肿块,而仅表现为一局限致密浸润影。①癌细胞沿乳导管浸润扩张而不形成明显团块影时;②癌周炎性反应较显著,且已累及瘤块大部或全周,遮盖了肿块阴影;③癌周无增生的纤维组织包绕,使瘤块缺乏明确的边界;④肿块密度较淡,接近正常腺体密度,且周围有较丰富的腺体,使瘤块淹没于周围的腺体阴影中。

(4)毛刺征:也为乳腺癌的一个重要 X 线征象,通常见于肿块或浸润的边缘。乳腺癌约40%可见此征,癌性肿块约 60% 以上合并有毛刺。其 X 线摄片上表现为光芒状向四周辐射的细长或粗长毛刺影像(图 8-15)。

(5)皮肤增厚和局限凹陷:乳腺癌中的皮肤增厚可能是癌瘤越过浅筋膜浅层及皮下脂肪层而直接侵犯皮肤,或患乳血运增加、静脉淤血及淋巴回流障碍等原因所造成。皮肤局部凹陷常与皮肤增厚并存,为纤维收缩牵拉所致。

(6)血运增加:乳腺癌的血运增加在 X 线摄片上可表现为 3 种形式:患乳血管直径较健侧明显增粗;病灶周围出现多数细小血管丛;病变区出现粗大的肿瘤引流静脉。

(7)导管征:在钼靶 X 线摄片上表现为乳头下一或数支乳导管阴影增密、增粗、边缘粗糙,并指向肿瘤病灶方向。导管征有时在良性病变中也可见到,但如结合其他所见,可作为诊断乳腺癌的次要征象之一。

(8)癌灶周围改变:除癌灶肿块本身可压迫邻近乳腺小梁结构使其局限、移位外,癌细胞的直接向四周浸润、扩展,癌周的不规则纤维增生反应,以及癌周的炎症反应和水肿等因素,可造成病灶周围的小梁增密、增粗及不规则,或呈模糊浸润,或出现不规则透亮的"水肿环"。

(9)乳腺结构紊乱:在侵犯性癌中,宿主组织对恶性肿瘤的反应性纤维组织增生,使脂肪和正常乳腺实质之间的界面发生扭曲、紊乱。但在致密型乳房中,局限性结构扭曲、紊乱则成为恶性肿瘤的唯一指征。

（10）乳后间隙的侵犯：深位的乳腺癌可早期即侵犯浅筋膜深层，导致乳后与胸大肌之间的透亮间隙的局限闭塞，甚至整个消失。MRI检查对确定有无乳后间隙及胸大肌的侵犯最为可靠。

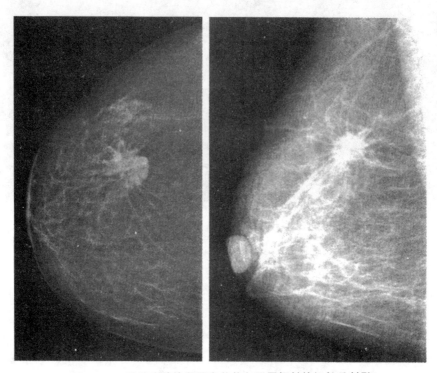

图 8-15 乳腺癌肿块周围光芒状向四周辐射的细长毛刺影

2.CT 表现

乳腺癌的CT表现与钼靶X线摄片上表现基本相同，但在某些征象的显示上，各有优缺点。一般认为，CT能检出的最小癌灶直径为2mm，小于1.5mm的癌瘤在CT检查时多被遗漏。在脂肪型乳房中，CT发现癌灶的能力优于钼靶X线摄片。CT虽有较高的密度分辨力，但受其部分容积效应的影响，常无法显示出微小钙化，或仅表现为一局限高密度区。对于乳腺癌的其他X线征象，例如毛刺征、皮肤增厚及酒窝征、乳头内陷及漏斗征、血运增加、"彗星尾征"，以及乳后间隙与胸大肌侵犯等，CT比钼靶片显示更明确和可靠。CT的另一特殊优点是行强化扫描，它对肿块或局限致密的定性诊断有很大帮助。强化扫描时可使癌灶的CT值有明显升高，病灶变得更为明显。少数癌灶，包括一些"隐性"乳腺癌，在平扫时可能不明显，而是通过增强扫描发现局限异常强化而被诊断出。在乳腺癌的影像学诊断中，CT最明显的优势是对淋巴结增大及术后复发的检测。

3.MRI 表现

（1）MRI平扫（图8-16）：肿瘤在T_1WI上呈低信号，在T_2WI上呈高于正常导管腺体组织、低于脂肪组织的高信号或混杂信号。肿瘤边缘不整齐，常呈分叶状，伴有放射状毛刺。MRI对钙化不敏感，显示不佳。在DWI像上，肿瘤多呈明显高信号，ADC值较低，在ADC图像上呈明显低信号。

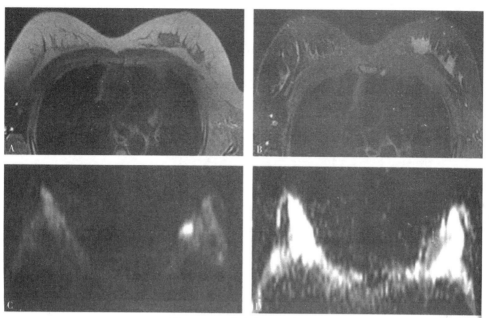

图 8 - 16　乳腺癌 MRI 表现

注　左侧乳腺癌:左乳不规则形肿块,在 $T_1WI(A)$ 上呈稍低信号,在脂肪抑制 $T_2WI(B)$ 上呈高信号,肿瘤边缘不整齐,可见分叶、毛刺,在 DWI(C) 上呈明显高信号,在 ADC(D) 上呈明显低信号。

(2)MRI 增强扫描(图 8 - 17):肿瘤因组织类型不同,可呈不同程度的强化。黏液腺癌强化最明显。MRI 增强动态曲线图大多为快进快出的流出型,早期强化率高。

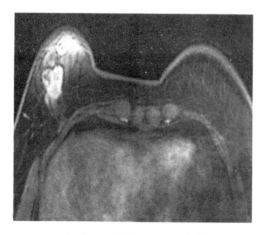

图 8 - 17　乳腺癌 MRI 动态增强

注　右侧乳腺癌:增强扫描呈明显强化。

三、诊断与鉴别诊断

根据钼靶片为结节状或不规则形、边缘见毛刺和分叶、密度不均伴沙砾样或针尖样钙化的肿块表现,MRI 肿块边缘不整齐、分叶状、T_1WI 呈低信号、T_2WI 呈混杂信号、DWI 呈明显高信号、ADC 呈明显低信号、增强扫描为明显不规则强化、动态曲线图为快进快出的流出型表现,结合临床乳腺肿块、疼痛、乳头回缩、乳头溢液和溢血表现即可诊断为本病,需要与乳腺纤维腺瘤鉴别。

乳腺纤维腺瘤的特点:①肿瘤呈圆形或椭圆形,边缘光滑、锐利;②肿瘤密度或信号均匀,可见较粗的钙化;③增强扫描,呈轻度均匀强化;④好发于青年女性。

（司晓辉）

第九章　骨骼肌肉系统

第一节　检查技术的应用

一、X 线检查

X 线检查包括普通 X 线摄片及计算机 X 线摄影(CR)、数字 X 线摄影(DR)等。

(一)普通 X 线摄片

普通 X 线摄片是骨骼肌肉系统最常用的影像检查方法,不仅能显示骨骼病变的范围和程度,而且对于一些病变可作出定性诊断,特别是对钙化和骨质破坏的显示以及对病变的随访很有价值。

骨关节摄片的基本要求如下。

1.摄片体位

骨关节摄片最常用的体位是正位及侧位。根据不同的临床需要,还可摄斜位、切线位和轴位片。

2.摄片范围

检查四肢长骨时,至少应包括邻近一个关节;两侧对称的骨关节,常需同时投照双侧以利于对比观察。

(二)CR 和 DR

CR、DR 作为 X 线成像的新技术,现今在多数医院已替代了普通 X 线摄片,CR、DR 摄片要求与普通 X 线摄片相同。

二、CT 检查

CT 在骨骼肌肉系统中的应用弥补了 X 线摄影的影像重叠及软组织结构分辨不清的缺点,提高了病变的检出率和诊断的准确性,但价格较贵。目前,常用的是螺旋 CT 检查,由于其具有扫描速度快、图像质量好、图像后处理功能强大等优点,在骨关节系统的应用越来越被重视。

(一)基本检查参数与技术

1.扫描范围及位置

依据病变部位或范围而定,常同时扫描双侧以利于对照观察。螺旋 CT 具有强大的后处理功能,因此,多采用横断面扫描,然后根据需要进行冠状面、矢状面及其他各种斜面图像重建,以最大限度地显示解剖结构和病变以及空间位置关系。

2.窗宽与窗位

骨骼窗宽一般采用 1000～2000HU,窗位 200～250HU;软组织窗宽多采用 400～600HU,窗位 0～100HU。

3.扫描技术与方法

(1)长骨、四肢或脊柱区域常规扫描层厚为 3～5mm,螺距 1.2～1.5mm。

(2)细小病变或细微解剖结构区域,如腕、踝等,一般采用 1～2mm 层厚,螺距≤1mm。

(3)需要二维或三维图像重建的病例,可根据实际情况采用更薄的层厚和较小的螺距进行扫描。重建间隔采用 50%～60%有效层厚,以达到满意的图像质量。

(4)采用高分辨率 CT 及骨算法扫描,重建图像可更好地观察骨结构。

(二)CT 平扫

CT 平扫已成为骨骼肌肉系统最常用的检查方法之一,尤其是螺旋 CT 图像后处理技术,如多平面重建、最大强度投影、表面遮盖显示和容积显示等,有利于显示解剖复杂、结构重叠较多的部位,了解三维空间关系,可用于显示骨松质、骨皮质、骨髓腔及部分周围软组织结构,如皮肤、皮下脂肪、肌肉、肌间隙及较大的神经、血管结构,但对韧带、滑膜、半月板及关节软骨的显示不够理想。

(三)CT 增强扫描

1.CT 常规增强扫描

应用高压注射器经外周静脉注入含碘对比剂(一般用量 80～100mL,注射速率为每秒 2.5～3.5mL)后,分别进行动脉期、静脉期或延迟期扫描。动脉期扫描一般延迟时间为 25～30 秒,静脉期扫描延迟时间为 60～70 秒。主要用于显示病变血供情况,确定病变范围,发现有无坏死等,以利于定性诊断。

2.CT 动态增强扫描

主要用于了解组织、器官或病变的血液供应状况。

(四)CT 血管造影

主要用于观察骨关节病变的血供情况,主要是 CT 血管造影(CTA)。目前 CTA 在疾病诊断方面的临床应用已逐步取代了 DSA。

(五)CT 关节造影

可更清晰地观察关节的解剖结构,如关节骨端、关节内结构及关节囊等。

(六)CT 引导下穿刺活检

主要用于定性诊断。

三、MRI 检查

MRI 具有软组织密度分辨力高、任意平面、多参数成像等优势,显示骨髓、关节软骨、肌腱韧带及关节内结构和软组织等方面优于 CT。但对骨皮质、细小骨结构及钙化的显示不如 X

线和 CT。

（一）MRI 平扫

扫描方位除横断面外,还可直接进行冠状面、矢状面或其他任意平面扫描。扫描序列多种多样,常用的序列如下。

1.自旋回波(SE)序列

是 MRI 检查的基本序列,常用 3 种加权图像。

(1)T_1加权像(T_1WI):TR 300～600ms,TE 10～30ms,可显示肌肉、骨骼的解剖结构。

(2)质子密度加权像(PDWI):TR 1800～3000ms,TE 10～30ms,常与预饱和脂肪抑制技术合用,对显示骨髓、软骨及软组织病变有价值。

(3)T_2加权图像(T_2WI):TR 1800～3000ms,TE 80～120ms,常与预饱和脂肪抑制技术合用,利于显示病变的形态和范围。

2.梯度回波(GR)序列

扫描速度快,可获得准 T_1WI 和准 T_2WI 图像,还可进行三维扫描,利于显示软骨结构,但信噪比差,磁敏感伪影明显。

3.脂肪抑制序列

常用技术包括翻转恢复脂肪抑制序列和预饱和脂肪抑制技术,后者常与 T_1WI、PDWI 或 T_2WI 联用,对骨髓、软组织病变的显示有价值。

（二）MRI 增强扫描

1.MRI 常规增强扫描

常使用 SET_1WI 联合预饱和脂肪抑制技术,主要用于检查肌肉骨骼病变血供情况、确定病变与水肿的界限、区分肿瘤活性成分和坏死成分,也可用于早期发现肿瘤术后复发,是肿瘤治疗前后疗效观察的有用方法之一。

2.MRI 动态增强扫描

常使用 EPI 序列,主要用于了解组织、器官或病变的血液供应状况。

（三）MRI 血管造影

肌肉骨骼系统非增强血管造影常使用 2D TOF 技术,多用于四肢动脉成像,但成像时间长,图像质量较差,目前已较少应用。增强法血管造影常使用 3D TOF 技术联合应用对比剂快速团注技术进行成像,可用于体部及四肢血管成像。本方法成像速度快、对比分辨力高,是目前肢体血管的主要 MR 成像技术。

（四）MRI 引导下穿刺活检

MR 软组织分辨力高,可选择肿瘤活性成分进行取材,以得到更准确的病理结果,但价格昂贵且费时。

（五）MRI 关节造影

关节内注射 1：250 Gd－DTPA 稀释液或生理盐水后,进行 MR 成像,有利于观察关节内结构。

四、数字减影血管造影检查

常规数字减影血管造影(DSA)摄影体位为正位,为避免血管的重叠,可加照不同角度的斜位像。因 DSA 为有创性检查且价格昂贵,CTA 和 MRA 有逐渐取代 DSA 在显示四肢血管病变及肌肉骨骼系统病变血供等方面应用的趋势。目前,DSA 主要用于骨骼肌肉系统疑难病例的诊断或介入治疗。主要技术有动脉数字减影血管造影术和静脉数字减影血管造影术。

(一)动脉数字减影血管造影术

一般采用经股动脉进路的 Seldinger 技术。做一侧下肢动脉造影时,从对侧股动脉插管入腹主动脉,借助导丝,使导管入患侧髂动脉,相继可入股动脉、腘动脉;若同时观察双侧下肢血管,可直接在腹主动脉注射对比剂;做上肢检查时,导管可上行至主动脉弓,再作进一步选择。使用对比剂浓度不超过 40%,注射速率为每秒 6～15mL,注射总量 15～30mL。

(二)静脉数字减影血管造影术

静脉数字减影血管造影术主要用于显示静脉阻塞和静脉曲张。

(司晓辉)

第二节　正常影像学表现

一、X 线表现

骨骼肌肉系统的 X 线影像,是基于人体不同组织的密度差别形成自然对比,以低密度、高密度、等密度的影像反映正常组织和病变组织。正常人体的骨骼因形状不同分为长骨、短骨、扁骨和不规则骨 4 类。

(一)四肢长骨

1.小儿长骨

小儿长骨是由软骨雏形骨化形成的,属于软骨内成骨,一般有 3 个以上的骨化中心,一个在骨干,其余两个分别位于骨干的两端,前者为原发或一次骨化中心,后者为继发或二次骨化中心,出生时,长骨骨干均已骨化,而两端仍为软骨,即骨骺软骨,所以小儿长骨的主要特点是骺软骨尚未完全骨化,故长骨分为骨干、干骺端、骨骺和骺板(图 9-1)。

(1)骨干:管状骨周围由密质骨构成,即骨皮质,因其含钙多,X 线表现为密度均匀的致密影,外缘清楚,在骨干的中部最厚,越近两端越薄,骨干中央为骨髓腔,含造血和脂肪组织,X 线表现为由骨干皮质包绕的半透明状区。骨皮质表面有骨膜覆盖,骨膜在 X 线上不显影。

(2)干骺端:干骺端为骨干两端较粗大的部分,由骨松质构成,周围为薄的骨皮质,干骺端的密度较低,X 线为灰黑色,骨干与干骺端无明显分界线。

(3)骨骺:骨骺为长骨未完成发育的末端,在胎儿及幼儿期为骺软骨,X 线摄片上不能显示。骨化初期,骺软骨中央出现一个或几个二次骨化中心,X 线表现为小点状骨性致密影。骺软骨随着骨骼的生长不断增大,其中的骺核也随之增大,形成骨松质,其边缘由不规则变为光整。X线上,将这样的骺核称为骨骺,其周围仍有薄层软骨,不显影。

(4)骺板:当骨骺与干骺端不断骨化,二者间的软骨逐渐变薄而呈板状,称为骨骺板或骨骺盘。骺板为软骨,X线上为横行的透亮线即骨骺线,骺板不断变薄,最后消失,即骺与骨干结合,完成骨的发育。X线表现为骺线消失,此时只有骨干和骨端,有时遗留一条横行线状致密影,为骺线的痕迹,可持续终生。

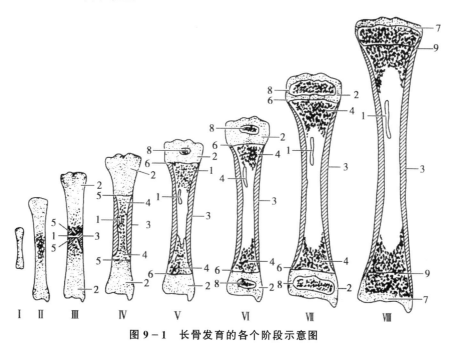

图 9－1 长骨发育的各个阶段示意图

注 Ⅰ.原始软骨基;Ⅱ.软骨细胞增大,间质增加,形成原始骨化中心的前身;Ⅲ.早期原始骨化中心中央部骨膜下骨形成,骨膜组织向软骨基侵入,形成通道,即营养管;Ⅳ.骨化作用由骨干向两端伸展,同时中央部骨质吸收后变成髓腔;Ⅴ～Ⅶ.继发骨化中心开始形成并不断变化;Ⅷ.成人骨骺板骨化与干骺端愈合,有时可遗留一个薄层横板,终生不消失。1.营养管;2.骨骺和骺软骨;3.骨皮质;4.骨松质;5、6.临时钙化区;7.关节软骨;8.继发骨化中心;9.骨骺板愈合遗留下的骨骺瘢痕。

2.骨龄

在骨的发育过程中,骨的原始骨化中心和继发骨化中心的出现时间、骨骺与干骺端骨性愈合的时间及其形态的变化都有一定的规律,这种规律以月或年表示,又称为骨龄。根据正常男女各骨骨化中心的出现和骺与干骺端结合时期的差别范围可制订一个正常骨龄标准,参照骨龄标准,提示被检查者实际骨发育的年龄。正常儿童骨发育速度有个体差异,且两侧肢体骨化中心的出现并非完全一致,但骺愈合的时间绝大多数是两侧对称的。通常男性骨化中心出现的时间和干骺愈合的时间均晚于女性1～2岁。

3.成人长骨

成人长骨的外形与小儿骨骼相似,但骨骼已发育完全,骺与干骺端愈合,骺线消失,因此只有骨干和骨端。成人长骨骨皮质较厚、密度高。长骨骨端由骨松质组成,骨端的皮质显著变薄,骨端的顶端有一个薄层壳状骨板即骨性关节面,其外方覆盖一层软骨即关节软骨,骨端各部位所承受的重力和功能活动不同,其骨小梁分布的比例和排列方向也不同。在关节附近,肌腱中常有光滑的籽骨,以手足部多见。随着年龄的增长,骨髓腔内的红骨髓减少,黄骨髓增多。

(二)脊柱

脊柱由脊椎和椎间盘构成,除寰椎外,每个脊椎由椎体及椎弓两部分组成,椎弓包括椎弓根、椎板、棘突、横突和关节突,同侧上下关节突组成椎小关节。

正位片上椎体呈长方形,从上向下依次增大,椎体主要由骨松质构成,周围为致密的骨皮质,椎体两侧可见横突影,其内侧的椭圆形环状致密影为椎弓根影,在椎弓根的上下方为上下关节突的影像,两侧椎弓根向后、内方延续,形成椎弓板,在中线处联合形成棘突,为类三角形致密影,其大小与形状可有所不同。

侧位片上,前方为长方形的椎体,椎弓位于后方,椎管为椎体后方的纵行半透明区,上下关节突呈叠瓦状构成椎小关节,保持脊柱稳定性。同一脊椎上下关节突之间为椎弓峡部,斜位片有利于显示腰椎峡部,椎小关节间隙示匀称的半透明影,颈胸椎小关节侧位片显示清楚,腰椎小关节正位片显示清楚。椎间隙为椎体间横行半透明影,椎间孔居相邻椎弓、椎体、关节突及椎间盘之间,呈类圆形半透明影,颈椎斜位显示清楚,胸腰椎侧位显示清楚(图9-2)。

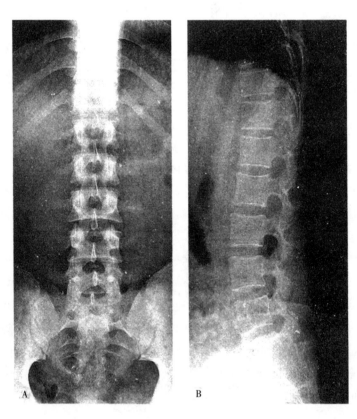

图9-2 正常成年人腰椎

注 A.正位片;B.侧位片。

（三）四肢关节

滑膜关节的基本结构包括关节面、关节囊和关节腔 3 部分。关节骨端有关节软骨，关节囊内衬滑膜，关节腔内有少量滑液，关节囊内或外有韧带附着。X 线平片可显示骨端关节面，表现为边缘光整的线状致密影和两个骨性关节面之间透亮的关节间隙，而关节周围的软组织（关节囊、韧带、关节盘）在 X 线平片上均不能显示。

二、CT 表现

（一）四肢长骨

1. 小儿长骨

（1）骨干：CT 上骨皮质为线状或带状高密度影，骨髓腔呈低密度影。

（2）干骺端：CT 骨窗上干骺端骨松质表现为高密度的骨小梁交错而构成细密的网状影，密度低于骨皮质。

（3）骨骺：CT 上骺软骨为软组织密度影，骨化中心密度类似于干骺端。

（4）骺板：在 CT 上密度特点与骺软骨相似。

2. 成人长骨

成人长骨的外形与小儿骨骼相似，但骨骼已发育完全，骺与干骺端愈合，骺线消失，因此只有骨干和骨端。CT 上显示的骨皮质、骨松质和骨髓腔的表现与小儿长骨相似。

（二）脊柱

在 CT 横断面图像上，椎体由薄层骨皮质包绕的骨松质构成，呈后缘向前凹的椭圆形，椎体、椎弓根和椎板构成椎管的骨环，环的两侧为横突，后方可见棘突，椎体后外侧方可见椎间孔和上下关节突，黄韧带附着在椎弓板和关节突的内侧，为软组织密度影，厚 2～4mm，硬膜囊居椎管中央，也呈软组织密度。在椎间盘层面，可见略高密度的椎间盘影，CT 值为 50～110HU（图 9－3）。

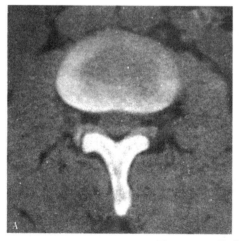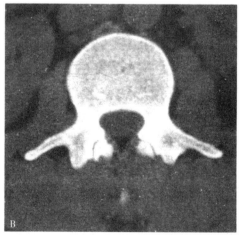

图 9－3　正常成年人腰椎 CT 图像

注　A.椎间盘层面；B.椎体层面。

（三）四肢关节

1.关节骨端

骨性关节面由组成关节的骨端骨皮质构成,CT 图像上显示为高密度线状影。

2.关节间隙

CT 图像上显示关节骨端的低密度间隙,是关节软骨、关节腔及少量滑液的共同投影。少量滑液在 CT 上常不能分辨。

3.关节囊、韧带和关节盘

在 CT 上示条带状软组织密度影。

三、MRI 表现

（一）四肢长骨

1.小儿长骨

（1）骨干:骨皮质在 T_1WI 和 T_2WI 上均为低信号,骨髓腔若为红骨髓,则 T_1WI 为中等信号,T_2WI 为高信号;若为黄骨髓,在 T_1WI、T_2WI 上均为高信号,骨膜在 MRI 上不能显示。

（2）干骺端:干骺端骨髓常为红骨髓,且含有一定量的骨小梁,故 MRI 上信号低于骨髓腔。

（3）骨骺:骺软骨为中等信号,骨化中心信号与干骺端类似。

（4）骺板:在 MRI 上信号特点与骺软骨类似。

2.成人长骨

成人长骨的外形与小儿骨骼相似,但骨骼已发育完全,仅有骨干和骨端。MRI 上的影像学特点与小儿长骨相似。

（二）脊柱

T_1WI 及 T_2WI 上脊椎各骨性结构的皮质、椎体后缘的后纵韧带及黄韧带均呈低信号,髓质呈等或高信号,椎间盘在 T_1WI 为较低信号,不能区别纤维环和髓核,T_2WI 示纤维环为低信号,髓核为高信号。脊髓在 T_1WI 上呈中等信号(信号高于脑脊液),T_2WI 示稍高信号(低于脑脊液信号)。

（三）四肢关节

1.关节骨端

骨性关节面在 T_1WI 及 T_2WI 上均呈低信号影。关节软骨及儿童骺软骨在 MRI 上呈弧形稍低信号影,在脂肪抑制 T_2WI 上为高信号。

2.关节间隙

在 T_1WI 上为薄层低信号,T_2WI 为线状高信号。

3.关节囊、韧带、关节盘

MRI 上关节囊呈光整弧线样低信号,韧带为低信号影。关节盘如膝关节半月板 MRI 的 T_1WI 及 T_2WI 上均为低信号(图 9-4)。

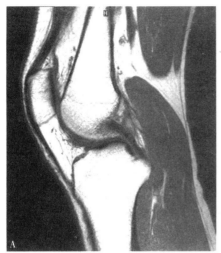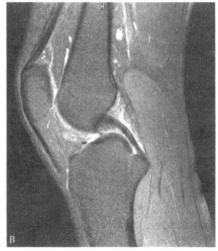

图 9 – 4　膝关节正中矢状面 MRI 图像

注　A.T₁WI 后交叉韧带呈弧形低信号条带状影；B.T₂WI 脂肪抑制后交叉韧带呈弧形低信号条带状影。

（司晓辉）

第三节　基本病变的影像学表现

一、X 线 与 CT 表 现

（一）骨骼

1.骨质疏松

骨质疏松是指单位体积内骨组织的含量减少，即骨组织的有机成分和无机成分都减少，但两者的比例仍正常。骨质疏松使骨的结构脆弱，骨折的危险性增加。组织学变化是骨皮质变薄、哈弗斯管和伏克曼管扩大以及骨小梁变细、减少甚至消失。

骨质疏松分全身性和局限性两类。全身性骨质疏松的主要原因有：①先天性疾病，如成骨不全；②内分泌紊乱，如甲状旁腺功能亢进；③医源性，如长期使用激素治疗者；④老年及绝经后骨质疏松；⑤营养性或代谢障碍性疾病，如维生素 C 缺乏病；⑥酒精中毒；⑦原因不明，如青年特发性骨质疏松等。局限性骨质疏松多见于肢体失用、炎症、肿瘤等。

骨质疏松的 X 线及 CT 表现主要是骨密度减低。在长骨可见骨小梁变细、数量减少、间隙增宽，骨皮质变薄并出现分层现象。严重者骨密度与周围软组织相仿，骨小梁几乎完全消失，骨皮质薄如细线样。有的骨质疏松可在弥散性骨质密度减低的基础上，出现散在分布的数毫米大小的点状透光区，其边界可清楚或模糊，勿误认为骨质破坏。在脊椎，皮质变薄，横行骨小梁减少或消失，纵行骨小梁相对明显，多呈不规则纵行排列。严重时，椎体内结构消失，椎体变扁，其上下缘内凹，椎间隙增宽，呈双凸状，椎体呈双凹状，且常因轻微外伤而压缩呈楔状(图 9-5A)。

X 线平片上出现骨质疏松征象比较迟,骨内钙盐丢失达 30%～50% 时才能显出阳性 X 线征,且不能准确衡量骨量丢失的程度。即便如此,由于常规 X 线检查简单易行,仍不失为首选的检查手段。除根据影像学表现诊断骨质疏松外,还可用一些骨矿物质定量的方法来早期诊断和定量检测骨质疏松。近年来较常用的有定量 CT 法(QCT)、双光子吸收法(DPA)、双能 X 线吸收法(DXA),新近还有学者利用 MRI 和超声法来测量骨矿物质含量。

2.骨质软化

骨质软化是单位体积内骨组织有机成分正常而钙化不足,因而骨内钙盐含量降低,骨质变软。组织学显示未钙化的骨样组织增多,常见骨小梁中央部分钙化而周围见未钙化的骨样组织。

在成骨的过程中,骨样组织的钙盐沉积发生障碍,即可引起骨质软化。其原因可能是:①维生素 D 缺乏,如营养不良性佝偻病;②肠道吸收功能减退,如脂肪性腹泻;③肾排泄钙磷过多,如肾病综合征;④碱性磷酸酶活性减低。骨质软化是全身性骨病,发生于生长期为佝偻病,发生于成人为骨质软化症。

骨质软化的 X 线及 CT 表现与骨质疏松有相类似之处,如骨密度减低、骨皮质变薄和骨小梁减少、变细等,所不同的是骨小梁和皮质因含大量未钙化的骨样组织而边缘模糊。由于骨质软化,承重骨骼常发生各种变形。在儿童可见干骺端和骨骺的改变。

此外,还可见假骨折线,表现为宽 1～2mm 的规则透明线,与骨皮质垂直,边缘稍致密,好发于耻骨支、肱骨、股骨上段和胫骨等。

3.骨质破坏

骨质破坏是局部骨质为病理组织所取代而造成的骨组织缺失。它可以由病理组织本身直接溶解骨组织造成,也可由病理组织引起的破骨细胞生成和活动亢进所致。骨皮质和骨松质均可发生骨质破坏。

骨质破坏的 X 线表现是局部骨质密度减低、骨小梁稀疏和正常骨结构消失。骨松质的早期破坏,可形成斑片状的骨小梁缺损。骨皮质的破坏可早期发生于哈弗斯管,造成哈弗斯管的扩大,X 线上呈筛孔状,骨皮质内外表层的破坏则呈虫蚀状。当骨质破坏进展到一定程度时,往往有骨皮质和骨松质的大片缺失。

CT 易于区分骨松质和骨皮质的破坏。骨松质的破坏早期表现为局部的骨小梁稀疏,骨小梁破坏区的骨髓被病理组织取代,其 CT 值常在软组织范围内。以后发展为斑片状甚至大片骨松质缺损。骨皮质的破坏表现为骨皮质内出现小透亮区,此为扩大的哈弗斯管;或表现为骨皮质内外表面的不规则虫蚀样改变、骨皮质因内外面的侵蚀破坏而变薄,或者出现范围不等的全层骨皮质缺损。

骨质破坏见于炎症、肉芽肿、肿瘤或瘤样病变。不同病因造成的骨质破坏在 X 线或 CT 表现上并无特异性,但由于病变的性质、发展快慢和邻近骨质的反应等不同,它们可以有各自的一些特点。例如,在炎症的急性期或恶性肿瘤,骨质破坏常较迅速,轮廓多不规则,边界模糊,称为溶骨性破坏(图 9-5B);而炎症的慢性期或良性骨肿瘤,则骨质破坏进展较缓慢,边界清楚,有时在骨破坏区边缘还可见致密的骨质增生硬化带;骨质破坏靠近骨外膜时,一方面骨质破坏区不断向周围扩大,另一方面骨膜下新骨不断形成,从而造成骨轮廓的膨胀,称为膨胀性骨破坏。骨质破坏是骨骼疾病的重要征象。观察破坏区的部位、数目、大小、形状、边界和邻近骨质、骨膜、软组织的反应等,进行综合分析,对定性诊断有较大的帮助。

4.骨质增生硬化

骨质增生硬化是单位体积内骨量的增多。组织学上可见骨皮质增厚、骨小梁增粗、增多,是成骨活动增多或破骨活动减少或两者同时存在所致。大多是因病变影响成骨细胞活动所造成,少数是因病变本身成骨,如成骨肉瘤的肿瘤骨形成。

骨质增生硬化的 X 线表现是骨质密度增高,伴或不伴有骨骼的增大、变形;骨小梁增粗、增多、密集;骨皮质增厚。这些都导致受累骨密度增高,明显者甚至难以区分骨皮质与骨松质,这种征象被称为骨质硬化(图 9-5C),骨质硬化并不意味着骨的无机成分的比例增高。骨质增生硬化的 CT 表现与其 X 线平片的表现一致。

骨质增生硬化见于多种疾病。多数是局限性骨质增生硬化,见于慢性炎症、外伤后修复期和某些成骨性骨肿瘤,如成骨肉瘤或成骨性转移瘤。少数为全身性骨质增生硬化,常因代谢性骨病、中毒或遗传性骨发育障碍所致,如肾性骨硬化、氟中毒、铅中毒、石骨症等。

因创伤、慢性劳损或炎症修复等原因,在肌腱、韧带和骨间膜的附着部位的骨质增生常形成骨性赘生物,按其形状的不同被称为骨刺、骨桥、骨唇等。

5.骨膜反应和骨膜增生

骨膜反应是骨膜受到各种刺激(外伤、炎症、肿瘤等)而发生水肿、炎性增生及内层成骨细胞活动增加而导致骨膜增厚及骨膜新生骨形成的病理过程。组织学上,可见骨膜外层水肿、增厚,内层成骨细胞增生,形成新生骨小梁组织。

骨膜反应在 X 线摄片上基本不能显示,只有当足量的骨膜新生骨形成后,平片才能显示为线样高密度影。骨膜增生期表现为一段长短不定、与骨皮质平行的细线样致密影,与骨皮质之间有一窄的透亮间隙(图 9-5B)。随骨膜新生骨逐渐增多、增厚,形成多种形态表现。由于新生骨小梁排列形式不同而表现各异,常见的有与骨皮质表面平行的线状、层状、葱皮样或花边状骨膜新生骨。骨膜新生骨的厚度与范围同病变发生的部位、性质和发展阶段有关。一般发生于长骨骨干者较明显,炎症所致者较广泛,而肿瘤引起者常较局限。随着病变的好转与痊愈,骨膜新生骨可变得致密,逐渐与骨皮质融合,表现为骨皮质增厚(图 9-5C)。痊愈后,骨膜新生骨还可逐渐被吸收,受累骨恢复原来的形态。有些肿瘤引起骨膜增生,随病变进展,骨膜新生骨可被肿瘤破坏,骨膜破坏区残端在 X 线平片上常呈厚薄不一的坡形、袖口状或三角形影像,称为 Codman 三角,多见于骨肉瘤。

骨膜新生骨的 CT 表现基本与 X 线平片表现相同,但显示有其特殊性。CT 能显示平片不易显示的扁平骨,如肩胛骨和髂骨的骨膜新生骨。因为 CT 的空间分辨力不足,常不能显示多层状骨膜新生骨;有时也不能显示骨膜新生骨与骨皮质之间的透亮间隙,此时骨膜新生骨和原来的骨皮质可混在一起而类似于骨皮质增厚。

骨膜新生骨多见于炎症、肿瘤、外伤、骨膜下出血等，也可继发于其他脏器病变，如继发性肥大性骨关节病等。仅据骨膜新生骨的形态不能确定病变的性质，需结合其他表现才能作出判断。

6.软骨钙化

软骨钙化可为生理性或病理性。肿瘤软骨钙化是病理性钙化，在 X 线平片上，瘤软骨钙化表现为大小不同的环形或半环形高密度影，钙化可融合成片状而呈现蜂窝状影；CT 由于避免了组织重叠，能较 X 线平片更确切地显示软骨钙化，对分化程度较低的软骨肿瘤的小点状钙化，CT 也常能发现。

7.骨质坏死

骨质坏死是指骨组织局部代谢的停止，坏死的骨质称为死骨。形成死骨的主要原因是血液供应中断。组织学上为骨细胞死亡、消失和骨髓液化、萎缩。在坏死早期，骨小梁和骨钙质含量无变化，此时 X 线摄片上也无异常表现。血管丰富的肉芽组织形成，环绕死骨，则出现破骨细胞对死骨的吸收和成骨细胞形成新骨，这一过程可延续较长时间。

死骨的 X 线及 CT 表现为骨质局限性密度增高，其原因：一是由于死骨骨小梁表面新骨形成，引起骨小梁增粗，局部骨髓腔内有新骨形成，或者坏死的骨质被压缩，导致死骨的绝对密度增高；二是由于死骨周围骨质被吸收，引起密度降低，而死骨本身密度不变，或在肉芽组织、脓液的包绕衬托下，死骨显示为相对高密度（图 9 - 5C）。骨质坏死多见于化脓性骨髓炎、骨结核、骨缺血坏死和外伤骨折后，恶性肿瘤内的残留骨也有时为死骨。

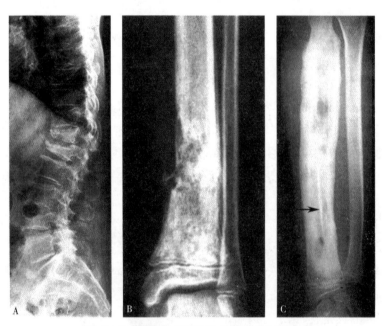

图 9 - 5　骨骼基本病变的 X 线和 CT 表现

注　A.腰椎侧位片，椎体弥散性骨质密度减低，T_{12}、L_1 椎体明显变扁，L_4 椎体轻度变扁；B.胫骨正位，左胫骨急性化脓性骨髓炎，平片显示其远侧干骺端和中下段骨干溶骨性骨质破坏，合并病理性骨折，有少量骨膜新生骨；C.右侧桡骨不规则增粗，为骨内外膜增生形成的骨包壳，其内有大块死骨（↑）和骨质缺损。

8.骨内矿物质沉积

铅、磷、铋等矿物质进入体内后,大部分沉积于骨内。在生长期主要沉积于生长较快的干骺端,X线平片及CT表现为干骺端多条横行的相互平行、厚薄不一的致密带;在成年期则一般不易显示。

氟进入人体过多,可激起成骨活跃,使骨量增多,产生骨增生硬化;也可引起破骨活动增加,骨样组织增多,发生骨质疏松或软化。氟与骨基质中的钙质结合,引起骨质异常,称为氟骨症,骨质结构变化以躯干骨明显,有的X线及CT表现为骨小梁粗糙、紊乱而骨密度增高。

9.骨骼变形

骨骼变形多与骨骼的大小改变并存,可累及单骨、多骨或全身骨骼。局部病变和全身性疾病均可引起,如骨的先天性发育异常、创伤、炎症以及代谢性、营养性、遗传性、地方流行性和肿瘤性病变均可导致骨骼变形。局部骨骼增大可见于血供增加和发育畸形等病变,如软组织和骨血管瘤、巨肢症和骨纤维异常增殖症等。全身性骨骼短小可见于内分泌障碍,如垂体性侏儒等。骨骺和骺软骨板的损伤可使肢体骨缩短。骨肿瘤可导致骨局部膨大凸出。脊椎的先天畸形,如半椎体、蝴蝶椎可引起脊柱侧弯、后凸。骨软化症和成骨不全可引起全身骨骼变形。

(二)关节

1.关节肿胀

常由于关节积液或关节囊及其周围软组织充血、水肿、出血和炎症所致。X线平片表现为周围软组织影膨隆,脂肪垫和肌肉间脂肪层移位或模糊、消失,整个关节区密度增高;大量关节积液时尚可见关节间隙增宽。CT可直接显示软组织密度的关节囊肿胀和(或)增厚;关节腔积液常呈均匀的水样密度影,如合并出血或积脓,其密度可较高。关节肿胀常见于炎症、外伤和出血性疾病。

2.关节破坏

关节破坏是关节软骨及其下方的骨质为病理组织所侵犯取代所致,常见于各种关节感染、肿瘤及痛风等疾病。病理变化包括关节软骨破坏和骨质破坏。X线平片表现:当破坏只累及关节软骨时,可仅出现关节间隙狭窄;当关节面骨质破坏时,可出现相应的骨破坏征象。CT表现与X线所见相似,均不能显示关节软骨改变,但CT对于关节间隙狭窄及关节软骨下的骨质破坏显示清晰,即使是细微的改变也可以检出。关节间隙狭窄和骨质破坏的程度可有不同,严重时引起关节脱位、半脱位和变形。

关节破坏是诊断关节疾病的重要依据。关节破坏的部位和进程因疾病而异:急性化脓性关节炎的关节软骨破坏开始于关节持重面,逐渐侵及软骨下骨质,软骨与骨的破坏进展迅速,破坏范围可很广泛;滑膜关节结核的软骨破坏常开始于关节的边缘,进展缓慢,逐渐累及软骨下骨质,表现为关节边缘的虫蚀状骨破坏(图9-6)。类风湿关节炎到晚期才引起关节破坏,也是从边缘开始,多呈小囊状骨破坏。

3.关节退行性变

关节退行性变是指关节软骨变性、坏死、溶解,逐渐被纤维组织代替,并继发形成一系列病理变化的疾病。随着关节退行性变的进展,病变可从软骨逐渐累及软骨下的骨质,继而导致关节间隙狭窄、骨性关节面骨质增生硬化、凹凸不平及关节边缘骨赘形成、骨端增大、变形,关节囊肥厚及韧带骨化等。关节退行性变多见于老年人,以承受体重的脊柱、髋、膝关节为明显,是老年人生理性组织老化退变的表现;也可以因慢性创伤和长期关节负担过度而加重,如见于运动员和搬运工人;还常继发于有关节软骨和骨质破坏的其他关节病变,如累及关节骨端的骨折,其使关节软骨过早受损,会提前出现关节退行性变。

关节退行性变的早期X线平片表现并不明显。退变中、晚期表现为关节间隙狭窄,骨性关节面增厚、不光滑,关节面下骨质增生硬化及囊变,关节面边缘骨赘形成。单纯关节退变不发生明显的骨质破坏,也无骨质疏松。CT表现与X线表现大致相仿,但对于X线显示不佳的椎间小关节的退行性变,CT上显示良好。

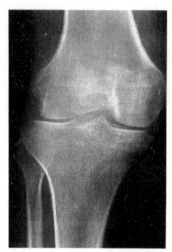

图9-6 关节基本病变的X线摄片

注 右膝关节结核,关节间隙变窄,关节面非持重面骨质破坏。

4.关节强直

病理上可分为骨性和纤维性强直两种。骨性强直是指关节破坏后,关节两侧的骨端由骨组织连接在一起,X线平片及CT表现为关节间隙闭塞或消失,并有骨小梁穿过,连接两侧骨端。多见于化脓性关节炎愈合后。纤维性强直是指关节破坏后,虽然关节的活动功能消失,但X线平片及CT上仍可见狭窄的关节间隙,且无骨小梁贯穿、连接两侧骨端。常见于关节结核。纤维性强直的诊断要结合临床,不能仅靠X线平片及CT确诊。

5.关节脱位

构成关节的两个骨端的正常相对位置发生改变,如距离增宽,称为关节脱位。关节组成骨完全脱开为全脱位,部分脱开者为半脱位,后者X线表现为相对的关节面尚有部分对合在一起。CT图像无组织结构重叠,易于显示一些X线平片难以发现或显示不佳的关节脱位,如胸锁关节脱位和骶髂关节脱位。

关节脱位从病因上可分为外伤性、先天性和病理性3种。外伤性脱位有明显的外伤史并常伴有骨折;先天性者常见于婴幼儿,有一定的好发部位,如先天性髋脱位;继发于关节和邻近组织疾病的脱位为病理性脱位,如化脓性、结核性和类风湿关节炎均可引起关节脱位。

（三）软组织

1.软组织肿胀

软组织肿胀是指由于软组织内弥散性水肿、炎症细胞浸润或出血造成的软组织体积增大、膨隆等异常改变,常见原因为炎症、水肿、出血、外伤或邻近骨的骨髓炎、结核、骨折或肿瘤等。

X线平片显示不清。CT可显示软组织密度弥散性减低,边界不清,皮下脂肪层内可出现网状结构影,皮下组织与肌肉之间边界模糊、软组织层次不清。MRI显示软组织肿胀比CT清楚,呈弥散性长T_1、长T_2异常信号,边界模糊。

2.软组织肿块

软组织肿块是指软组织内病变形成的具有占位效应的块样改变,病变通常较局限,常见于软组织肿瘤、骨恶性肿瘤突破骨皮质侵入软组织,形成包块以及某些炎症性包块。一般而言,良性肿瘤边界清楚,恶性者常边界模糊。邻近软组织可受压移位,邻近骨表面可见压迹或骨皮质受侵蚀。不同组织来源肿瘤的密度通常无明显差别,故多数难以根据组织密度作出鉴别。但是,脂肪组织肿瘤密度较一般软组织低,软骨类肿瘤可出现环形钙化以及骨化性肌炎内可出现较成熟的骨组织密度影,常具有一定的特征性。软组织肿块在CT上较X线平片上更易于观察,但以MRI显示更清楚。

3.软组织内钙化和骨化

软组织内的出血、退变、坏死、肿瘤、结核、寄生虫感染和血管病变均可导致软组织发生钙化。钙化可发生于肌肉、肌腱、关节囊、血管、淋巴结等处。X线平片及CT多表现为不定型、无结构的斑片状高密度影;软骨组织的钙化多表现为环形、半环形或点状高密度影。软组织中的骨化影可见于骨化性肌炎和来自骨膜和软组织内的骨肉瘤肿瘤骨,前者X线平片及CT表现常为片状高密度影,并可见骨小梁甚至骨皮质;后者多表现为云絮状或针状高密度影。

4.软组织内气体

正常软组织内并无气体存在。外伤或手术时,气体可进入软组织内,产生不同形态的低密度影。产气菌感染时,软组织间隙内也可见气体影。

5.肌肉萎缩

先天性骨疾病可伴有全身肌肉发育不良,神经系统疾病和肢体运动长期受限可导致肌肉萎缩。X线平片及CT表现为肢体变细、肌肉较正常薄而小。

对软组织病变的观察,CT明显优于X线平片。尤其是CT增强扫描,有助于区别软组织肿块与其邻近组织,也有利于区别肿瘤和瘤周水肿,还有利于了解肿瘤内是否有囊变、坏死。CT动态增强扫描是指注射对比剂后对某些感兴趣的层面行连续、快速、多次的扫描,它可以了解病变的密度随时间的变化情况。一般而言,血管丰富、血液灌注量大的病变密度上升快。动态增强扫描对骨和软组织肿瘤良、恶性的鉴别诊断有一定帮助。

二、MRI表现

(一)骨骼改变

1.骨质疏松

MRI表现为骨外形的改变,老年人由于黄骨髓增多,在T_1WI及T_2WI上信号均有增高。

2.骨质软化

在MRI上无特异改变。

3.骨质破坏

在MRI上表现为低信号的骨质被不同信号强度的病理组织代替。骨皮质破坏的形态改变与CT相同,骨松质的破坏常表现为高信号的骨髓被较低信号或混杂信号影取代。

4.骨质增生硬化

在 MRI 上增生硬化的骨质在 T_1WI 及 T_2WI 上均为低信号,MRI 可以很好地显示骨质增生造成的骨形态改变。

5.骨膜增生

在 MRI 上显示骨膜反应要早于 X 线和 CT,早期骨膜反应在 T_1WI 示中等信号,T_2WI 为高信号。骨膜新生骨在所有序列均为低信号。但 MRI 的空间分辨力不如 X 线平片,故显示骨膜新生骨不如平片。

6.骨质坏死

在 MRI 上无特异改变。

7.骨内与软骨内钙化

MRI 对显示细小的钙化不敏感。

8.矿物质沉积

在 MRI 上显示不佳。

(二)周围软组织改变

在 MRI 上软组织水肿 T_1WI 为低信号,T_2WI 为高信号,出血及血肿在 T_1WI 及 T_2WI 上多为高信号。多数肿瘤表现为 T_1WI 不均匀低信号,T_2WI 不均匀高信号(图 9-7A、B)。脂肪成分在 MRI 上有较特异表现,在 T_1WI 及 T_2WI 上均为高信号,脂肪抑制序列呈低信号。MRI 增强扫描的作用与 CT 增强相同。

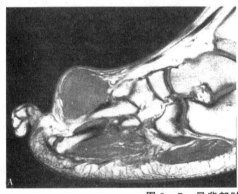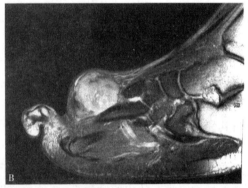

图 9-7 足背部肿瘤软组织 MRI 表现

注 A.T_1WI 示软组织肿块呈略低信号;B.T_2WI 脂肪抑制示软组织肿块呈高信号。

(三)关节改变

1.关节肿胀

在 MRI 上关节肿胀除见关节囊增厚外,在 T_2WI 上可见滑膜层的高信号,关节周围软组织肿胀可呈 T_1WI 低信号、T_2WI 高信号,MRI 对关节积液非常敏感,表现为 T_1WI 低信号、T_2WI 高信号,合并出血时 T_1WI 和 T_2WI 均为高信号(图 9-8)。

2.关节破坏

MRI 在关节软骨破坏的早期可见关节软骨表面毛糙、凹凸不平、表面缺损、变薄甚至不连续,关节骨质破坏时,低信号的骨性关节面中断、不连续。

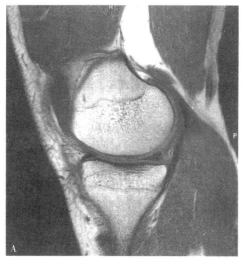
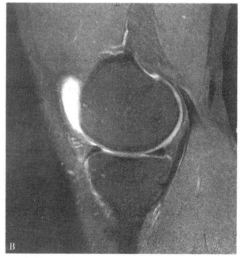

图9-8 膝关节肿胀、关节积液MRI表现

注 A.T₁WI呈低信号影;B.T₂WI脂肪抑制呈高信号影。

3.关节退行性变

MRI可见关节软骨的改变和关节间隙变窄,还可见骨性关节面中断或局部增厚,骨质增生在 T_1WI 及 T_2WI 均呈低信号,关节面下的囊变呈 T_1WI 低信号、T_2WI 高信号。

4.关节强直

关节骨性强直时MRI可见关节软骨完全破坏、间隙消失,并可见骨髓贯穿于关节骨端之间。纤维性强直时关节间隙可存在,但关节骨端有破坏,骨端间可见异常混杂信号。

5.关节脱位

MRI不仅可显示关节脱位,还可直观显示关节脱位的合并损伤,如关节内积血、囊内外韧带和肌腱撕裂及周围软组织损伤。MRI矢状位、冠状位成像可显示解剖部位复杂的关节脱位。

（司晓辉）

第四节 骨与关节创伤

一、骨折

（一）骨折概述

骨折是指骨结构的完整性和连续性发生完全性或部分性中断。按照病因分为创伤性骨折、疲劳性骨折和病理性骨折,按照骨折时间分为新鲜骨折和陈旧性骨折。骨折多见于长骨和脊柱,儿童可以发生骨骺损伤。

1.骨折的影像学表现

（1）X线表现:X线平片诊断骨折主要根据是否存在骨折线和骨折断端移位或断端成角。骨折线在X线平片中表现为断端锐利的不规则透亮线、致密线。当X线中心线通过骨折断面时,骨折线显示清楚,呈透亮线影,否则可显示不清或难以发现;嵌入性和压缩性骨折可致骨小梁紊乱,局部骨密度增高,呈致密线影。严重骨折可以导致骨变形、移位。儿童青枝骨折的 X 线表现为骨皮质和骨小梁发生变形、皱褶、凹陷或隆起而不见骨折线,似嫩枝折曲后的表现。

(2)CT 表现:骨折的 CT 表现与 X 线表现基本相同,但 CT 对于显示解剖结构复杂的部位,确定骨折碎片的数目、位置以及判断周围软组织的损伤有更大的意义,如对骨盆、脊柱、面骨、腕骨、跗骨以及髋、肩、膝关节外伤进行 CT 检查,特别是图像重建后对骨折的显示,有利于临床的分型与治疗(图 9 - 9)。

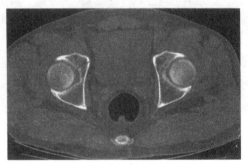

图 9 - 9　髋臼骨折 CT 表现

注　右侧髋臼前缘骨折。

(3)MRI 表现:骨折线在 MRI 上因骨髓信号的衬托表现为低信号线状影,不如 CT 显示清晰,但显示骨折断端出血、水肿和周围软组织损伤最佳,表现为骨折线周围模糊的 T_1WI 低信号和 T_2WI 高信号影(图 9 - 10)。MRI 诊断骨创伤的价值在于可以显示骨挫伤、隐性骨折和软骨骨折。

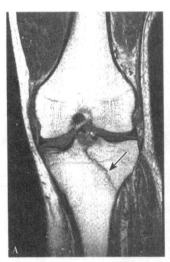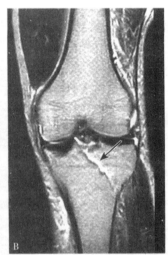

图 9 - 10　骨折 MRI 表现

注　A.T_1WI 左胫骨上端骨折呈低信号线状影(↑);B.T_2WI 左胫骨上端骨折呈高信号线状影(↑)。

2.骨折类型

按照骨折线的形态可分为横形骨折、斜形骨折和螺旋形骨折等;骨折断裂成 3 块以上者称为粉碎性骨折(图 9 - 11);椎体骨折常表现为压缩性骨折;骨的完全性中断,称为完全骨折,当仅有部分骨皮质、骨小梁断裂时,称为不完全骨折,表现为骨皮质的皱褶、成角、凹折、裂痕或骨小梁中断,儿童青枝骨折属于不完全骨折。

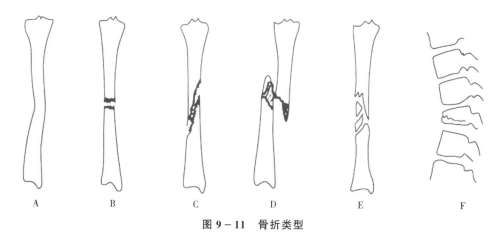

图 9 - 11 骨折类型

注 A.青枝骨折;B.横形骨折;C.斜形骨折;D.螺旋形骨折;E.粉碎性骨折;F.压缩性骨折。

3.骨折移位和成角

骨折断端移位有以下几种情况。

(1)横向移位:为骨折远侧端向侧方或前后方移位。

(2)断端嵌入:易发生在长骨的干骺端或骨端,为较细的骨干断端嵌入较宽大的干骺端或骨端的骨松质内,应注意和断端重叠区别。

(3)重叠移位:骨折断端发生完全性移位后,因肌肉收缩而导致断端重叠,肢体短缩。

(4)分离移位:骨折断端间距离较大,多为软组织嵌入其间或牵引所致。

(5)成角:远侧断端向某一方向倾斜,致使两断端中轴线交叉成角。

(6)旋转移位:为远侧断端围绕骨纵轴向内或向外旋转。上述横向移位、纵向移位(分离和重叠)称为对位不良,成角则称为对线不良(图 9 - 12)。

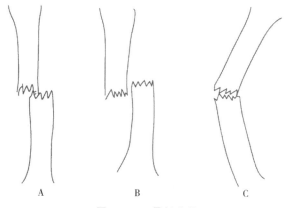

图 9 - 12 骨折移位

注 A.横向移位;B.纵向移位;C.成角移位。

4.骨折的诊断与复查

初诊首先要判断有无骨折,熟知正常解剖和先天变异非常重要,骨的滋养血管沟和骺软骨板需要与骨折鉴别。确定骨折后要观察骨折的类型和移位情况,以骨折近侧断端为基准叙述远侧段向何方移位;还要观察骨折断端的成角,长骨两断端成角的尖端所指的方向即为成角的方向,如向前、后、左、右成角等。骨折远侧段中轴线偏离近侧段轴线延长线的角度,是应矫正的角度。

骨折复位后首次复查,着重检查骨折对位对线情况是否符合要求。以完全复位最理想,若多次整复会影响愈合。只要不影响功能及外观,允许轻度移位存在,在对线正常的情况下,对位达 2/3 以上者,即基本符合要求。不同部位要求也不同,主要考虑是否影响功能和外观。

5.骨折的愈合

骨折后通过断端周围新生骨的形成达到重新连接,经过骨痂形成,最后塑形,完成愈合。骨折的愈合有两种成骨方式:①膜内成骨,即骨膜的间叶细胞增生分化直接形成骨痂,X 线表现为骨折周围的骨膜反应;②软骨内成骨,即骨膜的间叶细胞增生分化为软骨,再经软骨的骨化形成骨痂,X 线表现为骨折端周围密度不均匀的斑片状骨痂影。

骨折愈合的阶段:骨折愈合大致分为 4 个阶段,这是互相连续、互相移行的发展过程。

(1)肉芽组织修复期:骨折数小时,断端及周围软组织出血并形成血肿,一部分被吸收,大部分凝固成血块,充满断端间隙。2～3 周,骨折端附近的骨细胞因损伤和缺血而死亡,血肿逐渐机化,周围富有细胞的肉芽组织迅速生长,吸收血肿并连接在骨折断端之间形成大量软骨痂。此时 X 线摄片显示骨折线仍清晰并稍增宽,但不如新鲜骨折线锐利。

(2)骨痂形成期:骨折后断端新生成的骨组织称为骨痂。儿童成骨活跃,骨痂出现早,骨折后 9 天即可见到,成人一般在骨折后 3～4 周出现骨痂。骨痂有两种,即外骨痂和内骨痂。发生在骨皮质外的骨痂称为外骨痂,外骨痂包括膜内成骨和软骨成骨两种新生骨。发生在骨皮质内面、骨松质内或骨髓腔突向断端的新骨称为内骨痂。

(3)骨痂连接期:内、外骨痂不断增加,逐渐跨越断端,达到骨性连接(骨折后 3～12 周)。X 线表现为骨折两侧断端的骨痂相互连接,在一个方向或多个方向形成桥样连接。此后骨痂不再长大,边缘逐渐变光滑,密度较高但不均匀,一般还看不出骨小梁结构。其骨折线水平的透亮线尚可存在很长时间。

(4)骨痂塑形期:骨性愈合后,随肢体负重和运动骨小梁重新按力线方向排列。多余的骨痂通过破骨细胞吸收,骨痂不足部分通过膜内骨化而增生填补,使骨恢复原来的骨形态。X 线表现为骨膜反应及骨痂逐渐吸收缩小,密度变均匀,逐渐出现骨小梁结构,皮质形成,髓腔沟通,畸形逐渐矫正。这个阶段可达数年甚至十几年。儿童的骨塑形能力远大于成人。

骨折愈合的观察:骨折 1 周内形成的纤维骨痂及骨样骨痂 X 线平片不显示;2～3 周后,形成骨性骨痂,表现为断端外侧与骨干平行的梭形高密度影,为外骨痂。同时可见骨折线模糊,主要为内骨痂、环形骨痂和腔内骨痂的密度增高所致。若骨折部位无外骨膜或骨膜受损而不能启动骨外膜成骨活动,则仅见骨折线变模糊。骨松质如椎体、骨盆骨等骨折,也仅表现为骨折线变模糊。网织骨被成熟的板层骨所代替,X 线表现为骨痂体积逐渐变小、致密、边缘清楚,骨折线消失和断端间有骨小梁通过。骨折愈合后有一个逐渐塑形的过程,儿童骨折愈合后可看不到骨折的痕迹。

一般在骨折整复后 2～3 周需要拍 X 线平片复查骨折固定的位置和骨痂形成的情况。X

线摄片时应暂时去除固定物,以免影响观察骨折部位。

6.骨折的合并症和后遗症

(1)延迟愈合或不愈合:骨折愈合时间与多种因素有关,所需时间相差较大,容易愈合的部位如锁骨,儿童在1周内就可以形成骨痂。骨不愈合指骨折已半年以上,X线上无骨痂形成,骨折断端的髓腔已被致密的硬化骨质封闭、变光滑。延迟愈合或不愈合常见于股骨颈、胫骨下1/3、舟骨、距骨和肱骨干骨折等。

(2)外伤后骨质疏松:骨折整复后,因长期制动,可引起伤肢失用性骨质疏松,而骨质疏松会延缓骨折的愈合。

(3)畸形愈合:由于整复固定不理想,骨折复位对位对线差,但骨折断端有骨痂形成。

(4)骨缺血性坏死:骨折所致供血血管断裂,没有及时建立侧支循环,则可引起骨的缺血性坏死。常见于股骨颈、距骨、腕舟骨和月骨骨折。

(5)创伤性骨关节病:由于骨折致使关节软骨和软骨下骨质受力发生了改变,并进一步破坏关节软骨和软骨下骨质,形成创伤性骨关节病。

(6)骨化性肌炎:骨折后周围软组织内的血肿处理不当可经机化而骨化,X线示软组织内钙化影。

(7)骨、关节感染:多数因开放性骨折,伤口处理不佳,形成骨髓炎,目前较少见。

7.骨骺损伤

骨骺损伤为干、骺愈合之前骺部发生的创伤,又称骨骺分离。可以是单独软骨损伤,也可以是软骨和干骺端、骨骺骨质同时折断。约30%的骨骺损伤继发肢体短缩或成角畸形等后遗症。

大多数骨骺损伤可由X线平片根据骨骺移位、骺板增宽及临时钙化带变模糊或消失等改变作出诊断。但平片不能显示无移位的骨折和二次骨化中心骨化之前骨骺的损伤。CT可用于显示平片上有其他结构重叠的骨折移位情况;如扫描平面与骺板垂直,则CT可比平片更清晰地显示骺板骨折。

MRI对骨骺损伤的显示更精确,主要用于临床高度怀疑而X线平片阴性的病例。MRI显示骺板的纤维桥和骨桥最佳,它可直接显示骨骺软骨的损伤。T_2WI显示骺板较好,骺板表现为高信号,与周围低信号的骨形成明显对比。骺板急性断裂表现为局灶线性低信号影。干骺端及二次骨化中心骨折则在T_1WI上为线形低信号影,在T_2WI上为高信号影。而骺板纤维桥和骨骺桥表现为横跨骺板、连接干骺端和骨骺的低信号区。

8.疲劳性骨折

疲劳性骨折又称应力骨折,系长期、反复的外力作用于骨的某一部位,可逐渐地发生慢性骨折,到发现检查时,骨痂已形成,局部骨膜增生,部分病例可见骨皮质有裂缝。MRI可显示隐蔽的骨折线和骨髓水肿。疲劳性骨折好发于跖骨和胫腓骨,也见于肋骨、股骨干和股骨颈等处(图9-13)。一般根据病史和X线表现容易诊断,但有时需要与恶性肿瘤鉴别。

9.病理性骨折

骨存在自身病变,使骨的强度下降,轻微外力即可导致骨折,称为病理性骨折。骨病变可以是局限性或是全身性病变。前者有肿瘤、肿瘤样病变、炎性病变;后者有骨质疏松、骨质软化和骨发育障碍等。影像学上除有骨折的征象外,还呈现原有骨病变的特点(图9-14)。

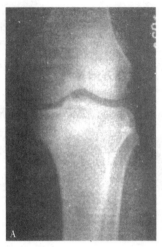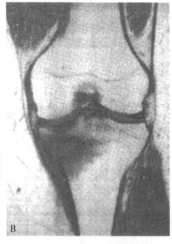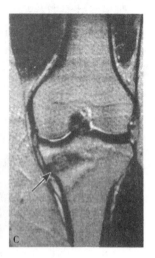

图 9 - 13　疲劳性骨折影像学表现

注　A.X线平片示胫骨内侧干骺端楔形稍低密度影,隐约见骨膜反应,其内侧骨质增生;B.T₁WI示胫骨内侧干骺端和骨骺片状低信号影,胫侧副韧带水肿、增厚;C.T₂WI对应平片稍低密度的等信号为骨痂,周围水肿呈高信号。

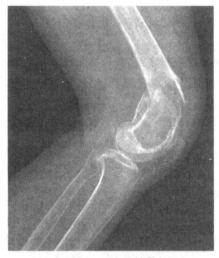

图 9 - 14　病理性骨折

注　股骨远端骨巨细胞瘤合并病理性骨折。

(二)四肢骨折

1.临床与病理

(1)病因、病理:本病一般有明确的外伤史。直接暴力或间接暴力作用于骨骼,前者是主要原因;因炎症、结核、肿瘤、骨质疏松、骨质软化、骨发育障碍等骨骼本身病变引起的病理性骨折,可无明确外伤史或仅有轻微外伤。

(2)临床表现:骨折局部肿痛、变形、患肢缩短、保护性姿势及功能障碍等。活动患肢可听到或触及骨的摩擦音(感)。本病常合并局部软组织撕裂,有时出现相邻脏器或神经损伤。

2.影像学表现

(1)X线表现。

1)肱骨骨折。①肱骨外科颈骨折:常发生在解剖颈下 2～3cm 处,多见于成人,可分为裂隙样骨折、外展骨折和内收骨折 3 型,常合并大结节撕脱骨折。②肱骨髁上骨折:肱骨髁上较薄弱,易骨折,最常见于儿童。骨折分为两型:伸直型,远侧断端向背侧倾斜,致骨折向掌侧成角,此型多见(图 9-15);屈曲型,较少见,远侧断端向掌侧倾斜,致骨折向背侧成角。肱骨髁上骨折经常有旋转移位。

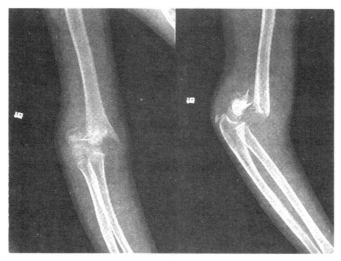

图 9-15 肱骨髁上骨折

注 肱骨下端骨折,断端掌侧成角。

2)前臂骨折。①科雷斯骨折:为最常见的骨折,指桡骨远端距离远端关节面 2.5cm 以内的骨折,常伴远侧断端向背侧移位和向掌侧成角,桡骨前倾角减小或成为负角,使手呈银叉状畸形(图 9-16)。骨折线常为横形,有时为粉碎性骨折,并累及关节面。此种骨折常合并尺骨茎突骨折和下桡尺关节分离。桡骨远端骨骺联合前,常发生桡骨远端骨骺分离。同一部位的骨折,如因作用力相反,手背着地,使桡骨远侧断端向掌侧移位和向背侧成角,则称为反科雷斯骨折或史密斯骨折,这种骨折少见。②蒙泰贾骨折:为尺骨上 1/3 骨折合并桡骨小头脱位。③加莱阿齐骨折:为桡骨下段(几乎均为中下 1/3)骨折合并下桡尺关节脱位。

3)指、掌骨骨折:单发或多发,占手部创伤的 68%,发生率高,可见各种骨折类型,可向各方位错位或成角。

4)股骨颈骨折:多见于老年人,尤其是绝经后妇女。最重要的原因是骨质疏松,轻微外伤即可引起股骨颈骨折,多为单侧,股骨颈骨折极易损伤股骨头的供血血管,骨折愈合缓慢,易并发股骨头缺血性坏死。按骨折是否稳定,股骨颈骨折分为无错位嵌入型骨折和错位型骨折(图 9-17)。

5)胫腓骨骨折:以胫腓骨双骨折最多,胫骨单骨折次之,腓骨单骨折少见。可出现横形骨折、短斜形骨折、斜形骨折、螺旋形骨折或粉碎性骨折,胫腓骨双骨折多在一个平面上,双骨折时,腓骨骨折部位多比胫骨的高,需拍摄包括腓骨上下端的 X 线片,否则易漏诊。胫骨中下 1/3 处骨折,远侧断端的滋养动脉中断,骨干骨外膜的血供不充足,容易延迟愈合,甚至不愈合。

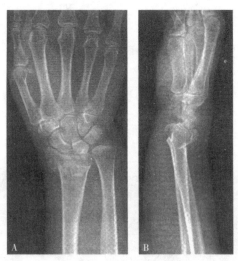

图 9 - 16 科雷斯骨折

注 A.桡骨远端骨折;B.断端向背侧移位。

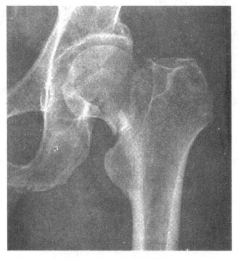

图 9 - 17 股骨颈骨折

注 左股骨颈斜形骨折线,远端有嵌入,干颈角变小。

6)跟骨骨折:多见于自高处落下,足跟着地,垂直暴力从距骨传导至跟骨,使跟骨压缩或劈开。可波及距骨下关节,平片显示不理想,CT 可显示骨折碎片的大小、数量及移位情况,冠状面 CT 扫描显示后侧关节突最佳。

7)距骨骨折:少见。X 线平片显示骨折线多位于距骨体的后部,为压缩、塌陷或粉碎性骨折,重者骨折块分离并向后脱位。本病极易发生骨缺血性坏死和骨性关节炎。

(2)CT 表现:可发现 X 线平片上不能发现的隐匿骨折。对于结构复杂和有骨性重叠部位的骨折,CT 比 X 线平片能更精确地显示骨折移位情况。但当骨折线与 CT 扫描平面平行时,则可能漏掉骨折,因此不能单凭 CT 检查就完全排除骨折,一定要结合 X 线平片。不易观察骨折的整体情况也是其缺点,但三维重建可以全面、直观地了解骨折情况。

(3)MRI 表现:可以比 CT 更敏感地发现隐匿骨折,而且能够清晰地显示骨挫伤、软组织及脊髓的损伤。但显示有结构重叠部位骨折的关系不如 CT。骨折在 T_1WI 上表现为线样低信号影,与骨髓的高信号形成明显的对比,T_2WI 上为高信号影,代表水肿或肉芽组织;由于骨折断端间出血的时间及肉芽组织形成与演变的不同也可表现为多种信号。

3.诊断与鉴别诊断

四肢外伤后局部出现骨折线,即可诊断为骨折。需要与一些正常解剖结构加以区分,如管状骨的滋养血管沟、扁骨的血管压迹、周围肌肉间脂肪线、儿童的骨骺板以及正常骨变异也可形成类似于骨折的征象,这些改变有一个的共同特点就是边缘光滑,而骨折边缘锐利。熟悉骨骼正常 X 线表现,密切结合临床症状,必要时与健侧比较,与骨折的鉴别并不困难。

(三)脊柱骨折

1.临床与病理

(1)病因、病理:脊柱骨折和脱位常见,占全身骨折的 5%～6%。多数为因传导暴力致伤,其中 90% 由于间接暴力使脊柱过度屈曲所致。由高处跌落时臀部或足着地、冲击性外力向上传至胸腰段发生骨折;少数由直接外力引起,如房屋倒塌压伤、汽车压撞伤或火器伤。胸腰段脊柱骨折多见。脊椎骨折分为次要损伤和重要损伤,前者包括单纯的横突、棘突、关节突和椎弓峡部骨折;后者包括压缩或楔形骨折、爆裂性骨折、安全带型损伤及骨折。可合并韧带损伤和脊髓损伤。

(2)临床表现:损伤后轻者引起疼痛、肿胀、压痛、叩击痛、脊柱活动受限,重者出现脊柱后凸畸形,或引起神经功能障碍、截瘫,甚至死亡。

2.影像学表现

(1)X 线表现。

1)脊椎骨折。①压缩性骨折:以胸腰椎最多见,占胸腰椎骨折的 48%。X 线表现为椎体前侧上部终板塌陷,皮质断裂,而后柱正常,致使椎体压缩成楔形(图 9 - 18)。已有骨质疏松软化的,则椎体上下终板都塌陷。②爆裂性骨折:是椎体压缩性骨折的一种特殊类型,占脊柱骨折的 14%,常压迫脊髓。损伤可导致上部和(或)下部终板粉碎性骨折。前中柱受累,有骨碎片突入椎管,同时也可有椎板骨折。③安全带骨折(Chance 骨折):多见于车祸,占全部脊柱骨折的 5%。X 线平片显示骨折线横行经过棘突、椎板、椎弓与椎体,后部张开;或仅有棘上、棘间与黄韧带断裂,关节突分离,椎间盘后部破裂;或骨折与韧带断裂同时存在。④骨折—脱位:占脊柱骨折的 16%,其中 75% 可致神经受损。X 线平片上可示椎体脱位、关节突交锁,常伴骨折。

2)寰枢椎损伤:寰枢椎之间有 3 个关节,均为滑膜关节,常见的损伤包括寰枢关节脱位、寰椎骨折和齿突骨折等。这些损伤易使颈髓受压而引起严重并发症。①寰枢关节脱位:分旋转性寰枢关节半脱位、创伤性旋转性寰枢关节脱位两种。可仅单侧完全寰枢关节脱位。X 线平片较难显示旋转性脱位,当正位片或侧位片上寰枢椎排列异常时应怀疑到本病。旋转性脱位在侧位 X 线片上,表现为寰椎前弓后面与枢椎齿状突前缘的距离超过 3mm;或张口位寰枢椎的骨突关节间距两侧不对称。②寰椎骨折:较少见,占颈椎损伤的 2%～4%。分为寰椎前弓骨折、后弓骨折、前后弓骨折和侧块压缩性骨折 4 种。

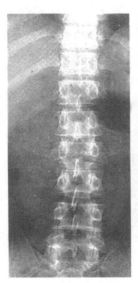
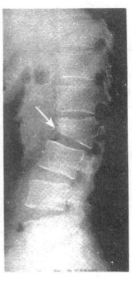

图 9 - 18　椎体压缩性骨折

注　第 2 腰椎椎体楔形变,前缘可见碎骨片(↑)。

(2)CT 表现:CT 在脊柱外伤中能够发现椎体骨折征象,发现骨折碎片是否进入椎管,椎管是否狭窄,椎弓根有无骨折,还可发现椎管内是否有血肿,脊髓受压的程度,脊髓是否有挫裂伤及周围韧带有无断裂。CT 显示爆裂性骨折最佳,矢状面重组可清楚地显示椎体后上部分碎裂和突入椎管的骨片及椎管狭窄情况。CT 显示关节突的位置价值较高。

寰枢椎的相互关系通过薄层 CT 横断面扫描与矢状面和冠状面重建,可以精确显示。寰椎前弓后缘与枢椎齿状突前缘的距离成人大于 2mm、儿童大于 4mm 提示有横韧带的撕裂,寰枢椎脱位。

(3)MRI 表现:椎体新鲜骨折表现为椎体楔状变形,其内呈长 T_1、长 T_2 信号,后缘突入椎管,脊膜囊和脊髓受压。在冠状面和矢状面可准确测量寰齿间距,正常值与同部位的 CT 影像正常值相同。同时可以发现齿状突骨折和横韧带损伤出现的异常信号和咽后壁软组织肿胀。

(四)其他骨折

其他部位的骨折主要有肋骨骨折、颅骨骨折和骨盆骨折,其中肋骨、颅骨骨折的影像学表现分别详见呼吸系统、中枢神经系统。

1.临床与病理

(1)病因、病理:骨盆骨折多为直接暴力撞击、挤压骨盆或从高处坠落冲撞所致。运动时突然用力过猛,可造成肌肉起点处的骨盆撕脱骨折。机动车交通伤多不仅限于骨盆,在骨盆环受到破坏的同时常合并广泛的软组织伤、盆内脏器伤或其他骨骼、内脏的损伤。

(2)临床表现:伤后局部疼痛、肿胀、瘀斑,坐起、翻身时下肢活动困难、不能站立,骨盆挤压试验阳性,骨盆分离试验阳性,常合并内脏损伤而引起严重并发症。

2.影像学表现

(1)X 线表现:骨盆骨折主要表现为不同部位的骨折线和断端移位,按骨盆环断裂的程度分3类。

1)骨盆边缘孤立性骨折(骨盆环无断裂的骨折):骨折发生于骨盆边缘处,包括髂骨翼的骨折、耻骨支骨折、髂前上下棘骨折、坐骨结节骨折、骶骨骨折、尾骨骨折。

2)骨盆环断裂无移位骨折:包括一侧或双侧耻骨上下支骨折、耻骨联合分离、一侧骶髂关节脱位或一侧骶髂关节附近的髂骨骨折。

3)骨盆环断裂移位骨折:包括一侧耻骨上下支骨折合并同侧骶髂关节脱位或髂骨骨折、耻骨联合分离合并一侧骶髂关节脱位或髂骨骨折、骨盆环粉碎性骨折等。

(2)CT表现:CT检查不仅可以清楚地显示骨盆各部分的骨质情况及骨折线的形态、有无碎骨片和数目,同时还可以显示骨盆内脏器受损情况,CT三维重建技术的应用可以清楚地显示骨盆的结构特点。

二、关节脱位

(一)临床与病理

1.病理

创伤性关节脱位大多发生于活动范围较大、关节囊较宽松和结构不稳定的关节,四肢中以肩、肘、髋、踝关节常见,膝关节相对少见。

2.临床表现

常有明显外伤史,临床表现为关节疼痛、肿胀变形和功能丧失。

(二)影像学表现

1.X线平片(图9-19)

(1)根据关节对位关系是完全或部分脱离,关节脱位分为完全性关节脱位及半脱位。

(2)完全性脱位表现为关节组成骨之间关节对位关系完全性分离或脱离,常伴发邻近关节肌腱附着部的撕脱骨折(图9-20),临床诊断不难。

(3)半脱位表现为关节间隙正常均匀弧度消失,宽窄不均,X线征象常不明确。

(4)在诊断困难时,常需加拍特殊位置X线片,进行关节测量或加拍对侧同一位置图像进行对比,以便得出确切结论。

2.CT表现

(1)关节创伤性脱位可伴发关节囊内骨折。

(2)可显示解剖关系复杂部位关节半脱位和小撕脱骨折。

3.MRI表现

(1)关节脱位常伴关节囊、肌腱及韧带撕裂伤。

(2)关节积血、骨挫伤及关节周围软组织损伤。

(三)诊断与鉴别诊断

关节脱位常有明确临床表现及影像学表现,诊断不难。影像学以X线平片为基础,CT可提示关节骨折损伤,MRI可显示软骨、韧带和肌腱损伤,可提供更多信息。

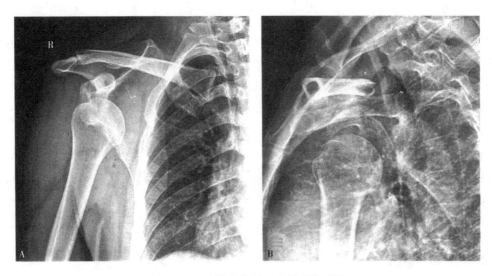

图 9 - 19　右肩关节脱位 X 线摄片表现

注　A.正位;B.侧位。右肱骨头离开关节盂向前下脱位。

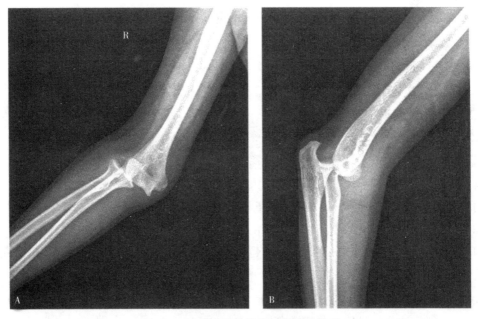

图 9 - 20　右肘关节脱位 X 线摄片表现

注　A.正位;B.侧位。右尺桡骨相对肱骨后方脱位,可见肱骨小撕脱骨折。

三、椎间盘突出

(一)临床与病理

1.病理

椎间盘突出可发生于脊柱的任何部位,多见于活动度较大的部位,其中腰椎间盘突出最多见,颈椎间盘次之。

2.临床表现

大多数病变均为后纤维环破裂,髓核向后突出超过椎体边缘时,因其化学性刺激作用和(或)压迫周围组织、神经根和脊髓,引起临床症状。髓核可经相邻上下椎体软骨板的薄弱区突入椎体骨松质内,形成椎体上下缘压迹,称为施莫尔(Schmorl)结节。

(二)影像学表现

1.椎间盘退行性变

(1)髓核脱水、变性、弹性减低,纤维环出现裂隙,周围韧带松弛,终板凹陷、断裂等,均为椎间盘退行性改变,为椎间盘突出的内因。

(2)X线显示椎间盘退行性变多为间接征象,如椎间隙变窄、椎体边缘骨质增生及骨赘形成,小关节间隙变窄及关节面骨质增生、骨赘形成、椎间盘"真空征"等。

(3)MRI 可显示椎间盘变扁、髓核 T_2WI 信号降低、终板炎等表现。

(4)根据髓核突出的位置和程度不同,椎间盘退行性变又可分为椎间盘膨出、椎间盘突出及脱出、椎间盘游离碎片、施莫尔结节。

2.椎间盘膨出

(1)椎间盘向周围均匀膨隆,膨出椎间盘在各方向上都超过相邻椎体的边缘,常提示纤维环松弛但完整。

(2)影像学上膨出常呈对称性,可显示硬脊膜囊切迹样改变及双侧椎间孔,椎间孔脂肪对称性弧形受压。

3.椎间盘突出及脱出

(1)椎间盘突出指椎间盘组织局限性突出,超过椎体的边缘,移位的椎间盘组织基底部宽于其他径线;椎间盘脱出指移位椎间盘组织基底部小于突出组织直径,突出部分与髓核以窄颈相连,提示纤维环变性及纤维断裂。

(2)影像学表现为椎间盘局限性突入椎管,局部硬膜外脂肪移位,硬膜囊局限性受压变形,同时需注意脊髓受压及受压节段脊髓水肿或缺血改变(图9-21)。

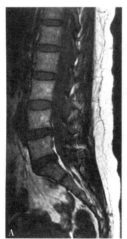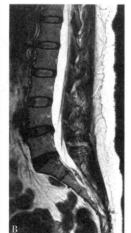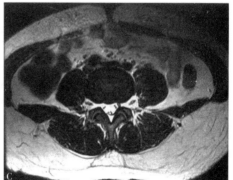

图9-21　椎间盘突出 MRI 表现

注　A.矢状面 T_1WI;B.矢状面 T_2WI;C.横断面 T_2WI。椎间盘信号降低,第5腰椎至第1骶椎椎间盘左后突入椎管,突出部分以窄颈与母体相连,对应椎间孔及神经根受压。

4.椎间盘游离碎片

(1)椎间盘组织突破后纵韧带,与椎间盘本体分离,可向上或向下移位。

(2)影像学表现为后纵韧带后方不规则结节,部分可伴钙化,T_1WI 常为低信号,T_2WI 信号不一,有时需与椎管内肿瘤鉴别。

5.施莫尔结节

(1)椎间盘向上或向下突入相邻椎体形成的骨内突出。

(2)影像学表现为椎体上或下面的圆形或半圆形凹陷,其边缘有硬化线,常对称见于相邻椎体的上、下面,且可累及数个椎体。

(三)诊断与鉴别诊断

X线是诊断椎间盘突出的初筛方法,但诊断价值非常有限。CT 是目前临床最常用的方法,但诊断效用不如 MRI。MRI 是最佳和推荐的方法,通常扫描 T_1WI、T_2WI 的横断面及矢状面图像,怀疑继发病变时,可行增强扫描。

四、膝关节半月板损伤

(一)临床与病理

1.病理

半月板由纤维软骨组成,切面呈三角形,外侧半月板较小且较肥大,近似呈"O"形,内侧半月板较大,近似呈"C"形。内侧半月板较外侧半月板薄而大,较紧密地附着在内侧副韧带上,活动度小,负荷更大,更容易损伤。该病可发生在半月板的前角、后角、中部或边缘部,形态可为横裂、纵裂、水平裂或不规则形,甚至破碎成关节内游离体。

2.临床表现

有明确的外伤史,多由扭转外力引起,使关节活动发生机械障碍,妨碍关节伸屈活动。

(二)影像学表现

传统的 X 线平片及 CT 扫描对半月板病变评价能力不足。MRI 因具有无创、软组织分辨力高、可以多方位、任意平面成像等特点,是目前检查半月板损伤最好和首选的检查方法。

正常半月板在 SE 和梯度回波序列上均呈低信号,在矢状面成像时,两侧半月板在关节的边缘层面上呈"蝴蝶结"状形态,在中间层面,半月板的前后角相互分离,呈小尖端相对的楔形。

在半月板中发现高信号是 MRI 诊断半月板病变的主要依据。根据半月板内异常 MRI 信号特点,可将半月板损伤分为 0～Ⅲ级。

0级:为正常的半月板,呈均匀的低信号,半月板形态规则。

Ⅰ级:表现为不与半月板关节面相接触的灶性椭圆形或球状的信号增高影。

Ⅱ级:表现为线性的半月板内信号增高,可延伸至半月板的关节囊缘,但未达到半月板的关节面缘。Ⅰ、Ⅱ级信号在无症状的人群中也常见,随着年龄的增长,其出现率明显增加,常提示早期改变及半月板退变。

Ⅲ级:半月板内的高信号达到半月板的关节面,提示半月板撕裂。根据半月板撕裂形态特点,可分为水平撕裂、垂直撕裂、斜行撕裂、放射状撕裂、纵形撕裂及桶柄状撕裂(图 9-22)。

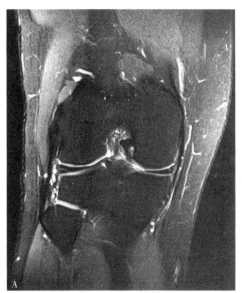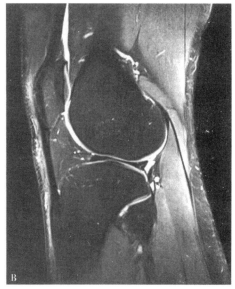

图 9－22　半月板撕裂

注　A.PDWI 冠状面图像；B.PDWI 矢状面图像。显示外侧半月板后角内线状高信号影贯穿半月板，与关节面连通，提示半月板撕裂（Ⅲ度损伤）。

（三）诊断与鉴别诊断

MRI 能够显示半月板撕裂的方向、范围、部位等，对临床决定治疗方案和判定预后具有重要价值。诊断半月板损伤需密切结合临床病史和体征，仔细观察损伤的部位和程度，并需注意有无膝关节其他结构的合并损伤。

（司晓辉）

第五节　骨与关节感染性疾病

一、急性化脓性骨髓炎

（一）临床与病理

1.病因、病理

急性化脓性骨髓炎致病菌大多为金黄色葡萄球菌，多为血源性感染。好发于 10 岁以下儿童的长骨，以股骨、胫骨和肱骨的干骺端和骨干为好发部位。

细菌栓子经滋养动脉进入骨髓，停留在长骨干骺端骨松质区，形成局部病灶，局部骨皮质坏死，形成死骨，骨的滋养血管栓塞，则可形成大块状死骨。骨破坏的同时即可出现骨膜下新生骨的生成，并逐渐增厚或骨壳包绕骨干，骨壳表面有多数穿孔，脓液及小死骨经穿孔处流入软组织内。感染可穿破骨皮质进入关节，形成化脓性关节炎。骺软骨板有屏障作用，脓肿不易穿破骺软骨板进入关节。

2.临床表现

发病急剧,有高热及明显的全身中毒症状,白细胞计数升高,局部软组织红、肿、热、痛,患肢功能障碍。

(二)影像学表现

1.X 线表现

X 线改变晚于临床表现。初期仅有软组织改变,发病 2 周后,病变部位才有骨质改变。

(1)软组织肿胀:在临床症状出现 24 小时后,可有软组织肿胀,密度增高改变,肌间隙半透亮线消失,皮下组织与肌肉间的分界移位、模糊、消失,皮下脂肪层内出现致密的条纹影。

(2)骨质破坏:多始于干骺端骨松质。早期表现为局部骨质疏松,骨小梁模糊、消失。病变迅速扩延,骨破坏呈多发性虫蚀状改变,边缘模糊,骨破坏区可逐渐融合扩大,呈片状不规则密度降低影。病变向髓腔方向扩展,严重者可累及整个骨干,可并发病理性骨折。

(3)骨膜反应:早期表现为密度浅淡的线状影,为单层,多与骨干平行。随后骨膜新生骨不断增厚,密度增高。少数则表现为层状、花边状或不规则状。广泛者则形成骨壳,包绕骨干,称为骨包壳。

(4)死骨形成:死骨大小及形态不一,多呈长条状。

(5)骨质增生:早期破坏的同时常伴有新生骨的形成。新生骨组织、骨小梁密集,排列紊乱,密度增高,以骨破坏区边缘增生明显,病程越长,骨质增生越显著(图 9-23A)。

2.CT 表现

CT 可显示骨髓内炎症、骨质破坏、死骨、骨膜下脓肿和软组织感染。CT 检查有助于发现干骺端和髓腔内小的破坏病灶,横断图像为局限性低密度区,特别是能发现 X 线平片不能显示的小破坏区和小死骨。

3.MRI 表现

MRI 在确定髓腔炎症和软组织感染方面优于 X 线平片和 CT。骨髓充血、水肿、渗出和坏死在 T_1WI 上表现为低信号,与正常骨髓的高信号形成明显的对比,在 T_2WI 上呈高信号。与骨干长轴平行的矢状面、冠状面显示骨髓腔累及范围较好,增强扫描脓肿壁明显强化(图 9-23B、C)。

(三)诊断与鉴别诊断

影像学显示干骺端和骨干较大范围的骨质破坏、骨膜反应、死骨形成,结合临床发病急剧,且有局部软组织红、肿、热、痛表现时即可诊断为本病。

本病需与恶性骨肿瘤,如骨肉瘤、尤因肉瘤进行鉴别。鉴别要点:骨肉瘤、尤因肉瘤有放射状、分层状骨膜反应、骨质破坏、肿瘤骨形成和软组织肿块。

二、慢性化脓性骨髓炎

(一)临床与病理

1.病因、病理

慢性化脓性骨髓炎多继发于急性骨髓炎之后,是急性骨髓炎治疗不当或不及时迁延而来。

原因主要是死骨的残留。死骨可积存细菌,抗生素不易渗入其内而阻碍病变愈合,致炎症呈长期慢性经过,也可因致病菌毒性低而无明确的急性过程。

2.临床病理

本病长期不愈,反复发作,局部流脓,软组织轻度肿胀或不肿胀。

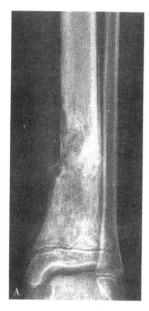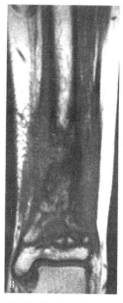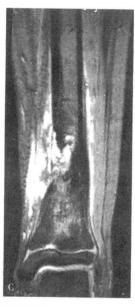

图 9 – 23　急性化脓性骨髓炎 X 线及 MRI 表现

注　A.左胫骨急性化脓性骨髓炎,其远侧干骺端和中下段骨干溶骨性骨质破坏,合并病理性骨折,有少量骨膜新生骨;B、C.MRI病灶区呈长 T_1、长 T_2(STIR)信号改变。

(二)影像学表现

X 线表现:X 线平片可见骨破坏周围有活跃的骨质增生硬化现象。骨膜新生骨增厚,并同骨皮质融合,呈现分层状,外缘呈花边状。骨内膜也增生,导致骨密度增高,甚至使骨髓腔闭塞。骨干增粗,轮廓不整(图 9 – 24)。虽然有骨质修复、增生,但如未痊愈,则仍可见骨质破坏和死骨。若慢性骨髓炎愈合,则骨质破坏和死骨逐渐消失,骨质增生硬化逐渐吸收,骨髓腔沟通,若骨髓腔硬化仍不消失,虽然长期观察病变似已静止,但当机体抵抗力降低时仍可复发。

慢性骨髓炎愈合的 X 线表现:骨破坏及脓腔消失,无死骨存在;骨质增生逐渐吸收;骨干轮廓规整,无增粗变形。

(三)诊断与鉴别诊断

X 线平片显示骨破坏周围有活跃的骨质增生硬化带,骨膜新生骨增厚,骨密度增高,结合临床有明确急性化脓性骨髓炎迁延病史可诊断为本病。骨皮质或骨膜感染引起局限性不典型骨髓炎应与骨样骨瘤、硬化型骨肉瘤鉴别。骨皮质感染的破坏灶在 MRI T_2WI 上呈明显高信号,而骨样骨瘤一般为中等信号;此外,骨样骨瘤 X 线平片上瘤巢骨质破坏区呈透亮低密度影,其内可有钙化或骨化影,周边围绕高密度的骨质硬化环。硬化型骨肉瘤常有 Codman 三角存在,尤其周围有软组织肿块是其重要鉴别点。

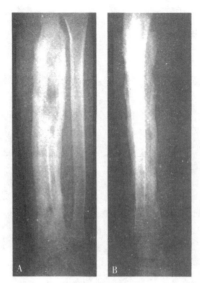

图 9 - 24　慢性化脓性骨髓炎 X 线表现

注　A.正位片；B.侧位片。右侧桡骨不规则增粗，为骨内外膜增生形成的骨包壳，其内有大块死骨和骨质缺损。

三、慢性骨脓肿

（一）临床与病理

1.病因、病理

慢性骨脓肿又称 Brodie 脓肿，为慢性局限性骨髓炎。若致病菌毒性低，细菌毒力弱，全身抵抗力强，病变可局限，则形成慢性骨脓肿。大多局限于长骨干骺端骨松质内，常见于胫骨上下端和桡骨下端。

2.临床表现

病程长，局部疼痛，反复发作，软组织轻度肿胀或不肿胀。

（二）影像学表现

1.X 线表现

X 线平片表现为长骨干骺端中心部位的圆形、椭圆形或不规则形骨质破坏区，边缘较整齐，周围绕以骨硬化带（图 9 - 25）。破坏区中很少有死骨，多无骨膜增生，也无软组织肿胀或瘘管。

2.CT 表现

CT 显示骨质破坏区、骨硬化带和死骨优于 X 线平片，表现与 X 线相同。

（三）诊断与鉴别诊断

X 线平片显示长骨干骺端中心部位的骨质破坏区，周围绕以骨硬化带等表现，结合临床病程长、局部疼痛、反复发作等表现可提示为本病。需与骨囊肿、骨样骨瘤等病相鉴别，鉴别要点如下。

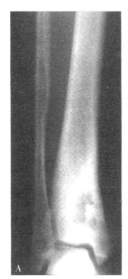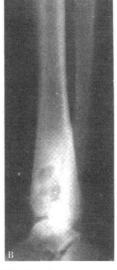

图 9 – 25 慢性骨脓肿 X 线表现

注 胫腓骨正位片(A)、侧位片(B)示右胫骨下端分叶状骨质破坏,周围骨质硬化。

1.骨囊肿

骨囊肿多见于青少年和儿童,好发于长管状骨干骺端,多数患者无明显症状,多发生在病理性骨折后,常见"骨片陷落征"(即骨皮质断裂,骨折碎片插入囊腔)。X 线表现病灶大多为卵圆形,其长径与骨长轴一致,均居于中心,很少偏心生长,以此可作为鉴别。

2.骨样骨瘤

骨样骨瘤好发于胫骨、股骨等长骨干,有持续局限性疼痛,X 线见硬化的骨皮质内有一个卵圆形透光影,称为瘤巢,瘤巢中央可发生钙化或骨化,可与本病鉴别。

四、化脓性关节炎

化脓性关节炎致病菌与骨髓炎病原菌相同。本病多见于儿童与青少年。可发生于任何关节,但以四肢承重大关节,如髋、膝关节发病率高,约占 2/3,其次为肘、肩、踝及腕关节等。一般为单发,在儿童可为多发。

(一)临床与病理

1.病因、病理

化脓性关节炎是化脓性细菌侵犯关节而引起的关节化脓性感染。病原菌以金黄色葡萄球菌最常见。致病菌侵入关节后,首先引起关节滑膜充血、水肿、白细胞浸润及关节内浆液渗出,侵蚀破坏关节软骨及软骨下骨质。软骨和骨端的骨质破坏以关节的承重部位为显著,并导致关节间隙狭窄。关节囊和韧带的破坏可引起关节的病理性脱位。愈合期骨破坏停止,形成关节强直。

2.临床表现

发病急骤,高热,关节周围肿胀、疼痛,活动受限,关节内有波动感,患肢痉挛,屈曲畸形。

实验室检查,白细胞显著升高。

(二)影像学表现

1.X 线表现

X 线表现可分为 3 期。

(1)早期:病变仅累及关节滑膜,关节软骨及软骨下骨质正常。①关节周围软组织肿胀:是化脓性关节炎早期的征象,表现为关节周围软组织影增厚,层次模糊,皮下脂肪层移位并出现网状致密影。②关节囊肿胀:于发病数天后即可出现,显示关节囊密度增高,轮廓较清晰。③关节间隙增宽:因关节腔内积液,关节腔内压力升高所致;大量积液可造成关节半脱位或全脱位,婴幼儿髋关节和肩关节最容易发生脱位。④骨质疏松:为关节周围骨质因炎症充血及肢体疼痛失用而形成。

(2)晚期:表现为关节软骨及软骨下骨质破坏。①关节间隙变窄:征象出现较早,系由关节软骨破坏造成;②关节软骨下骨质破坏:表现为关节面模糊、毛糙,骨破坏最早出现在关节承重部,此改变与结核所引起的关节边缘骨破坏不同,严重病例可并发关节病理性脱位。

(3)愈合期:破坏区周围有反应性新骨出现,关节面骨质增生,关节边缘骨赘形成,关节周围软组织钙化。破坏严重者,关节间隙消失,形成骨性强直。

2.CT 表现

CT 可以显示关节肿胀、积液以及关节骨端的破坏。

3.MRI 表现

MRI 显示关节积液和关节周围软组织受累的范围均优于 X 线平片和 CT,并可显示关节软骨和软骨下的骨质破坏。

(三)诊断与鉴别诊断

影像学上显示关节承重面骨质破坏伴增生,关节间隙变窄,关节周围软组织肿胀,结合临床发病急骤、高热、关节周围肿胀、疼痛等表现提示可能是本病。需要与滑膜型关节结核鉴别,鉴别要点:滑膜型关节结核起病慢,病程长,在关节非承重面出现虫蚀状骨质破坏,骨质增生不明显。

五、骨关节结核

(一)临床与病理

1.病因、病理

骨关节结核是结核杆菌血源性感染导致的骨关节炎症,多发生于儿童和青年。结核杆菌经血行到骨或关节,停留在血管丰富的骨松质内,脊椎是好发部位,其次是髋和膝等处。结核病变最初为非特异性的炎性反应,随后出现结核性肉芽组织增生,形成结核结节。增殖性病变形成结核结节为骨关节结核的特征,结节中央有干酪性坏死。

2.临床表现

骨关节结核多无急性发病史,经过缓慢。局部可有肿、痛和功能障碍等表现,此外,还可伴有红细胞沉降率增快等表现。

（二）影像学表现

X线表现：椎体结核主要引起椎体的骨质破坏，按照骨质破坏最先发生的部位，分为中心型、边缘型、韧带下型和附件型。中心型多见于胸椎结核，病变开始于椎体中央，早期表现为局限性骨质疏松，随着病变的发展可出现圆形或不规则形骨质破坏区，边缘清楚，内可有小死骨，严重的骨质破坏可见椎体塌陷。边缘型多见于腰椎结核，病变开始于椎体的上下缘，边缘不规整，范围较局限。病变向椎体或椎间盘蔓延，使椎体破坏范围加大，或直接破坏椎间盘而波及相邻椎体。韧带下型多见于胸椎结核，常继发于椎旁韧带下脓液的侵蚀，病变开始于脊柱腹侧的椎旁韧带或前纵韧带下，该处椎体前缘呈糜烂性骨质破坏，可产生椎体凹陷性改变，病变常累及多个椎体，但椎间盘可保持完整。附件型较少见，多见于青壮年。椎弓、椎板及上下关节突由于相互紧密连接，常同时受累，表现为附件骨质疏松，关节面骨质破坏。

椎间隙变窄或消失：由于病变开始多累及椎体的上下缘及邻近软骨板，发病早期即可引起软骨板破坏，进而侵入椎间盘，使椎间隙变窄，甚至消失，和椎体互相嵌入融合而难以分辨。脊柱曲度改变：由于骨质破坏和脊柱承重的关系，椎体塌陷变扁或呈楔形，常出现后突变形。椎旁寒性脓肿形成：病变在破坏骨质时可产生大量干酪样物质，流入脊柱周围软组织中而形成寒性脓肿。腰椎结核干酪样物质沿一侧或两侧腰大肌引流，称为腰大肌脓肿，表现为腰大肌轮廓不清或呈弧形突出。胸椎结核的脓肿在胸椎两旁，形成椎旁脓肿，表现为局限性梭形软组织肿胀，边缘清楚。颈椎结核的脓肿则使咽后壁软组织增厚，并呈弧形前突，侧位上易于观察。寒性脓肿内可有不规则形钙化。

CT表现：CT对脊柱细小和较隐蔽部位的骨质破坏显示优于X线平片，可较好地显示结核性脓肿的位置、范围、病变位置内钙化的情况，也可较准确地显示椎管内病变的情况。CT增强扫描结核性脓肿可出现薄壁环状强化，有利于显示椎旁或椎管内脓肿的大小范围。

MRI表现：MRI能清楚地显示病变椎体中心、边缘和附件骨质破坏的情况。对椎间盘的破坏显示理想，可以早期显示椎间盘的信号改变。同时MRI可较好地显示结核性脓肿的位置范围，准确地显示病变椎管内蔓延的情况，对脊髓和神经根受压情况显示最为理想（图9-26）。

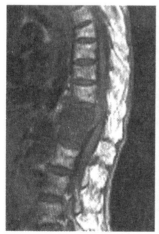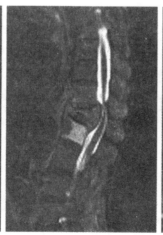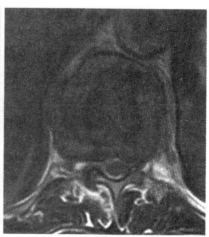

图9-26　胸椎结核 MRI 表现

(三)诊断与鉴别诊断

椎体结核病程长,临床表现不明显。椎体骨质破坏以两个或两个以上椎体的破坏较为多见,单个椎体少见。骨质破坏区内死骨多为砂粒状,但较少见,附件骨质破坏较为少见。椎间盘受累常见,表现为椎间盘信号的改变或椎间隙变窄;椎体内和椎旁可有脓肿形成,脓肿内可出现钙化。

本病需与化脓性脊柱炎、脊柱转移瘤和椎体压缩性骨折等相鉴别。化脓性脊柱炎病程进展多较快,椎体骨质破坏多为单节或双节,骨质增生硬化明显,椎间隙早期出现变窄,椎体内和椎旁脓肿壁多较厚,外壁可不规整,但内壁规整。脊柱转移瘤临床上多有原发肿瘤的病史,椎体骨质破坏区组织和周围软组织肿块增强扫描多出现明显强化,周围软组织肿块内液化坏死无效腔多不规则,壁不规整。椎间盘较少受累,椎间隙变窄少见,常出现椎弓根和附件的骨质破坏。

(司晓辉)

第六节　慢性骨关节病

一、类风湿关节炎

(一)临床与病理

1.病理

主要病理变化为关节滑膜的非特异性慢性炎症。初期以滑膜肿胀、渗出为主,随后出现滑膜血管翳形成,骨、关节软骨破坏,关节面下囊性变和关节纤维性强直。常有滑膜囊炎、肌腱炎和腱鞘炎等症状,还会引起发热、心包炎、皮下结节、胸膜炎、动脉炎、周围神经病变等。

2.临床表现

本病的病因不明,多数认为是在遗传易感因素的基础上由环境等外部因素诱发,属于自身免疫炎性疾病。在中国,类风湿关节炎的患病率为 0.24%~0.50%,男女比例一般为 1∶(2~3),任何年龄均可发病,以 20~50 岁最多。本病为一种反复发作性疾病,致残率较高,预后不良。临床上发病隐匿,好发于手、腕、足等小关节,反复发作,对称分布,表现为关节梭形肿胀、疼痛。少数会出现低热、肌肉酸痛、消瘦等症状。晚期可由于骨质破坏,韧带受牵拉、撕裂,引起多关节畸形,如手指"尺侧偏移"、指间关节屈曲和过伸畸形、肌肉萎缩。少数肘关节附近可出现类风湿结节。还可累及动脉、心包、心肌、心内膜、胸膜等。

实验室检查,可见类风湿因子阳性,红细胞沉降率加快。

(二)影像学表现

1.X 线表现

(1)手足小关节是最早、最常受累的部位,其中腕关节是早期患者检查的最佳部位。部分可侵犯膝、肘、肩和髋等关节。中轴骨受累极少见,偶见于颈椎。

（2）早期，手足小关节多发对称性的梭形软组织肿胀，关节间隙正常或略宽（图 9-27A）。骨端骨质疏松，边缘呈虫蚀状骨破坏，此为类风湿关节炎的一个重要的早期征象。

（3）进展期，关节软骨破坏，关节间隙常呈一致性变窄（图 9-27B），关节面骨皮质侵蚀性破坏，骨性关节面模糊、中断，骨端出现多发、边界不清的囊状透亮区，骨质疏松加重（图 9-28A），可继发骨折。

（4）晚期，骨质疏松显著，关节面可出现明显骨硬化，形成纤维性或者骨性强直。严重骨破坏和肌肉萎缩可引起骨与骨之间的压迫性侵蚀，多见于承重性关节，如髋关节（图 9-28B）。另外，类风湿关节炎还可导致关节半脱位，最早出现在寰枢关节。指间关节、掌指关节半脱位明显，且造成指向尺侧偏斜畸形。

值得注意的是，患者跟骨后下缘皮质既表现为骨皮质侵蚀，又表现为边缘不规则的骨赘增生，这是由于肌腱、韧带附着处的纤维软骨发生增生骨化所致。由于受累关节的病程不一，同一患者可见多个关节出现不同病期表现。

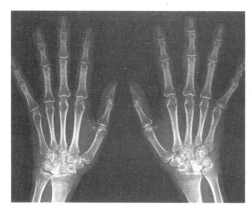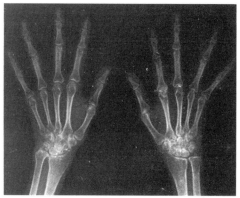

图 9-27 类风湿关节炎早期和进展期 X 线表现

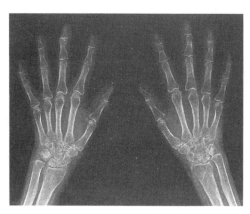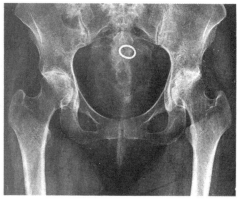

图 9-28 类风湿关节炎进展期和晚期 X 线表现

2.CT 表现

（1）能显示 X 线平片所见，但显示骨端骨质疏松不如 X 线平片。

（2）显示腕关节骨侵蚀优于 X 线平片，可见骨性关节面锯齿样破坏、骨板局限性中断和骨板下囊性破坏等。

3.MRI 表现

(1)对类风湿关节炎显示较敏感,注射 Gd－DTPA 后即可出现炎性滑膜明显强化。

(2)MRI 增强扫描可显示填充在侵蚀灶内的血管翳,T_1WI 呈低信号,T_2WI 呈高信号。

(3)典型的类风湿关节炎的 MRI 影像改变,首先是滑囊炎,继而产生骨髓水肿,最后形成骨侵蚀。

(三)诊断与鉴别诊断

本病的主要诊断依据是临床表现、类风湿因子阳性和影像学表现。早期诊断要结合临床表现,MRI 可提供早期诊断依据。

类风湿关节炎应与下列疾病鉴别。①关节结核:类风湿关节炎限于单关节或少数关节时应与本病鉴别。本病可伴有其他部位结核病变,如脊椎结核常有椎旁脓肿,两个以上关节同时发病者较少见。X 线检查早期不易区别,若有骨质局限性破坏或有椎旁脓肿阴影,有助于诊断。关节腔渗液做结核菌培养常阳性。抗结核治疗有效。②痛风性关节炎:呈间歇性发作,以男性多见,多先侵犯第一跖趾关节,早期关节间隙不变窄,发作高峰期出现高血尿酸,晚期形成痛风结节。③增生性关节炎:发病年龄多在 40 岁以上,无全身疾病,关节局部无红肿现象,受损关节以负重的膝、脊柱等较常见,无游走现象,肌肉萎缩,关节畸形边缘呈唇样增生或骨疣形成,血沉正常,类风湿因子(RF)阴性。④风湿性关节炎:本病尤易与类风湿关节炎起病时相混淆,下列各点可资鉴别:起病一般急骤,有咽痛、发热和白细胞增高;以四肢大关节受累多见,为游走性关节肿痛,关节症状消失后无永久性损害;常同时发生心肌炎;血清抗链球菌溶血素"O"、抗链球菌激酶及抗透明质酸酶均为阳性,而 RF 阴性。

二、强直性脊柱炎

(一)临床与病理

1.病理

关节滑膜的病理学改变为非特异性炎症,以非特异性肉芽肿性滑膜炎及纤维素沉积为主,伴以纤维化和骨化,滑膜增厚,巨噬细胞、淋巴细胞和浆细胞浸润,可出现滑膜炎症、软组织水肿及骨质疏松。与类风湿关节炎类似,但渗出较轻,纤维增生、钙化和骨化较明显。实验室检查,90％出现 HLA－B27 阳性,但正常人中也有 4％～8％可出现 HLA－B27 阳性。

2.临床表现

本病好发于 15～35 岁男性,女性少见,有遗传倾向。发病隐匿,绝大部分病例早期均出现骶髂关节受累,随后逐渐向上蔓延,侵蚀脊柱骨质、脊柱旁软组织及外周关节,并可伴发关节外表现。严重者可导致脊柱韧带广泛骨化而形成骨性强直。少数侵及眼、心、大血管、肺及肾。

本病发病隐匿、缓慢。早期主要表现为下腰痛或骶髂部不适、疼痛和发僵,也可表现为臀部、腹股沟酸痛或不适,症状可向下肢放射。脊柱受累后,会出现疼痛、活动受限或脊柱畸形。整个脊柱可自下而上发生强直,先是腰椎前凸消失,进而呈驼背畸形,颈椎活动受限,胸肋连接融合,胸廓改变,呼吸靠膈肌运动。晚期常伴有骨质疏松,极易骨折。

(二)影像学表现

1.X 线表现

(1)骶髂关节常为最早受累的关节,多为双侧对称性受累。骨质破坏以髂侧为主,关节面受侵蚀破坏,呈鼠咬状,边缘增生硬化,关节间隙先出现假增宽,后变窄,最后形成骨性强直,硬化消失(表 9-1)。

表 9-1 骶髂关节炎分级

分级	定义
0 级	正常
1 级	可疑异常
2 级	轻度异常,可见局限性侵蚀、硬化,但关节间隙无改变
3 级	明显异常,含以下一项或多项改变(侵蚀、硬化、关节间隙增宽或变窄、部分强直)
4 级	严重异常,关节完全骨性强直

(2)脊柱为第二常见受累部位。病变起初侵蚀椎体前缘上、下角及骨突关节,加重后可致椎体前的凹面变平直,甚至凸起,形成“方椎”;炎症引起纤维化及前纵韧带深层骨化,形成平行脊柱的韧带骨赘,脊柱小关节破坏,椎体间隙变窄,使脊柱呈“竹节样”改变(图 9-29);晚期,广泛的骨化使脊柱强直,其强度降低,极易发生骨折。

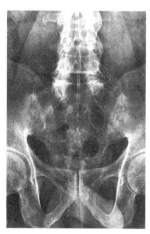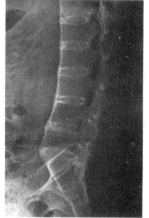

图 9-29 强直性脊柱炎 X 线表现

(3)髋关节是最常受累的周围关节,多双侧对称性出现,表现为关节间隙变窄、关节面侵蚀及囊变、反应性骨硬化、髋臼和股骨头关节面外缘骨赘及骨性强直。

2.CT 表现

主要行骶髂关节检查,骨性关节面多呈锯齿状破坏伴硬化。可较 X 线平片更清晰地显示关节的轮廓,且能更早地发现关节面侵蚀灶。

3.MRI 表现

早期显示骶髂关节相邻骨质水肿,关节间隙的血管翳在 T_1WI 呈低信号、T_2WI 呈高信号,增强扫描明显强化。MRI 对于发现脊椎后骨折及脊髓受压较敏感。

（三）诊断与鉴别诊断

根据临床病史、体征和影像学表现,提示双侧对称性骶髂关节炎可诊断。当临床高度怀疑本病,而 X 线平片正常时,可选用 CT 或 MRI 检查。

强直性脊柱炎应与以下疾病鉴别。①类风湿关节炎:高发于中、青年女性,类风湿因子阳性。X 线表现为对称性侵犯小关节,很少累及骶髂关节,骨质疏松较明显。②致密性髂骨炎:多为女性,病变多累及髂骨,骶骨正常,关节间隙正常;无骨质破坏征象。③骶髂关节结核:常为一侧发病,而强直性脊柱炎多为双侧,且前者以破坏为主,软骨下硬化不明显。病理检查可确诊。

三、退行性骨关节病

（一）临床与病理

1.病理

关节软骨退变,水含量减少,表面粗糙、变薄、断裂,骨性关节面因破坏以致其增生硬化,边缘骨赘形成。骨端假囊肿形成,周围是致密纤维组织和反应性新生骨,内有黏液。晚期可见关节腔内游离体,多由软骨退行性变形成的碎片脱落而来,可发生钙化或骨化。

2.临床表现

退行性骨关节病分为原发性和继发性。原发性最多见,病因不明,与遗传和体质有一定关系。多见于 40 岁以上的中老年人,累及多数大关节,进展缓慢,好发于髋关节、膝关节、指间关节、脊椎等。以关节活动不灵活、疼痛为主要症状,还可出现骨刺、骨质增生、O 形腿、颈椎病、髌骨软化、腰椎病等。继发性者多发生于青壮年,继发于创伤、炎症、关节不稳、慢性反复的积累性劳损或先天性疾病等。

（二）影像学表现

1.X 线表现

(1)本病几乎可以侵犯全身任何关节,以膝、髋、踝、手等关节和脊柱多见。

(2)早期,关节间隙变窄是最常见的征象。

(3)进展期,骨的边缘变锐利,致使关节面变得不平整,形成唇样或鸟嘴样的骨性突出(图 9-30),边缘骨赘形成,脱落后可出现关节腔内游离体。软骨下反应性硬化,以邻关节面区最为明显,向骨干侧逐渐减轻。关节面下出现单个或者多个囊性透亮区。

(4)晚期,关节破坏加剧,以致关节失稳,甚至形成关节畸形,但不会出现关节强直。

2.CT 表现

检查复杂关节的扫描面与关节垂直时,有利于病变的显示,如脊柱和髌股关节等。

3.MRI 表现

(1)唯一可以直接清晰显示关节软骨的影像学方法。

(2)早期关节软骨肿胀,T_2WI 呈高信号。

(3)随后软骨下可出现小囊,可见表面糜烂和小溃疡。

(4)晚期软骨变薄,局部纤维化,T_2WI 呈低信号。

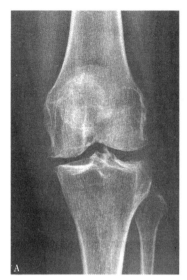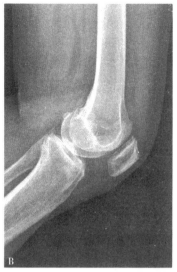

图 9－30 退行性骨关节病 X 线表现

注 A.正位片；B.侧位片。

（三）诊断与鉴别诊断

本病应与以下疾病相鉴别：①类风湿关节炎，常侵蚀腕、掌指及近侧指间关节，逐渐累及大关节，为多发对称性病变；②骨与关节结核，病变多累及关节非承重面，以骨质破坏为主，无明显增生硬化。

四、痛风性关节炎

（一）临床与病理

1.病因、病理

痛风是一种尿酸代谢障碍性疾病。特点是血清及体液中尿酸增加，导致尿酸盐结晶沉着于各种间叶组织内，引起受累组织的炎症反应。当关节受累时，则称为痛风性关节炎。尿酸盐沉积于软骨，引起异物反应和炎症反应，导致血管翳形成，滑囊增厚，形成肉芽组织，进一步侵蚀、破坏软骨，直至软骨下骨皮质，使关节面骨质出现多发的小囊样骨质缺损，关节面变得不整齐，并反应性骨质增生、硬化，随着病程进展，软骨破坏，关节间隙狭窄，进而发展成关节强直、畸形。尿酸盐还可沉着于关节周围的韧带、滑囊、腱鞘及皮下组织。

2.临床表现

本病以男性多见，按病变进行时期，可分为 3 个阶段：潜伏期、急性关节炎发作期、慢性痛风关节炎期。潜伏期是关节病变发生的前期，此期长短不定，常无任何自觉症状，但也有些患者有肾绞痛或尿酸含量增高。急性关节炎发作期临床上发生关节疼痛，一个或几个关节屡发生关节炎，常侵犯四肢关节，尤以第一跖趾关节最易受累。血中尿酸含量增高。慢性痛风关节炎期，当病变多次发作时，骨和关节可发生永久性改变，关节的改变一般不对称，呈不规则结节样肿胀。

（二）影像学表现

1.X 线表现

病变初期多累及手足小关节，尤其累及第一跖趾关节。手足关节的骨端边缘出现囊性缺损，骨缺损如同穿凿或呈虫咬状，多为圆形或长轴与骨干长轴相一致的卵圆形骨缺损；软骨破坏常在骨破坏后才出现，表现为关节间隙变窄，关节面不规则；软组织痛风结节可对邻近骨造成单个或多发的压迫性骨缺损。痛风结节于关节周围呈偏心性软组织肿胀。

2.CT 表现

早期仅表现为关节周围软组织肿胀，随着病情发展关节周围可出现沉积在滑膜、关节囊、韧带和肌腱上的软组织密度结节，伴斑点状钙化，邻近骨皮质出现不规则或分叶状骨质缺损，边缘清晰。

3.MRI 表现

痛风结节 T_1WI 呈低信号、T_2WI 呈高信号，其内钙化和尿酸结晶 T_1WI 和 T_2WI 均呈低信号。

（三）诊断与鉴别诊断

痛风性关节炎多见于壮年男性，多侵犯第一跖趾关节，单侧或双侧发病，应与类风湿性关节炎、退行性关节病、银屑病性关节病相鉴别。银屑病性关节病常不对称性累及远端指间关节，指（趾）端骨质吸收，关节破损，临床伴有皮损。

（司晓辉）

第七节　骨缺血坏死

一、股骨头骨骺缺血性坏死

（一）临床与病理

1.病因、病理

股骨头骨骺缺血性坏死又称 Legg – Perthes – Calve 病、股骨头骨软骨病或扁平髋，是较常见的骨软骨缺血性坏死。骨缺血性坏死的病理改变包括骨细胞坏死、血管再形成、重新骨化和死骨吸收。关节软骨破坏，可出现继发性退行性骨关节病。关节可形成永久畸形。

2.临床表现

本病多与外伤有关，约 30% 的患者有外伤史。好发于 3～14 岁男孩，尤以 5～10 岁儿童最多见。常见单侧发病，双侧仅占 1/10，主要症状为髋关节疼痛、乏力和跛行，可有间歇性缓解。疼痛常向膝内侧和腰部放射。患侧下肢稍缩短，轻度屈曲或合并内收畸形，外展与内旋稍受限。晚期患肢肌肉轻度萎缩。从发病至完全恢复大致需要 3 年，症状未经治疗，1 年后可自行消失，但肢体活动障碍和畸形可长久存在。

（二）影像学表现

1.X 线表现

（1）初期：髋关节间隙轻度增宽、股骨头轻度外移和关节囊软组织轻度肿胀。关节间隙增宽,以内侧为主,为最早出现的征象。股骨头软骨下半月形透亮区表现为股骨头软骨下有宽约1mm的透亮带,与股骨头骨骺关节面平行,称为软骨下半月征。

(2)早期:股骨头骨骺骨化中心变小,密度均匀增高,骨纹消失。因髋关节囊肿胀和滑膜增厚,股骨头向前外侧移位,导致关节间隙增宽。股骨头骨骺受压变扁、节裂。

(3)进展期:骨骺更为扁平并呈不均匀性密度增高,坏死骨质节裂成多个小致密骨块和多发大小不等的囊样透光区(图9-31)。骺线不规则增宽,关节间隙增宽或正常。

(4)晚期:股骨头骨骺大小、密度及结构可逐渐恢复正常。如治疗延迟或治疗不当,常可遗留股骨头蕈样或圆帽状畸形,股骨颈粗短,颈干角缩小而形成髋内翻、髋关节半脱位继发性退行性关节病。

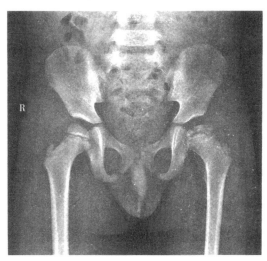

图 9-31　股骨头骨骺缺血性坏死 X 线表现

注　骨盆正位片示左侧股骨头骨骺骨质密度不均匀、碎裂,内可见死骨、骨质破坏区,左侧股骨干骺端增宽,左髋关节间隙增宽。

2.CT 表现

骨缺血性坏死的 CT 表现与 X 线表现大致相同。

3.MRI 表现

MRI 可显示骨松质小梁间隙内骨髓组织改变,是诊断早期骨缺血性坏死最敏感的方法。呈典型的"双线征"改变,即 T_2WI 上,在环状低信号灶内出现高信号带,为股骨头缺血性坏死的早期特征性 MRI 表现。病变骨内,T_1WI 为条带状、结节状或不规则形低信号区,T_2WI 信号增高或保持低信号不变。

(三)诊断与鉴别诊断

X 线平片或 CT 显示股骨头骨骺变小、变扁、碎裂、囊变、密度增高,髋关节间隙增宽或正常,即可考虑为本病,MRI 显示病变骨内 T_1WI 为低信号区,T_2WI 信号增高,或出现"双线征"改变,则诊断更加明确。需与髋关节结核相鉴别,鉴别要点为髋关节结核骨破坏周围较少有硬化带,邻关节骨广泛骨质疏松,较早即有关节间隙狭窄。

二、成人股骨头缺血性坏死

(一)临床与病理

1.病因、病理

成人股骨头缺血性坏死常见的病因有酒精中毒、糖皮质激素治疗和外伤等。外伤和非外伤等因素导致股骨头血供减少、中断,引起骨髓水肿、骨髓细胞及骨细胞坏死、骨陷窝空虚,随后新骨形成和肉芽组织增生。股骨头软骨下由于负重而出现关节面塌陷。

2.临床表现

本病好发于30～60岁男性。50%～80%的患者最终双侧受累。主要症状和体征为髋部疼痛、压痛、活动受限、跛行及骶髂关节分离试验阳性;晚期关节活动受限加重,同时还有肢体短缩、肌肉萎缩和屈曲、内收畸形。

(二)影像学表现

1.X线表现

股骨头缺血性坏死大致可分为3期。

(1)早期:股骨头外形和关节间隙正常。股骨头内出现散在斑片状或条带状硬化区,边界模糊,其中邻近颈部的横行硬化带称为颈横线。少数混杂有斑片状和(或)伴硬化边的囊状透光区。

(2)中期:股骨头塌陷,但关节间隙无变窄。股骨头内以混杂存在的致密硬化区和斑片状、囊状透光区为主(图9-32A)。部分表现为单纯硬化性死骨和混合性死骨,即承重部致密硬化区和硬化、透光并存区周围伴有内外并行的透光带和硬化带。少数仍可呈单纯致密硬化改变。

(3)晚期:股骨头塌陷加重,承重关节间隙变窄。股骨头内多呈混合性死骨改变,申顿(Shenton)线不连等。

2.CT表现

早期表现为股骨头内簇状、条带状和斑片状高密度硬化影,边缘较模糊。条带状硬化粗细不均,斑片状高密度硬化区内正常骨小梁结构模糊或消失,可呈磨玻璃样改变,周围多有高密度硬化条带构成的边缘,颇具诊断特征。随病程进展,股骨头前上部高密度硬化周围和边缘部出现条带状或类圆形低密度区,内为软组织密度(图9-32B)。少数类圆形低密度区内可含有气体。条带状低密度区外侧多伴有并行的高密度硬化带,低密度区所包绕的高密度硬化区随病程进展可逐渐变小,或呈高低混杂密度改变。股骨头塌陷表现为股骨头皮质成角、双边征、裂隙征和股骨头碎裂。CT可发现X线平片不能显示的早期股骨头塌陷。可伴有关节腔积液、关节内游离体、关节囊肥厚、钙化以及髂腰肌囊扩张。关节腔积液示股骨头颈和关节囊之间有液性低密度区,关节内侧间隙略增宽。

3.MRI表现

MRI是诊断早期股骨头缺血性坏死最敏感的方法,能多方位确定骨缺血性坏死的位置和范围,对X线平片和CT阴性患者及时作出诊断。表现为股骨头前上部边缘的异常条带影,T_1WI上为低信号、T_2WI上也为低信号或两条内外并行的高、低信号,称为"双边征"(图9-33A、B),是较特异的诊断征象。条带影所包绕的股骨头前上部可呈 4 种信号特点：①正常骨髓信号，②T_1WI低信号、T_2WI高信号；③T_1WI低信号、T_2WI低信号；④混合信号，即以上 3 种信号混合存在。

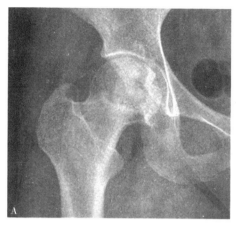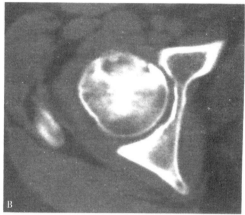

图 9-32 成人股骨头缺血性坏死 X 线及 CT 表现

注 A.右髋正位片，右侧股骨头见地图样密度异常区，骨小梁模糊，周边见不规则走行硬化带，硬化带内缘隐约可辨识低密度带，未见明确股骨头塌陷征象；B.CT 轴面，右股骨头前上方塌陷，高密度硬化区内缘见断续低密度带。

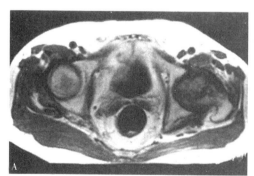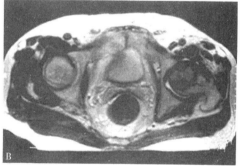

图 9-33 股骨头缺血性坏死 MRI 表现

注 MRI 平扫 T_1WI(A)、T_2WI(B)示左股骨头内死骨均为低信号影，可见"双边征"。

（三）诊断与鉴别诊断

X 线平片见股骨头内出现边界模糊的硬化区，随后股骨头塌陷，其内密度混杂，继而混合性死骨形成；CT 检查见股骨头内正常骨小梁结构模糊或消失，周围多有高密度硬化条带状边缘的表现；MRI 出现双边征表现，结合临床髋部疼痛、压痛、活动受限、跛行及骶髂关节分离试验阳性表现，即可诊断为本病。需要与以下疾病鉴别。

1.退变性囊肿

局限于骨性关节面下，形态规整，无明显股骨头塌陷。

2.暂时性骨质疏松

MRI 虽然可出现 T_1WI 低信号、T_2WI 高信号，与股骨头缺血性坏死早期改变相似，但本病短期随访信号可恢复正常，不出现典型的双边征。

三、胫骨结节缺血性坏死

(一)临床与病理

1.病因、病理

胫骨结节缺血性坏死又称 Osgood-Schlatter 病、胫骨结节骨软骨病。发病机制以往倾向于认为是胫骨结节的软骨炎或缺血性坏死,而现在多认为是髌韧带慢性牵拉性损伤所致的胫骨结节撕脱骨折和髌韧带骨化。此外,髌韧带牵拉也可刺激胫骨结节处的成骨细胞增生成骨,故病变晚期胫骨结节常有增大。发病基础不在骨骺而是韧带,所以成人也可发病。

2.临床表现

本病好发于10~14岁儿童,多单侧发病,常有明确的外伤史。局部轻度疼痛,股四头肌用力收缩时疼痛加剧。局部多有肿胀,髌韧带部软组织增厚,胫骨结节明显突出,明显压痛。

(二)影像学表现

X 线表现如下。

(1)胫骨结节软组织肿胀,髌韧带肥厚,髌韧带下可见多个骨片。

(2)髌韧带中可见游离的圆形、卵圆形或三角形骨化或钙化影。胫骨结节骨骺不规则增大,密度增高,可节裂形成大小、形态不一,排列不整的骨块,并向上方移位(图9-34)。

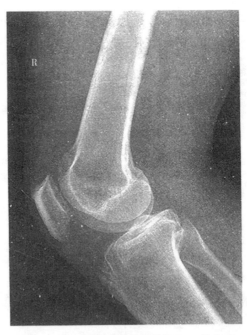

图9-34 胫骨结节缺血性坏死 X 线表现

注 右膝关节侧位片:胫骨结节软组织肿胀,胫骨结节节裂不规则。

(3)胫骨干骺端前缘常有较大的骨质缺损区,范围常大于骨碎块。病变修复后,胫骨结节骨质可恢复正常。撕下的软骨块可因软骨化骨而继续长大,并与胫骨结节愈合而形成骨性隆起,也可长期游离于髌韧带内或下方。

（三）诊断与鉴别诊断

X线平片显示胫骨结节骨骺不规则增大,密度增高,髌韧带中(下)可见多个排列不规整的游离碎骨片或钙化影表现,结合临床局部疼痛、肿胀和明显压痛的表现即可诊断为本病。正常发育的胫骨结节骨化中心可表现为数个骨块但排列规整,胫骨结节前软组织无肿胀、无压痛。

四、椎体骺板缺血性坏死

（一）临床与病理

1.病理

在负重、外伤的情况下,椎间盘薄弱处发生碎裂,髓核穿过椎间软骨板进入邻近椎体,形成软骨疝。胸段髓核病变偏前,使软骨板前段生长延迟,发生楔形改变。最后骨性融合,脊柱侧弯或后凸持续,终生不能恢复。椎间盘损伤常由剧烈运动或不正确坐姿和负重形成。

2.临床表现

主要为腰背疲劳感与疼痛,长久站立可使疼痛加重,卧位休息后疼痛好转。脊柱呈典型的圆驼状,出现侧弯和后凸畸形,预后良好,但常遗留脊柱畸形。好发于 10～18 岁青年,14～16 岁最多见,男性居多。常侵犯多个椎体,以胸椎下端、腰椎上段最为多发,多与外伤有关。

（二）影像学表现

1.X 线及 CT 表现

（1）胸腰椎连续多椎体发病,椎体骨骺出现迟缓并呈疏松,分节或密度增高,边缘毛糙,形态不规则。骨骺环与椎体间正常均匀的透亮带增宽且不规则。

（2）受累椎体楔形变伴侧弯畸形或呈典型圆驼状后凸。

（3）部分患者的椎体前部上、下缘变薄,局限性凹陷,呈阶梯状。椎间隙正常或前部加宽。椎体施莫尔结节形成,边缘硬化带。

（4）恢复期,骺板与椎体融合,椎体结构与外形趋于正常,脊柱侧弯和后凸永久存在。严重者可出现继发性脊椎肥大增生,或仅仅表现为椎间盘改变而无骨骺病变。

2.MRI 表现

（1）椎体呈楔形变。椎体前缘不规整,上、下缘可见局限性凹陷,呈阶梯状变形,使脊柱呈典型的圆驼状侧弯或后凸。

（2）椎间隙变窄或正常,施莫尔结节形成。T_1WI 呈低信号;T_2WI 呈高信号,也可均呈低信号,边缘围绕线环样低信号。

（三）诊断与鉴别诊断

青少年胸椎侧弯、后凸畸形及疼痛,局部压痛、肌肉紧张及运动障碍等以及多个椎体楔状或阶梯状变形并有施莫尔结节形成,骨骺及相对椎体边缘形态不规则、密度异常,骺线增宽,并且骺板与椎体骨性融合,即可诊断。

（司晓辉）

第八节　骨肿瘤与软组织肿瘤

一、成骨性肿瘤

（一）骨样骨瘤

1.临床与病理

（1）病因、病理：骨样骨瘤是良性成骨性肿瘤，由成骨性结缔组织及其形成的骨样组织和编织骨构成。肿瘤本身称为瘤巢，直径一般不超过 1.0cm，常埋在增生的骨质内。肉眼下瘤巢为暗红色肉芽组织，其中有砂粒样的钙化和骨化灶。镜下瘤巢由新生骨样组织所构成，瘤巢中心部分以编织骨为主，且有钙化。瘤巢周围由增生致密的反应性骨质包绕。瘤巢及其周围含有无鞘膜交感神经纤维，可能与临床上出现特殊的疼痛有关。

（2）临床表现：本病多见于 20 岁以下的青少年。起病较缓，症状以患骨疼痛为主，夜间加重。疼痛可局限于病变处，也可向肢体远端或周围扩散。疼痛可发生在 X 线征象出现之前。用水杨酸类药物可缓解疼痛，为本病的特点。

2.影像学表现

任何骨均可发病，但以胫骨和股骨最为多见。肿瘤多发生于长管状骨骨干，85％发生于骨皮质，其次为松质骨和骨膜下，少数发生于关节囊内的骨骼。X 线下根据受累部位大致可分为皮质型、松质型和骨膜下型，基本表现是瘤巢所在部位的小圆形骨破坏区以及周围不同程度的反应性骨硬化（图 9－35），约半数病例瘤巢内可见中心钙化或骨化。骨样骨瘤根据发生部位可分为 3 型：①皮质型，瘤巢位于骨皮质，周围多有明显骨质增生硬化和实体样骨膜反应，皮质呈梭形增厚，甚至可遮盖瘤巢；②松质型，瘤巢位于松质骨内，周围仅有轻度的骨硬化带，发生于末节指（趾）骨者可无骨质硬化；③骨膜下型，瘤巢所在部位骨皮质可出现凹陷，肿瘤可将骨膜掀起，形成数量不等的骨膜新生骨，邻近骨皮质硬化。

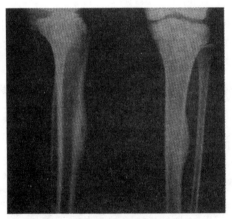

图 9－35　骨样骨瘤 X 线表现

注　骨前内侧皮质呈梭形增厚，内有小的透光瘤巢。

（1）CT 表现：CT 是骨样骨瘤最佳检查方法，薄层扫描显示瘤巢所在的骨破坏区为类圆形低密度灶,其中央可见瘤巢的不规则钙化和骨化影,周边密度较低,为肿瘤未钙化的部分 (图 9－36)。骨破坏区周围有不同程度的硬化带、皮质增厚和骨膜反应。

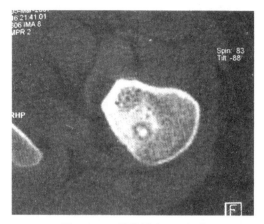

图 9－36　骨样骨瘤 CT 表现

注　股骨近端髓质骨内小圆形低密度灶,瘤巢中央见斑点状钙化。

(2)MRI 表现:瘤巢未钙化的部分在 T_1WI 呈低到中等信号、T_2WI 上呈高信号;钙化部分在 T_1WI 和 T_2WI 上均呈低信号,肿瘤增强后强化明显。瘤巢周围骨质硬化呈低信号。肿瘤周围的骨髓和软组织常有充血和水肿,呈 T_1WI 低信号和 T_2WI 高信号,并可有一定程度的强化,部分肿瘤甚至伴有邻近关节积液和滑膜炎症。

3.诊断与鉴别诊断

(1)慢性骨脓肿:多见于长骨干骺端,临床可有反复发作的炎症表现。骨破坏呈圆形,内无钙化或骨化,周围常有骨质增生或骨膜反应。

(2)硬化性骨髓炎:双侧骨皮质对称性增厚硬化,表面光滑,无软组织密度瘤巢。疼痛常呈间歇性,服用水杨酸类药物无效。

(3)应力性骨折:骨皮质断裂,局限性骨膜增生和骨质硬化,颇似骨样骨瘤。但无小圆形骨质破坏区,MRI 显示横行骨折线。临床上多有连续运动史。

(二)骨母细胞瘤

1.临床与病理

(1)病因、病理:骨母细胞瘤又称成骨细胞瘤,起源于成骨性结缔组织,具有骨样骨瘤的病理特点,肿瘤呈膨胀性生长。肿瘤好发于脊柱(44%)、四肢长骨(29%)和手足骨(18%)。本病绝大多数为良性,恶性或发生癌变者称为侵袭性成骨细胞瘤或恶性骨母细胞瘤。

(2)临床表现:发病年龄多在 30 岁以下,起病隐缓,多仅有局部钝痛和肿胀。脊柱病变涉及椎弓者,常出现脊柱或神经根压迫症状。

2.影像学表现

(1)X 线与 CT 表现:主要特点为膨胀性软组织密度骨破坏,厚薄不一的高密度硬化缘和其内不同程度的钙化或骨化。在管状骨,病变多位于干骺端,也可累及骨端或骨干,多为中心型,大小为2～10cm。骨皮质膨胀、变薄、缺失或因骨外膜增生而致相邻骨皮质增厚,但较骨样骨瘤为轻。发生于脊柱者,病变多位于棘突、椎弓和横突,椎体病变多由附件蔓延所致,中心膨胀性生长并渐进性出现成骨改变,表现为病灶内有骨化或钙化(图 9－37)。

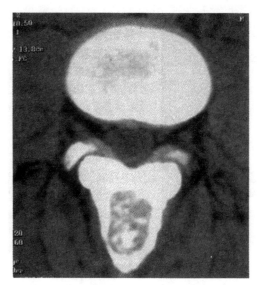

图 9－37　腰椎棘突成骨细胞瘤 X 线表现

注　腰椎棘突膨胀性破坏,内有多发钙化。

(2)MRI 表现:病灶 T_1WI 为中等信号、T_2WI 为高信号,发生钙化或骨化后,T_1WI 和 T_2WI 均可出现斑点状、索条状、团块状或不规则形低信号。病灶周围硬化缘 T_1WI 和 T_2WI 均表现为低信号环。病灶相邻髓腔和软组织内范围不一的充血水肿区,脂肪抑制 T_2WI 上呈明显高信号。MRI 增强扫描后显示血供丰富的骨样组织明显强化,病灶相邻髓腔和软组织轻度强化,而病灶内钙化、囊变和出血区无强化。

3.诊断与鉴别诊断

(1)骨样骨瘤:发展缓慢,无恶变,瘤巢较小,直径多在 2cm 以内,周围骨硬化区较大,临床有明显疼痛症状,与成骨细胞瘤不同。

(2)骨囊状膨胀类病变:此类疾病有骨巨细胞瘤、动脉瘤样骨囊肿、骨囊肿等,成骨细胞瘤常有钙质样高密度影,可与此类疾病鉴别。

(三)骨肉瘤

1.临床与病理

(1)病因、病理:骨肉瘤是瘤细胞能直接形成骨样组织或骨质的恶性肿瘤,其恶性度高、发展快,是青少年最常见的原发性恶性骨肿瘤。骨肉瘤具有分化为骨样组织和骨质、软骨以及纤维组织的潜能。肿瘤的外观取决于各种组织成分的量和反应骨的多少、原有骨质的破坏、出血坏死灶的多少等。长骨的骨肉瘤多发生于干骺端,侵及骨髓腔且向一侧或四周骨皮质侵犯,穿透骨皮质,将骨膜掀起,突入周围软组织生长而形成肿块。骨肉瘤的主要成分是肿瘤性成骨细胞、肿瘤性骨样组织和肿瘤骨,还可见多少不等的肿瘤性软骨组织和纤维组织。

(2)临床表现:骨肉瘤好发于 15～25 岁青少年。好发部位是四肢长骨,尤以膝关节周围和肱骨近端最为多见。常见症状是局部疼痛、肿块和运动障碍。疼痛初为间断性,以后为持续性,夜间尤甚,药物治疗无效。骨肉瘤恶性程度高,发展快,易发生肺转移。

2.影像学表现

(1)X 线表现:骨肉瘤有以下基本的 X 线表现。

1)骨质破坏:多始于干骺端中央,松质骨出现虫蚀样或小斑片状骨质破坏,继而出现骨皮质边缘破坏区,在皮质内表现为哈氏管扩张而呈筛孔状破坏。以后骨破坏区融合扩大,形成大片的骨缺损。

2)肿瘤骨:肿瘤细胞形成的骨组织"肿瘤骨"。骨破坏区和软组织肿块内的肿瘤骨是骨肉瘤本质的表现,也是影像诊断的重要依据。瘤骨的形态主要有:①棉絮状瘤骨,密度较低,边界模糊,是分化较差的瘤骨;②斑块状瘤骨,密度较高,边界清晰,多见于髓腔内或肿瘤的中心部,为分化较好的瘤骨;③针状瘤骨,为骨皮质外呈放射状向软组织伸展的肿瘤新骨,骨针粗细不均,其成因是肿瘤向软组织浸润发展时,肿瘤细胞沿供应肿瘤的微血管周围形成肿瘤性骨小梁。

3)骨膜增生和 Codman 三角:骨肉瘤可引起各种形态的骨膜新生骨和 Codman 三角。Codman 三角是由于骨膜反应性新生骨中央部分被快速发展的肿瘤侵蚀破坏,两端残留的骨膜新生骨向外掀起而形成的三角形阴影。

4)软组织肿块:表示肿瘤已侵犯骨外软组织,肿块多呈圆形或半圆形,界限多不清楚。在软组织肿块内可见瘤骨。

按骨质破坏和肿瘤骨的多少,骨肉瘤可分为 3 种类型。①硬化型:有大量的肿瘤新生骨形成,骨内大量云絮状、斑块状瘤骨,密度较高,明显时呈大片象牙质改变。软组织肿块内也有较多的瘤骨。骨破坏一般并不显著。骨膜增生较明显。②溶骨型:以骨质破坏为主。早期常表现为筛孔样骨质破坏,进而呈虫蚀状、大片状骨质破坏。此型也可见少量瘤骨及骨膜增生。③混合型:即肿瘤骨与溶骨性破坏并存。

(2)CT 表现:骨肉瘤的骨破坏以溶骨性为主,在 CT 上表现为松质骨的斑片状缺损和骨皮质内表面的侵蚀或骨皮质全层的虫蚀状、斑片状缺损甚至大片的缺损。骨质增生表现为松质骨内不规则斑片状高密度影和骨皮质增厚。有时可见骨膜反应呈与骨干表面平行的弧线状高密度影,并与骨皮质之间有线样透亮带。软组织肿块常偏于病骨一侧或围绕病骨生长,其边缘大多模糊而与周围正常的肌肉、神经和血管分界不清,其内常见片状低密度区(图 9-38)。CT发现肿瘤骨较平片敏感,瘤骨分布在骨破坏区和软组织肿块内,形态与 X 线平片所见相似,密度差别较大,从数十至数百 HU 或更高。CT 能较好地显示肿瘤在髓腔的蔓延范围,表现为低密度含脂肪的骨髓被软组织密度或成骨密度的肿瘤取代。CT 增强扫描肿瘤的实质部分可有较明显的强化,使肿瘤与瘤内坏死灶和周围组织的分界变得清楚。

(3)MRI 表现:大多数骨肉瘤在 T_1WI 上表现为不均匀的低或中等信号,在 T_2WI 上表现为不均匀的高信号(图 9-39),肿块外形不规则,边缘多不清楚,周围可伴有水肿带。骨膜增生、瘤骨在 T_2WI 上显示为低信号,其形态与 CT 所见相似,但 MRI 对显示细小、淡薄的骨化或瘤软骨钙化的能力不及 CT。MRI 多方位成像可以清楚地显示肿瘤与周围正常结构,如肌肉、血管、神经等的关系。MRI 是显示髓腔肉瘤浸润范围的最好方法,也是发现跳跃病灶的较理想的检查方法。

3.诊断与鉴别诊断

(1)化脓性骨髓炎:骨髓炎的骨破坏、新生骨和骨膜反应从早期到晚期的变化是有规律的,即早期骨破坏模糊,新生骨密度低,骨膜反应轻微,到晚期骨破坏清楚,新生骨密度高,骨膜反应光滑、完整,有死骨形成,无软组织肿块。

（2）骨转移瘤:发病年龄常在 40 岁以上。本病好发于躯干骨和四肢长骨骨端,表现为松质骨内的多发性骨硬化灶,边界清楚,骨破坏少见,骨皮质一般不受累。有的以溶骨性为主。

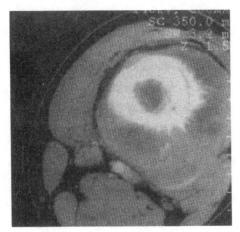

图 9－38　骨肉瘤 CT 表现

注　CT 显示股骨下段光芒样骨针伴有软组织肿块,不均匀强化。

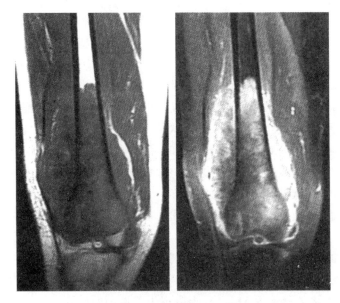

图 9－39　骨肉瘤 MRI 表现

注　肿瘤在 T_1WI 上表现为略低信号,在 T_2WI 上表现为不均匀的高信号。

二、成软骨性肿瘤

（一）骨软骨瘤

1.临床与病理

（1）病因、病理:骨软骨瘤又称外生骨疣,指在骨的表面覆以软骨帽的骨性突出物。骨软骨瘤是最常见的骨肿瘤,据统计,其占骨良性肿瘤的 31.6%。骨软骨瘤有单发和多发之分,以单发多见。

肉眼所见肿瘤大小不一,可由数厘米至十余厘米,巨大的肿瘤表面呈分叶状或菜花状。肿瘤由骨性基底、软骨帽和纤维包膜3部分构成,骨性基底可宽可窄,为骨小梁和骨髓,外被薄层骨皮质,两者均分别与母体骨的相应部分相连续。软骨帽位于骨性基底的顶部,为透明软骨,其厚度一般随年龄增大而减小,至成年也可完全钙化。

(2)临床表现:本病好发于10~30岁,男性多于女性。肿瘤好发于股骨远端和胫骨近端。肿瘤早期一般无症状,仅局部可扪及一硬结。肿瘤增大时可有轻度压痛和局部畸形。若肿瘤突然长大或生长迅速,应考虑有恶变的可能。

2.影像学表现

(1)X线表现:骨软骨瘤可发生于任何软骨内化骨的骨,长骨干骺端为好发部位,以股骨下端和胫骨上端最常见,约占50%。肿瘤起始于干骺端,随骨的生长而向骨干移行。发生于长管状骨者多呈背离关节生长。X线片上肿瘤包括骨性基底和软骨帽两部分。前者为母体骨骨皮质向外伸延突出的骨性赘生物,其中可见骨小梁,也与母体骨的小梁相延续(图9-40)。基底部顶端较为膨大,或呈菜花状,或呈丘状隆起。基底部顶缘为不规则的致密线。软骨帽在X线片上不显影。当软骨钙化时,基底顶缘外出现点状或环形钙化影。肿瘤骨性基底在非切位上可呈环形致密影。发生于扁骨或不规则骨的肿瘤多有较大的软骨帽,瘤体内常有多量钙化而骨性基底相对较小。

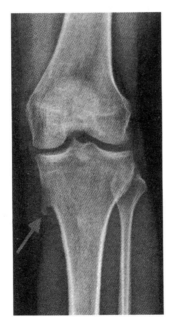

图9-40　骨软骨瘤X线表现

注　胫骨骨上端宽基底的骨性突起,呈反关节方向生长。

(2)CT表现:骨性基底的骨皮质和骨松质均与母体骨相延续,表面有软骨覆盖,表现为低密度区,当软骨帽钙化时可见肿瘤顶部高密度影。

(3)MRI表现:软骨帽在T_1WI上呈低信号,在脂肪抑制T_2WI上为明显的高信号,信号特点与关节透明软骨相似(图9-41)。

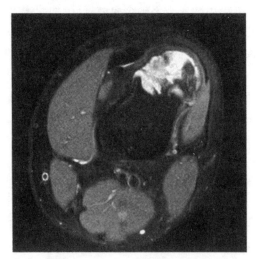

图 9 - 41　骨软骨瘤 MRI 表现

注　软骨帽在脂肪抑制 T_2WI 上为明显的高信号,其内斑点状低信号为钙化。

3.诊断与鉴别诊断

(1)骨旁骨瘤:肿瘤骨皮质和松质与母骨均无连续性。

(2)肌腱和韧带钙化:发生于肌腱韧带附着处,沿肌腱韧带走行,多呈尖角状或条带状,平片或 CT 上为钙化密度,MRI 为低信号,而无松质骨结构和骨髓信号。

(二)软骨瘤

1.临床与病理

(1)病因、病理:软骨瘤为常见的良性骨肿瘤,据病灶数目可分为单发性软骨瘤和多发性软骨瘤,据病变部位可分为内生性软骨瘤和外生性(皮质旁)软骨瘤。单发性内生软骨瘤多见于干骺和骨干髓腔,是形成成熟软骨的肿瘤,可能由正常骨内异位性的软骨残留发展而来,占良性肿瘤的13.9%,仅次于骨软骨瘤和骨巨细胞瘤,居第三位。

肉眼所见肿瘤组织为灰白色,呈半透明,略带光泽,切面可见白色坚硬的钙化区或黄色的骨小梁,有的部位可呈胶冻状。有时可见大小不等的囊变区,内含液体。邻近骨皮质可受肿瘤压迫而变薄,其内侧有不规则的骨嵴。镜下所见肿瘤由软骨细胞和软骨基质构成。

(2)临床表现:单发性内生软骨瘤多发生于 11~30 岁,其次是 31~50 岁。软骨瘤多发生于四肢短管状骨,其次是股骨、肋骨、胫骨。软骨瘤生长缓慢,症状轻,常因肿瘤长大发生畸形而发现。主要症状是轻微疼痛和压痛,位于表浅部位者可见局部肿块。肿块表面光滑,质硬,局部皮肤正常。患部运动可有轻度受限,少数可合并病理性骨折。

2.影像学表现

(1)X 线表现:病变常开始于干骺端,随骨生长而逐渐移向骨干。病变位于骨干者多为中心性生长,而位于干骺端者则以偏心性生长为主。单发性内生软骨瘤位于髓腔内,表现为边界清晰的类圆形骨质破坏区,多有硬化缘与正常骨质相隔(图 9 - 42)。病变邻近的骨皮质变薄或偏心性膨出,其内缘因骨嵴而凹凸不平或呈多弧状。由于骨嵴的投影,骨破坏区可呈多房样改变。骨破坏区内可见小环形、点状或不规则钙化影,以中心部位较多。发生于指骨者,多位于中段和近段,而发生于掌、跖骨者,多位于骨干中远侧。

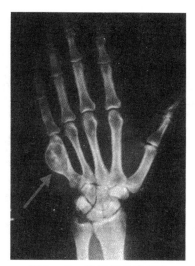

图9-42　软骨瘤X线表现

注　第五掌骨椭圆形膨胀性骨质破坏，病灶内可见钙化。

(2)CT表现：CT可显示髓腔内异常软组织影，密度略低于肌肉，其内可见小环形、点状或不规则钙化影；邻近皮质膨胀、变薄，边缘光整、锐利，一般无中断，其内缘凹凸不平。CT增强扫描可见肿瘤轻度强化。

(3)MRI表现：未钙化的瘤软骨呈长 T_1、长 T_2 信号，已钙化部分均呈低信号，MRI难以显示微小的钙化。

3.诊断与鉴别诊断

软骨瘤发于短管状骨，其内常有钙化为其特点。注意应与以下疾病鉴别。

(1)骨囊肿：极少发生于短管骨，也少见偏心性生长。骨破坏区内无钙化影。

(2)指骨结核：早期手指呈梭形，仅见软组织肿胀，手指呈梭形增粗和局部骨质疏松，继而骨干内出现圆形、卵圆形膨胀性骨破坏，骨增生少见。

(三)软骨母细胞瘤

1.临床与病理

(1)病因、病理：软骨母细胞瘤又称成软骨细胞瘤，起源于成软骨细胞或成软骨性结缔组织，有良、恶性之分，良性者占绝大多数。肿瘤主要由成软骨细胞构成，肿瘤基质内和细胞胞浆内可有钙化，常出现于软骨成熟后的变性期。肿瘤好发于四肢长管骨骨骺区，55%起源于骺板，再侵及骺部和干骺端，很少原发于干骺端。半数以上发生于膝关节周围，具有二次骨化中心的骨骼皆可发生。

(2)临床表现：本病好发于5~25岁青少年男性。临床上病情进展缓慢，一般症状轻微，主要为邻近关节的不适、疼痛和肿胀。

2.影像学表现

(1)X线表现：病灶常局限于骨骺，也可跨越骺板向干骺端扩展，多为圆形或椭圆形低密度区，直径一般在3~5cm，肿瘤内常有斑点状钙化密度影。多有完整或不完整的薄层硬化边，也可有较广泛的轻度松质骨硬化。累及干骺端时，可出现线样骨外膜增生。

(2)CT表现：类圆形或分叶状轻度膨胀的软组织密度区，边缘硬化，偶可见明显膨胀，病灶内常见钙化(图 9 - 43),相邻关节可见积液和滑膜增厚等表现。

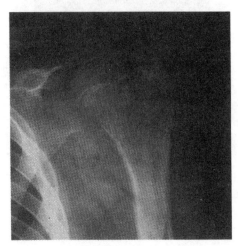

图 9 - 43 成软骨细胞瘤 CT 表现

注 肱骨大结节处见类圆形骨质破坏,病灶内可见斑片状钙化。

(3)MRI 表现:肿瘤 T_1WI 与肌肉信号相似,T_2WI 多为不均匀高信号,常呈簇集的小结节,类似葡萄状。肿瘤与关节软骨信号基本一致为本病特点。肿瘤内钙化较多则出现斑点状、形状不定的更低信号,信号强度与钙化多少有关。周围可伴有骨髓水肿(图 9 - 44)或关节积液。

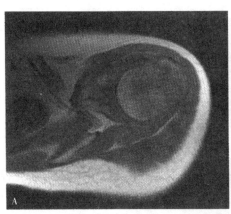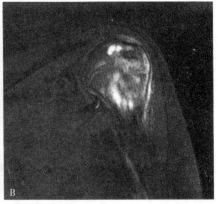

图 9 - 44 软骨母细胞瘤 MRI 表现

注 T_1WI 与肌肉信号相似,T_2WI 为不均匀高信号,内含低信号钙化,周围伴有骨髓水肿。

3.诊断与鉴别诊断

软骨母细胞瘤好发于长骨骨骺或骨端,边缘硬化,其内常有钙化,注意与以下疾病相鉴别。

(1)骨骺、干骺端结核:病灶多较小,多有邻关节间隙狭窄和周围软组织肿胀,少有周边硬化和骨膜反应。

(2)骨巨细胞瘤:发病年龄较晚,多在干骺骨骺闭合后。发展较快,局部症状明显。病灶较大,多横向发展,膨胀明显,紧邻关节面,易向骨突部位生长。

(3)内生软骨瘤:多见于成年人的短管骨,呈囊状膨胀性低密度区。发生于长骨者,病变自干骺端向骨干延伸,周围无水肿改变。

(四)软骨肉瘤

1.临床与病理

(1)病因、病理:软骨肉瘤是一种起源于软骨或成软骨结缔组织的一种较为常见的骨恶性肿瘤。在原发性恶性骨肿瘤中发病率仅次于骨肉瘤,其病理特征为瘤细胞直接形成软骨,它可经软骨内化骨产生钙化和骨化,但不产生肿瘤细胞直接形成的肿瘤性骨样组织或骨组织。根据肿瘤的发病过程,分为原发性和继发性软骨肉瘤。前者一开始即为恶性,后者则是在骨软骨瘤、软骨瘤等良性软骨病变的基础上发生恶性变。

(2)临床表现:临床上常见于 30 岁以上,男性多于女性,多发于骨盆骨、股骨、胫骨、肋骨及肩胛骨等。病程缓慢,主要表现为疼痛,逐渐加重,呈持续性剧痛,局部可扪及质硬的肿块。

2.影像学表现

(1)X 线表现:中心型软骨肉瘤在骨内呈溶骨性破坏,X 线平片表现为髓腔内高、低混杂密度肿块,其中肿瘤破坏区呈低密度,边界多不清楚,破坏区残留骨、瘤骨及软骨钙化呈高密度;邻近骨皮质膨胀变薄或穿破骨皮质,形成大小不等、密度不均匀的软组织肿块;肿块内有斑片状、环状或半环状钙化灶是其特征。偶可见骨膜反应和 Codman 三角。周围型软骨肉瘤多为继发性。继发于骨软骨瘤者,肿瘤与相应骨皮质相连,顶部有一较厚的软骨帽,形成界限模糊的软组织肿块,内有较多的不规则钙化灶。

(2)CT 表现:X 线平扫有助于发现骨破坏区残留骨、钙化或软组织肿块,大的软组织肿块内可见坏死囊变,肿瘤钙化常见,多呈颗粒状、斑点状、环状及半环状钙化灶(图 9-45),CT 增强扫描后肿瘤边缘及分隔状强化。

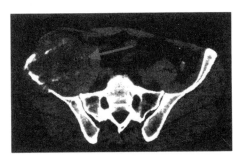

图 9-45 右髂骨软骨肉瘤

注 CT 轴位:右髂骨破坏伴巨大软组织肿块,内有钙化。

(3)MRI 表现:MRI 能清楚地显示肿瘤的轮廓及向髓内和软组织侵犯的范围。肿瘤常呈分叶状,信号不均匀,其信号特点与其组织成分和恶性程度有关。低度恶性者内含透明软骨成分,T_1WI 上呈低信号、T_2WI 上呈均匀高信号;高度恶性者内含黏液和软骨细胞,T_1WI 呈低信号、T_2WI 上呈不均匀中等信号,瘤内骨化和钙化灶呈低信号。骨外软组织呈分叶状,T_1WI 和 T_2WI 上多呈低信号,MRI 增强扫描骨内肿瘤呈中等强化,软组织肿块强化明显,但坏死区无强化。

3.诊断与鉴别诊断

软骨肉瘤发病年龄较大,病程较长,骨破坏边界较清楚,可形成大的软组织肿块,内有点状或小环形密集钙化或囊变,极少有骨膜反应。

（1）骨肉瘤:发病年龄低,进展快,好发于长骨干骺端,骨破坏边界多不清,常出现斑片或棉絮状瘤骨及各种骨膜反应。

（2）软骨瘤:低度恶性软骨肉瘤在组织学上有时难以与软骨瘤区别。肿瘤部位对良、恶性的判断有关,位于长骨、中轴骨、肩胛骨和骨盆等处的软骨肿瘤尤其是较大的软骨肿瘤,即使影像学表现为良性,也应视为低度恶性。

（司晓辉）

参考文献

[1]唐光健,秦乃姗.现代全身 CT 诊断学[M].北京:中国医药科技出版社,2019.

[2]王其军,韩志江,刘红光.泌尿系统多层螺旋 CT 诊断学[M].北京:人民卫生出版社,2017.

[3]周纯武,赵心明.肿瘤能谱 CT 诊断学[M].北京:人民卫生出版社,2016.

[4]许乙凯,吴元魁,吕国士.CT 诊断与鉴别诊断手册[M].北京:北京大学医学出版社,2017.

[5]郑穗生,刘斌.CT 诊断与临床[M].合肥:安徽科学技术出版社,2018.

[6]韩萍,于春水.医学影像诊断学[M].北京:人民卫生出版社,2017.

[7]姜玉新,冉海涛.医学超声影像学[M].北京:人民卫生出版社,2016.

[8]曾庆师,修建军,于台飞.中枢神经系统 MRI 和 CT 诊断图解[M].北京:化学工业出版社,2020.

[9]董景敏,陈亮,马德晶.实用临床 MRI 诊断图解[M].2 版.北京:化学工业出版社,2019.

[10]郑穗生.MRI 诊断与临床·体部[M].合肥:安徽科学技术出版社,2015.

[11]郑穗生.CT 诊断与临床·中枢神经、头颈及骨骼肌肉[M].合肥:安徽科学技术出版社,2018.

[12]徐永平.实用医学影像诊断学[M].郑州:河南大学出版社,2021.

[13]龚向阳,何波.运动医学影像诊断学·膝关节分册[M].北京:科学出版社,2020.

[14]于春水,马林,张伟国.颅脑影像诊断学[M].3 版.北京:人民卫生出版社,2019.

[15]黄政.新编实用医学影像诊断学[M].长春:吉林科学技术出版社,2019.

[16]于春水,郑传胜,王振常.医学影像诊断学[M].5 版.北京:人民卫生出版社,2022.

[17]郭广春,朱宏,葛涌钱,等.现代临床医学影像诊断[M].郑州:河南大学出版社,2021.

[18]夏瑞明,刘琳祥.医学影像诊断学[M].4 版.北京:人民卫生出版社,2020.

[19]于广会,肖成明.医学影像诊断学[M].北京:中国医药科技出版社,2020.

[20]周叶,孟凡东,刘志胜.医学影像诊断与应用[M].长春:吉林科学技术出版社,2020.

[21]郑娜,姜波,崔文超,等.实用临床医学影像诊断[M].青岛:中国海洋大学出版社,2020.

[22]孟庆民,洪波,王亮,等.临床医学影像诊断技术[M].青岛:中国海洋大学出版社,2019.

[23]黄政,潘昌杰.新编实用医学影像诊断学[M].长春:吉林科学技术出版社,2019.

[24]索峰.现代医学影像诊断与临床[M].长春:吉林科学技术出版社,2019.

[25]姜凤举.实用医学影像检查与临床诊断[M].长春:吉林科学技术出版社,2019.

[26]陈绪珠,戴建平.医学影像诊断路径[M].北京:人民卫生出版社,2018.

[27]齐顺,郝悦.实用医学影像诊断精要[M].西安:西安交通大学出版社,2017.